国家卫生健康委员会"十三五"规划教材

全国高等学历继续教育规划教材

供临床、预防、口腔、护理、检验、影像等专业用

急诊医学

第4版

主　编　黄子通

副主编　刘　志　唐子人　李培武

人民卫生出版社

图书在版编目(CIP)数据

急诊医学/黄子通主编. —4 版. —北京:人民
卫生出版社,2020

全国高等学历继续教育"十三五"(临床专本共用)
规划教材

ISBN 978-7-117-27169-1

Ⅰ.①急…　Ⅱ.①黄…　Ⅲ.①急诊-成人高等教育-
教材　Ⅳ.①R459.7

中国版本图书馆 CIP 数据核字(2020)第 042699 号

人卫智网	www. ipmph. com	医学教育、学术、考试、健康,
		购书智慧智能综合服务平台
人卫官网	www. pmph. com	人卫官方资讯发布平台

急 诊 医 学

第 4 版

主　　编:黄子通
出版发行:人民卫生出版社(中继线 010-59780011)
地　　址:北京市朝阳区潘家园南里 19 号
邮　　编:100021
E – mail:pmph @ pmph. com
购书热线:010-59787592　010-59787584　010-65264830
印　　刷:人卫印务(北京)有限公司
经　　销:新华书店
开　　本:850×1168　1/16　印张:27
字　　数:797 千字
版　　次:2002 年 2 月第 1 版　　2020 年 7 月第 4 版
　　　　　2020 年 7 月第 4 版第 1 次印刷(总第 15 次印刷)
标准书号:ISBN 978-7-117-27169-1
定　　价:68.00 元

打击盗版举报电话:010-59787491　E-mail:WQ @ pmph. com
质量问题联系电话:010-59787234　E-mail:zhiliang @ pmph. com

纸质版编者名单

数字负责人 唐子人

编　者（按姓氏笔画排序）

于学忠 / 北京协和医学院　　　陈　锋 / 福建医科大学

吕传柱 / 海南医学院　　　　　唐子人 / 首都医科大学

刘　志 / 中国医科大学　　　　黄子通 / 中山大学

李培武 / 兰州大学　　　　　　曹　钰 / 四川大学

沈　洪 / 解放军医学院　　　　盛慧球 / 上海交通大学

宋凤卿 / 中山大学　　　　　　梁显泉 / 贵州医科大学

张　泓 / 安徽医科大学

编写秘书 吴海东 / 中山大学　　　　杨　军 / 首都医科大学

数字秘书 吴海东 / 中山大学　　　　杨　军 / 首都医科大学

第四轮修订说明

随着我国医疗卫生体制改革和医学教育改革的深入推进,我国高等学历继续教育迎来了前所未有的发展和机遇。为了全面贯彻党的十九大报告中提到的"健康中国战略""人才强国战略"和中共中央、国务院发布的《"健康中国2030"规划纲要》,深入实施《国家中长期教育改革和发展规划纲要(2010—2020年)》《中共中央国务院关于深化医药卫生体制改革的意见》,落实教育部等六部门联合印发《关于医教协同深化临床医学人才培养改革的意见》等相关文件精神,推进高等学历继续教育的专业课程体系及教材体系的改革和创新,探索高等学历继续教育教材建设新模式,经全国高等学历继续教育规划教材评审委员会、人民卫生出版社共同决定,于2017年3月正式启动本套教材临床医学专业第四轮修订工作,确定修订原则和要求。

为了深入解读《国家教育事业发展"十三五"规划》中"大力发展继续教育"的精神,创新教学课程、教材编写方法,并贯彻教育部印发《高等学历继续教育专业设置管理办法》文件,经评审委员会讨论决定,将"成人学历教育"的名称更替为"高等学历继续教育",并且就相关联盟的更新和定位、多渠道教学模式、融合教材的具体制作和实施等重要问题进行了探讨并达成共识。

本次修订和编写的特点如下:

1. 坚持国家级规划教材顶层设计、全程规划、全程质控和"三基、五性、三特定"的编写原则。

2. 教材体现了高等学历继续教育的专业培养目标和专业特点。坚持了高等学历继续教育的非零起点性、学历需求性、职业需求性、模式多样性的特点,教材的编写贴近了高等学历继续教育的教学实际,适应了高等学历继续教育的社会需要,满足了高等学历继续教育的岗位胜任力需求,达到了教师好教、学生好学、实践好用的"三好"教材目标。

3. 本轮教材从内容和形式上进行了创新。内容上增加案例及解析,突出临床思维及技能的培养。形式上采用纸数一体的融合编写模式,在传统纸质版教材的基础上配数字化内容,以一书一码的形式展现，包括在线课程、PPT、同步练习、图片等。

4. 整体优化。注意不同教材内容的联系与衔接，避免遗漏、矛盾和不必要的重复。

本次修订全国高等学历继续教育"十三五"规划教材临床医学专业专科起点升本科教材29种，于2018年出版。

第四轮教材目录

序号	教材品种	主编		副主编				
1	人体解剖学（第4版）	黄文华	徐 飞	孙 俊	潘爱华	高洪泉		
2	生物化学（第4版）	孔 英		王 杰	李存保	宋高臣		
3	生理学（第4版）	管茶香	武宇明	林默君	邹 原	薛明明		
4	病原生物学（第4版）	景 涛	吴移谋	肖纯凌	张玉妥	强 华		
5	医学免疫学（第4版）	沈关心	赵富玺	钱中清	宋文刚			
6	病理学（第4版）	陶仪声		申丽娟	张 忠	柳雅玲		
7	病理生理学（第3版）	姜志胜	王万铁	王 雯	商战平			
8	药理学（第2版）	刘克辛		魏敏杰	陈 霞	王垣芳		
9	诊断学（第4版）	周汉建	谷 秀	陈明伟	李 强	粟 军		
10	医学影像学（第4版）	郑可国	王绍武	张雪君	黄建强	邱士军		
11	内科学（第4版）	杨 涛	曲 鹏	沈 洁	焦军东	杨 萍	汤建平	李 岩
12	外科学（第4版）	兰 平	吴德全	李军民	胡三元	赵国庆		
13	妇产科学（第4版）	王建六	漆洪波	刘彩霞	孙丽洲	王沂峰	薛凤霞	
14	儿科学（第4版）	薛辛东	赵晓东	周国平	黄东生	岳少杰		
15	神经病学（第4版）	肖 波		秦新月	李国忠			
16	医学心理学与精神病学（第4版）	马存根	朱金富	张丽芳	唐峥华			
17	传染病学（第3版）	李 刚		王 凯	周 智			
18*	医用化学（第3版）	陈莲惠		徐 红	尚京川			
19*	组织学与胚胎学（第3版）	郝立宏		龙双涟	王世鄂			
20*	皮肤性病学（第4版）	邓丹琪		于春水				
21*	预防医学（第4版）	肖 荣		龙鼎新	白亚娜	王建明	王学梅	
22*	医学计算机应用（第3版）	胡志敏		时松和	肖 峰			
23*	医学遗传学（第4版）	傅松滨		杨保胜	何永蜀			
24*	循证医学（第3版）	杨克虎		许能锋	李晓枫			
25*	医学文献检索（第3版）	赵玉虹		韩玲革				
26*	卫生法学概论（第4版）	杨淑娟		卫学莉				
27*	临床医学概要（第2版）	闻德亮		刘晓民	刘向玲			
28*	全科医学概论（第4版）	王家骥		初 炜	何 颖			
29*	急诊医学（第4版）	黄子通		刘 志	唐子人	李培武		
30*	医学伦理学	王丽宇		刘俊荣	曹永福	兰礼吉		

注：1. * 为临床医学专业专科、专科起点升本科共用教材。

2. 本套书部分配有在线课程，激活教材增值服务，通过内附的人卫慕课平台课程链接或二维码免费观看学习。

3.《医学伦理学》本轮未修订。

评审委员会名单

前　言

急诊医学作为医学领域中一门独立的临床学科,在我国已经历了近40年的发展。我国需要建立急诊医学的教学体系及培养不同层次的专业人才,以适应我国社会经济的快速发展和满足人民群众对医疗急救的需要。在老一辈急诊医学专家的带领下,我们已逐步建立并完善了急诊医学学科建设与发展、人才培养和教学体系。随着我国医疗卫生体制及医学教育改革的深入,医学高等学历继续教育发展迅速,为基层医疗机构输送人才成为新的需求。

本教材的修订以高等学历继续教育的专业培养目标及专业特点为主导,以急危重症的症状为主线,将临床常见的危重病归入相关症状学。注重临床基础理论知识和临床基本技能的培养,结合本学科专业的临床实际,让学生能够进一步掌握先救命后治病、从症状入手、快速诊断与鉴别的急诊临床思维方式,提高临床实际工作的能力。教材大纲及内容作了较大幅度的调整,以避免与《内科学》《外科学》的重复,同时体现了各学科间的交叉渗透及融合。本教材注重综合临床能力和临床思维的培养,突出急危症救治特色。本教材保留第3版教材中"学习目标""案例""学习小结""复习题""理论与实践""相关链接"等形式与内容,同时为了启发读者思维,特将案例的解析放在融合教材部分。读者通过扫描二维码即可查看融合教材内容,以期达到教师好教、学生好学、实践好用的目的。

编委会吸收了部分中青年专家参与教材的编写,主编、副主编对稿件进行了互审。在教材的修订、编写过程中得到了中山大学等单位的支持和指导;编写秘书吴海东、杨军老师在本教材的资料整理、核对、编排、出版方面做了大量卓有成效的工作,在此表示衷心的感谢。

黄子通

目　录

第一章　　　绪　　论

01章

学习目标	
掌握	急诊医疗体系及"三环理论"。
熟悉	急诊患者病情分级与评估。
了解	急危重症监护，急诊医学的范畴与特点。

急诊医学（emergency medicine）作为医学领域中一门独立的医学学科，已经历了 40 年的发展历史。医学科学的发展和人类社会发展的需求促使急诊医学快速发展。任何一个学科的发展过程中都不可避免地存在阶段性、不均衡性和争议性。

美国于 1968 年成立了美国急诊医师学会（American College for Physician，ACEP）。1972 年由国会颁布加强急救工作法案，1979 年国会颁布《急救法》确定急诊医学为医学的一门独立学科，建立了完善的急诊医疗体系（EMS），实行急诊专科医师制度，对急救医疗技师（EMT）进行国家登记和考试。医学界公认 1979 年美国国会颁布《急救法》作为国际上确认急诊医学为独立的临床学科的起点。

我国现代急诊医学的发展起源于 20 世纪 80 年代，1980 年 10 月卫生部颁布了卫医字（80）34 号文《关于加强城市急救工作的意见》，1984 年 6 月颁布了卫医司字（84）36 号文《关于发布医院急诊科（室）建设方案（试行）的通知》。我国大中城市急救（指挥）中心及综合医院急诊科（室）建设进入起步阶段，全国统一急救电话号码为"120"。1981 年《中国急救医学》杂志创刊。1986 年 12 月中华医学会正式批准成立中华医学会急诊医学学会。至此，我国的急诊医学正式成为医学领域的一门独立学科。

之后，我国的急诊医学得到了高度重视和发展，各省、市、自治区相继成立了急诊医学分会，北京、上海、广州等大中城市相继建立了急救（指挥）中心。1990 年《急诊医学》创刊，2001 年更名为《中华急诊医学杂志》。随着学科的建设和发展，先后成立了全国危重病急救医学专业委员会、中国中西医结合急救医学专业委员会、院前急救专业委员会等，促进了急诊医学相关领域的学科建设与发展。急诊医疗体系逐步得到完善，"三环理论"即院前急救—院内急诊—急危重症监护的不可分割性已成为医学界的共识。急诊医学亚专科得到稳步发展，院前急救、危重症、急诊创伤、急性中毒、儿科急诊相继成为急诊医学的业专科，灾难医学、复苏医学发展迅速。

1985 年国务院学位评定委员会批准协和医科大学协和医院设立第一个急诊医学硕士研究生点。全国所有重点大学及大部分普通高等医学院校均成为急诊医学硕士学位授权学科，纳入国家研究生统一招生计划。2003 年 9 月中山大学成为国内第一个急诊医学博士学位授权学科点，2007 年第一批急诊医学博士研究生毕业。目前，全国重点大学中多数具备招收急诊医学博士研究生的资格。研究生教育已成为培养急诊医学高层次专业人才及师资队伍的主要途径。早在 1995 年，急诊医学就已纳入医学本科、大专的教学内容。2004年南京医科大学建立了国内第一个急诊医学系,招收大学本科急诊医学专业学生。目前,国内部分高等医学院校开设了急诊医学系或灾难医学系。

一、急诊医疗体系与"三环理论"

经过近40年的建设与发展,我国的急诊医疗体系不断得到完善,院前急救、院内急诊、急危重症监护都得到了快速的发展。从患者发病之初或在事故现场立即对伤病员实施有效的初步急救,然后用配备有现代急救设备的救护车或直升机等把伤病员安全护送到急救中心或急诊科,接受快速的诊断和有效的抢救治疗;病情稳定后,转入重症监护室(ICU)/急危重症监护室(EICU)或专科病房。我们把院前急救—院内急诊—急危重症监护三个部分紧密地联系起来,形成急救链环,这就是急诊医疗体系。中华医学会急诊医学分会形象地设计了学会的徽标(图1-1)。其中,三环标志的含义:第一个环为红色,代表院前的紧急救援;第二个环为绿色,代表院内急诊快速准确的抢救,强调急救绿色通道;第三个环为蓝色,代表急危重症监护。三环相连形成完整的急诊医疗体系,三环相扣

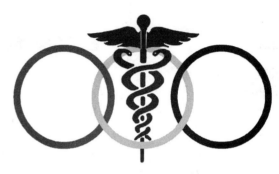

图1-1 中华医学会急诊医学分会徽标

缺一不可。急诊医学的"三环理论"体现了急诊医学的整体性和协作性,即院前急救的时效性,院内急诊的有效性及急危重症监护的整体连续性。这就是中国特色的急诊医疗体系的标志。

二、急诊患者病情分级与评估

急诊患者病情分级是根据急诊患者病情的严重程度,决定患者就诊及处置的优先次序。根据患者病情评估结果进行分级:

1级:濒危患者 病情可能随时危及患者生命,需立即采取挽救生命的干预措施,急诊科应合理分配人力和医疗资源进行抢救。临床上出现下列情况要考虑为濒危患者:气管插管患者,无呼吸/无脉搏患者,急性意识障碍患者,以及其他需要采取挽救生命干预措施患者,这类患者应立即送入急诊抢救室。

2级:危重患者 病情有可能在短时间内进展至1级,或可能导致严重致残者,应尽快安排接诊,并给予患者相应处置及治疗。

患者来诊时呼吸循环状况尚稳定,但其症状的严重性需要很早就得到重视,患者有可能发展为1级,如急性意识模糊/定向力障碍、复合伤、心绞痛等。急诊科需要立即给这类患者提供平车和必要的监护设备。

3级:急症患者 患者目前明确没有在短时间内危及生命或严重致残的征象,应在一定的时间段内安排患者就诊。患者病情进展为严重疾病和出现严重并发症的可能性很低,也无严重影响患者舒适性的不适,但需要急诊处理缓解患者症状。

4级:非急症患者 患者目前没有急性发病症状,无或很少不适主诉,且临床判断需要很少的急诊医疗资源。

三、急危重症监护

急危重症监护室(emergency intensive care unit,EICU)作为急诊医疗体系的重要组成部分,是以抢救生命、稳定生命体征和器官功能支持为核心的急救医疗环节。在众多急诊患者中有部分危及生命的急危重症需要紧急施行气管插管、心肺复苏、器官功能监测与支持、快速静脉给药等抢救措施挽救生命。我国三级综合医院急诊科,EICU的建立是必备的硬件建设,是现代急诊医学发展和急危重症救治的需求,是评估急危重症抢救能力与水平的重要标志。EICU的两个基本特征:①在严重伤病发生后的"黄金时间"内给予

恰当的救治措施,以避免死亡和伤残;②经特别培训的 EICU 医护人员比内、外专科人员治疗急危重患者会更有效。

目前,我国大型综合医院急诊科中普遍建立了 EICU。急诊所救治的急危重患者很难按时间要求决定患者入院,危重症患者长时间在急诊科滞留则需要对急危重症患者进行密切监护,这类急危重症患者有如下特点:①心肺复苏后需要不间断循环和呼吸支持;②不能轻易搬动转运;③只需要短时间加强监护治疗而不需要住院;④是其他专科难以收住院的危重患者。这是 EICU 收治的主要对象。

EICU 从急危重症综合救治的理念和急诊实用功能上都是必需的,EICU 应更注重快速有效地抢救生命,加强对各器官的监护及支持,如对社区获得性感染的危重患者采取尽早危险评估,经验性初始抗感染治疗、液体治疗和器官功能支持为主。对急性中毒患者采取反复洗胃、活性炭吸附及血液灌流、器官功能支持等。

有条件的医院已建立了全院综合性 ICU,ICU 归属急诊医学统筹管理,通常称为"急危重症医学部",把院前急救、院内急诊、EICU、综合 ICU 统一管理,形成医院的急诊医疗体系或急救绿色通道。有条件的医院或急救中心应配备移动式监护单元,器官功能监护与支持在现场抢救时就实施。EICU 抢救条件不足时,应将急危重症患者转入 ICU 加强后续监护治疗,以提高急危重症患者救治质量。

四、急诊医学的范畴与亚专科发展

关于急诊医学的范畴,一致公认:急诊医学的范畴包括院前急救、复苏学(心肺脑复苏)、危重病医学、创伤外科学、灾难医学、急性中毒、儿科急诊和急诊医疗体系等。早在 1979 年,急诊医学在国际上被界定为第二十三个二级临床学科,随着二级临床学科的逐渐成熟,三级学科/亚专科或新兴交叉学科随之产生。急诊医学发展到今天,在学科分类上,急诊医学是成熟的二级临床学科,院前急救、危重病医学、创伤外科、儿科急诊等逐步发展为急诊医学的亚专科,像内科学的心血管、内分泌、消化科一样,在自己特定的范围内体现自身的特色、摸索自身的特点。

五、急诊医学专业特点与其他学科专业的差异

(一)整体与局部

现代临床医学专业学科均以解剖学系统为基础,同时根据是否需要手术为标准进行划分。如无须手术治疗的消化系统疾病归属消化内科,需手术治疗的消化系统疾病归属普通外科。随着现代医学的发展,专业越分越细,如普通外科已划分为胃肠外科、肝胆外科、胰腺外科、肛肠外科、器官移植外科、血管外科及微创外科等。这种分科模式主要的优点是使相关领域的医师能够更专业、更具特长,对某一疾病的研究更为深入,甚至深入至器官、组织、细胞、基因和分子水平去认识疾病。但分科过细对多系统疾病或多器官病变的交叉联系削弱,势必造成专业知识和思维方式局限性,各专科处理急危重症势必影响急救医疗质量。这里举一个实例:一个车祸致多发伤的患者被送到急诊抢救室,当时患者的生命体征基本稳定,头面部、四肢及腹部外伤,涉及颅脑外科、颌面外科、眼科、骨科及普通外科。一边抢救一边组织紧急会诊,未等各专科医师发表完会诊意见,患者血压下降,没有伤口的腹部越来越胀,最终肝脾破裂大量失血,加上其他部位的创伤,终究无法挽救患者的生命。这就暴露了该模式的最大缺陷:往往忽略了人的整体性,只关注和处理与自己专科相关的某一系统病变,就如同只关注森林中的某一棵树,这种只顾局部忽视整体的做法,在抢救危重患者时会导致严重的后果。急诊医学专业根据其理论、临床实践特点可弥补专科会诊诊治方式的弊端。

(二)临床思维

急诊医师要在最短的时间内,根据有限的病情资料对急危重症患者作出快速的诊断和处理意见,这里包含着急诊医师独特的临床思维,与其他临床专科医师的临床思维差异较大。临床思维是医师对临床客观事件的理性认识过程。在长期的临床实践中,急诊医师头脑中储存着反复叠加的信息和判断程序与模

式,面对各类急危重症患者时,立即启动急诊医师常用的思维方式(如直觉思维、经验思维、逆向思维等)来判断、分析(否定分析、因果分析、排比分析、历史分析等)。其他传统专科的医师面对患者时会先想疾病部位在哪?什么性质的疾病?病情严重吗?遵循先诊后治的程序逻辑。而在病情危急时,往往需要先稳定病情再弄清病因,急诊医师倾向于采用这种逆向思维。面对急症患者考虑的顺序是:患者有危及生命的情况吗?最可能的原因?原发病可能的性质和部位?注重对急症的评价和处理,并非能立即确诊为某种疾病,因为疾病的急危阶段有其不同的规律和特点,临床症状常常并不表现出原发病的特征。对于急诊医师来说,要克服临床思维偏差就必须从患者整体出发,全方位、全过程观察病情,洞察临床症状变化,见微知著。

(三) 时间窗概念

急救的时效性反映了急救的时间与救治效果之间的关系,即在救治时间窗内通过相应的措施,达到单位时间内的最佳救治效果。世界上公认创伤急救"黄金1小时",是以伤后在院前短横线院内抢救的连续性为基础,提高生存率的最佳时间窗。心跳呼吸骤停抢救的黄金时间窗:4min内实施心肺复苏(CPR)、8min内实施高级生命支持,生存希望加大。急危重症变化进展快,缺少代偿,后果更严重,尽早控制病情发展较滞后的积极处理代价低、结果更好。急诊医学应用"时间窗"的概念,在时间窗内实行目标治疗并取得较好的临床预后。时间就是生命,这在急诊医疗体系的三个环节中都体现出来。与其他传统的临床专科相比,急诊医学更具有鲜明的时间特性。

(四) 多能一专

在急诊医学的学科建设与发展过程中,人才培养及其发展模式是最大的困惑。王一镗教授首先提出急诊医师应该走"多能一专"的发展模式。众所周知,"一专多能"是传统临床专科医师的专业理念,而急诊医学则需要"多能一专"的专业人才。急诊医学在人才梯队培养方面已有医学本科、硕士及博士研究生,急诊医学住院医师、专科医师规范化培训方案已纳入全国医师培训计划。急诊医学已有独立的教学、培训、职称晋升的系列。作为一名年轻的急诊医师,经历了医学本科教育、急诊住院医师、专科医师规范化培训,掌握了急诊医学的基本理论和技能,又经过临床实践锻炼,逐步成为一名合格的急诊医师,除了临床医疗工作的多能外,还具有一定的教学和科研能力,可称之为多能。成为急诊医学的高级医师后根据个人兴趣和经历,注重急危重症的某个专科领域,如内科急危重症、急诊创伤、危重症监护、复苏医学、急性中毒、儿科急症、急诊介入等,也可涉及各种辅助检查和特殊治疗,甚至精神心理、灾害救援、法律保护等。

急诊医学肩负着特殊社会职能,且拥有独特的视角和临床思维,它服务的范围不局限于院内,而是涵盖院前急救、灾害救援、院内急诊及危重症监护等领域。这是其他任何传统学科都无法比拟的,也没有哪个学科能形成一个从院前到院内的完整的服务体系。但急诊医学在医学领域中还是最年轻的学科之一,有许多问题需要研究、探讨、完善,使之与社会的发展和进步相适应。

(黄子通)

学习小结

1. 院前急救—院内急诊—急危重症监护三个部分紧密地联系起来,形成急救链环,这就是急诊医疗体系。

2. 急诊患者病情分级是根据急诊患者病情的严重程度,决定患者就诊及处置的优先次序。

3. 急诊医学的范畴包括院前急救、复苏学(心肺脑复苏)、危重病医学、创伤外科学、灾难医学、急性中毒、儿科急诊和急诊医疗体系等。

复习题

1. 急诊医学的三环标志的含义?

2. 什么是急诊医疗体系?

3. 急诊患者病情如何分级?

第二章　急 性 发 热

学习目标	
掌握	常见急性发热的诊断与鉴别诊断的临床思路。
熟悉	常见急性发热的病因和常见热型。
了解	急性发热的急诊处理原则。

案例 2-1

　　患者,女性,48 岁,于 2014 年 8 月 7 日无明显诱因下出现发热、咳嗽、咳痰,痰量不多,伴有全身乏力,体温最高 39℃,无头晕,无胸闷、无恶心呕吐,无咯血,意识清楚,就诊上海市某区级医院。查血常规示白细胞 21.02×10⁹/L,中性粒细胞占比 86.3%,中性粒细胞 18.12×10⁹/L,血小板 12×10⁹/L,血红蛋白 42g/L;血气分析示 PaO₂ 7.13kPa,pH 7.41,PaCO₂ 4.51kPa,碱剩余−1.9mmol/L。患者于 8 月 8 日起出现双下肢水肿,并逐渐加重至全身水肿,且患者乏力症状逐渐加重。于 8 月 9 日出现气促,端坐呼吸,无法平卧,有胸闷,咳粉红色泡沫痰,无胸痛,无腹痛腹胀,外院胸片提示两侧肺炎。当时诊断"肺炎、Ⅰ型呼吸衰竭,重度贫血,血小板减少症待查",予以中药退热(痰热清)、利尿消肿、头孢唑肟抗感染,并物理退热等对症治疗,患者症状无缓解,并逐渐加重。为进一步诊治收入急危重症监护室。

　　思考:该患者发热原因是什么? 如何进行鉴别诊断? 需要进一步做哪些检查? 急诊处理原则是什么?

一、概述

　　发热(fever)是急诊中最常见的症状之一,是机体在内、外致热源的作用下,或由于各种病因导致体温调节中枢功能障碍,而出现以体温超出正常范围为主要表现的临床症状。通常表现为腋下温度超过 37℃、口温超过 37.3℃、肛温超过 37.6℃或一昼夜体温波动在 1℃以上。热程在两周以内的发热为急性发热,当体温超过 38.5℃,发热时间超过 2~3 周,经完整的病史询问、全面体格检查及常规实验室检查仍不能明确诊断者,称为发热原因待查。临床上将发热分为感染性发热和非感染性发热,已知感染性发热的常见病原体有细菌、病毒、真菌、支原体、衣原体、立克次体、螺旋体、原虫等,是发热的常见原因。非感染性发热涉及结缔组织病、变态反应、恶性肿瘤、神经性发热、产热过多和散热障碍、创伤、烧伤、手术后吸收热、过敏性疾病等。

　　发热的患者需要通过详细询问病史、根据热型、热度、伴随症状、体格检查、实验室检查和辅助检查,明确发热的病因诊断。体温的高低与病情的严重程度不一致,需要结合患者的生命体征、血流动力学改变和重要脏器功能进行病情评估,危重患者予以心电图、血压、血氧饱和度监护、吸氧、开放静脉、呼吸支持,尽早收入重症监护病房。对因治疗是发热的有效治疗,在未明确病因时,可以采取物理降温和药物降温。

二、临床特点

急性发热的临床特点与病因相关,表现为体温升高和原发疾病的症状和体征。首诊的医师必须全面了解患者的病史,掌握患者发热的诱因、流行病学、热度、热型、体温变化的规律及伴随的症状,才能为明确诊断提供临床依据。

(一)热度与热程

衡量发热的程度一般用热度将体温分为四级:

1. 低热 37.3~38℃。

2. 中度发热 38.1~39℃。

3. 高热 39.1~41℃。

4. 超高热 41℃以上。

热度的高低与患者的原发疾病、年龄、体质和个体的体温反应有关,需要结合其他临床信息予以鉴别。

热程是指发热病程持续的时间。急性发热的病程在2周以内,短程发热以感染多见,如病毒性感染的自然病程通常不超过3周,其次为细菌感染、输血输液反应、过敏性发热等。持续4周以上的发热称为长程发热,包括严重局灶感染如肾盂肾炎、胆囊胆管炎、支气管扩张等所致的高热,也可以先有急性细菌性或病毒性感染伴高热,经治疗感染控制,高热消退,但出现持久的长程低热,此为感染后低热。有些患者每年夏季出现低热,天气转凉后体温正常,此为功能性低热。对于虽经辅助检查尚不能明确病因的发热,不能满足于对症处理,需要门诊随访,以免耽误诊治。

(二)热型

发热性疾病中有一部分具有特殊的热型。

1. 稽留热 体温持续39~40℃,达数日或数周,常24h内体温波动在1℃以内。可见于大叶性肺炎及某些传染病如伤寒、副伤寒等急性传染病的高峰期。

2. 弛张热 体温持续升高,24h内波动在2℃以上。可见于脓毒血症、感染性心内膜炎、局灶性化脓性感染及恶性组织细胞病等。

3. 波状热 体温在数日内逐渐上升至高峰,然后逐渐下降至常温或低热状态,不久又再发,呈波浪式起伏。常见于恶性淋巴瘤、周期热等。

4. 间歇热 体温突然上升至39℃以上,常伴有寒战,数小时后又下降至正常,伴大汗淋漓,高热期与无热期各持续数日,周期性交替,多见于疟疾、局灶化脓性感染。

5. 不规则热 发热持续时间不定,变化无规律。常见于渗出性胸膜炎、亚急性细菌性心内膜炎、流感、支气管肺炎、风湿热等。

由于在发热早期即使用抗生素、退热药或者糖皮质激素等,使上述典型的热型不常见。

(三)体温升降方式

急性发热的临床过程会经历体温上升期、高热期和体温下降期,体温上升期分为骤升型和缓升型。骤升型是体温在数小时内达39~40℃,可伴有寒战,常见于疟疾、急性肾盂肾炎、细菌性肺炎、脓毒血症、输液反应等。缓升型则体温逐步上升,在数日内达高峰,多无寒战,常见于结核、伤寒、布氏杆菌感染。在高热期体温上升到高峰后保持一定的时间,持续时间因病因不同而有差异。当病因去除或致热原的作用逐渐减弱或消失时,患者的体温逐渐下降至正常,表现为出汗多、皮肤潮湿。体温下降期也分为骤降型和渐降型,骤降型体温在数小时内降至正常,甚至体温略低于正常,常伴有散热增加、大汗淋漓,多见于体温骤升型疾病。渐降型体温在数日内逐渐降至正常,见于伤寒缓解期、风湿热等。

（四）发热的伴随症状

发热前伴有畏寒、寒战者，多见于脓毒血症、大叶性肺炎、急性胆囊炎、急性肾盂肾炎、流行性脑脊髓膜炎、疟疾、药物热、急性溶血及输液反应等，传染病过程中每次寒战是病原体入侵血流的信号。发热伴头痛、全身肌肉酸痛、合并脏器功能损害的明显中毒表现，见于严重感染，尤其是脓毒血症；发热伴进行性消瘦、食欲缺乏见于消耗性疾病，如重症结核、恶性肿瘤等。若长期发热而一般情况尚好，见于早期淋巴瘤、功能性低热、感染后低热状态等。

三、诊断

发热是临床症状之一，发热的诊断主要是明确病因。大部分发热通过详细询问病史、体格检查和必要的实验室和辅助检查就可以明确诊断，但是有极少部分发热，即使通过上述步骤仍然无法明确病因，则需要在对症处理的同时观察病情变化，如果危及生命时，要果断地采取诊断性治疗。

获取从起病开始的详细病史、全面的体格检查、必要的实验室辅助检查，是诊断疾病的常规思维，但是在发热诊断中，上述步骤有其特殊性，现分别介绍如下。

（一）病史

询问发热的病程、热型、起病的缓急、有无诱因、伴随的症状；是否去过疫区、有无传染病接触史、有无动物或昆虫叮咬史、有无可疑毒物或食物摄入史；发病时的一般情况，如精神状态、食欲、体重改变、睡眠、意识状态的变化等，详细的诊治经过，对既往治疗疗效的评估等。

（二）体格检查

1. 全身情况　有助于判断患者的危重程度和可能的诊断，遇急性发热患者，首先应该观察患者的意识、精神、面容、全身营养等一般情况，获取血压、脉搏、呼吸、瞳孔等生命体征。若患者急性发热伴有心动过速、呼吸急促、血压降低、烦躁或精神萎靡，面色苍白要警惕感染性休克，需要紧急抢救。通常体温每升高1℃，心率相应增加12~15次/min，呼吸频率可增加2~4次/min，若心率和呼吸的增加幅度超出上述范围，要考虑是否有循环系统和呼吸系统疾病，如甲状腺功能亢进、心力衰竭、呼吸系统感染或代谢性酸中毒等。老年人的重症感染体征一般不典型，但是往往表现有不同程度的意识障碍，临床上需要仔细体格检查和做相应的辅助检查明确诊断。发热伴恶病质提示重症结核、恶性肿瘤。发热长达2周的患者，也可以表现明显的消耗，体重进行性下降，需要鉴别病因。一般急性感染多呈急性热面容，斑疹伤寒、流行性出血热患者多呈醉酒样面容。

2. 皮肤黏膜检查　某些疾病在皮肤黏膜上有特征性的皮疹、瘀点、瘀斑、黄染、疱疹、结节等表现，如猩红热表现丘疹和斑丘疹、杨梅舌、口唇周围明显苍白；出血性皮疹或出血提示重症感染、流行性脑脊髓膜炎、感染性心内膜炎、流行性出血热、登革热、急性白血病、急性再生障碍性贫血或恶性组织细胞病等；面部蝶形红斑、指端和甲周红斑提示系统性红斑狼疮；环形红斑提示风湿热；腹部、大腿根部皮肤显示花斑状结合脏器的低灌注，提示感染性休克；大片瘀斑提示弥散性血管内凝血（DIC）；发热伴皮肤巩膜黄染提示肝胆系统感染、钩端螺旋体病、急性溶血或中毒性肝损害；口角疱疹常见于大叶性肺炎、疟疾和流行性脑脊髓膜炎；皮肤有疖肿或者软组织有化脓性病灶，往往提示为发热的原因。某些皮疹出现的时间与发热之间的关系也有助于诊断，如发热1d后出皮疹，皮疹顶端有水疱，多见于水痘；发热4d左右出疹，多见于麻疹，发热5d至1周出疹，多见于斑疹伤寒和伤寒。

3. 淋巴结检查　注意颈部、腋窝、腹股沟浅表淋巴结有无肿大。局部淋巴结肿大伴疼痛、质软，要注意相应引流区有无炎症。颌下淋巴结肿痛常提示口腔齿龈脓肿及齿槽瘘、咽部扁桃体化脓等，下肢感染常有同侧腹股沟淋巴结肿大。局部淋巴结肿大、质硬、无压痛，要考虑是否为肿瘤转移或淋巴瘤，颈部肿大无痛淋巴结要排除甲状腺癌、鼻咽癌、胃癌、肺癌等转移。

4. 头颈部检查　查看是否有头颈部特定部位的感染灶，是否有腮腺炎导致的腮腺肿大，是否有亚急性甲状腺炎导致的甲状腺弥漫性肿大。查颈项是否有强直,结合是否有发热、头痛、恶心、呕吐,排除脑膜炎或脑膜脑炎。

5. 胸部检查　重点是肺部和心脏的检查,如果一侧肺部局限性叩诊浊音,语颤增强,听诊有湿啰音,提示为大叶性肺炎;一侧肺下部叩诊浊音,呼吸音和语颤减低,提示胸腔积液,大量胸腔积液时患侧胸部饱满,气管移向健侧,可由结核性胸膜炎、肺癌或者其他感染因素导致的单侧胸腔积液;桶状胸、肋间隙增宽、两肺可闻及干湿啰音,拟诊慢性支气管炎急性加重期;如果患者有肺部湿啰音,呼吸音低,伴有呼吸急促、明显低氧血症,注意鉴别是否为重症肺炎合并急性呼吸衰竭,属于危重病。发热伴心脏杂音,尤其是原有的器质性心脏病者心脏杂音发生明显改变时应考虑感染性心内膜炎;发热伴心包摩擦音或有心包积液体征者,提示心包炎可能,低热首先考虑结核性或风湿性心包炎,高热伴寒战考虑化脓性心包炎;心脏扩大、发热伴新出现的收缩期杂音提示为风湿热;出现乐性杂音提示瓣膜穿孔或腱索断裂。

6. 腹部检查　主要考虑腹腔和盆腔脏器的感染,重点检查腹部是否有膨隆,有无肠型蠕动波,腹壁是否紧张,有无腹部压痛、反跳痛,有无肿块,肝脾是否肿大,肝区、脾区、肾区是否有叩击痛,移动性浊音是否阳性,肠鸣音减弱、消失还是亢进。发热伴皮肤巩膜黄染,右上腹痛,胆囊点有压痛、墨菲征阳性提示急性胆囊炎、胆石症;发热伴寒战、肝区叩痛,提示要考虑肝脓肿,尤其是合并有糖尿病者更易发病;发热伴中上腹胀痛和局部压痛,腹部膨隆,胁腹部皮肤见灰紫色斑(格雷·特纳征)或脐周皮肤青紫斑(卡伦征),诊断重症急性胰腺炎;发热伴转移性右下腹痛,右侧麦氏点有压痛、反跳痛,拟诊急性阑尾炎;肝大、质硬、表面有结节或巨块,提示肝癌发热;右下腹或全腹疼痛伴明显压痛,在右下腹或脐周可扪及腹块,腹壁或会阴部有瘘管并有粪便与气体排出,全身营养状况差,要排除克罗恩病;发热伴腰酸、季肋点压痛、肾区叩痛,提示急性肾盂肾炎、肾周围炎或肾周围脓肿;发热伴肝脾、淋巴结肿大应考虑血液病、急性和慢性传染病、风湿病;周期性规律发热伴寒战、脾大、贫血,需查外周血找疟原虫,以排除疟疾;有下腹疼痛的女性,要排除盆腔和生殖系统的感染和肿瘤。

7. 四肢与神经系统检查　主要检查四肢软组织感染和关节是否有肿痛。发热、畏寒、头痛伴全身不适,单侧下肢皮肤局部发红、灼热、疼痛、稍微隆起、境界较清楚,病变范围扩展较快,有的可起水疱,同侧腹股沟淋巴结肿大,结合足部皮肤有足癣,可以确诊为丹毒,这也是老年人比较常见的四肢感染之一。有糖尿病的老年患者,精神萎靡伴意识模糊,发热,会阴部、四肢疏松结缔组织皮肤局部有破损、表皮发红、肿、疼痛,质地稍变硬,尤其是长期卧床、肢体下压部位容易发生,要考虑急性蜂窝织炎。发热伴四肢对称性出血性皮疹、关节痛,血尿,腹痛等症状,提示过敏性紫癜。患者在没有外伤的情况下出现长骨或脊柱的触痛应考虑骨髓炎及肿瘤的可能。发热伴关节肿痛应考虑风湿病、系统性红斑狼疮和局部的关节感染。发热伴肌肉疼痛、皮肤损害应考虑皮肌炎可能。药物肌内注射处发生肌肉疼痛,要考虑肌内注射引起的无菌性脓肿,必要时做诊断性穿刺明确。发热在用药1周左右出现,感染控制后,体温正常后再次发热,伴皮疹、瘙痒、关节肌肉酸痛、外周血嗜酸性粒细胞增高,要考虑药物过敏所致的发热。发热伴不同程度意识障碍、头痛、恶心、呕吐,伴有颈项强直,要考虑急性脑膜炎或脑膜脑炎。如果发热伴谵妄、颜面部潮红、有可疑毒物摄入史,要考虑中毒所致发热,可以检测毒物或者诊断性治疗。患者昏迷伴偏瘫,后出现发热伴呕吐,要考虑中枢性发热或者昏迷后继发的肺部感染所致,可做相应的检查确诊。

（三）实验室和辅助检查

实验室和辅助检查可以弥补病史和体格检查的不足,必须要做的项目包括血、尿、便常规和放射学检查,选择做的检查包括血培养、骨髓培养、骨髓穿刺涂片检查、免疫学检查等。

1. 必须要做的检查

（1）血常规:主要是白细胞分类计数。白细胞总数及中性粒细胞占比增多,最常见原因为细菌性感染,尤其是化脓性细菌感染,如金黄色葡萄球菌、溶血性链球菌、肺炎球菌和脑膜炎双球菌。

白细胞总数减少见于病毒感染、某些革兰氏阴性杆菌感染、疟原虫感染、立克次体感染,也可以见于严重感染而机体反应差的患者,如感染性休克、老年人的重症肺炎等。

白细胞分类中的嗜酸性粒细胞增多见于变态反应性疾病、寄生虫病和各种嗜酸细胞增多症;嗜酸性粒细胞减少见于伤寒、副伤寒和应激状态。淋巴细胞增多见于病毒感染(传染性单核细胞增多症、流行性腮腺炎、风疹等)和血液病(如淋巴细胞性白血病),有异常淋巴细胞出现见于传染性单核细胞增多症。单核细胞增多见于活动性结核病、传染性单核细胞增多症、单核细胞性白血病。分类中有不成熟细胞出现,见于急性白血病、骨髓增生异常综合征;有异常组织细胞出现见于恶性组织细胞病,若全血细胞减少伴发热,见于急性白血病、急性再生障碍性贫血、骨髓增生异常综合征、严重的脓毒血症、自身免疫性疾病活动期等。

(2)尿液检查:检查尿中白细胞、红细胞、管型,若尿液离心后每高倍视野超过 5 个白细胞,提示泌尿道有化脓性感染;若离心后每高倍视野超过 2 个红细胞(镜下血尿)或有蛋白尿、多量管型存在,表明肾脏有实质性损害,常见于流行性出血热、系统性红斑狼疮。

(3)粪便常规:主要用于诊断和排除急性肠道感染性疾病和痢疾等肠道传染性疾病。粪便中若有红、白细胞,结合腹痛、腹泻症状,可以诊断急性肠炎;若有大量脓细胞及红细胞,并有巨噬细胞,结合发热、腹痛、腹泻、里急后重、排脓血便等,可以诊断急性细菌性痢疾。若粪便中找到寄生虫或吞噬红细胞的阿米巴滋养体,则可以诊断相应的寄生虫感染或阿米巴病。

(4)放射学检查:包括胸部 X 线摄片、胸部或腹部、盆腔 CT 扫描,或者磁共振成像(MRI)检查,可以明确有无病变。

2. 应选择做的检查

(1)怀疑细菌、真菌、结核菌感染性疾病,在使用抗生素前进行病原微生物培养和药物敏感试验,标本包括血、骨髓、痰、清洁中段尿、粪、胸腹水、脑脊液、脓肿引流液等,涂片可以快速获得感染的粗略的病原微生物依据,有助于早期使用有针对性的抗生素。

(2)怀疑感染性疾病,除了检测血常规外,还可以检测其他炎症指标,包括降钙素原、红细胞沉降率、C反应蛋白、超敏 C 反应蛋白、白介素(IL)-6、IL-8 浓度,上述指标的临床意义需要结合其他检查综合评价。

怀疑病毒或不典型病原体感染,可以选择检测血清抗体,如巨细胞病毒、EB 病毒、单纯疱疹病毒、支原体、衣原体、流感病毒、腺病毒、各种肝炎病毒、人类免疫缺陷病毒(HIV)、梅毒等抗体的检测,以协助判断既往是否感染还是目前处于急性感染期。

怀疑血液病如急性白血病、急性再生障碍性贫血、恶性组织细胞病、骨髓增生异常综合征等需要做骨髓穿刺细胞学检查、染色体检查和骨髓活检。

怀疑恶性淋巴瘤、恶性组织细胞病、恶性肿瘤,应该做肿大浅表淋巴结、肿块的穿刺活检,必要时加做免疫组化检查。怀疑结缔组织病,应做免疫学检查,包括免疫球蛋白、抗核抗体(antinuclear antibodies,ANA)、可提取性核抗原(extractable nuclear antigen,ENA)、类风湿因子(rheumatoid factor,RF)、抗双链 DNA(double strand DNA,dsDNA)抗体、抗平滑肌抗体(anti-smooth muscle antibody,ASMA)、总补体(CH$_{50}$)、补体C$_3$、抗中性粒细胞胞浆抗体(anti-neutrophil cytoplasmic antibody,ANCA)、血找狼疮细胞、皮肤狼疮带试验。

怀疑颅内感染者宜做腰椎穿刺,测定颅内压和留取脑脊液进行常规、生化检测、细菌、真菌、结核分枝杆菌涂片和培养;怀疑感染性心内膜炎应选择做超声心动图检查明确心脏瓣膜是否有赘生物;肺部感染留取痰液困难者可以进行支气管镜下进行肺泡灌洗,获取深部痰液做微生物培养;怀疑结核病应做结核菌素纯蛋白衍生物(PPD)试验、痰结核菌培养、结核感染 T 细胞检测(T-SPOT-TB)。怀疑内分泌疾病可查甲状腺功能、甲状腺超声;怀疑癌性发热可查肿瘤标记物如甲胎蛋白(alpha-fetoprotein,AFP)、癌胚抗原(carcino-embryonic antigen,CEA)、前列腺特异抗原(prostate specific antigen,PSA)、糖类抗原 19-9(carbohydrate antigen,CA19-9)、糖类抗原 125(carbohydrate antigen,CA125)等。

四、鉴别诊断

（一）确定是否感染性发热

急性发热的鉴别诊断就是病因诊断的过程，诊断发热的思维程序第一步是判断是否为急性感染性发热？急性感染性疾病具有以下特点：突然起病，发热伴有或不伴寒战，有头痛、关节痛、肌痛等全身毒血症状；有咽痛、咳嗽、咳痰、流涕等呼吸道症状；有恶心、呕吐、腹胀、腹痛、腹泻等胃肠道表现；有尿频、尿急、尿痛、腰背部酸痛等泌尿系统表现；有头痛、恶心、呕吐和颈项强直等脑膜刺激症状；有皮疹、皮肤瘀点、瘀斑、淋巴结或脾大；血常规白细胞计数超过 $12×10^9/L$ 或低于 $5×10^9/L$。感染性发热占 50%~60%，其中又以细菌感染最多见，白细胞总数伴中性粒细胞升高，核左移，成熟中性粒细胞内见中毒颗粒，中性粒细胞碱性磷酸酶活性、积分值升高提示为细菌感染。但结核、伤寒、副伤寒、病毒感染、疟疾等白细胞总数并不增多，需要结合临床症状、体征、热型和病程、实验室或辅助检查来加以鉴别。

（二）分析病原体、感染的部位

以下为常见的引起发热的细菌、真菌、病毒、立克次体、支原体、螺旋体、寄生虫感染性疾病。

1. 细菌感染

（1）局灶性细菌感染：常见的急性上呼吸道感染、急性胃肠炎、胆囊炎、急性化脓性胆管炎、急性阑尾炎、盆腔炎、丹毒、细菌性肝脓肿等，局灶性的感染除了有相应部位的特征性表现外，均会有急性高热、血常规中白细胞总数和中性粒细胞升高。

（2）脓毒症：由病原菌及其毒素侵入血流所引起的临床综合征，表现高热、寒战、意识改变早期烦躁不安，到昏迷，气促，严重者可累及多脏器功能衰竭等，反复多次血培养可有阳性发现，有助于明确诊断。

（3）细菌性肺炎：社区获得性肺炎以肺炎球菌占主导地位，医院内获得性肺炎则以革兰氏阴性杆菌为主，临床特点为急性高热伴寒战、气促、胸痛、咳嗽、咳痰，不同的细菌感染痰液颜色有所不同，胸部 X 线、胸部 CT、痰培养可明确诊断。

（4）结核病：由结核分枝杆菌引起，急性起病的有急性粟粒性肺结核、浸润型肺结核及结核性脑膜炎，表现急性高热伴咳嗽、咳痰、胸痛、腹痛、恶心、呕吐、头痛等，白细胞总数正常或轻度升高，可以通过痰找结核分枝杆菌、结核菌素试验、脑脊液涂片或结核菌培养、T-SPOT-TB、X 线胸片或胸部 CT 确诊。

（5）急性细菌性痢疾：是由痢疾杆菌引起的急性传染病，主要特点为高热伴腹痛、腹泻、里急后重、排脓血便等，粪便检查可见大量脓细胞和红细胞，并有巨噬细胞，可做粪涂片和粪培养。

（6）感染性心内膜炎：是指因细菌、真菌或其他病原微生物直接感染而产生心脏瓣膜或心室壁内膜炎症，表现为发热、贫血、心脏杂音、睑结膜及皮肤瘀斑，指端、足趾、大小鱼际肌有压痛的奥斯勒结节、脾大、血培养阳性，可通过血常规、心电图、超声心电图查心脏瓣膜赘生物而确诊。

（7）伤寒和副伤寒：是由伤寒杆菌及沙门菌 A、B、C 组引起的急性消化道传染病，以夏秋季高发，表现为发热、腹泻、肝脾大、皮肤有玫瑰疹、相对缓脉，周围血象白细胞总数低下，嗜酸性粒细胞消失，肥达试验阳性，血、尿、粪、骨髓或玫瑰疹刮取物中分离到致病菌即可确诊。

（8）流行性脑脊髓膜炎：由脑膜炎双球菌引起的化脓性脑膜炎，主要特点为发热、头痛、呕吐、皮肤瘀点、颈项强直、不同程度的意识障碍。腰椎穿刺提示颅内压升高，脑脊液呈化脓性改变，脑脊液细菌涂片和培养、抗原检测、血细菌培养可协助诊断。

2. 侵袭性真菌感染　在一些疾病的治疗过程中，由于广谱抗生素、糖皮质激素或者免疫抑制药物的使用，或者无免疫抑制基础疾病的重症患者，由于疾病本身或治疗因素导致免疫功能紊乱，使得侵袭性真菌感染成为重症患者发病率不断增加、诊断困难、病死率高、致反复发热的原因。主要的致病菌有念珠菌、曲霉菌、隐球菌、双相真菌、接合菌、卡氏肺孢子菌等，主要的临床表现：①无免疫功能抑制的患者，经抗生素治疗 72~96h 仍有发热等感染征象，存在老年（年龄>65 岁）、有营养不良、肝硬化、糖尿病、慢性阻塞性肺部疾病等慢性病,存在念珠菌定植,或者有侵入性操作、长时间用 3 种或 3 种以上广谱抗生素的高危因素之一;或者存在免疫功能抑制的患者,接受器官移植的患者有真菌定植的高危因素。②主要特征:相应感染部位的特殊影像学改变证据,如侵袭性肺曲霉感染的影像学特征,包括早期胸膜下密度增高的结节实变影、光晕征、新月形空气征、实变区域内出现空腔等典型影像学特征,不同的真菌类型有不同的特征。③次要特征:可怀疑感染部位的相应症状、体征至少 1 项,支持感染的实验室证据(常规或生化检查)3 项中的 2 项,包括呼吸系统、腹腔、泌尿系统、中枢神经系统、血源性真菌感染。④选取新鲜、合格标本,采用传统的真菌涂片、培养技术及新近的基于非培养的诊断技术进行真菌感染的检测,包括血液、胸腹水、尿、气道分泌物、经胸腹盆腔引流管和腹膜透析管留取的引流液、脑脊液等做真菌涂片发现菌丝/孢子或真菌培养阳性、血液、胸腹水等无菌体液隐球菌抗原阳性,血液标本半乳甘露聚糖抗原或 β-1,3-D 葡聚糖(G 试验)检测连续 2 次阳性。

3. 病毒感染

(1) 流行性感冒:由流感病毒甲、乙、丙三型通过飞沫传播引起的流行性疾病,表现急性起病,高热伴乏力、全身肌肉酸痛、咽痛、鼻塞、流涕、咳嗽、咳痰,病程一般不超过 3 周,有自限性,可通过血清学和病毒分离等明确诊断。也有重症流感发病后数天内出现呼吸困难,两肺弥漫性渗出、低氧血症,虽经早期积极抗病毒对症支持治疗,仍然无法阻止病程进展,需要呼吸机辅助通气挽救生命。

(2) 病毒性肝炎:由多种肝炎病毒引起,传染性强,表现为发热、乏力、呕吐、肝大、肝功能异常、黄疸,行肝炎病毒的抗原抗体检查可予以确诊。

(3) 流行性出血热:由流行性出血热病毒引起,急性起病,表现为发热、头痛、眼眶痛、醉酒貌和球结膜水肿、充血、出血,有低血压、肾脏损害,查流行性出血热的特异性抗体阳性可以确诊。

(4) 流行性乙型脑炎:由流行性乙型脑炎病毒感染引起,经蚊传播,好发于夏秋季,表现为高热、意识障碍、惊厥、强直性痉挛和脑膜刺激征,脑脊液检查及血清补体结合试验有助诊断。

(5) 麻疹:由麻疹病毒引起,表现为发热、咽痛、咳嗽、咳痰,发热的第四天出现全身散在红色斑丘疹,颊黏膜上有麻疹黏膜斑为其特征。

(6) 传染性单核细胞增多症:一般认为由 EB 病毒感染所致的一种急性单核-巨噬细胞系统增生性疾病,特点为不规则发热、咽痛、淋巴结肿大、脾大,外周血单核细胞显著增多,并出现异常淋巴细胞,嗜异性凝集试验阳性,血清中可测得抗 EB 病毒的抗体。

(7) 艾滋病:由 HIV 引起的,通过血源污染、性交接触和母婴垂直三个途径传播,以严重免疫缺陷为其临床特征的慢性致死性传染病。临床表现为发热、头痛肌痛、皮疹、颈部淋巴结肿大和肝脾大等,以全身衰竭和免疫功能低下为特点,以一系列机会感染首发而就诊,如卡式肺孢子虫肺炎、血流感染或中枢神经系统感染等急诊,查血清 HIV 抗体阳性,需要行确诊试验。

4. 立克次体感染

(1) 流行性斑疹伤寒:是普氏立克次体通过体虱传播的急性传染病,表现为持续高热、头痛、瘀点样皮疹或斑丘疹和中枢神经系统症状。

(2) 恙虫病:好发于夏秋季节,是恙虫病立克次体感染经皮肤进入人体,以高热、毒血症、皮疹、焦痂或淋巴结肿大等为特点,血外斐反应阳性有助于诊断。

5. 支原体感染　肺炎支原体肺炎好发于夏季,发热持续 1~2 周,以阵发性干咳为主,咳少量痰,胸片符合间质性肺炎,血清学冷凝集反应阳性可助诊断。

6. 螺旋体感染　由各种不同型别的致病性钩端螺旋体引起的钩端螺旋体病,多见于青壮年的农民,有疫水接触史,表现为高热、全身肌肉酸痛、结膜充血、腓肠肌压痛、浅表淋巴结肿大,严重者出现中枢神经系统、肺、肝、肾损害。病原体分离、钩端螺旋体 DNA 探针技术可以早期诊断。

7. 寄生虫感染

（1）阿米巴感染：是由溶组织阿米巴原虫引起的周身性感染，主要累及肠道，称阿米巴肠病，以近端结肠和盲肠为主要病变，轻症仅表现轻度腹痛或腹泻，重症可急性发病、高热、腹痛、腹泻、脓血样便、里急后重，粪便检查可见大量红细胞和脓细胞，粪便中检出吞噬红细胞的阿米巴滋养体有确诊意义。

（2）疟疾：是由疟原虫感染所致的传染性疾病，雌蚊为传播媒介，人被蚊叮咬或输入有疟原虫的血液是主要传染径路，秋季好发，表现为发冷、高热、大汗、贫血、脾大，隔日或隔 2d 发病，发作过程中反复血片找疟原虫可以确诊，血涂片阴性者，反复检查骨髓涂片查找疟原虫阳性率高。间接荧光抗体、间接红细胞凝集及酶联免疫吸附测定等均有助于诊断。

（3）血吸虫病：是由血吸虫感染引起的寄生虫病，成虫寄生于门脉系统，排卵造成肠道、周身脏器肉芽肿样病变，临床表现为夏秋季高发，有大面积疫水接触史，发热、皮肤荨麻疹、全身淋巴结肿大、腹痛腹泻、肝脾大、血嗜酸性粒细胞增高，结合临床、血清学免疫学检查，病原学检查等有助于诊断。

（三）分析是否为非感染性疾病引起的发热

分析是否为结缔组织病发热、肿瘤性发热、药物热、化学性炎症、代谢障碍等非感染性疾病引起的发热。

1. 结缔组织病　是第二位发热原因，常见疾病有系统性红斑狼疮、类风湿关节炎、风湿热、混合性结缔组织病及各种血管炎。系统性红斑狼疮多见于年轻女性，发热伴典型的皮肤改变，早期多个器官受累不明显，应查 ANA、抗 ds-DNA 抗体、CH_{50}、C_3、C_4 等明确诊断。

2. 肿瘤性发热　引起发热的肿瘤有急性白血病、恶性淋巴瘤、恶性组织细胞病、肾癌、肝癌、肺癌等，骨髓涂片对白血病有确诊价值，淋巴结活检对淋巴瘤诊断至关重要，实体肿瘤主要通过胸、腹、盆腔、头颅 CT 或 MRI 的增强影像诊断，结合实体肿块的活检获得病理诊断而确诊。

3. 药物热　与患者特异性体质有关，表现为用药 7~10d 后，出现发热、荨麻疹、肌肉关节痛、血嗜酸性粒细胞增多，各种抗感染治疗无效，停药数天后一般上述症状体征消失，可确诊为药物热。

4. 化学性炎症　急性心肌梗死、急性胰腺炎、急性溶血、脏器梗死及血栓形成、体腔积血或血肿形成、大面积烧伤等均可伴有低、中等发热，排除合并感染因素，可以诊断为无菌性坏死物质吸收导致的发热。

5. 代谢障碍引起的发热　甲状腺危象、甲状旁腺危象、痛风发作、恶性高热、血卟啉病、重度脱水、垂体危象等均可引起发热。

（四）诊断性治疗

若临床上高度怀疑为某一疾病，但无病原学或组织学证据，可行诊断性治疗。如长期发热伴盗汗、乏力等，虽然无结核分枝杆菌的微生物证据，但是可以进行诊断性抗结核治疗，观察疗效。

五、急诊处理

急性发热的关键治疗是明确病因，针对病因治疗。对于生命体征不稳定的发热患者需要快速评估，在动态观察的同时立即开始经验性治疗，对高热和超高热的患者应在查找病因的同时予以积极降温和对症处理。

（一）快速评估

对急性发热的患者进行快速评估，了解其意识、呼吸、血流动力学状态，予以心电监护、建立静脉通道、吸氧、必要时气管插管、呼吸机辅助通气、补液治疗。如遇以下情况应做紧急降温处理：①体温超过 40℃；②高热伴惊厥或谵妄；③高热伴休克；④高温中暑。

（二）对症处理

高热的对症处理包括物理降温和使用非甾体抗炎药物，可用 25%~50% 酒精温水擦浴，或者用冰袋、冷毛巾置于额、枕后、颈、腋下和腹股沟处降温，也可采用冰毯降温，物理降温尤适用于儿童和老年患者。对于高温中暑或过高热，也可采用冰水灌肠，或者降低室温，并将患者置于冰水浴盆中。退热药物可给予口服、肌内注射或肛塞解热镇痛药,常用的有乙酰水杨酸(阿司匹林)、对乙酰氨基酚(扑热息痛)、吲哚美辛栓剂,退热过程中要注意大量出汗后容量不足对血流动力学的影响,尤其是老年患者在退热过程中大量出汗后血压和意识的变化。

(三)抗生素治疗

急性发热绝大多数为感染性疾病所致,而感染性疾病中以呼吸道、消化道、泌尿道感染最为常见,其他应考虑急性传染病和其他系统的感染,在各种必要的培养标本采集后,再选用经验性治疗的抗生素,一般不轻易使用糖皮质激素。

(四)综合治疗

如卧床休息、补充水分和营养,纠正水、电解质紊乱,对于病情较重或有脱水者应适当补液,监测血流动力学,必要时使用血管活性药物。综合考虑各方面因素,以抢救生命为主要目标,尽早明确发热原因并对因治疗。

(盛慧球)

学习小结

1. 急性发热是急诊常见临床症状,起病急,病因复杂,掌握急性发热的诊断至关重要。

2. 急性发热的鉴别诊断决定患者的进一步处理,因此应掌握其诊断思路。

3. 对常见急性发热的疾病如细菌感染、真菌感染、病毒感染等应熟练掌握其诊断要点。

复习题

1. 系统性红斑狼疮的诊断要点。

2. 细菌性肺炎的诊断要点。

3. 感染性心内膜炎的诊断要点。

4. 急性发热的急诊处理原则。

第三章　意识障碍与抽搐

第一节　晕厥与昏迷

案例 3-1

患者,男性,72 岁,既往有高血压、糖尿病病史,近 3 个月反复出现活动后胸闷、心悸症状,休息后或含服"速效救心丸"后症状缓解。1h 前因排便后再次出现胸闷伴晕厥,急诊送入医院。床旁心电图提示:Ⅱ、Ⅲ、aVF 导联弓背抬高。

思考:该患者晕厥的原因是什么? 下一步需给予的急救措施是什么?

一、晕厥

(一)概述

晕厥(syncope)是指一过性广泛脑供血不足所致短暂的意识丧失状态,一般为突然发作,迅速恢复,很少有后遗症。

晕厥病因大致可分为四类(表 3-1)。

(二)临床特点

晕厥患者采集病史时应注意询问晕厥发作前状态及体位、发生时的伴随症状及相关病史。

前驱期部分患者晕厥发作前可出现头晕及周身不适等相关症状。

表 3-1　晕厥病因分类

分类	原因
血管舒缩障碍	见于单纯性晕厥、直立性低血压、颈动脉窦综合征、排尿性晕厥、咳嗽性晕厥及疼痛性晕厥等
心源性晕厥	见于严重心律失常、心脏排血受阻、心肌缺血及心力衰竭等
脑源性晕厥	见于脑动脉粥样硬化、短暂性脑缺血发作、偏头痛、中毒性脑病等
血液成分异常	见于低血糖、通气过度综合征、重症贫血及高原晕厥等

发作期大多数晕厥无先兆症状而突然出现意识丧失，发病迅速，发作时间短暂。部分心源性晕厥患者可发生猝死。

恢复期患者苏醒后定向力和行为随即恢复正常。老年人可有一段时间处理意识混乱、逆行性健忘，甚至呕吐和大小便失禁。部分患者可因身体失控而发生外伤。

辅助检查有助于晕厥病因诊断及鉴别诊断。常用检查如下：

1. 血糖、血常规　需常规检查，有助于鉴别由于低血糖、严重贫血引起的晕厥。

2. 心电图、24h 动态心电图、心脏电生理检查、冠状动脉造影和超声心动图检查可发现部分心源性晕厥。

3. 脑电图、CT、MRI 检查对单纯晕厥患者阳性率不高，对器质性疾病患者可有阳性发现。

其他检查包括运动激发试验、颈动脉窦按摩和直立位激发试验，对于诊断不明原因晕厥有一定意义。

（三）急诊评估及鉴别诊断

根据短暂发作性意识丧失，随即自行完全恢复的临床特点，以及病史、体格检查、辅助检查等，评估：①是否晕厥；②病因是否明确；③有无心血管事件或猝死的高危因素。

对原因不明晕厥的诊断符合以下条件：①晕厥有 2 次或 2 次以上发作史；②病史和体格检查排除心脏和神经系统异常；③相关辅助检查无异常。

常见的晕厥：

1. 血管舒缩障碍

（1）血管抑制性晕厥：又称血管迷走性晕厥或单纯性晕厥，约占晕厥的 70%。多见于年轻体弱女性，发作常有明显诱因（如疼痛、情绪紧张、恐惧、轻微出血等）。晕厥前可有头晕、眩晕等症状，继而突然丧失意识，常常伴有低血压、脉搏微弱，持续数秒或数分钟可自行苏醒，无后遗症。发生机制是由于各种刺激通过迷走神经反射，引起短暂的血管扩张、回心血量减少、心输出量减少、血压下降导致脑供血不足。

（2）直立性低血压（体位性低血压）：表现为体位骤变，主要由于卧位或者蹲位突然站立时发生晕厥。发生机制可能是由于下肢静脉张力低，血液蓄积于下肢（体位性）、周围血管扩张或血管反射调节障碍等因素，使回心血量减少、心输出量减少、血压下降导致脑供血不足所致。

（3）排尿性晕厥：多见于青年男性，在排尿中或排尿结束时发作，持续 1~2s，自行苏醒，无后遗症。机制包括自身自主神经不稳定、体位骤变（夜间起床）、排尿时屏气动作或通过迷走神经反射致心输出量减少、血压下降、脑缺血。

（4）颈动脉窦综合征：由于颈动脉窦附近病变或颈动脉窦受刺激，致迷走神经兴奋、心率减慢、心输出量减少、血压下降引起脑供血不足。常见的诱因有突然转头、衣领过紧等。

（5）咳嗽性晕厥：常于剧烈咳嗽后发生。机制可能是剧烈咳嗽时胸腔内压力增加，静脉血回流受阻，心输出量降低、血压下降、脑缺血所致，亦有认为剧烈咳嗽时脑脊液压力迅速升高，对大脑产生震荡作用所致。

（6）其他因素：如剧烈疼痛、锁骨下动脉窃血综合征、下腔静脉综合征、食管或纵隔疾病、胸腔疾病、胆绞痛及支气管镜检等。

2. 心源性晕厥　由于心脏结构、节律及收缩力改变使心输出量突然减少或心脏骤停，导致脑组织缺氧而发生晕厥。严重的为阿-斯综合征，心脏停止 5~10s 则可出现晕厥。

（1）心律失常致晕厥：各种原因（包括药物）导致心动过缓（心室率<40 次/min）和快速性室性心律失常（心率>130 次/min）均可引起急性脑缺血而发生晕厥。临床表现为突然意识丧失、心音消失[心室扑动（简称"室扑"）或心室颤动（简称"室颤"）]、抽搐、面色苍白或青紫。心电图或 24h 动态心电图多能明确诊断。

（2）器质性心脏病导致晕厥：心脏瓣膜病、急性心肌缺血、心肌梗死、肥厚型心肌病、左心房黏液瘤、心脏压塞等。超声心动图和心电图检查有助于诊断。

3. 脑源性晕厥　由于脑部血管或主要供应脑部血流的血管发生急性循环障碍，导致供血不足所致。如脑动脉硬化引起血管腔变窄，高血压病变引起脑动脉痉挛、偏头痛及颈椎病时基底动脉舒缩障碍。

4. 血液成分异常导致的晕厥

（1）低血糖综合征：是由于血糖低而影响大脑的能量供应所致，表现为头晕、乏力、饥饿感、心悸、出汗、震颤、神志恍惚、晕厥甚至昏迷。

（2）通气过度综合征：是由于情绪紧张或癔症发作时，呼吸急促、通气过度，二氧化碳排出增加，导致呼吸性碱中毒、脑部毛细血管收缩，引起脑缺血缺氧而发生晕厥。

（3）哭泣性晕厥：好发于幼儿，先有哭泣，继而屏住呼吸，导致脑缺氧而发生晕厥。

（4）重症贫血：由于血红蛋白携氧低下而发生晕厥。

（5）高原晕厥：是由于高原缺氧所引起。

（四）急诊处理

（1）体位：立即将患者置于平卧位，双足稍抬高。松解衣领及腰带。

（2）呼吸：保护呼吸道通畅，给予吸氧，纠正低氧血症。

（3）心律失常和低血压：心率<40 次/min 者根据心电图表现立即给予药物治疗心律失常。不伴有心动过缓，但血压过低者，可给予液体复苏，必要时加用血管活性药物。如发生心跳、呼吸骤停，立即行心肺复苏。

（4）药源性晕厥：停用药物，给予拮抗剂。

（5）病因治疗：晕厥病因治疗的目标是预防晕厥反复发作和降低猝死的危险。

（6）血管抑制性晕厥：提高心理适应性，避免心理应激引起的过度通气。适当增加含盐饮食和含盐饮料，防止脱水，加强锻炼，避免或减量应用血管扩张药物。药物治疗包括 β 受体阻滞剂、α-拟交感神经药、抗胆碱药、依替福林、丙吡胺等，但均未取得满意效果，短期治疗对晕厥发作可能有一定的预防作用。对于心脏抑制型血管迷走神经性晕厥，发作频率≥5 次/年，或者年龄≥40 岁应该植入起搏器。

（7）颈动脉窦性晕厥：无确切疗效，如无高血压，首选收缩血管药物和增加食盐量。颈动脉窦按摩时记录到心动过缓，且反复发作者应该选择起搏器治疗。

（8）排尿性晕厥：避免诱发因素和触发因素是治疗此类晕厥的最好方法。

（9）直立性低血压：大多数患者通过调整伴随疾病治疗药物即可控制症状。包括停用相关药物（如利尿剂、血管扩张剂），适当增加食盐量和进水。睡眠时头部抬高<10°，适当体育锻炼，增加回心血量可能有助于减少晕厥发作。

（10）心源性晕厥：对心律失常和器质性心脏病者进行病因治疗。

（11）血液成分异常导致的晕厥：对于低血糖者纠正低血糖，对于反复低血糖患者应积极寻找病因；过度通气综合征者提高心理适应性；贫血引起的晕厥纠正贫血。

二、昏迷

昏迷（coma）是指人体对内外环境不能够认识，由于脑功能受到高度抑制而产生的意识丧失和随意运动消失，并对刺激反应异常或反射活动异常的一种病理状态。

（一）病因

正常情况下，人的意识需要一个完善而正常的中枢神经系统维持，当中枢神经系统发生器质性或代谢性病变时，均可导致意识障碍或昏迷。引起昏迷的病因见表3-2。

表3-2 昏迷的原因

病因	举例
感染	机体其他部位及颅脑感染（脑炎、脑膜脑炎、脑型疟疾）等
脑血管疾病	脑出血、蛛网膜下腔出血、脑梗死、脑高血压脑病等
脑占位性疾病	如脑肿瘤、脑脓肿等
颅脑损伤	脑震荡、脑挫裂伤、外伤性颅内血肿、颅骨骨折
内分泌与代谢疾病	如甲状腺危象、甲状腺功能减退症、尿毒症、肝性脑病、肺性脑病、低血糖、高血糖高渗状态等
心血管疾病	如各种心律失常、主动脉瓣狭窄
水、电解质平衡紊乱	如低钠血症、碱中毒、酸中毒
中毒	如安眠药、有机磷杀虫剂、氰化物、一氧化碳、酒精和吗啡中毒
物理性及缺氧性损害	如热射病、电击伤、高原反应等

（二）觉醒程度的分类和临床表现

根据患者觉醒程度不同，分为嗜睡、昏睡、轻度昏迷、中度昏迷、深度昏迷，而另外两种特殊的状态为意识模糊和谵妄（表3-3）。

表3-3 觉醒程度的分类及临床表现

分类	临床表现
嗜睡	最轻的意识障碍，患者陷入持续的睡眠状态，可被唤醒，并能正确回答和作出各种反应，但当刺激去除后很快又再入睡
意识模糊	意识水平轻度下降，患者能保持简单的精神活动，但对时间、地点、人物的定向能力发生障碍
昏睡	患者处于嗜睡状态，不易唤醒。虽在强烈刺激下（如压迫眶上神经，摇动患者身体等）可被唤醒，但很快又再入睡。醒时不能准确回答问题
谵妄	是一种以兴奋性增高为主的神经中枢急性活动失调状态，临床上表现为意识模糊、定向力丧失、感觉错乱（幻觉、错觉）、躁动不安、言语杂乱
轻度昏迷	无自主活动，对声、光刺激无反应，对疼痛刺激尚可出现痛苦表情或肢体退缩等防御反应。角膜反射、瞳孔对光反射、眼球运动、吞咽反射可存在
中度昏迷	对于剧烈刺激可出现防御反射。角膜反射减弱，瞳孔对光反射迟钝，眼球无运动
深度昏迷	对各种刺激全无反应；深、浅反射均消失

（三）诊断及鉴别诊断

1. 评估患者的昏迷程度　目前常用格拉斯哥昏迷量表（Glasgow coma scale，GCS）作为昏迷程度的量化标准，是目前临床上最常用的一种判定昏迷的方法，主要根据患者的语言反应、眼球活动及肢体运动反应将昏迷程度由轻至重分为四级（表3-4）。正常15分，轻度昏迷12~14分，中度昏迷9~11分，8分以下重度昏迷。其中4~7分预后极差，3分以下者，多不能生存。

表3-4 格拉斯哥昏迷量表

检查项目	患者反应	评分	检查项目	患者反应	评分
睁眼反应	自动睁眼	4	运动反应	按指令动作	6
	语言刺激睁眼	3		刺激能定位	5
	疼痛刺激睁眼	2		刺激时有逃避反应	4
	任何刺激不睁眼	1		刺激时有屈曲反应	3
语言反应	正常	5		刺激时有过伸反应	2
	答错话	4		肢体无活动	1
	能理解，不连贯	3			
	难以理解	2			
	不能言语	1			

2. 病史及伴随症状 涉及昏迷的主诉多来自家属或目击者,其所提供的信息多不可靠,但既往史、昏迷发生的缓急和伴随症状多有参考意义。

3. 生命体征检查 体温、呼吸、脉搏、血压均可能提示导致患者昏迷的原因,需要严密监测。

4. 体格检查 很多非颅内原因引起的昏迷通过全身检查可以发现病因所在,如肝性脑病时可见皮肤巩膜黄染和蜘蛛痣、急性酒精中毒可见皮肤潮红等。

对于昏迷患者,应特别注意以下检查内容:①神经系统检查,包括瞳孔大小和对光反射、眼球运动、脑干功能及运动反应、各种反射和脑膜刺激征检查。②眼底检查,高血压或颅内压增高可见视神经乳头水肿或视网膜出血;成年人玻璃体膜下出血,高度提示蛛网膜下腔出血;严重的视神经乳头水肿多数是较长时间的颅内压增高所致,应考虑脓肿等占位性病变。③有无水肿、脱水、黄疸、皮疹、发绀、头部外伤等(表3-5)。

表3-5 不同病变部位对瞳孔、眼球、脑干及运动反应的影响

神经系统检查	病变部位		
	幕上病变	幕下病变	弥漫性脑损害/脑膜炎
瞳孔大小	脑疝早期一侧扩大,对光反射消失,晚期两侧同时扩大,对光反射消失	中脑病变,瞳孔中等大小(约5mm),对光反射消失;脑桥病变:针尖样(1~1.5mm),对光反射迟钝,霍纳征阳性	一般瞳孔大小及反应正常,可同时变大(<5mm)或同时变小(<2mm);对光反射迟钝
眼球运动	同向凝视(额叶病变)凝视鼻尖(丘脑病变)	中脑病变内收障碍;脑桥病变眼球固定,位置居中或一个半综合征	一般正常;水平或垂直眼球震颤
脑干功能	头眼反射及眼前庭反射存在,弥漫性病变头眼反射消失,前庭反射减弱或消失	一侧病变,病变侧头眼反射消失	头眼反射及眼前庭反射均存在
运动反应	肌强直	不对称或对称性瘫痪(双侧病变),去大脑强直	两侧基本对称,去皮质强直

5. 辅助检查 包括实验室检查,如血、尿常规、血糖、血氨、肾功能等生化检查,血气分析等。脑脊液检查在化验脑脊液成分的同时还可以了解颅内压力,其他检查还包括脑电图、头颅 CT、MRI 等。

6. 昏迷诊断的思路 根据患者发病时有无脑局灶体征、脑膜刺激征和脑脊液改变,将昏迷的病因分为:①无脑局灶体征和脑脊液改变;②有脑膜刺激征、脑脊液血性或白细胞增多,常无局部症状。也可根据病史、脑脊液、血糖及生化快速判断昏迷病因。当患者出现神经系统症状和体征,结合病史判断作出相应鉴别诊断。

(四)急诊处理

对于危及生命的昏迷患者应立即给予基本生命支持,保持呼吸通道通畅,必要时行气管插管,人工辅助通气;纠正休克,维持有效循环。

建立静脉通道和生命体征监测。格拉斯哥昏迷量表评分≤8 分时,持续昏迷患者应予气道管理。创伤患者除给予液体复苏外,应特别注意脊柱损伤。急诊行血、尿常规,肝肾功能,电解质,血气分析等检查。有颅内压增高表现者给予20%甘露醇等降颅内压治疗,必要时行脑室穿刺引流。控制癫痫发作、高血压及高热,预防或抗感染治疗。昏迷伴呼吸衰竭、休克、心力衰竭者应及时开始高级生命支持;严重颅脑外伤昏迷伴高热、抽搐、癫痫、去大脑僵直发作者可用人工冬眠疗法。昏迷患者的主要治疗是找出导致昏迷的原因,针对主要疾病进行病因治疗。

其他治疗包括预防感染、促醒、对症支持、营养治疗等。

第二节　脑卒中

案例 3-2

患者,男性,66岁,既往有高血压病史,血压最高达 200/109mmHg,未正规治疗。1h 前被人发现呼之不应,意识障碍伴小便失禁。体格检查:昏迷,血压 198/100mmHg,双侧瞳孔圆形不等大,对光反射迟钝,心、肺、腹查无特殊,左侧肢体肌力Ⅱ级,右侧肢体肌力Ⅴ级,四肢肌张力无明显增减,病理征未引出。

思考:该患者的诊断如何考虑? 下一步需完善的检查是什么?

一、脑出血

(一)概述

脑出血(intracerebral hemorrhage,ICH)是指原发性的非外伤性的颅内毛细血管破裂引起的脑实质内和脑室内出血,其中动脉破裂出血最为常见。占急性脑血管病的 20%~30%。脑出血起病急、病情重、病死率及致残率均高,是急诊常见急症。在脑出血中大脑半球出血约占 80%,脑干和小脑出血约占 20%。

(二)病因及发病机制

脑出血常是多种因素共同作用所致。多在高血压和高血压所引起的慢性血管病变的基础上发生。其他病因包括脑动静脉畸形、动脉瘤、血液病、梗死后出血、脑淀粉样血管病(cerebral amyloid angiopathy,CAA)、脑动脉炎、抗凝或溶栓治疗中等。

高血压所致脑出血的动脉系直接来自较大的脑底动脉,其管径小、行径长,经常受到较大动脉血流冲击,加之脑动脉的外膜和中膜结构较薄且中层纤维少,没有外弹力纤维,患者高血压时伴有小动脉变性增厚、微动脉瘤形成及小动脉壁受损等病理变化,当血压发生急剧波动时,极易破裂出血。

脑出血多数发生在大脑半球内,只有少部分原发于小脑、脑干和脑室。基底核区壳核出血最多见,占 50%~70%。出血动脉主要来源于大脑中动脉深穿支豆纹动脉。丘脑出血次之,占 20% 左右。脑叶出血,或称大脑皮质下出血,占 15% 左右。出血可由皮质下动脉破裂引起,或由基底核区出血扩延所致。小脑出血占 10% 左右,多源于小脑上动脉及小脑后下动脉的穿支。原发性脑干出血占 10% 左右,主要源于基底动脉的旁中央支。脑室出血分为原发性脑室出血与继发性脑室出血两种。前者系指脑室脉络丛、脑室内和脑室壁血管及室管膜下 1.5cm 以内的脑室旁区的出血;后者较为多见,多为脑实质内出血破入脑室所致。不同病因的脑出血,出血方式不同。高血压病、CAA、脑动脉瘤和脑动静脉畸形等常导致血管破裂,出血量大,病情较重;血液病、脑动脉炎及部分梗死后出血常表现为点状、环状出血,出血量小,症状较轻。

(三)临床特点

脑出血多发生于 50 岁以上伴有高血压的患者,60~70 岁多见。常常因寒冷或情绪激动、精神紧张、剧烈活动、用力排便或咳嗽等诱发。起病急,多数无前驱症状或有少数感头痛不适。出血后临床表现不一,与下列情况有关:①出血的原发动脉;②血肿扩展的方向;③脑实质破坏的程度;④是否破入脑室;⑤出血量。持续性出血导致血肿扩大是病情加重的主要原因,表现为患者突然或逐渐意识障碍加深和血压持续性升高。

1. 前驱期　一般病前无预感,少数患者在出血前数小时或数日可有头痛、头晕、短暂意识模糊、嗜睡、精神症状、一过性肢体运动、感觉异常或言语不清等脑部症状。

2. 发病期　与出血部位、速度、出血量有关,但都起病急骤,数分钟或数小时内病情即可发展到高峰,也可在数分钟内陷入昏迷。病情中有下述不同表现。①头痛:常为首发症状,表现为突发剧烈疼痛,少量幕上脑出血和部分高龄患者仅有轻度头痛或不出现头痛。②头晕:可伴发于头痛,亦可为主要表现,多在后颅凹幕下出血时发生。③恶心呕吐:头痛剧烈时表现更明显,是早期症状之一。④意识障碍:轻者意识模糊、嗜睡,甚至出现昏迷、去大脑僵直、高热,极少量出血可无明显意识障碍。⑤血压增高:绝大多数的病例血压升高明显。⑥瞳孔改变:一般大脑半球出血量不大时,瞳孔大小及对光反射良好。如发生脑疝,则病侧瞳孔散大,对光反射迟钝或消失,如病情持续加重,对侧瞳孔也散大。如脑干桥脑出血或脑室出血进入蛛网膜下腔,瞳孔常呈针尖样缩小。⑦其他:眼底检查可见动脉硬化、视网膜出血及视神经乳头水肿;出血进入蛛网膜下腔出现脑膜刺激征;血肿占位与破坏脑组织导致偏瘫、失语及眼位的改变等。

由于出血部位及范围不同可产生一些特殊定位性临床症状:

(1) 壳核-内囊出血:临床最常见,约占脑出血的60%。主要是豆纹动脉尤其是其外侧支破裂引起。血肿常向内扩展波及内囊,壳核-内囊出血病灶对侧常出现偏瘫、偏身感觉障碍与偏盲的"三偏综合征",双眼向病灶侧凝视,呈"凝视病灶"优势半球病变可有失语。出血量大时患者可很快出现昏迷,病情在数小时内迅速恶化。

(2) 丘脑出血(图3-1):占脑出血的20%~25%,多见于50岁以上,有高血压动脉硬化的病史。常为丘脑膝状体动脉或丘脑穿动脉破裂出血,前者常为丘脑外侧核出血,后者常为丘脑内侧核出血。丘脑出血几乎都有眼球运动障碍,如下视麻痹、瞳孔缩小等。临床表现有明显的意识障碍甚至昏迷,对侧肢体完全性偏瘫,脑膜刺激征等。丘脑内侧或下部出血,出现双眼内收下视鼻尖,上视障碍,是丘脑出血的典型体征。优势半球出血的患者,可出现失语,非优势半球受累,可有体象障碍及偏侧忽视等。丘脑出血可出现精神障碍,还可出现丘脑语言和丘脑痴呆。

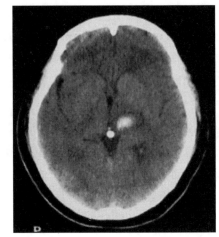

图3-1 丘脑出血

(3) 脑叶出血:又称皮质下白质出血,占脑出血的13%~18%,常见原因有CAA、脑动脉畸形、血液病、高血压等。血肿常局限于一个脑叶内,也可同时累积相邻的两个脑叶,一般以顶叶最多见,其次为颞叶、枕叶及额叶。绝大多数呈急性起病,多先有头痛、呕吐或抽搐,甚至尿失禁等临床表现;意识障碍少而轻;偏瘫较基底节出血少见,而且较轻,有昏迷者多为大量出血压迫脑干所致。根据累及脑叶的不同,出现局灶性定位症状和体征。

(4) 小脑出血:约占10%,好发于一侧小脑半球齿状核部位,多见于小脑上动脉的分支破裂出血,病变多累及小脑齿状核。临床上可分为小脑半球和蚓部出血。多表现为突然发作的枕部头痛、眩晕、呕吐、肢体或躯干共济失调及眼球震颤等,当血肿影响到脑干和脑脊液循环通路时,出现脑干受压和急性梗阻性脑积水。小而局限的出血,多无意识障碍,只有CT检查方可确诊;重者短时间内迅速昏迷,发生小脑扁桃体疝可致突然死亡。也有部分患者呈进行性加重,逐渐出现昏迷和脑干受压的体征,如不能得到及时正确的治疗,多在48h内死亡。

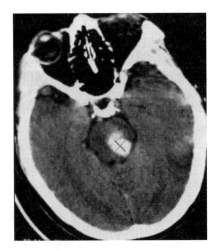

图3-2 脑干出血

(5) 原发性脑干出血(图3-2):90%以上的高血压所致的原发性脑干出血发生在脑桥,由基底动脉的脑桥支破裂导致,少数发生在中脑,延髓出血极为罕见。①中脑出血:轻症患者表现为突然出现复视、眼睑下垂、一侧或两侧瞳孔扩大、眼球不同轴、水平或垂直眼震、同侧肢体共济失调,侵犯一侧大脑脚则同侧动眼神经麻痹,伴对侧肢体瘫痪(韦伯综合征)或贝内迪克特综合征。严重者很快出现意识障碍、四肢瘫痪、去大脑强直,常迅速死亡。②脑桥出血:出血量少时,患者意识清楚,可表现为一些典型的综合征,如福维尔综合征、米亚尔-居布勒综合征、闭锁综合征等。大量出血(>5ml)时,血肿波及脑桥双侧基底和被盖部,患者常迅速出现深度昏迷,瞳孔明显缩小呈针尖样,但对光反射存在;四肢瘫痪、呼吸障碍、去大脑强直、高热,呼吸不规则,血压不稳;部分患者并发消化道出血,病情进行性恶化,多在短时间内死亡。③延髓出血:临床表现突然猝倒、意识障碍、血压下降、呼吸节律不规则、心律失常等一经出现很快死亡。

(6)脑室出血(图3-3):占脑出血的3%~5%,分为原发性和继发性两种。原发性脑室出血是指脉络丛血管出血或室管膜下1.5cm内出血破入脑室,表现为血液成分刺激引起的脑膜刺激征和脑脊液循环受阻引起的颅内压增高症状;继发性是指脑实质出血破入脑室者,除了具有上述原发性脑室出血的临床症状外,还同时伴有原发性出血灶导致的神经功能障碍。原发性脑室出血量较少时,仅表现头痛、呕吐、脑膜刺激征阳性、无局限性神经系统体征。临床上易误诊为蛛网膜下腔出血,需通过头颅CT检查明确诊断。出血量大时,很快进入昏迷或昏迷逐渐加深,双侧瞳孔缩小呈针尖样,四肢肌张力增高,病理反射阳性,早期出现去大脑强直发作,脑膜刺激征阳性,预后差,多迅速死亡。

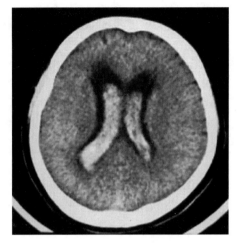

图3-3 脑室出血(并铸型)

(四)辅助检查

1. 头颅CT　在高清晰度的CT图像上,脑出血的诊断几乎可达100%。CT检查既是有效的诊断方法,也是制订治疗方案、观察疗效、判断预后的重要依据,脑出血依据病期不同,CT表现亦不同。

2. 头颅MRI　尽管目前CT仍是急性颅内出血的首选检查方法,但MRI诊断亚急性与慢性血肿比CT敏感。MRI的表现主要取决于血肿所含血红蛋白量的变化。此外,MRI比CT更易发现脑血管畸形、肿瘤及血管瘤等病变。

3. 脑血管造影　临床上怀疑动静脉畸形或脑动脉瘤破裂出血时,脑血管造影可明确病因,具有其他检查无法代替的价值。

4. 脑脊液检查　对确诊脑出血有一定价值,但对颅内压很高的患者,腰穿检查有诱发脑疝的风险。脑出血时脑脊液压力常升高,呈均匀血性。CT广泛应用后,已很少采用腰椎穿刺诊断脑出血。有脑疝形成或小脑出血时,禁忌腰椎穿刺检查。

5. 完善其他各项检查　如血常规、肝功能、肾功能、电解质等。评估患者各脏器功能,进一步判断预后情况。

(五)诊断与鉴别诊断

1. 诊断要点　根据病史资料和体格检查多可作出诊断:患者年龄多在50岁以上,既往有高血压动脉硬化史;多在情绪激动或体力劳动中发病;起病急骤,发病后出现头痛、恶心、呕吐,半数患者有意识障碍或出现抽搐、尿失禁;可有明显定位体征,如偏瘫、脑膜刺激征;发病后血压明显升高;CT扫描及MRI可见出血灶,脑脊液可呈血性。

2. 鉴别诊断(表3-6)

(1)脑梗死:由于脑出血和脑梗死在治疗原则上截然不同,因此对两者的鉴别十分重要。应用CT检查可明确有无脑出血。

(2)蛛网膜下腔出血:起病急骤,伴或不伴头痛、呕吐。有明显的脑膜刺激征,很少出现局限性神经系统体征,脑脊液呈血性,一般鉴别不困难。脑血管造影可明确诊断。

(3)颅内肿瘤:出血病程较长,多在原有症状的基础上突然加重,也可为首发症状,增强的头颅CT和MRI对肿瘤出血具有诊断价值。

表 3-6　各种脑卒中的鉴别诊断

疾病表现	出血性脑血管病		缺血性脑血管病	
	脑出血	蛛网膜下腔出血	脑血栓形成	脑栓塞
常见病因	高血压病	动脉瘤或血管畸形	动脉粥样硬化	脑梗死
年龄	40~60岁	中青年	65岁以上	35~45岁
起病	急	急	较慢	最急
诱因	情绪激动、用力时	情绪激动、用力时	休息、睡眠时	心律失常时
头痛	常见	剧烈	无	无
呕吐	多见	多见	无	可有
偏瘫	有	无	有	有
脑膜刺激征	有	明显	无	无
脑脊液压力	增高	增高	正常	可增高
血性脑脊液	有	有	无	无

（4）与外伤性颅内血肿，特别是硬膜下血肿鉴别：这类出血以颅内压增高的症状为主，但多有头部外伤史，头颅 CT 检查有助于确诊。

（5）其他原因引起的昏迷：由于脑出血多数伴有意识障碍，常需要与其他疾病所致昏迷相鉴别。如肝性脑病、糖尿病高渗性状态、尿毒症、各种中毒所致昏迷等，通过仔细询问病史，头颅 CT 等辅助检查可明确诊断。

（六）急诊处理

脑出血急性期的救治主要包括现场急救处理、内科及手术治疗。基本治疗原则包括：降低颅内压、减轻脑水肿、调整血压、防止再出血、减轻血肿造成的继发性损害，促进神经功能恢复，防治并发症。

1. 急救处理　保持呼吸道通畅，对昏迷患者及时清理口腔分泌物、呕吐物防止误吸，对有呼吸衰竭、呼吸节律、频率改变的患者必要时行气管插管或气管切开等方法建立人工气道行机械通气。有脑疝表现或抽搐的患者予及时对症处理，尽量减少不必要的搬动，稳定基本生命体征。

2. 内科治疗　急性期内科治疗原则是稳定生命体征，止血和防止再出血，减轻和控制脑水肿，预防和治疗各种并发症。主要目的是挽救患者生命，降低残废率，防止复发。

（1）一般处理：①绝对卧床休息，监测生命体征，如烦躁不安，可适当镇静、镇痛治疗减轻细胞氧耗。②保持呼吸道通畅，吸氧，必要时建立人工气道，对昏迷患者应留置尿管，加强翻身护理，预防褥疮。③保持水、电解质平衡及营养支持治疗，急性期患者予暂禁食，同时适当静脉补液治疗。④保持功能体位，防止肢体畸形。

（2）特殊治疗：①急性期血压的处理。脑出血后一般血压升高，是在颅内压增高情况下，为了保证脑组织供血出现的脑血管自动调节反应，当颅内压下降时血压也随着下降，所以，治疗上应首先降低颅内压，暂不使用降压药。但血压过高时容易诱发再次出血，则应控制血压。脑出血患者的血压控制目标无固定统一标准，目标血压维持在 160/100mmHg 左右。血压降低幅度不宜过大，否则可能造成脑低灌注。②控制脑水肿、降低颅内压。颅内压升高的主要原因是早期血肿的占位效应及周围脑组织的水肿，一般出血后48~72h 达高峰。颅内压升高是脑出血患者发病早期死亡的主要原因，因此应立即予高渗脱水药治疗，可选择甘露醇、高渗氯化钠等根据患者具体病情调整用量。③止血药物的应用。除有明显出血倾向和并发消化道出血的患者可适当使用止血药外，多数患者不必常规使用。④脑保护剂与亚低温治疗。常使用依达拉奉等清除氧自由基的药物，亚低温治疗可降低脑细胞代谢，减轻脑水肿，减少自由基生成，抑制脑单胺和兴奋性氨基酸递质的合成和释放，对脑组织有确切的保护作用。冬眠疗法联合冰毯治疗，初步的基础与临床研究认为亚低温治疗是一项有效的治疗措施，而且越早越好。

3. 急诊手术　外科治疗主要目的是清除血肿，降低颅内压、挽救生命，其次是尽可能早期减少血肿对周围脑组织的损伤,降低致残率。同时针对脑出血的病因,如脑动脉畸形、脑动脉瘤等进行处理。目前急诊手术治疗的适应证及禁忌证尚无统一标准。患者全身状况允许的情况下,以出血量作为手术指征:①基底核区出血,中等量出血(壳核出血≥30ml、丘脑出血≥15ml)。②小脑出血,极易形成脑疝,出血量≥10ml,或直径≥3cm,或合并脑积水,应考虑行手术治疗。③脑叶出血高龄患者常为淀粉样血管出血,除血肿较大危及生命或由血管畸形引起需外科疗治外,宜内科保守治疗。④脑室出血,轻型的部分脑室出血可行内科保守治疗,重症全脑室出血(脑室铸型),需脑室穿刺引流加腰椎穿刺放液治疗。具体应根据出血量、部位、手术距离出血时间、患者年龄和脏器基本情况及手术者的经验来决定。常用清除血肿的方法有:神经内镜、微创置管引流术、开颅血肿清除术、立体定向抽吸术。

4. 并发症　脑出血常见的并发症有消化道出血、肺部感染、泌尿道感染、压疮、肾功能损伤、下肢深静脉血栓形成、肺栓塞等。

消化道出血多发生在脑出血早期,特别是4h内多发,以呕血为主。基本治疗原则是给予止血药、胃黏膜保护剂及制酸剂治疗。对出血严重者,有条件的可行内镜下止血。肺部感染为脑出血并意识障碍患者常见的并发症,应积极加强气道管理措施,必要时行气管插管或气管切开建立人工气道行机械通气治疗。患者出现尿潴留,特别是发生无张力性膀胱时,常并发尿路感染,留置导尿管也使尿路感染的机会增加。按时翻身拍背,预防压疮。在无禁忌情况下可予双下肢物理治疗预防深静脉血栓形成。

5. 康复治疗　早期将患肢摆放于功能位,如病情允许,早期行肢体功能、语言功能及心理的康复治疗。

二、脑梗死

(一)概论

脑梗死(cerebral infarction,CI)又称缺血性卒中(cerebral ischemic stroke),是由于脑血液供应障碍引起缺血、缺氧所致局限性脑组织坏死或软化。包括脑血栓形成、腔隙性梗死和脑栓塞等,是最常见的脑血管病急症,约占全部脑卒中的80%。分为四型:全前循环梗死、部分前循环梗死、后循环梗死和腔隙性脑梗死。

(二)病理生理机制

1. 病因　最常见的病因为动脉粥样硬化,其次是高血压、糖尿病和血脂异常症,较少见的有脑动脉炎、真性红细胞增多症、多发性骨髓瘤等。在脑动脉粥样硬化等原因引起的血管壁病变基础上,管腔狭窄、管腔闭塞或有血栓形成,造成局部脑组织因血液供应中断而发生缺血、缺氧性坏死,引起相应的神经系统症状和体征。

2. 病理生理　脑组织对缺血、缺氧非常敏感,脑动脉闭塞导致缺血超过5min可发生不可逆性损害,出现脑梗死。严重缺血的脑组织能量很快耗竭,能量依赖性神经细胞膜的泵功能衰竭,脑缺血引起膜去极化和突触前兴奋性递质的大量释放,细胞外液中的Ca^{2+}进入细胞内,细胞内还由于ATP供应不足和乳酸酸中毒,使细胞内的结合钙大量释放,细胞内Ca^{2+}稳态失调在神经细胞缺血损害中起重要作用,称为细胞内钙超载。急性脑梗死病灶由中心坏死区及周围的缺血半暗带组成。坏死区由于完全性缺血导致脑细胞死亡,但缺血半暗带仍存在侧支循环,可获得部分血液供应,尚有大量存活的神经元,如果血流迅速恢复,神经细胞仍可存活并恢复功能。因此,保护这些可逆性损伤神经元是急性脑梗死治疗的关键。

脑梗死区血流再通后伴有氧与葡萄糖供应及脑代谢恢复。然而,治疗措施必须在一个限定的时间内进行,由于存在有效时间,即再灌注时间窗和神经细胞保护时间窗的限制,脑损伤可出现不可逆改变。

(三)临床要点

1. 发病年龄　中老年人多见,病前多有脑梗死的危险因素,如高血压、糖尿病、高脂血症等,约1/3的患者病前有短暂性脑缺血发作史。

2. 起病方式　多在安静状态或睡眠中急性发病,逐渐加重,常于发病后10余小时或1~2d达高峰。

3. 临床表现　可因病灶的部位及大小不同而异,主要为局灶性神经功能缺损的症状和体征。

(1) 颈内动脉系统(前循环)梗死:

1) 颈内动脉血栓形成:颈内动脉闭塞的临床表现复杂多样。如果侧支循环代偿良好,可以全无症状;若侧支循环不良,可引起短暂性脑缺血发作,也可表现为大脑中动脉和/或大脑前动脉缺血症状,或分水岭梗死。临床表现可有同侧霍纳征,对侧偏瘫、偏身感觉障碍、双眼对侧同向性偏盲,优势半球受累可出现失语,非优势半球受累可有体象障碍。动眼神经受累可有失明。颈部触诊发现颈内动脉搏动减弱或消失,听诊可闻及血管杂音。

2) 大脑中动脉血栓形成:大脑中动脉主干闭塞可出现对侧偏瘫、偏身感觉障碍和同向性偏盲。由于主干闭塞引起大面积脑梗死,严重时可导致脑疝形成,甚至死亡。皮质支闭塞引起的偏瘫及偏身感觉障碍,以面部和上肢为重,下肢受累较轻,累积优势半球可有失语。深穿支闭塞更为常见,表现为对侧偏瘫,偏身感觉障碍,可伴有偏盲、失语等。

3) 大脑前动脉血栓形成:大脑前动脉近段阻塞时由于前交通动脉的代偿,可全无症状。非近段闭塞时,对侧偏瘫,下肢重于上肢,有轻度感觉障碍。

(2) 椎基底动脉系统(后循环)梗死:

1) 大脑后动脉血栓形成:大脑后动脉闭塞引起的临床症状变异很大,动脉的闭塞位置和威利斯环的代偿功能在很大程度上决定了脑梗死的范围和严重程度。主干闭塞表现为对侧偏盲、偏瘫及偏身感觉障碍,丘脑综合征,优势半球受累可伴失读。较特征性的表现为各种类型的交叉瘫。如韦伯综合征(眼动脉交叉瘫)为病灶同侧动眼神经麻痹,病灶对侧中枢性面、舌瘫和偏瘫。

2) 椎动脉血栓形成:如果两侧椎动脉的粗细差别不大,当一侧闭塞时,通过对侧椎动脉的代偿作用,可无明显症状。约10%的患者一侧椎动脉细小,脑干仅由另一侧椎动脉供血,此时供血动脉闭塞引起的病变范围,等同于基底动脉或双侧椎动脉阻塞后的梗死区域,症状较为严重。

3) 基底动脉血栓形成:基底动脉主干闭塞,表现为头晕、恶心、呕吐及眼球震颤、复视、构音障碍、吞咽困难及共济失调等,病情进展迅速而出现延髓麻痹、四肢瘫、昏迷、中枢性高热、应激性溃疡,常导致死亡。基底动脉分支的闭塞会引起脑干和小脑梗死,表现为各种临床综合征,包括脑桥下前部综合征、基底动脉尖综合征、闭锁综合征。

4. 神经系统及影像检查

(1) 神经系统体格检查:有局灶性神经受损的体征。

(2) 颅脑CT:对于卒中患者是最常用的手段,它在发病早期对脑梗死与脑出血的鉴别诊断很重要,发病24h内未能显示梗死灶,但可以除外脑出血及颅内肿瘤,有助于早期诊断。24h后可见梗死灶,但脑干及小脑病灶显示欠佳。

(3) 颅脑MRI(图3-4):可在发病1h后发现新发病灶,且可以清晰地显示脑干及小脑部位的梗死灶,并可除外脑出血、颅内肿瘤及血管畸形等。功能性MRI,如弥散加权像和灌注加权像,可以在发病后的数分钟内检测到缺血性改变,弥散加权像与灌注加权像显示的病变范围相同区域,为不可逆性损伤部位,弥散加权像与灌注加权像的不一致区,为缺血性半暗带。

(4) 数字减影血管造影(DSA)、计算机体层血管成像(CTA)和磁共振血管成像(MRA):可以显示脑部大动脉的狭窄、闭塞和其他血管病变,如血管炎、纤维肌性发育不良、颈动脉或椎动脉壁分离等。

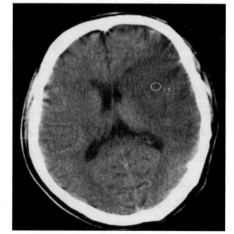

图3-4　左侧大脑主动脉梗死

（5）经颅多普勒（TCD）：对评估颅内外血管狭窄、闭塞、血管痉挛或者侧支循环建立的程度有帮助。

（6）单光子发射计算机体层摄影（SPECT）和正电子发射断层成像（PET）：能在发病后数分钟显示脑梗死的部位和局部脑血流的变化。通过对脑血流量的测定，可以识别缺血性半暗带，指导溶栓治疗，判断预后。

（7）脑脊液检查：当有出血性脑梗死时脑脊液中可见红细胞。大面积脑梗死时脑脊液压力可升高。怀疑有蛛网膜下腔出血而 CT 未显示或怀疑为炎性梗死时可行腰椎穿刺。

（四）诊断及鉴别诊断

一般根据患者的年龄及高血压、糖尿病、高脂血症等高危因素病史，急性发生、逐渐加重的偏瘫、意识障碍等典型临床表现及头颅影像学检查结果诊断并不困难，但需要与以下疾病相鉴别：

1. 脑出血　脑出血患者通常有高血压病史，于活动中有一过性血压增高的诱因，头颅 CT 可见脑出血病灶。

2. 低血糖症　低血糖患者常有糖尿病史，伴有饥饿、大汗、心悸、疲乏无力等表现，急查血糖浓度<2.8mmol/L，经高浓度葡萄糖治疗后，症状迅速好转。

3. 颅内占位性病变　颅内肿瘤、硬膜下血肿和脑脓肿等经 CT 或 MRI 检查可以确诊。

4. 硬膜下或硬膜外血肿　多有头部外伤史，病情进行性加重，头部 CT 检查在颅骨内板的下方，可发现局限性梭形或新月形密度区，骨窗可见颅骨骨折线、脑挫裂伤等。

（五）急诊处理

脑梗死的治疗不能一概而论，应根据不同的病因、发病机制、临床类型、发病时间等确定治疗方案，在一般内科治疗的基础上，可酌情选用改善脑循环、脑保护、抗脑水肿降颅内压等措施。在时间窗内有适应证可行溶栓治疗。

1. 早期溶栓　梗死组织周边存在半暗带是缺血性卒中治疗的基础。及时恢复血流和改善组织代谢就可以抢救梗死周围仅有功能改变的半暗带组织，改善预后。溶栓治疗是目前最重要的恢复血流措施。早期溶栓再通可以降低死亡率、致残率，保护神经功能。

（1）适应证：①年龄 18~80 岁；②发病<6h；③血压<180/110mmHg；④瘫痪肢体的肌力<3 级，持续时间>1h；⑤头颅 CT 除外脑出血，且无早期大面积脑梗死影像学改变；⑥活化部分凝血活酶时间（activated partial thromboplastin time，APTT）、凝血酶原时间（prothrombin time，PT）和纤维蛋白原正常；⑦家属及本人在了解溶栓困难致脑出血及全身出血等并发症后，签字同意。

（2）禁忌证：①有出血或出血倾向者；②近 3 个月内有出血性脑卒中、脑外伤史，3 周内有胃肠道或泌尿系统出血病史，2 周内有接受较大的外科手术史，1 周内有在无法压迫的部位进行动脉穿刺的病史；③体格检查发现有活动出血或外伤（如骨折）；④血压≥180/110mmHg；⑤头颅 CT 有大片的低密度病灶；⑥有严重心、肝、肾功能障碍；⑦既往有颅内出血、蛛网膜下腔出血和出血性脑梗死病史者；⑧妊娠；⑨不合作。

（3）并发症：脑出血及全身其他部位出血。

（4）静脉溶栓疗法：①尿激酶。100 万~150 万 IU，加入生理盐水 100ml 或葡萄糖注射液，在 30min 内静脉滴注。②重组组织型纤溶酶原激活物（rt-PA）。一次用量 0.9mg/kg，最大剂量<100mg；先用 10% 的剂量 2min 内静脉推注，其余剂量在 60~90min 内持续静脉滴注。

（5）动脉溶栓疗法：可在 DSA 直视下进行超选择性介入动脉溶栓。目前推荐静脉溶栓与动脉介入溶栓相结合，确定溶栓治疗的患者送往 DSA 介入治疗室前立即静脉注射重组组织型纤溶酶原激活物 15mg 或半量尿激酶 75 万 IU，随后尽快采用动脉介入再给予重组组织型纤溶酶原激活物 30mg 或半量尿激酶 75 万 IU。

2. 神经保护治疗　早期头部或全身亚低温治疗，可降低脑代谢和脑耗氧量，显著减少脑梗死面积，减轻神经元损伤。

3. 降纤治疗　建议在脑梗死早期(<12h)选用降纤治疗。对不适合溶栓并经过严格筛选的脑梗死患者,特别是高纤维蛋白血症者可选用降纤治疗。

4. 抗凝治疗　现疗效不确定,目前多用于进展性卒中患者,常用普通肝素或低分子肝素。抗凝治疗时应严密监测凝血功能,APTT控制在正常范围的1.5倍之内。

5. 抗血小板治疗　急性脑梗死患者不符合溶栓适应证且无禁忌证的患者在发病24~48h内应用阿司匹林(100~300mg/d),急性期后可改为预防剂量(50~150mg/d)。溶栓治疗者,阿司匹林等抗血小板药物应在溶栓24h后开始使用。

6. 急性期血压的控制　缺血性脑卒中发生后血压升高一般不需要紧急处理。如血压升高明显,建议静脉使用降压药降血压维持在170~180/95~100mmHg水平,注意避免血压控制过低使灌注压下降而导致卒中恶化。

7. 外科或介入治疗　对大脑半球的大面积脑梗死,可施行开颅减压术和/或部分脑组织切除术。伴有脑积水或具有脑积水危险的患者应进行脑室引流。颈动脉狭窄超过70%的患者可考虑颈动脉内膜切除术或血管成形术治疗。

介入治疗包括颅内外血管经皮腔内血管成形术及血管内支架植入等,其与溶栓治疗的结合已越来越受到重视。

8. 康复治疗　病情稳定后应尽早进行,康复的目标是减轻卒中引起的功能缺损,提高生活质量。除运动康复治疗外,还应注意语言、认知、心理、职业与社会康复等。

(六)预后及预防

本病急性期病死率为5%~15%。存活的患者,致残率约50%。影响预后的因素较多,最重要的是神经功能缺损的严重程度,其他还包括患者的年龄及卒中的病因等。

三、蛛网膜下腔出血

(一)概论

蛛网膜下腔出血(subarachnoid hemorrhage,SAH)是脑底部或脑表面的血管破裂,血液直接或间接流入蛛网膜下腔的临床急诊,又称原发性蛛网膜下腔出血。原发性蛛网膜下腔出血国内发病率为10/10万,仅次于脑血栓形成与脑出血,约占所有出血性脑血管疾病的10%,首次发病率与复发率均在25%左右。

(二)病因与病理机制

1. 病因　蛛网膜下腔出血的病因有多种:①颅内动脉瘤最常见,占50%~85%;②脑血管畸形主要是动静脉畸形,青少年多见,占2%左右;③脑底异常血管网病(烟雾病)约占1%;④其他夹层动脉瘤、血液病、颅内肿瘤、凝血障碍性疾病等;⑤部分患者出血原因不明。

危险因素:颅内动脉瘤破裂出血的主要危险因素包括高血压、长期吸烟史、过量饮酒、既往有动脉瘤破裂史、动脉瘤体积较大、多发性动脉瘤等。

2. 发病机制　动脉瘤可能由动脉壁先天性肌层缺陷或后天获得性内弹力层变性或两者的联合作用所致。动脉瘤的发生存在一定程度的遗传倾向和家族聚集性。蛛网膜下腔出血的病理改变,因出血的部位、出血量、出血速度、是否有脑内血肿、脑室出血和血管痉挛的程度、范围而异。动脉瘤破裂时血液可破入或渗入脑实质内,引起脑内血肿。病程中脑血管痉挛的发生率为30%左右,其发生时间可在出血数分钟、数小时后,也可发生于数日后。再出血的发生率约占11%,多见于首次出血后1个月内,一般仍在原出血处,往往预后凶险。蛛网膜下腔出血的主要死亡原因为出血量大,破入脑实质或脑室、脑血管痉挛或再出血、急慢性脑积水与严重脑血肿致继发性脑出血或脑疝。

(三)临床要点

主要表现为突发性剧烈头痛、呕吐、意识障碍、脑膜刺激征及血性脑脊液。各年龄段及两性均可发病,青壮年更常见,女性多于男性。突然起病,以数秒或数分钟速度发生的头痛是常见的起病方式,情绪激动、剧烈运动,用力咳嗽、排便、性生活等是常见的发病诱因。

1. 出血前征象 约有1/3患者在出血前出现先兆象或警告信号,以头痛为常见。部分患者诉眩晕、头昏,视物模糊,肢体无力,感觉异常;也有患者出现癫痫、眼睑下垂和一侧眼外肌麻痹及精神障碍方面的表现。

2. 出血后症状

(1) 头痛、呕吐:突发剧烈头痛是本病的首发重要症状。头痛先为局限性,可起始于额、颞、枕部,但很快蔓延为全头痛并可延及颈部、肩腰背部,头痛一般先为劈裂样、难以忍受后变为钝痛或搏动性,持续1~2周。

(2) 意识及精神障碍:发病时立即出现,少数在起病数小时内发生。意识障碍多为一过性,昏迷时间持续数小时至数日不等。其程度和持续的时间与出血的急缓、出血量多少、出血部位及脑损害的程度有关。年龄越大者意识障碍越多见。有些患者清醒数日再度发生意识障碍,可能由于再出血或继发脑血管痉挛所致。部分患者发病后先出现意识障碍,或在一过性意识障碍恢复后出现精神障碍症状。

(3) 癫痫发作:可发生在出血时或出血后的时间段内,也可作为第一症状,表现为全身性或部分性癫痫发作。

其他症状:部分患者还可能伴有眩晕、尿潴留与尿失禁、大汗淋漓、视物模糊、两下肢酸痛、畏寒及一过性失语。

3. 出血后神经体征 包括脑膜刺激征、颅神经障碍、偏瘫或偏身感觉障碍、眼底改变。临床出现多提示疾病的进展。

4. 出血后并发症 一次出血经治疗后患者可完全恢复健康,部分患者出血后可发生再出血、继发脑血管痉挛、急性脑积水、正常颅内压脑积水等并发症。

(1) 再出血:再出血的发病率约为50%,24h内再出血的风险最大,以后4周内再出血的风险均较高。

(2) 脑血管痉挛:出血后脑血管痉挛激发脑出血,脑梗死是蛛网膜下腔出血后常见而且危险的并发症,其发生率为30%~50%。

临床脑血管痉挛的判断主要根据:①出现暂时局限性定位体征;②进行性意识障碍;③脑膜刺激征加重;④腰穿新鲜出血征象;⑤脑血管造影显示脑血管痉挛变细。

(3) 急性脑积水:其发病率约为20%,指出血后数小时至7d以内的急性或亚急性脑室扩大所致的脑积水。多发生于出血后一周内,主要为蛛网膜下腔或脑室内的血凝块阻塞脑脊液循环通路所致。

(4) 正常颅内压脑积水:发病率为10%左右,多发生于病后的4~6周。临床表现为发病隐袭、痴呆、步态异常、尿失禁及脑室扩大,而脑压正常。

(5) 其他:蛛网膜下腔出血后,5%~10%的患者出现癫痫发作,其中2/3发生于1个月内,其余发生于1年内。5%~30%的患者出现低钠血症,主要由抗利尿激素分泌改变引起。少数严重患者因丘脑下部损伤可出现神经源性心功能障碍和肺水肿,与儿茶酚胺水平波动和交感神经功能紊乱有关。

(四)诊断与鉴别诊断

1. 诊断 对突然发作的剧烈头痛、意识障碍和脑膜刺激征及相应神经功能损害症状,应高度怀疑蛛网膜下腔出血。发病急骤,有剧烈头痛、频繁呕吐、意识障碍与脑膜刺激征。辅助检查如下:

(1) 脑脊液检查:血性脑脊液是蛛网膜下腔出血的最重要诊断依据,也是本病的体征。约75%的患者可有颅内压增高,一般为200~300mmH$_2$O,颅内高压可持续2~3周。CT检查已确诊者,腰椎穿刺不作为常规检查。

(2) 脑血管造影:脑血管造影是蛛网膜下腔出血病因诊断最重要的检查手段。有助于发现颅内动脉瘤和发育异常的血管。造影时机一般在出血的3d内或3~4周后,以避开脑血管痉挛和再出血的高峰期。

（3）颅脑 CT：是诊断蛛网膜下腔出血的首选方法，在出血的数前日，CT 扫描的阳性率可达 80%～100%。CT 还可以显示局部脑实质出血或硬膜下出血、脑室扩大、较大的动脉瘤和血管痉挛引起的脑梗死（图 3-5）。

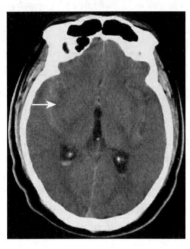

图 3-5　蛛网膜下腔出血

（4）MRI：发病后数日内 MRI 显像不如 CT 清晰，主要由于血液被脑脊液稀释和所含血红蛋白以氧合血红蛋白为主，质子密度增加程度小，造成肉眼分辨信号强度困难。病后 1～2 周，MRI 可作为诊断蛛网膜下腔出血和了解破裂动脉瘤部位的一种重要方法。

（5）经颅多普勒：可动态检测颅内主要动脉流速，发现脑血管痉挛倾向和痉挛程度。但因 10% 的患者没有合适的骨窗且其准确性极大的依赖于操作者的水平，可靠性有限。

2. 鉴别诊断

（1）脑出血：对疑有动脉瘤或脑动静脉畸形引起蛛网膜下腔出血的患者，脑血管造影可显示出病灶影像。

（2）高血压脑病：也表现为急性剧烈头痛、恶心、呕吐、黑矇，甚至全身痉挛发作及意识障碍，但无脑膜刺激症状和体征，也无血性脑脊液。头颅 CT 扫描可进一步于早期明确诊断。

（3）脑膜炎：脑膜炎均可出现头痛、呕吐和脑膜刺激征。特别是细菌性脑膜炎，也有剧烈头痛、发热、恶心、呕吐、白细胞计数升高及脑膜刺激征等，但本病发作不如蛛网膜下腔出血发病急而突然，脑脊液呈炎性改变，而非血性。

（4）偏头痛：其临床表现也是突发剧烈头痛，伴恶心、呕吐，但无脑膜刺激症状和体征，也无发热，以往有过类似的病史，脑脊液正常。

（5）典型性头痛：多见于儿童，是间脑癫痫的一种，虽有发作性剧烈头痛，但约持续 20min 缓解，缓解后正常，无脑膜刺激症状与体征，脑脊液正常，脑电图可见癫痫波，抗癫痫治疗有效。

（6）继发脑内出血或脑血管痉挛引起的脑梗死：在蛛网膜下腔出血症状缓解之后，出现偏瘫、失语偏身感觉障碍等局灶性定位体征基础上加重，头颅 CT 扫描及血管造影有助于诊断。

（五）急诊处理

蛛网膜下腔出血的治疗分为内科治疗和外科治疗。病重不能耐受手术或手术困难，发病早期病情尚未稳定，病变部位未定和老年的患者均采取内科治疗，其治疗原则为控制继续出血和防止再出血，解除血管痉挛及脑积水等并发症。

1. 一般治疗　绝对卧床，一般为 4～6 周。积极给予对症处理，如剧烈头痛、烦躁不安者可用镇静镇痛剂，必要时可肌内注射地西泮及小量冬眠合剂；昏迷者应留置导尿；有癫痫发作者应用抗癫痫治疗。保持呼吸道通畅，稳定呼吸、循环功能。慎用阿司匹林等可能影响凝血功能的非甾体类抗炎镇痛药或吗啡、哌替啶等可能影响呼吸功能的药物。

2. 止血　目前主要用抗纤溶制剂，目的是阻止动脉瘤破裂处血栓溶解，缓解继发性血管痉挛，预防再出血。用法：6-氨基己酸（EACA）1～18g 加入 0.9% 生理盐水 100ml 静脉滴注，1～3 次/d，连用 2～3 周。或对羧基苄胺（PAMBA）200～400mg/次静脉滴注。

3. 调控血压　血压过高是促发再出血的危险因素，如果平均动脉压>120mmHg 或收缩压>180mmHg 可适当应用降压药。避免血压突然降得太低，影响脑灌注压。

4. 降低颅内压　脱水剂可缓解头痛、呕吐和意识障碍，减轻脑水肿，防止脑疝。临床常用脱水剂降颅内压。无血肿和脑疝的患者，如头痛、呕吐剧烈或伴发热，也可慎重、少量（5～10ml）多次、缓慢地抽放脑脊液或进行脑脊液置换术,以达到降低颅内压,预防出血后蛛网膜粘连的目的。

5. 脑血管痉挛的治疗

(1)维持血容量和血压:避免过度脱水。3H疗法即高血容量(hypervolemia)、升高血压(hypertension)和血液稀释(hemodilution)疗法在国外较多应用于治疗蛛网膜下腔出血后的脑血管痉挛。但应注意3H疗法的并发症包括颅内压升高诱发动脉瘤破裂、心脏负荷增加、电解质紊乱和肺水肿。

(2)使用钙通道阻滞剂:常用尼莫地平注射液50mg/d,缓慢滴注。

(3)早期手术:通过去除动脉瘤,移除血凝块,避免血凝块释放致动脉痉挛的物质,防止脑动脉痉挛。

6. 脑积水的防治 急性期由于大量积血堵塞了脑脊液循环途径,而引起急性脑积水,导致严重颅内压增高,急性期过后蛛网膜下腔纤维粘连,使蛛网膜颗粒被闭塞,形成正常压力性脑积水。急性期脑积水的有效方法是脑室外引流。应及早应用溶栓剂配合腰穿等压置换血性脑脊液,清除积血和恢复正常的脑脊液循环。

7. 外科治疗 经血管造影发现颅内动脉瘤或动静脉畸形时,如患者无手术禁忌,均应考虑手术治疗,目的是防止再出血的潜在危险。发生脑疝时应急诊手术。可选择手术夹闭动脉瘤或介入栓塞动脉瘤。

第三节 低血糖症

案例3-3

患者,男性,55岁,因"心悸伴冷汗1h"来诊。患者1h前无明显诱因出现心悸伴全身皮肤湿冷,自服"速效救心丸"后无明显缓解,既往有糖尿病病史,口服"二甲双胍片"控制血糖。近期出现血糖不稳定情况。

思考:患者需立即完善的检查是什么? 应给予的急诊处理是什么?

一、病因与分类

正常成人的空腹静脉血浆葡萄糖浓度为4~6mmol/L,血糖降低并伴有相应症状及体征时称为低血糖症(hypoglycemia),是指中枢神经系统因葡萄糖缺乏所致的临床综合征。低血糖症首先出现自主神经兴奋的症状,持续严重的低血糖将导致昏迷,称为低血糖昏迷(hypoglycemic coma),可造成永久性脑损伤,甚至死亡。

低血糖症或低血糖昏迷可由多种原因引起,根据急诊和临床低血糖发作特点,可归纳为空腹低血糖、餐后低血糖或反应性低血糖与药物引起的低血糖三类。

1. 空腹低血糖 空腹低血糖或低血糖昏迷主要见于内分泌异常:胰岛素或胰岛素类物质升高及生长激素缺乏和皮质醇缺乏的疾病,如胰岛细胞瘤、类癌、垂体前叶功能减低、艾迪生病,或其他系统疾病如严重肝病、代谢性酶缺陷、严重营养不良、妊娠后期等和胰岛素自身免疫性抗体形成等。

2. 药物致低血糖症 能够引起低血糖症或低血糖昏迷的常见药物是胰岛素和口服降糖药物。其他能引起或加重低血糖的药物有水杨酸类、土霉素、磺胺类药物,具有降糖作用的中草药和酒精过量。

3. 餐后低血糖(反应性低血糖) 包括特发性(功能性)低血糖、早期糖尿病低血糖、胃大部切除或胃空肠吻合等所致低血糖。其他情况见于亮氨酸过敏、遗传性果糖不耐受症、半乳糖血症等,此类低血糖较少引起低血糖昏迷。

二、临床特点

根据低血糖症及低血糖昏迷的发病机制,其初期症状主要为两类,即肾上腺素/去甲肾上腺素过量分泌引起的症状(自主神经反应)和中枢神经系统功能障碍引起的症状(神经低血糖表现)。

1. 自主神经和交感神经兴奋过度的症状　包括饥饿感、乏力、出汗、面色苍白、焦虑、颤抖、颜面及手足皮肤感觉异常、皮肤湿冷、心动过速等。诱发低血糖症状时的血糖称为低血糖反应阈值(glycemic threshold for response of hypoglycemia,GTRH)正常人约在血糖3.0mmol/L时出现交感神经兴奋症状,当血糖下降至2.5mmol/L时出现神经精神症状。GTRH的个体差异较大。

2. 中枢神经系统症状　随着低血糖时间的延长和加重,逐渐出现中枢神经系统功能障碍引起的症状,表现为大汗、头痛、头晕、视物模糊、瞳孔散大、精细动作障碍、行为异常和嗜睡,严重者可出现癫痫发作、意识障碍,甚至昏迷。

逐渐发生的低血糖症自主神经反应症状多被掩盖,以中枢神经症状为主要表现。

低血糖症或低血糖昏迷的临床表现可因诱发因素及血糖下降速度和幅度的不同、个体耐受性的不同、患者年龄及既往的低血糖发作经历而表现多种多样。对于昏迷的老年人和危重病患者,因反应能力下降,血糖虽已降至2.5mmol/L或更低,仍可无自觉不适,直至昏迷。

三、实验室检查

低血糖症的实验室检查除常规血糖测定外,其他检查应根据鉴别诊断的需要进行。常用的检查如下:

1. 血糖测定　轻度低血糖症血糖<2.8mmol/L,中度低血糖症血糖<2.2mmol/L,重度低血糖症血糖<1.11mmol/L。

2. 胰岛素与C肽测定　可鉴别低血糖的原因,如C肽超过正常,可认为是胰岛素分泌过多所致;如C肽低于正常,则为其他原因所致。检测C肽指标,对诊断胰岛素瘤很有临床价值。

四、诊断

低血糖昏迷者血糖常低于2.2mmol/L。根据低血糖时典型自主神经和中枢神经症状、发作时血糖<3.0mmol/L和静脉补充葡萄糖后患者症状迅速好转(Whipple三联征)即可诊断低血糖症。如怀疑有复发的餐后低血糖症发生,应特别注意胃部手术史、糖尿病史和胰岛B细胞瘤的存在。另外,对能诱发低血糖的药物也要有足够的重视。

五、鉴别诊断

1. 低血糖昏迷应注意与脑血管疾病相鉴别　对于昏迷原因不明确的患者,必须行血糖及头颅CT检查,临床明确诊断并不困难,关键在于提高鉴别诊断的意识。

2. 空腹高胰岛素血症性低血糖症的鉴别　当随着血糖下降,胰岛素与血糖比值(胰岛素释放指数,I∶G)也降低。如I∶G>0.3,应考虑为高胰岛素血症性低血糖症(hyperinsulinemic hypoglycemia),同时测定胰岛素、胰岛素原和C肽有助于鉴别内源性和外源性高胰岛素血症的病因。

3. 非空腹高胰岛素血症性低血糖症的鉴别　非空腹高胰岛素血症性低血糖症主要见于糖异生障碍性疾病(如肝肾衰竭、营养不良症)、升血糖激素缺乏性疾病或非胰岛B细胞肿瘤等,一般根据病史、临床表现和必要的辅助检查可明确诊断。

六、急诊处理

1. 立即查血糖、胰岛素。

2. 补充葡萄糖　对于昏迷患者,首剂静脉注射50%葡萄糖40~60ml,然后继续用10%葡萄糖静脉滴注,直至患者清醒,血糖水平恢复正常。中枢神经系统血糖恢复的时间滞后于其他组织,输注葡萄糖的时间应持续数小时,以免再次发生低血糖,轻型低血糖症患者给予含糖饮料、进食高碳水化合物即可纠正。

果糖由于不能有效通过血脑屏障,因此不能用于纠正低血糖症。

3. 其他治疗 在静脉滴注葡萄糖的同时,如血糖不升,可给予地塞米松10mg,皮下或肌内注射肾上腺素0.25~0.5mg,胰高血糖素0.5~1mg,胰高血糖素可使血糖升高,并维持1~2h,因其升血糖作用依赖于肝糖原储存,故不宜用于肝源性低血糖症及酒精性低血糖症。

4. 定时检测血糖。

5. 低血糖后昏迷 血糖浓度恢复正常且维持30min以上神志仍未清醒者,称为低血糖后昏迷(post-hypoglycemic coma)。这类患者可能因低血糖时间较长,出现脑水肿,故在维持血浆葡萄糖浓度正常的同时应进行脱水治疗。静脉滴注甘露醇250ml,于20min内滴完,同时给予亚低温减轻脑代谢治疗。

6. 病因治疗 患者恢复后应尽快查明低血糖的病因和诱因,积极治疗原发病和消除诱因。

第四节 糖尿病急症

一、糖尿病酮症酸中毒

糖尿病酮症酸中毒(diabetic ketoacidosis,DKA)是最常见的糖尿病急症。是胰岛素不足和拮抗胰岛素激素过多共同作用导致糖和脂肪代谢紊乱,临床上以严重脱水、高血糖、高酮血症、酮尿、水和电解质紊乱及代谢性酸中毒为主要特征。

(一)诱发因素

DKA多发生于胰岛素依赖型糖尿病(1型糖尿病),在糖尿病诊断后任何时期均可发生,部分患者首发表现即可能为DKA(约占25%)。2型糖尿病的部分患者发生DKA的诱因不明(表3-7)。

表3-7 DKA的诱发因素

诱因	举 例
药物使用不当	停用或减少胰岛素、降糖药物、大剂量使用糖皮质激素、拟交感神经药物,过量使用利尿药等
感染	呼吸道、胃肠道、泌尿道感染等
应激状态	创伤、手术、妊娠、分娩、过度紧张、情绪激动、急性心肌梗死、脑血管疾病等
饮食不当	暴饮暴食或进食大量脂肪食物,酗酒或过度限制碳水化合物摄入
内分泌疾病	皮质醇增多症、垂体瘤等
其他	剧烈呕吐、腹泻、高热和/或高温环境时进水不足,消化道出血等

(二)临床特点

1. 症状 早期三多一少症状加重,酸中毒失代偿后,疲乏、食欲减退、恶心、呕吐、嗜睡、呼吸深快,呼气中有烂苹果味(丙酮);后期严重失水、尿量减少、眼眶凹陷、皮肤黏膜干燥、血压下降、心率增快,四肢厥冷;晚期有不同程度的意识障碍,昏迷。部分不典型患者可出现广泛剧烈腹痛,腹肌紧张,偶有反跳痛,常被误诊为急腹症。虽然患者常常有感染,但其临床表现可被DKA的表现所掩盖。

2. 体格检查 轻症表现为单纯脱水表现。进一步加重可出现循环衰竭,表现为心率加快、四肢湿冷、血压下降,甚至休克。严重者因脑细胞脱水出现意识障碍甚至昏迷,各种反正迟钝或消失。因酸中毒出现快而深长呼吸(库斯莫尔呼吸),有酮体呼出可闻到烂苹果味,晚期pH<7.0时呼吸可能受到抑制。部分患者可有低体温。

3. 辅助检查 初步检查明确诊断应立即开始治疗,后续检查应针对脱水、酸中毒、电解质紊乱和DKA诱因。

(1) 尿常规:尿比重增加,尿糖(+++),尿酮体(+~++++),可出现蛋白及管型。

(2) 血糖:通常>16.7mmol/L,若超过33.3mmol/L,则多伴有血浆高渗或肾功能障碍。

（3）血气分析：酸中毒时可见血 pH 降低（6.9~7.2）；二氧化碳结合力（CO_2CP）下降（血气 HCO_3^- < 16mmol/L）；二氧化碳分压（$PaCO_2$）降低；碱剩余水平下降，阴离子间隙升高（12~16mmol/L）。

（4）血酮体、肌酐：血酮体>5mmol/L。少数使用胰岛素治疗的患者血糖正常，但尿酮和血酮升高，即所谓正常血糖性酮症酸中毒。肾前性氮质血症，血肌酐升高，尿素氮轻、中度升高。

（5）电解质：①血钾，因多尿和呕吐可使体内总量缺乏，但酸中毒时细胞内钾离子进入血液，血钾浓度可正常或略高。酸中毒纠正后，钾离子重新进入细胞内而出现低钾血症。②血钠，多为轻中度低钠血症，是由于高血糖的渗透效应，细胞内水分转移到细胞外，钠离子随体液丢失。③其他，包括氯、镁、钙、磷等离子测定，因渗透性利尿体内总量可有缺少。

（6）其他检查：包括血常规、淀粉酶、乳酸等检查。部分患者即使无胰腺炎存在，也可出现血清淀粉酶和脂肪酶升高，治疗后数天内降至正常。即使无合并感染，也可出现白细胞数及中性粒细胞比例升高。心电图和 X 线检查有助于发现诱发疾病和继发疾病，如肺部感染、心律失常、心肌梗死等。

（三）诊断

早期诊断是治疗成败的关键，临床上对于原因不明的恶心、呕吐、酸中毒、失水、休克、昏迷的患者，尤其是呼吸有酮味（烂苹果味）、血压低而尿量多者，不论有无糖尿病史，均应想到本病的可能。

1. 诊断　如血糖>11mmol/L 伴酮尿和酮血症，血 pH<7.3 和/或血碳酸氢根<15mmol/L 可诊断为 DKA。

2. 出现以下情况之一者表明病情危重　①重度脱水、酸中毒和昏迷；②pH<7.1，二氧化碳结合力< 10mmol/L；③血糖>33.3mmol/L，血浆渗透压>330mOsm/L；④电解质紊乱，如血钾过高或过低；⑤血尿素氮持续升高。

（四）鉴别诊断

应与高渗性高血糖状态、低血糖昏迷和乳酸中毒等急症相鉴别。临床常见昏迷的原因，如严重感染、脑血管意外、中毒、肝性脑病、尿毒症、创伤及脑瘤等也需根据病情予以鉴别；首发症状表现为腹痛者，应与急腹症相鉴别；酗酒者近期突然戒酒，出现大深呼吸伴水果味，血气分析示酸中毒改变应考虑酒精性酮症酸中毒，这部分人血糖正常或有降低。酮症酸中毒亦可见于妊娠后期和哺乳期禁食患者。

（五）急诊处理

一旦明确诊断，应立即急救治疗。

1. 治疗原则　①改善循环血容量和组织灌注；②控制血糖和血浆渗透压至正常水平；③平稳清除血、尿中酮体；④纠正水、电解质紊乱；⑤寻找及祛除发病诱因，防止并发症，降低死亡率。

2. 急诊处理

（1）保持呼吸道通畅，吸氧维持 PaO_2>60mmHg，必要时应予气管插管。严禁过度通气。

（2）低血容量性休克患者应进行液体复苏，根据病情给予胃管、留置尿管等措施。频繁呕吐患者，应防止误吸。

（3）监测生命体征和器官功能，密切观察病情变化。

（4）完善相关检查：胰岛素应用后每 1h 测血糖一次，每 3~4h 测电解质、尿酮体和血气分析。

（5）胰岛素应用：小剂量或生理剂量，0.1IU/（kg·h）胰岛素可有效控制血糖，大剂量使用易发生低血糖、低血钾、脑水肿等并发症。使用单独静脉通道滴注胰岛素，便于准确计算用量。每小时血糖下降 3.6~ 6.1mmol/L（70~110mg/dl）为宜，直到降到 13.9mmol/L（250mg/dl）时，改为 5% 葡萄糖或葡萄糖盐水，按葡萄糖（g）：胰岛素（IU）比例（3~4）:1继续静脉滴注。当血糖维持 11.1mmol/L（200mg/dl）左右，尿酮体（-）、尿糖（+）时，可过渡到平时的日常治疗。

（6）补液：补液是治疗的关键。只有在有效组织灌注改善、恢复后，胰岛素的生物效应才能充分发挥。

补液复苏的原则是先快后慢,适时补钾。有心血管病患者必要时行中心静脉压监护。

轻度脱水不伴酸中毒者可以口服补液,中度以上 DKA 患者必须静脉补液。输液量及速度的掌握非常重要,DKA 的失水量可达身体的 10%。液体选择等渗氯化钠或林格液,最初 1~2h 补液量 1 000~2 000ml,以后每 1~2h 补液 500~1 000ml,前 4h 输入 1/3 的液体,以便尽快补足血容量,改善周围循环及肾功能。剩余液体应在 24h 内补给。24h 输液量应包括已失水量和部分继续失水量。

静脉补液的同时可进行胃肠道补液,且安全可靠,清醒者可鼓励患者多饮水,减少静脉输液量;昏迷患者也可通过胃管灌注生理盐水或温开水,但要分次少量灌注,避免呕吐而造成误吸,不宜用于呕吐、胃肠胀气和上消化道出血者。

(7) 纠正电解质紊乱:DKA 患者有不同程度的失钾。治疗前的血钾水平不能真实反映体内缺钾程度,所有 DKA 患者在静脉滴注胰岛素有尿后即静脉补钾。病情恢复正常后因 K^+ 进入细胞内需要一个过程,仍须口服补钾 1 周左右才能纠正。

(8) 纠正酸中毒:DKA 为酮体中酸代谢产物所引起,经输液和胰岛素治疗后,酮体水平下降,酸中毒可自行纠正,一般不必补碱。严重酸中毒(pH ≤ 7.0 或二氧化碳结合力 4.5~6.7mmol/L,或 HCO_3^- 降至 5mmol/L)可采用等渗碳酸氢钠(1.25%~1.4%)溶液 1~2 次,补充碳酸氢钠不宜过多过快,否则血 pH 上升过快,引起脑细胞酸中毒而加重昏迷。

(9) 诱因和并发症治疗:在抢救过程中要注意治疗措施之间的协调及从一开始就要重视防治重要并发症,特别是脑水肿和肾衰竭,维持重要脏器功能。

1) 休克:如休克严重且经过快速补液仍不能纠正,应详细检查并分析原因,例如确实有无并发感染或急性心肌梗死,并给予相应措施。

2) 严重感染:是本病的常见诱因,亦可继发于本症。因 DKA 可引起低体温和血白细胞数升高,故不能以有无发热或血象改变来判断,应积极处理。

3) 心力衰竭、心律失常:年老或合并冠心病者补液过多可导致心力衰竭和肺水肿,应注意预防。血钾过低、过高均可引起严重心律失常,宜用心电监护,及时治疗。

4) 急性肾损伤:是本症的重要死亡原因之一,与原来有无肾病变、失水和休克程度及持续时间、有无延误治疗等密切相关。强调注意预防,治疗过程中密切观察尿量变化,及时处理。

5) 脑水肿:病死率甚高,应着重预防、早期发现和治疗。脑水肿常与脑缺氧、补碱和补液不当、血糖下降过快有关。

6) 因酸中毒引起的呕吐或伴有急性胃扩张者,可留置胃管,清除残留食物,预防吸入性肺炎。

二、高渗性高血糖状态

高渗性高血糖状态(hyperosmolar hyperglycemic state,HHS)是糖尿病急性失代偿的严重并发症,临床以严重高血糖、高血浆渗透压、严重脱水为特征,患者可有不同程度的意识障碍(<10%)。本病多发生于 50 岁以上的非胰岛素依赖型糖尿病患者,约半数以上患者发病前未能诊断糖尿病。

(一)发病诱因

几乎所有 HHS 患者都有明显的发病诱因(表 3-8)。

表 3-8　HHS 的常见诱因

诱因	举例
外界因素	各种创伤、烧伤、血液透析、静脉高营养等
基础疾病加重	心肌梗死、肾脏疾病、脑血管疾病、各种感染、腹泻、呕吐
药物	依他尼酸、利尿剂、糖皮质激素、β 受体阻滞剂、抗精神病药物、免疫抑制剂、L-天冬酰胺酶、氯磺丙脲、西咪替丁

（二）临床特点

主要特点是严重脱水、血液高渗、血容量不足和神经系统异常。一般起病隐匿,在出现神经系统症状和进入昏迷前多有前驱症状,但此期持续时间比 DKA 要长,容易忽略。病情进一步发展出现严重脱水(失液量>6L),可有发热、感觉迟钝、少尿或无尿和体重减轻,大部分患者出现血压降低,少数患者呈休克状态。

神经系统表现根据失水程度不同,可有幻觉、偏盲、眼球震颤、吞咽困难、局限性肌阵挛及意识模糊、嗜睡、昏迷等。一过性偏瘫、脑卒中和癫痫样发作常见,且可能作为首发症状易致误诊误治。部分晚期患者可出现横纹肌溶解而表现为肌痛、肌红蛋白尿及血肌酸激酶升高。

（三）实验室检查

1. 血糖检测>33.3mmol/L(一般为33.3~66.8mmol/L)。

2. 尿酮体阴性或弱阳性,尿比重高。出现横纹肌溶解者尿呈酱油色,尿蛋白阳性。

3. 血浆渗透压>340mOsm/L(正常范围280~300mOsm/L)。

4. 电解质紊乱较 DKA 严重,血钠升高>155mmol/L,血糖过高者,血钠反而可能降低,钾离子、镁离子和磷离子发病初期可有升高,但总量不足。

5. 血肌酐和尿素氮多有增高,平均为393μmol/L和18mmol/L,pH 正常或轻度下降。

6. 血常规由于脱水血液浓缩,血红蛋白增高,白细胞计数多>$10×10^9$/L。

7. 血气分析乳酸中毒所致的代谢性酸中毒表现。

（四）诊断

本症病情危重、并发症多,病死率高于 DKA,强调早期诊断及治疗。临床上凡遇原因不明的脱水、休克、意识障碍及昏迷,均应想到本病的可能性,尤其是血压低而尿量多者,不论有无糖尿病史,均应进行相关检查以肯定或排除本病。诊断依据病史及发病诱因、循环系统和神经系统的症状和体征,以及实验室检查诊断并不困难。

（五）鉴别诊断

鉴别诊断本病须与 DKA 相鉴别(表3-9)。对于昏迷的老年人,脱水伴有尿糖或血糖增高,特别是糖尿病史并使用利尿药或糖皮质激素者,应高度怀疑患者有 HHS 昏迷的可能。另外,还需要与低血糖、低钠血症等导致的意识障碍和各种原因引起的昏迷相鉴别。

表3-9 高渗性高血糖状态与糖尿病酮症酸中毒的鉴别

	糖尿病酮症酸中毒			高渗性高血糖状态
	轻	中	重	
血糖/(mmol·L^{-1})	>13.9	>13.9	>13.9	>33.3
动脉血 pH	7.25~7.30	7.00~7.24	<7	>7.30
二氧化碳结合力/(mmol·L^{-1})	15~18	10~15	<10	>15
尿酮	+	+	+	±
血酮	+	+	+	±
血浆渗透压/(mOsm·L^{-1})	不定	不定	不定	≥320
意识	有改变	有改变/昏睡	木僵/昏迷	木僵/昏迷

（六）急诊处理

本病死亡率高达40%,明确诊断后应该立即开始治疗。治疗原则为补充血容量以纠正休克和高渗状态;小剂量胰岛素治疗纠正血糖及代谢紊乱;消除诱发因素,积极防治并发症。

1. 一般措施 立即进入急诊危重监护病房,给予吸氧,同时建立静脉通道补液、常规生命体征监护和器官功能监护,并立即开展相关辅助检查。严密观察病情变化,记录治疗措施和患者反应。

2. 液体复苏 在治疗开始时使用等渗氯化钠溶液,恢复血容量和血压;若血容量恢复,血压上升而渗透压(>350mOsm/L)和血钠(>155mmol/L)仍不下降时,可改用低渗(0.45%)氯化钠注射液。若患者出现休克或收缩压持续<80mmHg者,在补充等渗液基础上应间断补充胶体溶液。高血糖伴有低血钠和/或渗透压正常或降低时,表明体内水过多。严防发生水中毒、脑水肿、肺水肿、溶血等并发症,儿童发病率高于成人。

临床上精确估计患者失液量比较困难,补液量可按"正常体重-发病体重"估算,一般估计为患者体重的10%~20%。补液遵循的原则是先快后慢。

3. 短效胰岛素 应用小剂量胰岛素发生上述并发症的可能性小。用法、注意事项与 DKA 相似,经补液后血糖下降至 13.9mmol/L,血浆渗透压≤330mOsm/L 时,应停用胰岛素。

4. 纠正电解质紊乱 低钠经补充氯化钠溶液即可纠正;钾的补充与 DKA 相同,如肾功能正常,在补液和胰岛素治疗 2h 后,血钾<4.0mmol/L 即应开始补钾,若有血浆钙、镁、磷降低时,可酌情给予补充。

5. 其他治疗 积极寻找诱因并给予治疗。HHS 导致的癫痫禁用苯妥英钠,因其可能损害内源性胰岛素释放。应用低分子肝素减少血栓形成的风险及治疗合并症。

第五节 抽搐急症

案例 3-4

患者,男性,32 岁,建筑工人,因"全身乏力 3d,面部抽搐伴张口受限 2h"就诊。3d 前无明显诱因,患者感全身乏力,伴头晕、呕吐、咀嚼无力,未到医院诊治。2h 前出现面部肌肉抽搐、张口受限,伴有颈部及背部肌肉发紧,无呼吸困难、进食呛咳、角弓反张等表现,急入院就诊。追问病史,患者 1 周前曾有铁钉刺伤右足,未作清创处理,未到医院注射破伤风抗毒素,目前伤口已愈合。入院后患者症状无好转,并出现呼吸困难,转入重症监护室进一步治疗。

思考:

1. 患者抽搐最可能的病因是什么?

2. 下一步针对病因的治疗是什么?

一、概论

抽搐(tic)是指全身或局部骨骼肌群非自主的抽动或强烈收缩,常可引起关节的运动和强直。当肌群收缩表现为强直性和阵挛性时,称为惊厥(convulsion)。惊厥表现的抽搐一般为全身性、对称性,伴有或不伴有意识丧失。抽搐是不随意运动的表现,是神经-肌肉疾病的病理现象,发作时会使得受伤者感觉疼痛。

二、病因分类

抽搐与惊厥的病因分为特发性与症状性。特发性病因不明。症状性病因有以下几点:

(一) 神经系统疾病

1. 感染 脑炎、脑膜炎、脑脓肿、脑结核瘤、脑寄生虫疾病、脊髓灰质炎等。

2. 外伤 如产伤、颅脑外伤,为癫痫常见病因。

3. 肿瘤 原发性肿瘤、脑转移瘤,常见的脑部肿瘤有胶质细胞瘤、星形细胞瘤、脑膜瘤等。

4. 血管疾病 脑出血、蛛网膜下腔出血、高血压脑病、脑栓塞、脑血栓形成、脑缺氧等。另外,脑部血管畸形即便不破裂也可能引起痫性发作。

5. 其他 先天性脑发育障碍;原因未名的大脑变性,如结节性硬化、弥漫性硬化等。

(二) 全身性疾病

1. 感染 如急性胃肠炎、中毒型菌痢、链球菌败血症、中耳炎、百日咳、狂犬病、破伤风等。小儿高热惊厥主要由急性感染所致。

2. 中毒　①内源性:尿毒症、肝性脑病等;②外源性:如酒精、苯、铅、砷、汞、氯喹、阿托品、樟脑、白果、有机磷农药等中毒。

3. 心血管疾病　高血压脑病、阿-斯综合征等。

4. 代谢障碍　低血糖状态、低钙及低镁血症、高渗状态、尿毒症、肝性脑病、急性间歇性血卟啉病、子痫和维生素 B_6 缺乏等。其中低血钙可表现为典型的手足搐搦症。

5. 风湿病　如系统性红斑狼疮和脑血管炎。

6. 其他　如突然停用抗癫痫药、热射病、溺水、窒息和触电等。

(三)神经症如癔症性抽搐和惊厥

此外,尚有一重要类型,即小儿惊厥(部分特发性,部分由于脑损害引起),高热惊厥多见于小儿。

三、临床要点

由于病因不同,抽搐与惊厥的表现形式也不一样,通常可分为全身性和局限性两种。

(一)全身性抽搐

以全身性骨骼肌痉挛为主要表现,多伴有意识丧失。

1. 癫痫全面发作　是最为人熟知的抽搐惊厥发作,也称大发作。典型症状包括一开始的强直期和随后出现的阵挛期。发作时,患者因突然完全丧失意识及全身肌张力增高而跌倒,继之出现两眼上翻、牙关紧闭、全身僵硬、停止呼吸、发绀,然后出现间断性抽动即进入阵挛期,此时开始深呼吸,随着呼吸动作,有泡沫状唾液,此过程持续 $1\sim2min$ 后患者全身松弛无力、昏睡。经几分钟或更长时间的睡眠后才逐渐恢复意识,醒后有头痛、全身乏力酸痛等症状。

2. 癔症性发作　癔症性发作(歇斯底里发作)有时也易误诊为癫痫,和癫痫的区别在于可能有一定的诱因,如生气、激动或各种不良的刺激。发作形式不固定,时间比较长,癔症性发作的患者还有多种多样的神经精神方面的其他表现。

3. 热性惊厥　一般是高热引起的惊厥,一般发病年龄在6个月~6岁,6个月以下小儿很少出现热性惊厥。发作时的体温多在39.0℃以上,也有时因抽搐发作到医院就诊后才发现高热。单纯性高热惊厥不需要长期服用抗癫痫药物,及时降温可以预防惊厥的发生。

4. 低钙抽搐　低血钙也可以发生抽搐和惊厥,但发作的表现经常比较特殊,手足呈鸡爪状,重时可表现为癫痫大发作。患者经常伴有缺钙的其他症状,如甲状旁腺功能低下。

(二)局限性抽搐

以身体某一局部连续性收缩为主要表现,大多见于口角、眼睑、手足等。

(三)伴随症状

1. 伴发热　多见于小儿急性感染,也可见于胃肠功能紊乱、生牙、重度失水等。

2. 伴血压增高　可见于高血压病、肾炎、子痫、铅中毒等。

3. 伴脑膜刺激征　可见于脑膜炎、脑膜脑炎、蛛网膜下腔出血等。

4. 伴瞳孔扩大与舌咬伤　可见于癫痫大发作。

5. 惊厥发作前有剧烈头痛　可见于蛛网膜下腔出血、颅脑外伤、颅内占位性病变等。

6. 伴意识丧失　见于癫痫大发作、重度颅脑疾病等。

四、急诊处理

抽搐患者起病往往较急,由亲属及目击者送入急诊室就诊,病因不明确,发作时情况描述不清,给急诊处理带来困难。部分抽搐患者病情凶险,若不能及时救治,可贻误病情甚至发生死亡。抽搐患者一旦抵达

急诊室,按如下流程进行处理:

(一)快速评估

立即对患者生命体征进行评估,包括脉搏、呼吸等基础生命体征及瞳孔、神志的检查。若患者呼吸、心跳停止,需马上进行心肺复苏,若神志处于深度昏迷或生命体征极不稳定者,应立即准备相关抢救措施或进入相关抢救流程。

(二)初步对症处理

评估的同时,应对患者进行相应的快速对症处理,以防止疾病进一步恶化。

1. 保持呼吸道通畅　松解衣领,清除口腔及气道分泌物,防止误吸,可放置口咽通气道。必要时气管插管。

2. 吸氧　抽搐患者容易发生缺氧,缺氧易导致大脑损伤加重,有必要对抽搐患者进行氧疗。

3. 建立静脉通路　建立静脉通路便于使用抢救及治疗药物,通常选择上肢。对于循环不稳定,需大量输液、监测中心静脉压力及使用血管活性药物的患者,可考虑留置中心静脉导管。

4. 控制抽搐　一般首选地西泮 10mg 静脉推注,观察患者抽搐控制情况,必要时可重复使用。使用过程中需观察患者呼吸、心跳等生命体征情况,警惕呼吸抑制及心脏骤停发生。

(三)病史采集与快速体格检查

1. 病史采集　年龄不同,疾病谱不同,青壮年以外伤、原发性癫痫、急性感染为主,中老年人常为颅脑肿瘤、脑血管意外等为主,男性抽搐发病率高于女性。此外,家族史、既往史和服药中毒史在疾病诊断中,亦十分重要。

2. 发病时情况　患者发病前,有何诱因,发作时间、程度、症状,是全身性还是局部发作,是否存在发作间隙,有何伴随症状,如发绀、高热、流涎、二便失禁、意识障碍、舌咬伤、肌痛等。

3. 快速体格检查　对患者一般情况进行检查,如意识判断、有无外伤、皮肤黏膜及其气味等,有助于对患者病情作出初步判断,及对患者急诊处理提供依据。除一般检查外,还应重点做神经系统检查。若出现神经系统阳性体征,应考虑神经系统疾病,如脑血管意外、脑膜炎、颅脑损伤导致的抽搐等。

(四)针对性辅助检查

1. 有神经系统阳性体征者,需行头颅 CT 或 MRI 检查,必要时进行脑脊液检查。

2. 考虑代谢内分泌疾病引起的抽搐,则予以血糖、电解质检查。

3. 考虑感染的患者,予以血常规、炎症指标等检查,可有针对性地行影像学检查,辅助诊断感染部位,留取标本行病原学检查。

4. 考虑心源性抽搐,需行心电图检查。

5. 考虑中毒者,需留取分泌物行毒物检测。

(五)初步诊断及对因治疗

1. 初步诊断　根据以上询问、检查收集到的信息,综合分析,可进行如下的考虑:

(1)脑源性(感染、脑外伤、脑血管疾病):常伴意识障碍、神经系统体征,结合脑脊液及头颅 CT 检查。

(2)心源性(先天性心脏病、冠状动脉粥样硬化性心脏病、颈动脉窦过敏等):有心脏病史、心律失常、心脏听诊异常,结合心电图、超声检查。

(3)中毒性(药物或食物中毒):服药史、气味、意识障碍,结合毒物检查。

(4)代谢、内分泌性(低钙、镁、钠、血糖):结合血糖、电解质检查。

(5)破伤风:结合外伤史,角弓反张、牙关紧闭、苦笑面容等典型临床表现。

(6)药物戒断反应:长期服药突然停止。

(7)发热惊厥:小儿多见。

2. 病因治疗　针对不同病因,给予及时恰当的处理。

3. 并发症的防治　长时间抽搐易引起缺氧及脑水肿,故应予以吸氧,必要时行高压氧舱治疗,脑水肿者可予以甘露醇脱水降低颅内压等。

五、常见抽搐急症

(一)癫痫持续状态

癫痫持续状态指每次惊厥发作时间持续5min以上,或两次以上发作,发作间期意识未能完全恢复。惊厥性癫痫持续状态在所有癫痫持续状态发作类型中最急、最重,表现为持续的肢体强直、阵挛或强直-阵挛,并伴有意识障碍,包括意识模糊、嗜睡、昏睡、昏迷。对此类患者,治疗越早,脑损伤越小,预后越好。治疗首先是终止癫痫持续状态,正确合理用药,及时调整剂量,疗程要长,停药过程要慢。癫痫发作终止标准为临床发作终止,脑电图痫性放电消失,患者意识恢复。癫痫持续状态终止后,即刻予以同种或同类肌内注射或口服药物过渡治疗,注意口服药物的替换需达到稳态血药浓度(5~7个半衰期),在此期间,静脉药物至少持续24h,并根据替换药物的血药浓度监测结果逐渐减量。

(二)小儿高热惊厥

小儿高热惊厥是小儿时期易诱发抽搐的最常见原因,小儿易发高热惊厥的机制可能为:

1. 大脑皮质功能发育尚不完全,皮质抑制功能弱,兴奋容易扩散。

2. 小儿血脑屏障功能差,各种毒素容易透入脑组织。

3. 患有易引起抽搐的疾病,如产伤、脑发育畸形或有遗传家族史等。急诊处理原则:迅速控制抽搐,降低体温,防止抽搐性脑损伤,减少后遗症。

具体处置措施包括保持呼吸道通畅,清除口咽部分泌物,防舌咬伤,加强生命体征监护,使用抗抽搐药物,尽早给予吸氧,改善组织缺氧,降温及降低颅内压,控制感染,治疗原发病,纠正水、电解质与酸碱平衡紊乱。

(三)破伤风

破伤风(tetanus)是破伤风梭菌经由皮肤或黏膜伤口侵入人体,在缺氧环境下生长繁殖,产生毒素而引起肌痉挛的一种特异性感染。以牙关紧闭、阵发性痉挛、强直性痉挛为临床特征,主要波及的肌群包括咬肌、背棘肌、腹肌、四肢肌等。破伤风潜伏期通常为7~8d,可短至24h或长达数月、数年。治疗措施包括清除毒素来源,中和游离毒素,控制和解除痉挛,保持呼吸道通畅和防治并发症等。

(四)低钙性抽搐

低钙性抽搐是各种原因引起的血钙降低导致的神经肌肉兴奋性增高,双侧肢体强直性痉挛。发病原因:钙吸收障碍、甲状旁腺功能低下、维生素D缺乏、肾性疾病、恶性肿瘤、药物中毒等。临床特点:口周麻木感、指尖麻木针刺感、肌肉痉挛、喉喘鸣、手足搐搦、精神行为异常,典型表现为腱反射功能亢进。血清总钙<2.2mmol/L,血清磷<1.29mmol/L,碱性磷酸酶升高。急诊处理:10%葡萄糖酸钙或5%氯化钙静脉注射,时间在10min以上,必要时8~10h可重复使用。需补钙者可用乳酸钙、枸橼酸钙、碳酸钙口服,并加用维生素D,促进钙离子在肠道的吸收。反复抽搐者可吸氧,应用地西泮等控制抽搐药物。积极明确原发病,在控制原发病的基础上治疗。

(于学忠)

学习小结

1. 晕厥按病因分类　血管舒缩障碍、心源性晕厥、脑源性晕厥、血液成分异常。

2. 昏迷的常见原因　感染、脑血管疾病、脑占位疾病、颅脑损伤、内分泌与代谢疾病、心血管疾病、水和电解质平衡紊乱、中毒、物理性及缺氧性损伤。

3. 格拉斯哥昏迷量表由轻到重分级　正常15分、轻度昏迷12～14分、中度昏迷9～11分、重度昏迷＜8分。

4. 脑出血按出血部位不同分类　壳核-内囊出血、丘脑出血、脑叶出血、小脑出血、原发性脑干出血、脑室出血。

5. 脑血管性疾病常见的并发症　消化道出血、感染、急性肾损伤、压疮、深静脉血栓形成、肺栓塞等。

6. 蛛网膜下腔出血的3H疗法　高血容量（hypervolemia）、高血压（hypertension）和血液稀释（hemodilution）。

复习题

1. 晕厥和昏迷的常见原因？

2. 昏迷程度的分类及表现？

3. 昏迷患者的诊断思路？

4. 脑出血的常见病因及好发部位？

5. 脑出血和脑梗死的鉴别？

6. 糖尿病酮症酸中毒和高渗性高血糖状态的鉴别？

7. 抽搐的一般急诊处理原则？

第四章　呼　吸　困　难

学习目标

掌握	各种类型呼吸困难的临床特点、诊断和鉴别诊断的临床思路，支气管哮喘急性发作的诊断标准及治疗原则和常见药物选择，气胸的临床分类、诊断及急诊处理等
熟悉	呼吸困难的急诊评估和处理原则，支气管哮喘急性发作的常见诱因、严重程度分级及鉴别诊断，气胸的概念、鉴别诊断等。
了解	呼吸困难的常见病因和各种类型呼吸困难的病理生理机制，气胸的病因及发病机制等。

第一节　概述

学习目标

掌握	各种类型呼吸困难的临床特点、诊断和鉴别诊断的临床思路。
熟悉	呼吸困难的急诊评估和处理原则。
了解	呼吸困难的常见病因和各种类型呼吸困难的病理生理机制。

案例 4-1

患者,男性,70 岁,因"进食呛咳后呼吸困难 30min"就诊。其 30min 前进食枇杷时呛咳,随之出现呼吸困难,伴有喘息、面色青紫。入急诊时主要体格检查表现:体温 36.6℃,呼吸 30 次/min,心率 110 次/min,血压 166/94mmHg。急性病容,端坐呼吸,口唇轻度发绀,见"三凹征",吸气时咽喉部喘鸣,回答问题时声音嘶哑、言语不能连续成句,双侧呼吸音降低、对称。测手指血氧饱和度 90%。

思考:

1. 急诊如何评估患者呼吸困难的严重程度,如何早期处理。

2. 患者呼吸困难的原因是什么,如何鉴别诊断。

呼吸困难(dyspnea)是指患者主观上感觉到呼吸费力,客观上表现为呼吸用力,并可伴有呼吸频率、幅度和节律的改变。严重时患者可出现烦躁不安、全身大汗、端坐及张口呼吸、鼻翼扇动、言语困难、辅助呼吸肌参与呼吸运动、胸腹反常运动及发绀。

一、病因分类

引起呼吸困难的原因很多,主要包括以下5种类型,其中以呼吸及循环系统疾病最为常见。

（一）常见的呼吸系统疾病

1. 气道阻塞　如感染、过敏、异物、肿瘤等导致的上气道阻塞,支气管哮喘、慢性阻塞性肺疾病等导致的下气道或弥漫性气道阻塞。

2. 肺部疾病　如肺部感染性疾病、肺间质纤维化、肺部肿瘤、肺挫裂伤及各种原因导致的肺不张、肺淤血和肺水肿。

3. 胸壁、胸廓、胸膜腔疾病　如严重胸壁炎症、胸廓畸形、连枷胸,以及胸腔积液、气胸。

4. 神经肌肉疾病　如重症肌无力急性多发性神经根神经炎等导致的呼吸肌麻痹。

5. 膈运动障碍疾病　如肿瘤、感染等导致的膈神经损伤,以及腹部巨大占位病变、腹腔大量积液、腹腔间隙综合征等引起的腹腔内压增高。

（二）常见的循环系统疾病

1. 左心衰竭和/或右心衰竭　如急性冠脉综合征、心肌炎、心肌病、心脏瓣膜病、心律失常,以及心包炎等导致的心脏压塞。

2. 肺血管疾病　如肺栓塞。

（三）常见的中毒性疾病

1. 各种原发疾病导致的代谢性酸中毒　如糖尿病伴发酮症酸中毒或乳酸酸中毒、甲醇中毒。

2. 药物　如阿片类、苯二氮䓬类、骨骼肌松弛剂类中毒。

3. 农药　如有机磷类、氨基甲酸酯类、有机氮类、有机杂环类除草剂中毒。

4. 有毒动植物　如毒蛇咬伤、河豚中毒。

5. 化学品　如碳、氮、硫及卤素化合物,氰化物,以及军用化学毒剂中毒。

（四）常见的神经精神疾病

1. 引起呼吸中枢功能障碍的颅脑疾病　如各种类型的脑卒中、脑外伤、颅内占位病变、颅内感染。

2. 精神心理因素　如癔症。

（五）常见的血液系统疾病

如重度贫血、高铁血红蛋白血症、硫化血红蛋白血症。

二、临床特点

（一）肺源性呼吸困难

由呼吸系统疾病引起的通气和/或换气功能障碍,严重者导致缺氧和/或二氧化碳潴留。根据呼吸困难在呼吸周期中出现的时间,临床上分为3种类型:

1. 吸气性呼吸困难

（1）病因:多见于上气道胸外段的狭窄与阻塞造成的通气功能障碍,如气管异物。

（2）机制:吸气时由于气道压力降低导致气道狭窄加重,而呼气时作用则相反。严重者吸气时呼吸肌极度用力,并有辅助呼吸肌参与运动,使胸部及周围软组织凹陷。

（3）临床特点:吸气显著费力,严重者吸气时可见"三凹征",即胸骨上窝、锁骨上窝和肋间隙明显凹陷,常伴有干咳及高调吸气性喉鸣。

2. 呼气性呼吸困难

（1）病因:多见于上气道胸内段和下气道狭窄或阻塞造成的通气功能障碍,如支气管哮喘。

（2）机制:呼气时胸膜腔压力增高而压迫气道,严重者由于小气道广泛闭塞导致呼吸音低下甚至消失。

（3）临床特点:呼气费力、呼气缓慢、呼气时间明显延长,常伴有呼气期干啰音,严重者出现呼吸音低下、干啰音消失,即"沉默肺"或"静止肺"。

3. 混合型呼吸困难

（1）病因:主要见于换气功能障碍,如急性呼吸窘迫综合征(ARDS);也可见于限制性通气功能障碍,如胸廓畸形。

（2）机制:前者是各种原因导致的弥散障碍、肺泡通气血流比值失调及解剖分流增加;后者是由于呼吸肌活动障碍、胸廓顺应性降低造成呼吸运动受限。

（3）临床特点:吸气期及呼气期均感费力,呼吸浅快,可伴有呼吸音异常或病理性呼吸音。

（二）心源性呼吸困难

由左心衰竭和/或右心衰竭引起,尤其以前者更为明显。

1. 左心衰竭

（1）病因:常见病因包括冠状动脉粥样硬化性心脏病、心肌病、心肌炎、心瓣膜病、先天性心脏病、恶性心律失常等。

（2）机制:心输出量不足,肺循环淤血导致弥散功能障碍。活动时回心血量增加、心率增快使舒张期缩短而加重肺淤血。患者夜间睡眠后由于体位改变使回心血量增加,同时迷走神经兴奋使小气道收缩,而此时呼吸中枢敏感性降低,只有当缺氧达到一定程度时才能刺激呼吸中枢使患者惊醒,即夜间阵发性呼吸困难,较重患者需要采取端坐体位。重度急性左心衰竭时肺毛细血管内压力升高,血浆渗透至肺间质和肺泡而引起急性肺水肿。

（3）临床特点:常表现为劳力性呼吸困难,病情加重时可出现夜间阵发性呼吸困难和端坐呼吸。重度急性左心衰竭时可出现心源性哮喘和急性肺水肿,使用利尿剂、血管扩张剂和正性肌力药后呼吸困难症状好转。

2. 右心衰竭

（1）病因:多见于慢性肺心病、某些先天性心脏病、心包积液或缩窄性心包炎、右心室心肌梗死、肺栓塞或原发性肺动脉高压,或由左心衰竭发展而来。

（2）机制:主要原因为体循环淤血,右心房及上腔静脉压力增高,刺激压力感受器反射性兴奋呼吸中枢;肝淤血、胸腹腔积液导致呼吸运动受限及肺交换面积减少。

（3）临床特点:呼吸困难的程度较左心衰竭轻,主要合并体循环淤血症状,如水肿,肝大、颈静脉怒张,大面积右室心肌梗死及肺栓塞可出现血压急剧下降。

（三）中毒性呼吸困难

1. 代谢性酸中毒

（1）病因:如 DKA 或乳酸酸中毒。

（2）机制:酸性代谢产物刺激颈动脉窦、主动脉体化学感受器或直接兴奋呼吸中枢引起。

（3）临床特点:常有相关基础疾病病史,出现深快而规则的呼吸(库斯莫尔呼吸)。

2. 造成肺通气功能障碍的中毒

（1）病因:如阿片类中毒、肉毒中毒。

（2）机制：阿片类等中毒可导致呼吸中枢抑制；肉毒中毒等可导致呼吸肌麻痹。

（3）临床特点：有相关毒物接触史。呼吸中枢抑制可出现呼吸缓慢、变浅伴有呼吸节律异常的改变如潮式呼吸（陈-施呼吸）或间停呼吸（比奥呼吸），伴瞳孔缩小及意识障碍；呼吸肌麻痹除呼吸变浅外，还可出现其他肌麻痹的表现，如眼睑下垂、构音障碍、流涎、四肢肌力下降、腱反射减弱或消失。

3. 造成肺换气功能障碍的中毒

（1）病因：常见于农药及化学品中毒。

（2）机制：中毒可造成肺损伤和肺水肿，导致弥散障碍。如有机磷通过抑制胆碱酯酶使气道腺体分泌增加；有毒气体能损伤肺泡上皮及血管内皮细胞，使肺泡毛细血管屏障通透性增加。

（3）临床特点：有相关毒物接触史。有机磷等中毒除呼吸困难外，还伴有针尖样瞳孔、腹痛等表现；有毒气体吸入常伴有呼吸道刺激症状，如咳嗽、咽痛、声音嘶哑，进一步出现肺部干、湿啰音等肺水肿表现，并可伴有全身中毒症状。

4. 造成血源性呼吸困难的中毒

（1）病因：一氧化碳、亚硝酸盐中毒等。

（2）机制：一氧化碳与血红蛋白结合形成碳氧血红蛋白而使其失去携氧能力，同时氧离曲线左移而抑制氧释放；亚硝酸盐等使血红素中的二价铁氧化成三价铁，形成高铁血红蛋白而失去携氧能力。

（3）临床特点：有相关毒物接触史。除呼吸困难外，碳氧血红蛋白血症患者可出现头昏、乏力、恶心、呕吐，甚至昏迷，患者皮肤、黏膜呈"樱桃红色"；高铁血红蛋白血症患者可出现血压下降，全身皮肤、黏膜呈青紫色。

5. 造成组织性缺氧的中毒

（1）病因：如氰化物、硫化氢、砷化合物中毒。

（2）机制：通过抑制细胞色素氧化酶干扰线粒体氧化磷酸化，造成细胞氧利用障碍。

（3）临床特点：患者因缺氧出现交感神经兴奋表现，如焦虑、心动过速，进一步加重时出现头痛，精神错乱，低血压和心动过缓。后期（中毒剂量过大时可迅速发生）出现神经系统症状，如癫痫发作，严重者出现肺水肿和心脏骤停。由于氧利用障碍导致静脉血氧含量增加，患者皮肤黏膜也可呈"樱桃红"色，氰化物中毒时患者呼气呈"苦杏仁"味。

（四）神经精神性呼吸困难

1. 神经性呼吸困难　多见于脑出血、脑炎等重症颅脑疾病。呼吸困难的特点：呼吸慢而深，并常伴有抽泣样呼吸、呼吸遏制等呼吸节律的改变。

2. 精神性呼吸困难　常见于癔症患者，呼吸困难的特点是：突然发生的呼吸困难、呼吸频率快而浅，常伴有叹息样呼吸或出现手足搐搦。

（五）血源性呼吸困难

常见于急性大量失血、重度贫血、碳氧血红蛋白血症、高铁血红蛋白血症、硫化血红蛋白血症等导致红细胞携氧量减少的疾病。呼吸困难的特点是：呼吸浅快、心率增快，合并相关基础疾病表现。

三、鉴别诊断

通过问诊、体格检查及辅助检查进行鉴别诊断。

（一）问诊要点

1. 呼吸困难发生的诱因　包括有无引起呼吸困难的基础病因和直接诱因。

2. 呼吸困难的发作情况　急性发作的呼吸困难多见于气道异物、过敏、支气管哮喘、自发性气胸、急性冠脉综合征、肺栓塞、中毒、精神因素、急性大量失血。逐渐加重的呼吸困难可见于肺炎、胸腔积液、心包积液、神经肌肉疾病、脑膜炎等。慢性或反复发作的呼吸困难常见于慢性阻塞性肺疾病、肺癌、胸廓畸形、慢性充血性心力衰竭、肺动脉高压、慢性贫血等。

3. 呼吸困难与活动的关系　活动后呼吸困难加重多见于肺部及心脏疾病，亦可见于重症肌无力、贫血等。

4. 呼吸困难与体位的关系　采取半卧位或坐位来减轻呼吸困难多见于左心衰竭、慢性阻塞性肺疾病、哮喘、神经肌肉疾病或膈运动障碍；单侧胸腔积液时患侧卧位呼吸困难减轻，单侧气胸时健侧卧位呼吸困难减轻。

5. 伴随症状

（1）伴发热：多见于感染性疾病，如肺炎、肺结核、肺脓肿。

（2）伴咳嗽、咳痰：多见于呼吸道疾病，如慢性阻塞性肺疾病、肺炎、支气管扩张、肺脓肿。此外，伴大量泡沫痰可见于中毒性胆碱能综合征（如有机磷中毒）；伴粉红色泡沫痰可见于急性左心衰竭。

（3）伴胸痛：常为单侧，见于大叶性肺炎、急性渗出性胸膜炎、肺栓塞、自发性气胸、支气管肺癌、急性冠脉综合征等。其中伴有隐约或内脏性疼痛多见于肺栓塞或心肌梗死；伴有随深呼吸或活动而加重的尖锐性胸痛多见于胸膜炎、胸腔积液或神经肌肉疾病；伴有随深呼吸而加重，但活动不会加重的胸痛可见于自发性气胸。

（4）伴干啰音：多见于气道阻塞性疾病，如急性喉水肿、气管异物、支气管哮喘、慢性阻塞性肺疾病；左心衰竭时亦可出现心源性哮喘。

（5）伴意识障碍：可见于颅内病变、急性中毒、代谢性疾病，其他如肺性脑病及各种原因导致的休克。

（6）伴焦虑：多见于神经源性呼吸困难。

（二）体格检查

1. 呼吸运动特点　肺部、胸膜、胸壁疾病可导致胸式呼吸减弱而腹式呼吸增强；腹腔内病变可导致腹式呼吸减弱而胸式呼吸增强。胸外上气道阻塞患者表现为吸气性呼吸困难；下气道阻塞患者表现为呼气性呼吸困难。

2. 呼吸的频率、节律和幅度　深快呼吸提示代谢性酸中毒；浅快呼吸可见于导致限制性通气功能障碍的疾病；节律不整齐常提示中枢受损。

3. 皮肤黏膜颜色　颜面、眼睑及口唇苍白提示贫血；中心性发绀主要见于严重肺疾病导致的缺氧，以及先天性心脏病伴右向左分流，亦可见于高铁血红蛋白血症；周围性发绀常见于体循环淤血，亦可见于周围循环功能障碍；混合型发绀常见于心力衰竭；口唇樱桃红色常见于一氧化碳及氰化物中毒。

4. 呼吸系统体征　气管移位见于单侧气胸、胸腔积液、肺不张和胸膜粘连等病变；颈静脉怒张可见于右心衰竭、心包积液和缩窄性心包炎等；肺部啰音的性质、大小和分布对鉴别诊断很有帮助，如双侧干啰音可见于支气管哮喘和左心衰竭，局部干啰音可见于支气管结核和肿瘤，双侧肺底细湿啰音多见于心力衰竭和肺间质纤维化，双侧广泛中湿啰音提示肺水肿，局部湿啰音可见于肺炎和支气管扩张。

5. 心脏体征　心界增大、心动过速、心动过缓、心律不齐、心音增强或变弱、心脏杂音等提示心脏疾病。

6. 其他　中枢性面瘫提示中枢神经系统病变；上睑下垂可见于重症肌无力和中毒（如肉毒中毒）；双侧瞳孔缩小呈针尖样改变见于脑桥病变和中毒（如阿片类中毒）。

（三）辅助检查

血常规、动脉血气分析、胸部影像学和心电图等对呼吸困难的鉴别诊断均有很大帮助，应列为常规检查。此外，还应根据病史、体格检查和常规辅助检查的提示，进一步行 D-二聚体、超声、CT、心肌标志物和尿钠肽、毒物检测等检查，以明确病变部位及类型。

四、治疗原则

（一）呼吸困难的病情分级

1. 心脏骤停　心脏骤停患者可能出现浅慢的"叹息样"呼吸,应立即通过检查脉搏进行识别。

2. 濒危　指病情可能迅速导致心脏骤停。呼吸系统疾病如严重上气道异物梗阻患者已不能呼吸;循环系统疾病如大面积心肌梗死出现心源性休克;代谢及内分泌疾病如尿毒症酸中毒伴严重高钾血症出现心动过缓及严重低血压;中毒性疾病如氰化物中毒;中枢神经系统疾病如脑干出血出现呼吸暂停或停止。

3. 危重　指病情可能在短时间内恶化,甚至导致心脏骤停。呼吸系统疾病如Ⅲ度及以上喉梗阻;循环系统疾病如急性心肌梗死;代谢及内分泌疾病如严重 DKA;中毒性疾病如严重阿片类中毒;中枢神经系统疾病如脑出血导致的脑疝。

4. 急症　指短时间内无生命危险的疾病。呼吸系统疾病如自发性气胸;循环系统疾病如阵发性室上性心动过速(简称"室上速");代谢性疾病如尿毒症导致的代谢性酸中毒;中毒性疾病如急性苯二氮䓬类中毒;神经系统疾病如吉兰-巴雷综合征。

5. 非急症　指一般无生命危险的疾病。呼吸系统疾病如轻症肺炎;循环系统疾病如先天性心脏病;代谢性疾病如甲状腺功能亢进;神经系统疾病如肌萎缩性侧索硬化;精神性疾病如癔症发作,其他导致呼吸增强的状态如肥胖、妊娠。

需要注意的是,同一疾病随着严重程度的不同,呼吸困难病情分级也不相同,应根据具体临床表现进行判断。并且诊治过程中也会因患者状态变化导致病情级别改变,因此需要动态观察和评估,并及时处理。

（二）急诊处理原则

1. 院前急救时应首先评估现场是否安全,必要时应将患者转移到安全区域再进行急救。

2. 根据病情分级进行处理

（1）对心脏骤停患者立即开始心肺复苏。

（2）对濒危患者立即开始救治。重点在于气道、呼吸、循环功能支持。气道支持包括海姆利希手法(气道异物梗阻)、环甲膜穿刺、气管插管等;呼吸支持包括人工呼吸、机械通气、体外膜氧合(extracorporeal membrane oxygenation,ECMO)等;循环支持包括扩容、血管活性药物、主动脉内球囊反搏(intra-aortic balloon pump,IABP)、ECMO 等。同时,重点询问病史、体格检查,并应用现场快速检验(point-of-care testing,POCT)、床旁超声、心电图等快速获得关键信息,初步明确导致呼吸困难的最重要的危险因素并立即处理。

（3）对危重患者应尽快予以治疗以稳定病情。快速识别可能导致心脏骤停的危险因素并及时处理。当病情稳定后,进一步完善病史、体格检查及辅助检查,以明确呼吸困难的类型及病因并进行相应治疗。

（4）对急症患者应相对优先处理,缓解其症状,同时进行较为全面的问诊、体格检查和辅助检查,尽量明确诊断并进行病因或对症支持治疗。

（5）非急症患者可暂时进行观察或建议专科就诊。

五、快速评估与处理流程

呼吸困难的快速评估及处理流程简要概括为图 4-1。

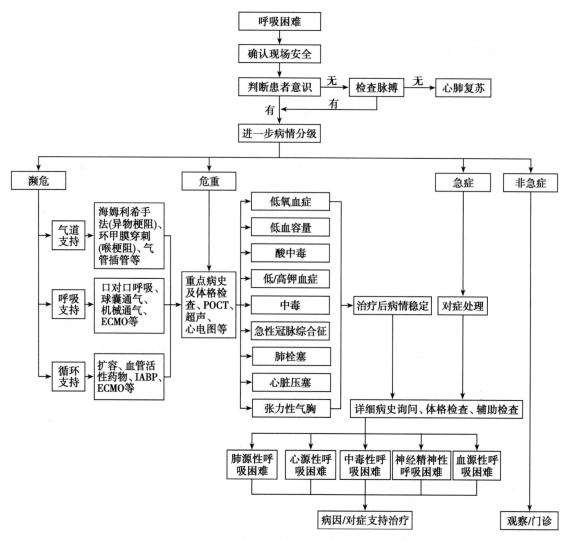

图 4-1 呼吸困难快速评估及处理流程
ECMO. 体外膜氧合；IABP. 主动脉内球囊反搏；POCT. 现场快速检验。

第二节 支气管哮喘急性发作

学习目标	
掌握	支气管哮喘急性发作的诊断标准及治疗原则和常见药物选择。
熟悉	支气管哮喘急性发作的常见诱因、严重程度分级及鉴别诊断。

案例 4-2

患者，男性，30 岁，于 5 年前开始反复发作性喘憋、呼吸困难，多在闻花粉、冷空气及油烟后明显，曾于外院考虑为"支气管哮喘"，间断使用"万托林、氨茶碱、舒利迭"等药物。1h 前于装修工地闻油漆后再次出现呼吸困难、喘憋、咳嗽,咳白色泡沫痰,外院使用"氨茶碱、特布他林"症状略有缓解来诊。体格检查:体温 36.8℃,呼吸 25 次/min,神志清楚,精神欠佳。心率 120 次/min,律齐,未闻及杂音。双肺满布哮鸣音。血气分析:pH 7.40,PaO_2 65mmHg,$PaCO_2$ 40mmHg。血常规:嗜酸性粒细胞比例升高。

思考:

1. 该患者的诊断如何考虑?

2. 假如你是接诊医师,如何为患者安排进一步治疗?

支气管哮喘急性发作(exacerbation of bronchial asthma)表现为气紧、胸闷、喘息、咳嗽等症状突然发作,或原有症状进行性加重。支气管哮喘是以慢性气道炎症为特点,伴有可变的气流受限和气道高反应性。近年来全球哮喘患病率呈逐年增长的趋势,至少有 3 亿哮喘患者,而中国哮喘患者约 3 000 万。

支气管哮喘急性发作时严重程度不一,症状可在数小时或数天内逐渐加重,偶尔也可在数分钟内危及生命。早期对病情作出正确评估,及时给予有效的紧急治疗尤为重要。

一、病因和发病机制

(一)病因

支气管哮喘的病因和诱因目前尚不十分清楚,多认为宿主因素与环境因素均参与了疾病的发生发展。支气管哮喘的发作与接触变应原、吸烟、空气污染、吸入某些刺激性气体、反复感染或服用某些药物(β 受体阻滞剂、阿司匹林等)有关。有时也与天气变化、剧烈运动、妊娠、月经期等有关。

(二)发病机制

支气管哮喘的发病机制不完全清楚,气道炎症、气道高反应性、免疫及神经等因素及其相互作用与支气管哮喘发病密切相关。

1. 气道炎症 气道慢性炎症被公认为是支气管哮喘发病的本质。肥大细胞、T 淋巴细胞、嗜酸性粒细胞等多种炎症细胞在气道聚集浸润、相互作用,分泌出多种炎性介质和细胞因子;炎性介质、细胞因子与炎症细胞之间互相作用构成复杂的网络,导致气道平滑肌收缩,黏液分泌增加,血管渗出增多。此外,气道的结构细胞如成纤维细胞、上皮细胞、平滑肌细胞等还可分泌内皮素-1 及各种生长因子,促进气道的增殖和重塑,内皮素-1 是迄今已知最强的支气管收缩剂。

2. 气道高反应性 是支气管哮喘发生发展的另一个重要因素,常有家族倾向,受遗传因素影响,表现为气道对各种刺激因子产生的过强或过早的收缩反应。刺激可以是化学物质如组胺等,也可以是物理性的,如冷空气、运动等。

3. 免疫学机制 变应原进入特异性体质者的机体后,刺激机体通过淋巴细胞合成特异性 IgE,并结合于多种细胞表面的 IgE 受体。若变应原再次进入人体内,可与结合在细胞表面的 IgE 交联,进而使得该细胞合成并释放多种活性介质,造成平滑肌收缩、黏液分泌增加、血管通透性增高和炎症细胞浸润等;炎性细胞分泌多种炎症介质,使气道病变加重,炎症浸润增加。

4. 神经机制 目前研究认为,支配支气管的除了胆碱能神经、肾上腺素能神经外,还有非肾上腺素能非胆碱能(NANC)神经系统。NANC 神经系统能释放收缩及舒张支气管平滑肌的介质。若两者平衡失调,可引起支气管平滑肌痉挛。此外,支气管哮喘也与迷走神经张力亢进和 β 肾上腺素受体功能低下有关,并可能存在有 α 肾上腺神经的反应性增加。

二、临床特点

1. 早期预警征象 可表现为反复咳嗽,夜间尤明显,感到疲劳、乏力、呼吸用力、气短或胸闷,也可出现感冒样或过敏样症状(流涕、打喷嚏、鼻塞等),或表现为睡眠障碍。

2. 急性发作症状特点　因发作严重程度不一,临床表现不尽相同。表现为阵发性呼吸困难,伴有喘憋,或发作性胸闷和/或咳嗽,可有大汗淋漓、剧烈干咳或咳大量白色泡沫痰,甚至发绀。患者常被迫采取坐位或端坐呼吸,精神焦虑、烦躁,说话费力,病情加重可出现嗜睡、意识模糊。哮喘症状可在数分钟内发作,持续数小时甚至数天,使用支气管舒张药或自行缓解;某些患者可在缓解数小时后不明原因再次发作。

3. 体征　胸部呈过度充气状态,有广泛的哮鸣音,呼气音延长;心率增快;重症哮喘患者常有奇脉、吸气性三凹征、胸腹反常运动、发绀。值得警惕的是,重症哮喘患者,哮鸣音可不出现(静寂胸),因此不能仅依赖于哮鸣音对患者病情严重程度作出判定。

支气管哮喘急性发作时根据临床特点常将病情严重程度分为轻度、中度、重度和危重度(表4-1)。

表4-1　支气管哮喘急性发作时病情严重程度的分级及特点

临床特点	轻度	中度	重度	危重度
气短	步行、上楼时	稍事活动	休息时	—
体位	可平卧	喜坐位	端坐呼吸	—
讲话方式	连续成句	单句	单词	不能讲话
精神状态	可有焦虑,尚安静	时有焦虑或烦躁	常有焦虑、烦躁	嗜睡或意识模糊
出汗	无	有	大汗淋漓	—
呼吸频率	轻度增加	增加	常 >30 次/min	—
辅助呼吸肌活动及三凹征	常无	可有	常有	胸腹矛盾呼吸
哮鸣音	散在,呼吸末期	响亮、弥散	响亮、弥散	减弱乃至无
脉率	<100 次/min	100 ~ 120 次/min	>120 次/min	变慢或不规则
奇脉	无,<10mmHg	可有,10 ~ 25mmHg	常有,>25mmHg	无,呼吸肌疲劳
最初支气管舒张剂治疗后,呼气流量峰值/预计值	>80%	60% ~ 80%	<60%或作用时间<2h	—
PaO_2(吸空气)	正常	≥60mmHg	<60mmHg	<60mmHg
$PaCO_2$/mmHg	<45	≤45	>45	>45
SaO_2(吸空气)/%	>95	91 ~ 95	≤90	≤90
pH	—	—	降低	降低

注: 只要符合某一严重程度的某些指标,而不需满足全部指标,即可提示为该级别的急性发作。

三、辅助检查

1. 血液检查　嗜酸性粒细胞占比增高(外周血计数>3%),合并呼吸道感染时可有白细胞计数及中性粒细胞比例增高。

2. 动脉血气分析　常有 PaO_2 降低,过度通气可使 $PaCO_2$ 下降,pH 上升,表现为呼吸性碱中毒、Ⅰ型呼吸衰竭;若病情进一步发展,气道阻塞加重,缺氧及 CO_2 潴留同时存在,pH 下降,表现为呼吸性酸中毒、Ⅱ型呼吸衰竭;可合并代谢性酸中毒。

3. 胸部影像检查　可见双肺透亮度增加,呈过度充气状态;并发呼吸道感染时,则可表现为肺纹理增加及炎性浸润阴影。如并发气胸、纵隔气肿、肺不张,影像学出现相应表现。

4. 肺功能检查　1 秒钟用力呼气量(FEV_1)、1 秒钟用力呼气量占用力肺活量比值($FEV_1/FVC\%$)、最大呼气中期流速(MMEF)、25% 与 50% 肺活量时的最大呼气流量(MEF25 与 MEF50)及呼气流量峰值(PEF)均减少。其中 FEV_1、PEF 是临床上最常用的客观判断哮喘病情的通气功能指标,可以反映气道阻塞的严重程度。

5. 痰液涂片检查　显微镜下可见较多嗜酸性粒细胞退化形成的尖棱结晶、黏液栓和透明的哮喘珠;合并呼吸道细菌感染时,痰涂片、细菌培养及药物敏感试验有助于病原菌诊断及指导治疗。

6. 呼出气一氧化氮　在支气管哮喘未控制时升高,糖皮质激素治疗后降低,故可作为哮喘时气道炎症的标志物。连续测定、动态观察呼出气一氧化氮变化的临床价值更大。

7. 特异性变应原的检测　可用放射性变应原吸附试验(RAST)测定特异性 IgE,重症过敏性哮喘患者血清 IgE 可较正常人高 2~6 倍。

四、诊断与鉴别诊断

(一)诊断

支气管哮喘急性发作首先应符合支气管哮喘的诊断标准,主要包含两个要点:随时间不断变化的呼吸系统症状史及可变的呼吸气流受限。

1. 反复发作喘息、气急、胸闷或咳嗽,夜间或晨起时加重,急性发作时表现为症状突然发作或原有症状加重。

2. 发作时呼气相延长,在双肺可闻及散在或弥漫性、以呼气相为主的哮鸣音。

3. 上述症状和体征可经治疗缓解或自行缓解。

4. 除外其他疾病所引起的喘息、气急、胸闷和咳嗽。

5. 临床表现不典型者(如无明显喘息或体征),应至少具备以下 1 项试验阳性:

(1) 在诊断过程中,至少一次 FEV_1 下降,FEV_1/FVC 减少,成人正常的 FEV_1/FVC 比值通常为:0.75~0.80。

(2) 支气管激发试验或运动激发试验阳性。

(3) 支气管舒张试验阳性:即吸入支气管舒张剂后,FEV_1 增加≥12%,且 FEV_1 增加绝对值≥200ml。

(4) PEF 平均每昼夜变异率(连续 7d)>10%,或 PEF 周变异率[(2 周内最高 PEF 值-最低 PEF 值)/[(2 周内最高 PEF 值+最低 PEF)×1/2]×100%]>20%。

符合上述症状和体征,同时具备气流受限客观检查中的任一条,并除外其他疾病所引起的喘息、气急、胸闷及咳嗽,可以诊断为支气管哮喘。

如出现以下情况考虑重症哮喘:哮喘急性发作,常规治疗症状不能改善或急性恶化,呈持续性哮喘表现;或哮喘呈爆发性发作,在数小时或数天内出现危及生命的情况。此时要对病情应作出正确评估,以便给予及时有效的紧急治疗。

(二)鉴别诊断

1. 心源性哮喘　发作时的症状与支气管哮喘相似,常见于急性左心衰竭,多有左心受累基础心脏疾病。表现为阵发性咳嗽,咯粉红色泡沫痰;两肺广泛的湿啰音和哮鸣音;心界扩大,心率增快,心尖部可闻及奔马律。胸部 X 线检查可见心脏增大,肺淤血征。在诊断不明时,忌用肾上腺素或吗啡,以免造成危险,可雾化吸入 β₂ 肾上腺素受体激动剂或静脉注射氨茶碱缓解症状后,做进一步检查。

2. 慢性阻塞性肺疾病　多见于中老年人,常有长期吸烟史。表现为慢性、进行性加重呼吸困难,可有慢性咳嗽史,喘息长年存在,有急性加重期。有肺气肿体征,两肺可闻及湿啰音。肺功能表现为持续性气流受限,呈进行性发展。

3. 支气管肺癌　中央型肺癌患者,由于肿瘤压迫导致支气管狭窄或伴发感染时,可出现喘息及类似哮喘样呼吸困难和肺部哮鸣音。呼吸困难及喘息症状多呈进行性加重,常无诱因,可有痰中带血。胸部影像或纤维支气管镜检查可协助鉴别。

4. 变态反应性肺浸润　一组肺嗜酸细胞浸润的疾病。症状较轻,患者常有发热,胸部影像学检查可见多发性、此起彼伏的淡薄斑片状浸润阴影,可自行消失或再发。肺组织活检将有助于鉴别。

5. 气道异物　患者表现为吸气性呼吸困难,典型的可有三凹征,多有明确异物吸入史,胸部影像及纤维支气管镜检查可明确诊断。

五、急诊治疗

治疗的目的在于尽快缓解症状、解除气流受限;改善低氧血症和高碳酸血症;保护肺功能,预防并发症和复发。

(一)药物治疗

通过迅速解除支气管痉挛从而缓解哮喘症状,包括糖皮质激素和各种支气管舒张剂。

1. 糖皮质激素 是最有效的控制哮喘气道炎症的药物,可有效控制气道炎症、降低气道高反应性、减轻哮喘症状、改善肺功能、减少哮喘发作的频率和减轻发作时的严重程度,降低病死率。有吸入、口服和静脉三种给药途径。

(1)吸入给药:吸入性糖皮质激素局部抗炎作用强,药物直接作用于呼吸道,所需剂量较小,全身性不良反应较少,但往往起效较慢。临床上常用的包括二丙酸倍氯米松、布地奈德、丙酸氟替卡松等。

(2)口服给药:适用于轻中度支气管哮喘发作,一般使用短半衰期的糖皮质激素,如泼尼松龙、泼尼松或甲泼尼龙。为减少全身副作用及皮质激素依赖,应用此类药物宜采用高剂量、短疗程、及时停药方法,持续使用应慎重。长期使用可采取清晨顿服或隔日顿服的方法,剂量可为泼尼松龙 0.5~1.0mg/(kg·d)。

(3)静脉给药:重症患者应及早静脉使用,可予甲泼尼龙 80~160mg/d 分次静脉滴注。由于此类药物通常用药后 4~6h 才起效,故应及早给药并与其他支气管平滑肌舒张剂同时应用。无糖皮质激素依赖倾向者,可在短期(3~5d)内停药;有激素依赖倾向者应延长给药时间,哮喘症状控制后改为口服给药,逐步减量。

2. β₂ 受体激动剂 通过作用于气道平滑肌和肥大细胞膜表面的 β₂ 受体、舒张气道平滑肌、减少肥大细胞和嗜碱性粒细胞脱颗粒和介质的释放、降低微血管的通透性、增加气道上皮纤毛的摆动等,缓解哮喘症状。根据维持时间可分为短效(维持时间 4~6h)和长效(维持时间 10~12h)两种类型。前者包括沙丁胺醇、特布他林、丙卡特罗片等,后者又可分为快速起效(如福莫特罗)和缓慢起效(如沙美特罗)的长效 β₂ 受体激动剂。

3. 茶碱类 有舒张支气管平滑肌及强心、利尿、兴奋呼吸中枢和呼吸肌等作用,低浓度茶碱具有一定的抗炎作用。使用时应注意药液浓度不宜过高,速度不宜过快,以免引起心律失常、血压下降甚至猝死等毒性反应。因其有效血浓度与引起毒性反应的血浓度接近,且个体差异较大,应严密观察。多索茶碱的作用与氨茶碱相同,但不良反应较轻。

4. 抗胆碱药 可阻断引起气道阻塞的胆碱能通路,有一定支气管舒张作用,与短效 β₂ 受体激动剂联合吸入可使支气管的舒张作用持久并增强。异丙托溴铵(短效)和托溴铵(长效)是常用抗胆碱药。

5. 肾上腺素 紧急状态下,0.1%肾上腺素 0.3~0.5ml 皮下注射,可迅速解除支气管痉挛。

6. 白三烯拮抗剂 可抑制白三烯参与的支气管炎症和重构作用。常用药物有扎鲁司特、孟鲁斯特。

(二)氧疗

通过鼻导管吸氧、面罩吸氧或机械通气治疗达到动脉血氧饱和度≥90%(儿童≥95%)。若病情继续恶化,缺氧及 CO_2 潴留明显,应及时气管插管机械通气治疗,以减轻呼吸肌负担,纠正低氧状态,减少氧耗并清除呼吸道分泌物,从而挽救患者生命。机械通气指征为重度低氧血症和/或 CO_2 潴留,呼吸性酸中毒时 pH<7.20 或伴发严重代谢性酸中毒,呼吸肌疲劳,意识障碍,自主呼吸微弱或停止。

(三)纠正水、电解质平衡

支气管哮喘急性发作,尤其是重症患者多有大汗淋漓、烦躁等症状,可合并存在酸碱平衡和水、电解质紊乱,治疗过程中,应积极调整,尽快纠正。

(四)抗生素的应用

抗生素并非支气管哮喘常规治疗,但合并细菌感染患者,可酌情使用抗生素治疗。

全球哮喘防治创议(GINA)致力于哮喘的管理和预防,自2002年起每年更新。2018年我国也出台了支气管哮喘急性发作评估及处理中国专家共识。

第三节　气胸

案例 4-3

患者,男性,18岁,大一学生,身体偏瘦高型,平时喜爱运动。某日,张某在上体育课时,突发左胸疼痛,呈撕裂样疼痛,有压迫感,觉胸闷,呼吸时觉左侧疼痛加重。立即被同学搀扶到校医务室,患者面色略苍白,不敢大口呼吸,详问病史,患者无心脏、肺部疾患,体格检查测得血压心率均正常。

思考:

1. 患者考虑诊断为何? 如何鉴别诊断?

2. 该患者治疗方案。

人体胸腔正常解剖结构脏层胸膜和壁层胸膜两者紧密相邻,两层胸膜之间的潜在腔隙,即为胸膜腔。胸膜腔本是一个不含气体的密闭、潜在腔隙,当有气体进入胸膜腔造成胸膜腔积气状态时,称为气胸(pneumothorax)(图4-2)。

一、病因及发病机制

（一）病因

气胸可分为自发性、外伤性、医源性三类。自发性气胸多在无外在诱因的情况下发生,根据既往有无基础性肺部疾病分为继发性和原发性;外伤性气胸为胸壁直接或间接损伤所致;医源性气胸则为医疗活动中诊疗操作所致。

原发性自发性气胸主要发生在瘦高年轻男性,相关因素包括吸烟、气压的变化。调查显示部分患者存在遗传倾向。近1/3的自发性气胸为继发性,导致继发性自发性气胸的相关疾病较多,如慢性阻塞性肺疾病、支气管哮喘、结核、肺间质

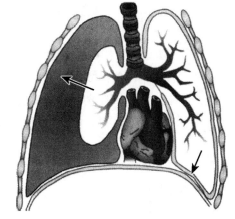

图4-2　气胸

病、卡氏肺孢子菌病、肺淋巴管平滑肌瘤病、肺囊性纤维化、朗格汉斯组织细胞增多症等。其中,最常见的是慢性阻塞性肺疾病。

（二）发病机制

正常情况下胸膜腔内压是负值(低于大气压),肺泡壁和脏层胸膜形成分离胸膜内腔和肺泡内腔的屏

障,保持一定压力梯度。如果该屏障发生缺陷或被破坏,气体进入胸膜腔直至两侧压力相等或者破口封闭为止。随着单侧胸膜腔内负压的消失患侧肺塌陷,造成限制性通气障碍,肺活量、功能残气量和肺总容量下降。大量气胸使肺通气量降低、通气/血流比失衡、气体弥散面积下降可导致急性血氧下降。对于张力性气胸,肺泡-胸膜缺损形成单向活瓣,致使吸气相时气体进入胸膜腔,呼气相时气体滞留在胸膜腔。导致胸膜腔内气体进行性聚集,胸膜腔内压力不断增加,纵隔发生移位,当胸膜腔内压力超过 15~20mmHg 时影响心脏的静脉回流,如果继续进展可导致循环功能衰竭甚至死亡。

原发性自发性气胸患者常并发有胸膜下肺大泡,肺大泡形成的病因不明,认为与肺内弹性纤维的退化及蛋白酶-抗蛋白酶、氧化-抗氧化系统的失衡有关。

对于继发性自发性气胸,潜在的肺部疾病减弱了肺泡胸膜屏障。当气管痉挛、剧烈咳嗽时引起气管内和肺泡内压力增加从而增加发生气胸的危险。

二、临床要点

(一)临床分型

根据脏层胸膜破裂的不同及气胸发生后胸腔内压力的不同变化,将气胸分为以下几种类型:

1. 闭合性(单纯性) 胸膜破裂口小,且随肺萎缩而闭合,空气不再继续进入胸膜腔。胸膜腔内压接近或略超过大气压,胸腔内压力视气体量多少而定,可为正压亦可为负压。

2. 交通性(开放性) 胸膜破裂口较大,或两层胸膜间有牵拉或粘连,使破口持续呈开放状态,吸气与呼气时空气可自由进出胸腔。胸膜腔内压在 $0cmH_2O$($1cmH_2O = 0.098kPa$)上下波动。

3. 张力性(高压性) 胸膜破裂口呈单向活瓣作用,吸气时裂口开放,使气体进入胸膜腔,呼气时裂口则关闭,胸膜腔内气体不能排出。胸膜腔内压常超过 $10cmH_2O$,甚至高达 $20cmH_2O$。

(二)临床表现

1. 症状 大多数患者起病急骤,部分患者发病前有提重物、屏气、用力咳嗽等诱因,表现为突感患侧胸痛,呈针刺样或刀割样,持续时间短暂,继之出现胸闷和呼吸困难,可伴有刺激性咳嗽,多因气体刺激胸膜所致。少数患者可发生双侧气胸,此时以呼吸困难为突出表现。积气量大时或原已有较严重的慢性肺疾病者,呼吸困难明显。患者不能平卧,常为被迫健侧卧位,以减轻呼吸困难。

张力性气胸时胸膜腔内压骤然升高,肺被压缩、纵隔移位明显,可迅速出现严重呼吸循环障碍。患者可表现为表情紧张、胸闷、发绀、冷汗、挣扎坐起,有些可表现为烦躁不安、脉速、低血压、心律失常,甚至意识不清、呼吸衰竭。

2. 体征 听诊呼吸音减弱具有重要意义,但少量气胸时体征不明显,尤其在肺气肿患者则更难确定。大量气胸时,气管向健侧移位,患者可表现胸部隆起,呼吸运动与触觉语颤减弱,叩诊呈过清音或鼓音,心或肝浊音界缩小或消失,听诊呼吸音减弱或消失。左侧少量气胸或纵隔气肿时,有时可在左心缘处听到与心跳一致的气泡破裂音,称为 Hamman 征。

三、辅助检查

(一)基本检查

虽然病史和体格检查可以提示气胸的诊断,但一般还是要依赖胸部影像学检查明确诊断。经典的胸片表现为可见与胸壁平行的脏层胸膜线,气胸线与胸壁之间由透亮度增高、缺乏肺纹理的区域分隔(图4-3)。该区域的平均宽度可以用于估计气胸的大小。一般将气胸大致分为少量、中量、大量和全肺。

当怀疑气胸,但是标准胸片未见气胸表现时,应摄呼气相胸片。理论上讲,呼气相患者的肺脏和胸腔均减小,气胸的相对比率就增加了。在一些病例中,卧位侧位相(气胸的一侧向上)可以识别少量的沿着侧胸壁的胸膜内气体。对于只能卧位的重症患者,发现深的凹沟(肋膈角加深)可以提示同侧存在气胸。

对于张力性气胸不建议为了获得影像学确诊而延误治疗。一旦怀疑则应尽快处理。当临床上张力性气胸的诊断不确定时,可采用床旁胸片协助诊断

（二）备选检查

1. 胸部 CT　对于合并基础肺部疾病的气胸患者,胸片很难评价基础性肺病。胸片区别肺大泡和气胸的主要根据:气胸线一般平行于胸壁(图4-3),而肺大泡则向内凹陷(图4-4)。但胸片很难鉴别巨大肺大泡与气胸,可采用胸部 CT 鉴别(图4-5)。

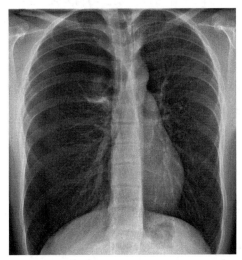

图4-3　气胸 X 线片

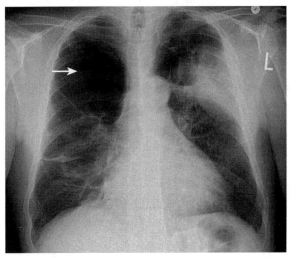

图4-4　肺大泡

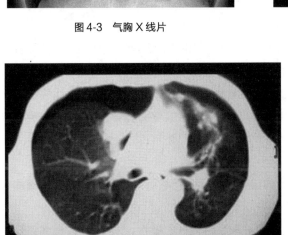

图4-5　气胸及肺大泡

2. 血气分析　血气分析常提示低氧血症和高碳酸血症,均可用于患者病情的评估。

3. 心电图　心电图改变,包括电轴右偏、QRS低电压,T 波倒置,可能是心脏移位、胸内气体增加、急性右室负荷增加和低氧血症导致心肌缺血所引起的结果。

四、诊断及鉴别诊断

（一）诊断

根据临床症状、体征及影像学表现,气胸的诊断通常比较容易。影像学检查中 X 线或 CT 显示气胸线是确诊的依据。当病情十分危重无法完成影像学检查时,应首先在患侧胸部体征最明显处试验穿刺。如抽出气体,即可证实气胸的诊断,也能及时减轻胸膜腔内压力,减轻病情。

（二）鉴别诊断

气胸对于老年人和原有心、肺慢性基础疾病者,临床表现可与其他心、肺急症相似。需要与各种导致胸痛和呼吸困难的疾病进行鉴别:

1. 急性肺栓塞　患者可伴有咯血、低热、晕厥,并常有骨折手术、脑卒中、下肢或盆腔深静脉血栓等病史,或发生于长期卧床的老年患者。大面积肺栓塞也可突发起病,呼吸困难、胸痛、烦躁不安、惊恐甚至濒死感。体格检查、血 D-二聚体、肺动脉 CT 扫描可助鉴别。

2. 支气管哮喘与慢性阻塞性肺疾病　两者均可表现为不同程度的气促和呼吸困难,体征亦与气胸相似,但支气管哮喘常有反复发作史,慢性阻塞性肺疾病的呼吸困难多呈长期缓慢进行性加重。当哮喘及慢

性阻塞性肺疾病患者突发严重呼吸困难、冷汗、烦躁时,支气管舒张剂、抗感染药物等治疗效果不好,且症状加剧,应考虑并发气胸的可能,影像学检查有助于鉴别诊断。

3. 急性心肌梗死　患者有突然胸痛、胸闷甚至呼吸困难、休克等临床表现,常有高血压、糖尿病、冠状动脉粥样硬化性心脏病等病史。心电图、心肌酶学及胸片检查可以鉴别。

4. 胸膜的炎症刺激　虽然没有真正的呼吸困难和低氧血症,但胸膜刺激痛可以引发气短的感觉。大多数胸膜刺激相关疾病(肺炎、栓塞、肿瘤)在胸片上有相应的表现。

5. 自发性的纵隔气肿　发现皮下气肿和影像学检查发现纵隔内气体可以鉴别。与自发性气胸不同,自发性纵隔气肿多发生于呼气相,尤其是强烈的瓦尔萨尔瓦动作后。大多数自发性纵隔气肿没有基础性疾病,病程多为良性。继发性纵隔气肿(如 Boerhaave 综合征)更加严重,治疗多针对潜在的疾病。

6. 肺大泡　肺大泡多位于肺周边,尤其是巨型肺大泡易被误认为气胸。肺大泡常起病缓慢,气胸症状多突然发生。影像学上肺大泡气腔呈圆形或卵圆形,泡内常有细小的条纹理,为肺小叶或血管的残异物。而气胸则呈胸外侧的透光带,无肺纹理可见。肺大泡向周围膨胀,将肺压向肺尖区、肋膈角或心隔角。如误对肺大泡抽气测压,甚易引起气胸,需认真鉴别。

五、急诊处理

气胸的治疗目的是促进患侧肺复张,消除病因及减少复发。治疗具体措施包括保守疗法,胸腔穿刺、胸腔闭式引流、经胸腔镜手术或开胸手术等。治疗方案不单纯依据胸片显示的气胸量大小,应根据气胸的类型与病因、患者气胸发生频次、肺压缩程度、病情状态及有无并发症等综合因素制订个体化的治疗方案。

(一)快速评价与稳定

张力性气胸或大量气胸患者可出现晕厥和心输出量下降。对于出现情绪紧张、烦躁不安、冷汗甚至意识不清、心动过速、血压下降、低氧血症、气管向健侧移位的患者,应给予紧急处理,而不应等待影像学检查结果。紧急处理包括即刻高流量吸氧,并用 18G 消毒针从患者锁骨中线第二肋间刺入。气体快速溢出所发出的嘶嘶声可证实诊断。穿刺抽气直至患者呼吸窘迫程度减轻,保留原位的套管,并在腋中线放置胸管引流。

(二)保守治疗

主要适用于肺压缩约 20%,首次发病、无明显症状的闭合性气胸。严格卧床休息,酌情镇静、镇痛。一般 7~14d 可自行吸收。

1. 吸氧　吸氧可改善患者呼吸困难及低氧血症,并促进胸腔内气体的吸收。未吸氧时,气胸每日的吸收率约 1.25%。高浓度吸氧治疗可加快胸腔内气体的吸收,可提高 3~4 倍气胸吸收率。吸氧能降低血氮水平,提高胸膜腔和血的氮张力梯度差,从而增加氮吸收,促进其他气体吸收。另外,发生气胸后可伴有通气/灌注比例失调、解剖分流和无效腔。因此,吸氧为治疗气胸的基本措施,通常吸氧流量为 3L/min 以上。

2. 保守治疗时需密切监测病情改变,尤其在气胸发生后 24~48h 内,及时发现需要安置胸腔闭式引流的病例,以免延误病情。如患者年龄偏大并有肺基础疾病如肺气肿,其胸膜破裂口愈合慢,呼吸困难等症状严重,即使气胸量较小,原则上也不主张保守治疗。

3. 针对肺基础疾病的治疗　如因肺结核并发气胸,应予抗结核药物;慢性阻塞性肺疾病合并气胸者应注意积极控制肺部感染,解除气道痉挛等。

(三)排气治疗

1. 胸腔穿刺抽气　抽气治疗可加速肺复张,迅速缓解气胸症状。适合于肺压缩约 20%,有呼吸困难、但心肺功能尚好的闭合性气胸患者。穿刺点通常选择患侧锁骨中线第二肋间,局限性气胸则要选择相应的穿刺部位。用气胸针或细导管直接穿刺入胸腔,连接 50ml 或 100ml 注射器或气胸机抽气并测压,直到患者呼吸困难缓解为止。一次抽气量不宜超过 1 000ml,每日或隔日抽气一次。张力性气胸病情危急,应迅速解除胸腔内正压以避免发生严重的并发症。

2. 胸腔闭式引流　适用于气胸气体量大、张力性气胸、胸腔穿刺抽气效果不佳的交通性气胸、心肺功能较差而症状较重的闭合性气胸及反复发作的气胸患者。置管部位一般多取锁骨中线第二肋间或腋前线第四、第五肋间,如为局限性气胸或需引流胸腔积液,则应根据 X 线胸片或在 X 线透视下选择适当部位进行胸腔闭式引流进行排气引流。

若经水封瓶引流后,肺仍不能复张,可在引流管加用负压吸引装置。一般负压$-10\sim-20cmH_2O$,如果负压超过设置值,则空气由压力调节管进入调压瓶,因此,胸腔所承受的吸引负压不超过设置值,可避免过大的负压吸引导致肺损伤。

闭式负压吸引宜连续负压吸引,如经 12h 后肺仍未复张,应查找原因。如无气泡冒出,停止负压吸引,观察 2~3d,经透视或胸片证实气胸未再复发后,即可拔除引流管,用凡士林纱布覆盖手术切口。

水封瓶应放在低于患者胸部的地方,以免瓶内的水反流进入胸腔。应用各式导管引流排气过程中,应注意严格消毒、无菌操作,防止发生感染。

(四)手术治疗

经内科治疗无效的气胸患者可考虑手术治疗,主要适用于长期气胸、血气胸、交通性气胸、双侧气胸、复发性气胸、张力性气胸引流失败者、胸膜增厚致肺膨胀不张或影像学有多发性肺大泡者。手术治疗成功率高,复发率低。

(五)胸膜粘连疗法

主要适用于不能耐受手术或拒绝手术者:

1. 持续性或复发性气胸。

2. 双侧气胸。

3. 合并肺大泡。

4. 肺功能不全,不能耐受手术者。

通过理化因素刺激胸膜表面产生无菌性炎症反应,致使胸膜壁层和脏层粘连,胸膜腔闭塞。常用的硬化剂有多西环素、滑石粉等。胸腔注入硬化剂前,尽可能使肺完全复张。

(六)并发症及其处理

1. 纵隔气肿与皮下气肿　①气体从破裂肺泡口逸出进入肺间质,形成间质性肺气肿。肺间质内的气体则沿血管鞘进入纵隔,甚至进入胸部或腹部皮下组织,形成皮下气肿。②张力性气胸抽气或闭式引流后,亦可沿针孔或切口出现胸壁皮下气肿,或全身皮下气肿及纵隔气肿。

大多数患者并无症状,但颈部可因皮下积气而变粗。皮下气肿及纵隔气肿随胸腔内气体排出减压而自行吸收。高浓度吸氧有利于纵隔气肿吸收。如出现以下情况,应考虑行胸骨上窝切开排气:出现干咳、呼吸困难、呕吐及胸骨后疼痛,并向双肩或双臂放射(疼痛常因呼吸运动及吞咽动作而加剧);出现发绀、颈静脉怒张、脉速、低血压、心浊音界缩小或消失,心音遥远、心尖部可听到清晰地与心跳同步的"卡塔"声(Hamman 征);X 线检查于纵隔旁或心缘旁(主要为左心缘)可见透明带。

2. 复张性肺水肿　大多发生于患侧,偶尔发生于双侧甚至健侧。年轻、大范围和长时间肺不张,以及抽气过多、肺复张速度过快时易发生复张性肺水肿。临床表现为抽气或排气后出现持续性咳嗽、胸闷,如不及时处理,可出现咳大量白色泡沫痰或粉红色泡沫痰。复张性肺水肿大多发生于术后即刻,也可晚至术后 3d。应及时发现给予相应处理包括患者半卧位,吸氧、给予利尿剂治疗,一般情况下效果良好。必要时可经面罩给予持续正压通气治疗。处理若治疗不及时,患者症状持续加重,可导致死亡。

3. 血气胸　自发性气胸伴有胸膜腔内出血,常与胸膜粘连带内血管撕裂有关,肺完全复张后,出血多能自行停止,若继续出血不止,除抽气排液及适当输血外,应考虑开胸手术结扎出血的血管。

总之,对于气胸的治疗有:观察、吸氧、导管排气、胸腔镜手术和胸廓切开置管术。治疗的决策必须做到个体化,并且考虑到如下因素:肺压缩程度、症状严重程度、基础肺部疾病的表现、并发症、既往病史、患者的依从性、引流气体的多少和持续时间及随访监测可行性。

第四节　急性心力衰竭

学习目标	
掌握	急性心力衰竭的临床表现、诊断标准及急诊处理。
熟悉	急性心力衰竭的发病原因、发病机制及相关辅助检查。
了解	急性心力衰竭的鉴别诊断。

案例 4-4

患者,男性,55 岁,因"活动后气紧 7d,加重 6h"来诊。入院前 7d 患者出现活动后气紧,伴心悸,伴有阵发性夜间呼吸困难,坐位可缓解。入院前 6h 气紧加重,伴咳粉红色泡沫痰,急诊来院。既往高血压、冠心病病史。

思考:

1. 患者出现气紧的原因是什么?

2. 给予的急诊处理应是什么?

急性心力衰竭(acute heart failure,AHF)是指心脏功能不全的症状和体征突然发作的临床综合征,其临床特征是心脏存在结构和/或功能的急剧异常,导致静息或负荷时心输出量明显减少和/或心腔内压力明显增高,进而出现的一系列症状和体征。急性心力衰竭分为急性左心衰竭和急性右心衰竭,临床上约 95% 为急性左心衰竭,是临床上引起呼吸困难的常见原因之一。

一、病因和发病机制

(一)急性心力衰竭的病因和诱因

急性心力衰竭患者多数有器质性心脏病。在老年患者中,冠心病占急性心力衰竭病因的 60%~70%。在较年轻的患者中,急性心力衰竭病因主要包括先天性心脏病、心肌炎、扩张型心肌病或心律失常等。

急性心力衰竭的常见诱因包括高血压危象、急性冠状动脉综合征、心律失常、治疗依从性差、感染等(表 4-2)。

(二)急性心力衰竭发病机制

不同原因所致的急性心力衰竭发病机制并不完全相同,主要包含以下几个方面:

1. 功能心肌的急性丧失和心肌顿抑,如急性心肌梗死。

2. 心脏前负荷突然增大,如乳头肌断裂等造成的二尖瓣或主动脉瓣反流及脓毒症、甲状腺危象和分流综合征等使回心血流量突然增加均可使左心室舒张期负荷过重。

3. 心脏后负荷增大,如主动脉瓣狭窄、高血压危象等。

4. 严重心律失常,心脏节律性活动紊乱,心脏舒张期冠脉灌注减少。

表 4-2　急性心力衰竭的病因、诱因举例

序号	病因或诱因
1	急性冠脉综合征
2	快速性心律失常（如室性心动过速、心房颤动）
3	血压过度升高
4	感染（如感染性心内膜炎、肺炎、脓毒症等）
5	不依从盐/水摄入或药物的医嘱
6	缓慢性心律失常有毒物质（酒精、毒品）
7	药物（如非甾体抗炎药、糖皮质激素、负性肌力药、心脏毒性化疗药物）
8	慢性阻塞性肺疾病加重
9	肺栓塞
10	手术和围术期并发症
11	交感神经活性增强，应激性心肌病
12	代谢/激素紊乱（如甲状腺功能障碍、糖尿病酮症酸中毒、肾上腺功能不全、妊娠和围产期相关异常）
13	脑血管损害
14	急性机械原因：急性冠脉综合征并发的心肌破裂（游离壁破裂、室间隔缺损、急性二尖瓣反流）、胸部外伤或心脏介入治疗、继发于心内膜炎的急性自体或假体瓣膜关闭不全、主动脉夹层或血栓形成

　　上述情况最终导致心肌收缩功能迅速降低，心脏负荷增加超过其代偿功能，心输出量急剧下降，体循环或肺循环淤血，从而出现急性心力衰竭的临床症状。此外，存在慢性心肌顺应性降低时，心脏储备能量显著下降，在心脏前、后负荷突然加大时，心力衰竭的症状出现会更快、更重。

　　此外，药物如钙通道阻滞剂、β 受体阻滞剂等可抑制心肌节律和收缩力；输液过快或过量可使心肌前负荷急剧增加；创伤或全身感染时，组织对灌注需求加大而加重心脏负担；肾功能不全患者存在心脏前、后负荷增加和心肌受损，这些因素均是诱发急性心力衰竭的机制。

　　机体的神经-内分泌代偿机制启动：由于交感张力增强，一方面，使体循环阻力加大，减少了皮肤、肌肉、腹腔脏器及肾脏血流而维持了脑、心脏的灌注，但因增加了心脏后负荷而加重心功能不全；另一方面，可刺激肾素-血管紧张素-醛固酮系统并使抗利尿激素分泌增加从而导致水、钠潴留，促使肺淤血和肺水肿的发生。肺循环淤血又会刺激肺微血管旁压力感受器，反射性地引起呼吸加快及呼吸幅度变浅，从而形成恶性循环，加重呼吸困难等临床症状。

二、临床特点

　　急性左心衰竭引起肺循环淤血，而右心衰竭则引起体循环淤血。其典型临床征象见表 4-3。

　　急性左心衰竭的表现是心率加快、呼吸困难、发绀及早期血压短暂升高。严重的表现为肺水肿，此时患者焦虑、大汗、张口呼吸、呼吸窘迫明显、常有白色或粉红色泡沫痰，体格检查双肺满布湿啰音，出现第三心音(S3)奔马律或第四心音(S4)。若未予及时救治则患者血压下降、意识改变、发生晕厥或昏迷，甚至死亡。

　　急性右心衰竭可见颈静脉怒张、肝大等，根据其诱因可能伴有肺栓塞或右心梗死的相应症状和体征。

　　对于急性心力衰竭严重程度的分级并不常见，目前仅对急性心肌梗死诱发的急性心力衰竭的患者，根据 Killip 分级方法评估其死亡风险：

　　Ⅰ级：临床上无心力衰竭症状，但肺动脉楔压可升高，病死率 0~5%。

　　Ⅱ级：轻至中度心力衰竭，肺啰音出现范围小于两肺野的 50%，可出现第三心音奔马律、持续性窦性心动过速或其他心律失常，静脉压升高，有肺淤血的 X 线表现，病死率 10%~20%。

　　Ⅲ级：重度心力衰竭，出现急性肺水肿，肺啰音出现范围大于两肺的 50%，病死率 35%~40%。

表 4-3　心力衰竭典型的症状和体征

典型症状	较特异的体征
气促	颈静脉压升高
端坐呼吸	肝颈反流征
阵发性夜间呼吸困难	第三心音（奔马律）
运动耐力降低	心尖搏动向左侧移位
乏力、疲倦、运动后恢复时间延长	
踝部水肿	

不太典型的症状	不太特异的体征
夜间咳嗽	体重增加（>2kg/周）
喘息	体重减轻（在严重心力衰竭）
肿胀感	组织消耗（恶病质）
食欲缺乏	心脏杂音
精神不振（尤其是老年患者）	外周水肿（踝部、骶部、阴囊）
抑郁	肺部啰音
心悸	肺底叩诊浊音（胸腔积液），空气进入减少
头晕	心跳加快
昏厥	脉搏不规则
俯身呼吸困难	呼吸加快
	潮式呼吸
	肝大
	腹水
	四肢冷
	尿少
	脉压小

Ⅳ级：出现心源性休克，收缩压小于 90mmHg，尿少于 20ml/h，皮肤湿冷，发绀，呼吸频率加快，脉率大于 100 次/min，病死率 85%～95%。

三、辅助检查

血、尿、便常规检查和血生化检查可能提示急性心力衰竭的诱因。血心肌标志物及动脉血气测定等对病因诊断有极大帮助，应列为常规检查。需要注意的是，在绝大多数急性心力衰竭患者中均会出现肌钙蛋白浓度的升高，但仅有部分患者会有心肌缺血或急性冠脉事件发生，这提示急性心力衰竭患者本身也会引起一定程度的心肌损伤或坏死，临床上需注意鉴别。此外，对于急性肺栓塞患者，作为急性右心衰竭的重要原因，肌钙蛋白水平升高对风险分层和治疗决策具有重要意义。

B 型尿钠肽（BNP）及其 N 末端 B 型尿钠肽（NT-proBNP）广泛用于心力衰竭的初步诊断和鉴别诊断。BNP<100ng/L 或 NT-proBNP<300ng/L，心力衰竭的可能性很小，其阴性预测值为 90%；如 BNP>400ng/L 或 NT-proBNP>1 500ng/L，心力衰竭可能性很大，其阳性预测值为 90%。但 BNP 和 NT-proBNP 的升高还受很多其他心血管和非心血管的因素影响，如年龄、心房颤动（简称"房颤"）、肾衰竭等，临床中要注意鉴别。此外在一些失代偿的终末期心力衰竭，一过性肺水肿或急性右心衰竭的患者，常有 BNP 和 NT-proBNP 水平反而降低的情况（表 4-4）。

表 4-4　B 型尿钠肽或 N 末端 B 型尿钠肽浓度升高的原因

器官	具 体 原 因
心脏	心力衰竭、急性冠脉综合征、肺栓塞、心肌炎、左室肥厚、肥厚型或限制型心肌病、瓣膜性心脏病、先天性心脏病、房性或室性快速性心律失常、心脏挫伤、心脏复律、植入型心律转复除颤器（ICD）电击、累及心脏的外科手术、肺动脉高压
非心脏	高龄、缺血性卒中、蛛网膜下腔出血、肾功能不全、肝功能不全（主要是肝硬化、腹水）、副肿瘤综合征、慢性阻塞性肺疾病、严重感染（包括肺炎和脓毒症）、重度烧伤、贫血、严重代谢和激素异常（如甲状腺功能亢进、糖尿病酮症酸中毒）

普通胸部 X 线或胸部 CT 能显示肺静脉淤血、肺间质和肺泡水肿，肺门阴影扩大呈蝶形，心影扩大等，这些均提示急性左心衰竭的诊断。

心电图异常可有助于心力衰竭原因的诊断,但特异性低。可能有 ST 段压低、T 波倒置、心律失常等。心电图完全正常的患者,心力衰竭可能性较小(敏感性 89%)。因此,呼吸困难的患者心电图应作为常规检查。

超声心动图广泛用于疑似心力衰竭患者的检测。它可提供心腔、心脏瓣膜、心脏功能和近心大血管的信息,对明确诊断并确定适宜的治疗极为重要。

血流动力学监测有助于更全面反映心功能状况和血容量水平,对急性心力衰竭的治疗具有重要的指导意义,但对病因搜索意义并不大。

通过仔细的临床评估和上述辅助检查提供的信息,对大多数患者可得出初步的诊断和治疗计划。只有在诊断不明确时(如超声心动图不佳或怀疑不常见的心力衰竭原因),一般才需要其他的检测。

四、诊断与鉴别诊断

(一)急性心力衰竭的诊断

主要依据包括病史、体格检查、胸部影像学检查,必要时可通过超声心动图检查和生物标志物检测以确定诊断。急性左心衰竭通常具备的诊断条件包括:

1. 存在急性心力衰竭的基础疾病。

2. 临床上突发呼吸困难加重,咳嗽,咳粉红色泡沫痰。

3. 双肺出现大量对称性湿啰音及哮鸣音。

4. 胸部影像学出现间质性肺水肿的影像特点。

5. 肺动脉楔压>4kPa(30mmHg)。

急性心力衰竭及早治疗会获得更大收益,诊断相关辅助检查应在院前即开始,以便及时确诊并启动适宜的治疗;要立即识别和处理同时存在的危及生命的临床情况和诱因。

心血管病、心力衰竭及甲状腺疾病等既往病史;近期突然停用抗心力衰竭药或加用心肌抑制性药物(如 β 受体阻滞剂、钙通道阻滞剂);钠盐摄入过量或体力负荷过重及胸痛、胸部不适等病史,此类患者发生急性心力衰竭可能性较大。交替脉、心脏扩大、心率加快、S3 奔马律、S4 奔马律、心律失常、肺部湿啰音或哮鸣音为急性左心衰竭的体征表现。

急性左心衰竭主要应与以下疾病相鉴别:支气管哮喘、慢性阻塞性肺疾病急性加重、肺栓塞、变态反应、肺炎及其他呼吸窘迫性疾病。

急性左心衰竭的低灌注状态应与脓毒症休克、低血容量、失血、心脏压塞及张力性气胸等鉴别。一般通过病史、体格检查和胸部 X 线片检查就可以作出诊断,必要时给予心脏超声检查。

(二)鉴别诊断

心源性肺水肿应与非心源性肺水肿如中毒、感染、ARDS 及神经源性肺水肿等相鉴别。病史、体格检查、影像学检查和细菌及毒物鉴定是主要鉴别手段。

五、急诊处理

当急性心力衰竭被确诊时,选择进一步处理必须进行临床评估,早期启动适宜的治疗是至关重要的(图 4-6)。

(一)紧急处理

急性左心衰竭初期治疗目标是稳定患者的血流动力学状态和缓解呼吸困难。

1. 外周氧饱和度、心电图检查和血压监测。

2. 保持气道通畅并给氧　通过鼻导管或面罩给氧并提高吸入气氧浓度(FiO$_2$)或采用无创正压通气(noninvasive positive-pressure venlition,NIPV),以维持外周血氧饱和度达 95% ~ 98%。当患者对扩血管药、氧疗和 NIPPV 无反应时可气管插管并机械辅助通气。

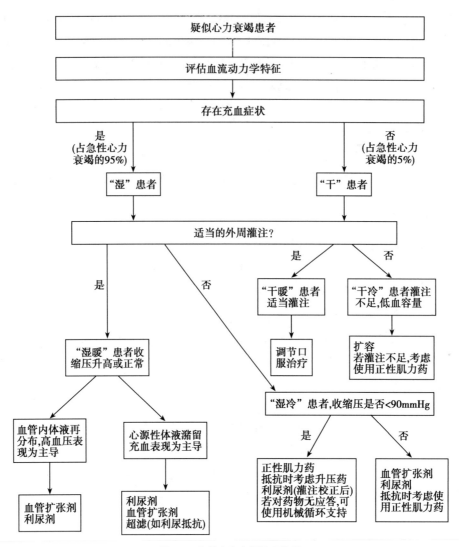

图 4-6　急性心力衰竭处理流程

3. **阿片类药物**　阿片类药物可缓解焦虑。静脉注射吗啡注 3mg,必要时可重复,但必须密切监测呼吸状况。

4. **血管扩张剂**　为缓解症状,静脉使用血管扩张剂是常用的治疗手段。血管扩张剂通过降低静脉张力来降低前负荷,降低动脉张力来降低后负荷。血管扩张剂治疗高血压性急性心力衰竭特别有效,应谨慎控制剂量以免过度降压,过度降压与预后不良相关。对于有明显二尖瓣或主动脉瓣狭窄的患者,血管扩张剂应慎用。

硝酸酯类:收缩压>100mmHg 时可静脉滴注硝酸甘油,从 20μg/min 开始,渐增至 200μg/min,直至平均动脉压降低 10mmHg。滴注中收缩压降至 90~100mmHg 时应停止并监测血压。对伴有高血压或二尖瓣反流的心力衰竭,可静脉滴注硝普钠,从 0.3μg/(kg·min) 渐增至 5μg/(kg·min),直至平均动脉压降低 10mmHg。

5. **利尿剂**　利尿剂是治疗急性心力衰竭伴有充血征象和液体负荷过重患者的基础。利尿剂可以增加肾脏水和盐的排泄,并且具有一定的血管扩张作用。对于伴有低灌注表现的急性心力衰竭患者,在没有恢复足够的灌注前,应避免使用利尿剂。对前负荷增加者可给予袢利尿剂,如呋塞米(速尿),以 20~40mg 为负荷量,静脉注射,继而以 5~40mg/h 速度静脉滴注。其他袢利尿剂如托拉塞米、布美他尼同样有效。

6. **正性肌力药**　此类药物适用于低心输出量综合征,洋地黄类药物能降低左心室充盈压,并且轻度增加心输出量;对治疗急性左心衰竭患者有一定作用。一般应用毛花苷 C 0.2~0.4mg 缓慢静脉注射,2~4h

后可以视病情再加用0.2mg,伴有快速心室率房颤患者也可酌情适当增加剂量。临床上常用正性肌力药还有磷酸二酯酶抑制剂,如氨力农、米力农等,和β受体激动剂,如多巴酚丁胺。

7. 肾脏替代治疗　目前没有证据能够证明超滤作为急性心力衰竭患者的一线治疗疗效优于袢利尿剂。对于难治性容量负荷过重的,对补液措施无效的尿少、严重高钾血症(>6.5mmol/L)、严重酸中毒(pH<7.2)、血清尿素氮水平≥25mmol/L(≥150mg/dl)和血肌酐≥300mmol/L(≥3.4mg/dl)的患者,需要启动肾替代治疗。

8. 机械辅助装置

主动脉内球囊反搏(IABP):适应证为在外科矫正特定急性机械问题(如急性二尖瓣反流和室间隔破裂)前、在严重的急性心肌炎期间、对选定的心肌梗死或急性心肌缺血患者,在手术或经皮冠状动脉介入治疗血运重建之前、之中和之后,用于支持循环。

心室辅助装置:可用于选定患者的"桥接到决定"或长期使用。

其他干预:对于有胸腔积液的急性心力衰竭患者,如有必要可考虑引流胸腔积液,以缓解呼吸困难。对于腹水患者,可考虑腹穿引流积液以缓解症状。通过降低腹内压,还可部分纠正跨肾压力梯度,从而改善肾脏滤过功能。

(二)治疗基础疾病

1. 急性冠脉综合征

(1)心律失常:当急性心力衰竭患者同时有缓慢性心律失常时可静脉注射阿托品0.25～0.5mg,必要时重复。当药物治疗无效的时候,可使用临时起搏器治疗。合并快速性心律失常,血流动力学不稳定时,可予电复律治疗。室上速时,避免使用地尔硫䓬和维拉帕米。

(2)其他心脏病或诱发急性心力衰竭的其他疾病的治疗:应在血流动力学稳定时与相应专科医师合作处置。

2. 心源性休克患者　心源性休克患者应立即进行综合评估。对于所有疑似心源性休克的患者,都需立即行心电图和超声心动图检查。对于急性冠脉综合征并发心源性休克的患者,推荐行直接冠脉造影(在入院2h内),争取做冠脉血运重建。还应考虑经动脉行侵入性监测。

关于评估与治疗心源性休克的最佳血流动力学监测手段,包括肺动脉导管,目前尚未达成共识。

药物治疗通过增加心输出量和提升血压,有助于改善血管灌注。药物管理包括正性肌力药,视病情可加用升压药。治疗要以器官灌注和血流动力学的连续监测为指导。当平均动脉压需要药物支持时,推荐用血管活性药物——去甲肾上腺素。多巴酚丁胺是最常用的肾上腺能正性肌力药。左西孟旦也可与升压药联用。在多巴酚丁胺和去甲肾上腺素的基础上,输注左西孟旦治疗继发于急性心肌梗死的心源性休克,可改善心血管血流动力学而不引起低血压。

药物治疗效果不明显时,需考虑机械辅助装置治疗。

第五节　肺血栓栓塞症

学习目标

掌握	肺血栓栓塞症的临床表现、危险分层、治疗原则。
熟悉	肺血栓栓塞症常用辅助检查、诊断策略、溶栓的指征和禁忌证、常用抗凝药物。
了解	肺血栓栓塞症的病因、危险评估评分标准。

患者,女性,70岁,因"突发呼吸困难半天"来诊。半天前患者进食时突感呼吸困难,伴左侧胸痛、咳嗽、口唇发绀,无咯血、发热,家人呼叫120,120到达现场时患者心率110次/min,呼吸频率25次/min,血压108/45mmHg,外周指氧饱和度85%,左小腿略肿胀,心电图提示窦性心动过速。既往患有高血压,脑梗死,长期卧床在家。

思考:

1. 患者目前诊断最可能是什么?

2. 急诊处理应采取哪些措施?

肺血栓栓塞症(pulmonary thromboembolism,PTE)是源于静脉系统或右心的血栓阻塞肺动脉或其分支,以肺循环和呼吸功能障碍为主要病理生理特征和临床表现的疾病。深静脉血栓(deep venous thrombosis,DVT)是PTE的主要血栓来源。PTE和DVT共属于静脉血栓栓塞症(venous thromboembolism,VTE)。急性PTE是内科急症之一,危重者可导致死亡。慢性PTE大多由反复发生较小范围的肺栓塞所致,早期常常无明显症状,长期可导致肺动脉高压。

本节对PTE的临床特点及其研究进展做介绍。

一、病因及病理生理机制

多种病因包括患者原发性因素(多为遗传性因素)和获得性因素(多为暂时性因素)增加PTE的患病风险(表4-5)。

表4-5 引起肺血栓栓塞症的病因举例

分类	举例
原发性病因	抗凝血酶缺乏、先天性异常纤维蛋白原血症、血栓调节因子异常、高同型半胱氨酸血症、抗心磷脂抗体综合征、纤溶酶原激活物抑制因子过量、凝血酶原20210A基因变异、Ⅻ因子缺乏、V因子 Leiden 突变(活性蛋白 C 抵抗)、纤溶酶原不良血症、纤溶酶原缺乏、蛋白 C 缺乏、蛋白 S 缺乏等
获得性病因	创伤/骨折(尤其多见于骨盆骨折和脊髓损伤)、外科手术后(尤其多见于全髋关节置换或膝关节置换术后)、脑卒中、肾病综合征、中心静脉置管、慢性静脉功能不全、血小板异常、真性红细胞增多症、巨球蛋白血症、各种原因的制动/长期卧床、长途航空或乘车旅行、高龄、吸烟、妊娠/产褥期、恶性肿瘤、肿瘤静脉内化疗、肥胖、充血性心力衰竭、急性心肌梗死、克罗恩病、口服避孕药、血黏滞度增高、植入人工假体等

遗传性因素导致的PTE发病年龄多在40岁以下,反复发生,有时有家族性发作倾向。

获得性因素中,高风险因素包括下肢骨折、关节置换、重大创伤/肿瘤、口服避孕药。在实际临床中,仍有约6%的患者无明确的致病因素。

PTE的血栓多来自下肢和盆腔深静脉。PTE的发生部位中,双侧多于单侧,右侧多于左侧,下肺多于上肺,其中发生于肺主动脉主干者较少(不到10%)。

PTE的病理生理机制:

(一)对血流动力学的影响

急性PTE导致肺循环阻力增加,肺动脉压升高。肺动脉血管床面积被阻塞3,50%~70%可导致持续性肺动脉高压,>85%可引起猝死。此外,血栓素 A_2、血清素等神经内分泌物质释放也可导致肺动脉收缩。

(二)对心脏功能的影响

肺循环阻力增加导致右心室压力和容量负荷增加,心室壁张力增加,通过 Frank-Starling 机制影响右心室收缩性,收缩时间延长。同时神经内分泌机制的激活产生右心室正性变力和变时效应。上述代偿机制增加了肺动脉压力,改善血流通过阻塞的肺血管床,稳定体循环血压。但这种代偿机制有限,右心室无法应对升高的肺动脉阻力,最终可引起右心功能不全。

右心室收缩时间延长,室间隔偏向左侧,左心室舒张早期充盈受损,左心回心血量减少,导致心输出量明显下降。动脉压下降、右心房压升高、右心室壁张力升高使冠状动脉灌注压下降,心肌供血不足,同时右心室心肌耗氧量增加,进一步加重右心功能不全。

(三)对肺功能的影响

急性PTE呼吸功能衰竭主要原因在于血流动力学不稳定。心输出量降低、肺泡无效腔增大;栓塞部位肺泡表面张力增加、肺泡萎缩和肺不张;而未栓塞部分肺组织血流量增加,造成功能性分流;以上因素造成严重的通气/血流比例失调,导致低氧血症。部分患者出现经卵圆孔右向左分流,也可导致低氧血症,并增加反常栓塞和脑卒中的风险。

二、临床特点

急性PTE临床表现多样,取决于血栓的大小、数量、栓塞部位及患者的基础心、肺等器官功能。轻者可无明显临床症状,重者则可出现血流动力学紊乱,甚至猝死。

(一)症状

1. 呼吸困难　PTE最常见的症状,约50%以上PTE患者存在呼吸困难。中央型急性PTE患者呼吸困难的表现急剧而严重,但小的外周型患者呼吸困难常轻微且短暂。对于存在心力衰竭或肺部疾病基础的患者,呼吸困难突然加重应注意急性PTE的可能。

2. 胸痛　急性PTE的常见症状,多源于远端肺栓塞引起肺梗死,局部炎症反应刺激胸膜所致。也可为类心绞痛症状,多与右心室心肌缺血有关。

3. 晕厥先兆或晕厥　可为急性PTE的首发或唯一症状。在肺血管床面积阻塞50%以上时,由于左心室充盈减少,心输出量下降导致脑供血不足而出现晕厥。也有人认为血管迷走神经反射导致晕厥也是原因之一。

4. 咯血　见于约1/3的患者,多见于发病24h内,少量咯血为主。

5. 其他症状　还可表现为咳嗽、心悸、烦躁不安、发热等。

患者可出现以上症状的不同组合,但临床上典型的"肺栓塞三联征"(呼吸困难、胸痛、咯血)不超过30%。

(二)体征

1. 呼吸系统　呼吸急促(>20次/min)是最常见的体征。可出现发绀。肺部听诊可闻及哮鸣音和/或湿啰音。出现肺不张和胸腔积液时表现出相应体征。

2. 循环系统　表现为心动过速;颈静脉充盈或异常搏动;心脏听诊于肺动脉瓣区可闻及第二心音亢进或分裂,三尖瓣区闻及收缩期杂音。低血压、休克少见,常提示中央型急性PTE。另外,患者还可出现肝脏增大、肝颈静脉反流征和下肢水肿等右心功能不全的体征。

3. DVT的体征　双下肢不对称肿胀、疼痛或压痛,行走后肿胀、疼痛加重的患者应排查DVT的可能。大、小腿周径的测量点分别在髌骨上缘以上15cm、髌骨下缘以下10cm处,双侧相差>1cm有意义。但也有部分DVT患者无明显症状和体征。

三、辅助检查

1. 动脉血气分析　可表现为动脉血氧分压(PaO_2)下降、动脉血二氧化碳分压($PaCO_2$)下降、肺泡动脉血氧分压差[$P(A-a)O_2$]增大,但40%的患者PaO_2可正常,20%的患者[$P(A-a)O_2$]正常。应以患者卧位、未吸氧为准。

2. D-二聚体　D-二聚体是体内急性血栓形成时,交联纤维蛋白在纤溶酶作用下形成的可溶性降解产物。采用定量酶联免疫吸附测定或酶联免疫吸附测定衍生方法,以 500μg/L 为界值,D-二聚体诊断 PTE 的敏感性为 92%~100%,特异性为 40%~43%。D-二聚体升高还可见于肿瘤、出血、创伤、外科手术、感染等情况。如 D-二聚体结果阴性,结合临床评估,多可排除急性 PTE。但 D-二聚体诊断 PTE 的特异性随年龄的增大有所下降,使用年龄校正的临界值(50 岁以上者年龄×10μg/L)以提高 D-二聚体检测值在老年患者的评估价值,在保持敏感性的同时,特异性可提高到 97% 以上。

3. 心电图　心电图异常,无特异性,多在起病数小时内出现,随病程有动态变化。表现为胸导联 V_1~V_4 及肢体导联 Ⅱ、Ⅲ、aVF 的 ST 段压低和 T 波倒置,V_1 导联呈 QR 型,典型心电图表现为 $S_I Q_{III} T_{III}$(即 I 导联 S 波加深,Ⅲ 导联出现 Q/q 波及 T 波倒置)。其他还有不完全性或完全性右束支传导阻滞、房性心动过速、窦性心动过速等。

4. 肌钙蛋白和尿钠肽　急性 PTE 合并右心功能不全时肌钙蛋白和尿钠肽升高,其值越高,对急性 PTE 危险分层和预后评估有一定临床价值。

5. 超声心动图　直接征象为肺动脉近端或右心活动血栓,如临床表现疑似 PTE,可明确诊断。间接征象为右心负荷过重、右心功能不全的表现,如右室壁局部运动幅度下降、右心室和/或右心房扩大、三尖瓣反流速度增快、室间隔左移、肺动脉近端增宽、下腔静脉增宽吸气时塌陷不明显等。既往无肺血管疾病的患者发生急性 PTE,一般无右心室壁增厚,肺动脉压很少超过 35~40mmHg,因此临床表现结合超声心动图特点,有助于鉴别急、慢性肺栓塞。

超声心动图更多用于血流动力学不稳定的怀疑 PTE 高危患者的诊断。同时有助于鉴别休克的原因,如心脏压塞、主动脉夹层、左心室功能不全、急性瓣膜功能障碍、低血容量等。

6. 胸部 X 线片　可表现为局部肺纹理稀疏、纤细或消失,肺野透光度增加,肺动脉段突出、右下肺动脉干增粗或伴截断征,右心增大等,也可出现肺局部浸润、尖端指向肺门的楔状阴影、肺不张、患侧膈肌抬高、少量胸腔积液等征象。这些表现无特异性,但有助于排除其他引起呼吸困难或胸痛的疾病。

7. CT 肺动脉造影(CTPA)　CTPA 上 PTE 的直接征象包括肺动脉半月形或环形充盈缺损、完全梗阻或轨道征;间接征象包括病变部位肺组织"马赛克征"、肺梗死继发改变等。CTPA 可直观判断肺动脉栓塞累及的部位及范围,已逐步取代肺动脉造影成为 PTE 临床诊断的"金标准",但对碘过敏或有禁忌者不能采用该检查。

8. 放射性肺通气灌注闪烁扫描　适用于碘过敏、年轻(尤其是女性)患者、孕妇、严重肾功能不全患者。典型征象有肺段分布灌注缺损,与肺通气显像不匹配。且不受肺动脉直径的影响。其他引起肺血流或通气受损的疾病如肺炎、慢性阻塞性肺疾病、肺部肿瘤等也会造成局部肺灌注与通气显像不匹配,存在基础心肺疾病的患者因不耐受检查等因素也限制了其临床应用。

9. 磁共振肺动脉造影(MRPA)　MRPA 的优点在于可评价患者的右心功能,适用于碘造影剂过敏者。但该检查敏感度较低,结果不确定性较高,且不适合急诊使用。

10. 肺动脉造影　近年来随着 CTPA 的广泛使用,已较少开展。目前主要用于 PTE 经导管介入治疗,对于疑诊急性冠脉综合征、血流动力学不稳定的患者,在排除急性冠脉综合征后,可考虑冠脉造影后行肺动脉造影。肺动脉造影有一定风险,操作相关死亡率约 0.5%,非致命性严重并发症 1%。

11. 下肢深静脉超声　对疑诊急性 PTE 的患者应检查有无下肢 DVT。推荐行加压下肢深静脉超声(CUS),即超声探头压迫静脉,静脉不能被压陷或静脉腔内无血流信号为 DVT 的特定征象。有研究认为可疑 PTE 的患者如发现近端 DVT,便足以开始抗凝治疗,而无须进一步检查。

12. 遗传性易栓症筛查　已知遗传性易栓症患者其一级亲属在发生获得性易栓疾病或存在获得性易栓因素时建议行遗传性缺陷检测。抗凝蛋白缺陷是中国人群最常见的遗传性易栓因素。

四、诊断与鉴别诊断

对疑诊急性 PTE 的患者的诊断可采取三步策略,第一步临床可能性评估,第二步危险分层,最后一步选择针对性检查手段明确诊断。

（一）PTE 的临床可能性评估

目前 PTE 临床评估评分标准常用的有 Wells 评分和修正 Geneva 评分，两者简单易懂，所需临床资料易获得（表 4-6、表 4-7）。

表 4-6　急性肺血栓栓塞症临床可能性评估的 Wells 评分

项　目	原始版（分值）/分	简化版（分值）/分
既往肺血栓栓塞症或深静脉血栓病史	1.5	1
心率≥100 次/min	1.5	1
过去 4 周内外科手术或制动	1.5	1
咯血	1	1
肿瘤活动期	1	1
深静脉血栓临床表现	3	1
其他鉴别诊断的可能性低于肺血栓栓塞症	3	1

注：临床可能性评估根据各项得分总和推算。三分类法（简化版不建议三分类法）0~1 分为低度可能，2~6 分为中度可能，≥7 分为高度可能。二分类法，原始版 0~4 分为可能性小，≥5 分为可能；简化版 0~1 分为可能性小，≥2 分为可能。

表 4-7　急性肺血栓栓塞症临床可能性评估的 Geneva 评分标准

项　目	原始版（分值）/分	简化版（分值）/分
既往肺血栓栓塞症或深静脉血栓病史	3	1
心率 75~94 次/min	3	1
心率≥95 次/min	5	2
过去 1 个月有手术或骨折史	2	1
咯血	2	1
肿瘤活动期	2	1
单侧下肢痛	3	1
下肢深静脉触痛或单侧水肿	4	1
年龄>65 岁	1	1

注：临床可能性评估根据各项得分总和推算。三分类法中，原始版总分 0~3 分为低度可能、4~10 分为中度可能、≥11 分为高度可能，简化版总分 0~1 分为低度可能，2~4 分为中度可能，≥5 分为高度可能；二分类法中，原始版评分标准总分 0~5 分为可能性小、≥6 分为可能，简化版评分标准总分 0~2 分为可能性小、≥3 分为可能。

（二）急性 PTE 危险分层

急性 PTE 的初始危险分层基于早期死亡风险，如存在休克或持续低血压（收缩压<90mmHg 和/或较基础值下降≥40mmHg，并持续 15min 以上，并排除新发心律失常、低血容量、脓毒症）即为可疑高危急性 PTE。如无休克或持续性低血压则为可疑非高危急性肺栓塞。

（三）急性 PTE 诊断策略

可疑高危急性 PTE：首选检查手段是床旁经胸超声心动图。在严重血流动力学不稳定的患者，如超声心动图发现右心功能障碍，可即刻启动再灌注治疗，如发现右心血栓更有助于决策。其他床旁辅助检查还包括经食管超声心动图、床旁 CUS 检查。一旦患者病情稳定，尽快完善 CTPA 检查明确诊断。对可疑急性冠脉综合征而直接进入导管室的患者，排除急性冠脉综合征后，可行肺动脉造影明确有无 PTE。

可疑非高危急性 PTE：首先结合 D- 二聚体和临床可能性评估，对于可能性小的患者，如 D- 二聚体阴性可排除 PTE 诊断；如 D- 二聚体阳性再进行 CTPA 检查明确诊断。对于可能性高的患者，则进行 CTPA 明确诊断。

如患者存在肾功能不全、造影剂过敏、妊娠等无法进行 CTPA 的情况，可选择放射性肺通气灌注闪烁扫描、下肢 CUS 检查。

PTE 常需要与其他胸痛、呼吸困难为表现的疾病相鉴别，如气胸、肺炎、胸膜炎、急性心肌梗死等。

五、急诊处理

（一）急性 PTE 治疗原则

急性 PTE 的治疗原则应根据疾病严重程度而定,迅速准确地对患者进行危险度分层,然后制订相应的治疗策略。

对于休克或持续性低血压的高危患者,一旦确诊,应即刻开始再灌注治疗。对不伴休克或持续性低血压的非高危患者,进行临床预后风险评估,通常采用肺栓塞严重指数(pulmonary embolism severity index,PE-SI)或简化版本(sPESI)进行分层(表4-8)。对于中危患者,如存在右心室功能障碍,伴肌钙蛋白升高者为中高危,应开始抗凝治疗,必要时补救性再灌注治疗。右心室功能和/或肌钙蛋白正常者为中低危,则安排住院,以及抗凝治疗。而对于低危患者,安排早期出院,家庭治疗(图4-7)。

表 4-8　肺栓塞严重指数（PESI）及简化版本（sPESI）

指　　标	PESI[①]	sPESI[②]
年龄	以年龄为分数	1（年龄>80 岁）
男性	+10	—
肿瘤	+30	1
慢性心力衰竭	+10	1
慢性肺部疾病	+10	
脉搏≥110 次/min	+20	1
收缩压<100mmHg	+30	1
呼吸频率>30 次/min	+20	
体温<36℃	+20	
精神状态改变	+60	
动脉血氧饱和度<90%	+20	1
总分		

[①]PESI 分级方法: ≤65 分为Ⅰ级（30d 死亡率 0~1.6%）, 66~85 分为Ⅱ级（死亡率 1.7%~3.5%）, 86~105 分为Ⅲ级（死亡率为 3.2%~7.1%）, 106~125 分为Ⅳ级（死亡率为 4.0%~11.4%）, >125 分为Ⅴ级（死亡率为 10%~24.5%）。

[②]sPESI 分级方法: <1 分, 低危, 相当于 PESI 分级Ⅰ~Ⅱ（30d 内死亡率 1.0%, 95%CI 0%~2.1%）; ≥1 分, 中危, 相当于 PESI 分级Ⅲ~Ⅳ（30d 内死亡率 10.9%, 95%CI 8.5%~13.2%）。

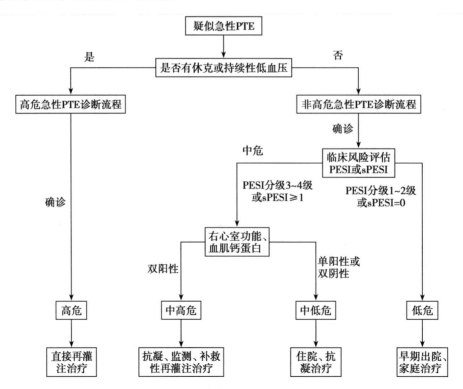

图 4-7　急性 PTE 治疗策略
PTE. 肺血栓栓塞症;PESI. 肺栓塞严重指数;sPESI. 简化肺栓塞严重指数。

（二）急性 PTE 治疗措施

1. 血流动力学和呼吸支持　急性右心衰竭导致心输出量下降是急性 PTE 患者的首要死亡原因。积极扩容补液治疗无益，有可能因过度机械性牵张或反射机制抑制心肌收缩力而恶化右心功能。但对于心脏指数低、血压正常的急性 PTE 患者，适当的补液治疗（500ml）有助于增加心输出量。

血管活性药物也是常用药物之一。对于低血压患者，去甲肾上腺素可通过正性肌力作用改善右心室功能，同时刺激外周血管 α 受体提高体循环血压，改善右心室冠状动脉灌注。多巴酚丁胺和/或多巴胺对心脏指数低的患者可能有益，但心脏指数超过正常生理范围可导致血流由阻塞血管向未阻塞血管的重新分配，从而加重通气/血流比失调。肾上腺素兼具去甲肾上腺素和多巴酚丁胺的优点，无后者体循环扩血管效应，可能对急性 PTE 伴休克的患者有益。血管扩张剂降低肺动脉压和肺血管阻力，但缺乏肺血管特异性，可能造成体循环血压进一步降低。一些研究发现吸入一氧化氮可能会改善急性 PTE 患者的血流动力学状态和气体交换。一些研究发现左西孟旦具有扩张肺动脉和增加右心室收缩力的效应。

急性 PTE 患者常合并低氧血症和低碳酸血症，通常吸氧后低氧血症可纠正。机械通气治疗时要注意胸腔内正压会减少静脉回流，加重右心功能。应给予较低潮气量（6ml/kg 去脂体重）保持吸气末平台压力 $<30cmH_2O$。

2. 溶栓治疗　药物直接或间接将血浆纤溶酶原转变为纤溶酶，破坏纤维蛋白，溶解血栓；同时清除和灭活凝血因子 Ⅱ、Ⅴ、Ⅷ，抑制凝血过程。

（1）适应证：对于高危 PTE 患者，即存在休克或持续性低血压的患者，推荐急诊溶栓治疗。对于中危 PTE 患者，血流动力学稳定时是否行溶栓治疗还存在争议，但如出现血流动力学紊乱的表现，或右心功能不全、心肌标志物升高，可考虑补救性溶栓治疗。

（2）禁忌证：①绝对禁忌证。出血性卒中；6 个月内缺血性卒中；中枢神经系统损伤或肿瘤；近 3 周内重大外伤、手术或头部损伤；1 个月内消化道出血；已知的出血高风险患者。②相对禁忌证。6 个月内短暂性脑缺血发作；口服抗凝药；妊娠或分娩后 1 周；不能压迫止血部位的血管穿刺；近期心肺复苏；难以控制的高血压（收缩压>180mmHg）；严重肝功能不全；感染性心内膜炎；活动性溃疡。对于危及生命的高危患者大多数禁忌证应视为相对禁忌证。

（3）时间窗：急性 PTE 发病 48h 内溶栓治疗疗效最好，但 14d 内溶栓治疗仍有作用。

（4）常用药物及方案：临床上溶栓药物常用的有尿激酶、重组组织型纤溶酶原激活物、组织型纤溶酶原激活物（r-PA）。尿激酶目前建议 2h 方案：20 000IU/kg 持续静脉滴注 2h。重组组织型纤溶酶原激活物：50~100mg 持续静脉滴注 2h，体重<65kg 的患者总剂量不超过 1.5mg/kg；也可在第一个小时内给予 50mg，如有无不良反应，第二个小时内再序贯泵入剩余剂量。r-PA 的化学名称是瑞替普酶，是第三代特异性溶栓药物，目前大多数研究推荐 r-PA 18mg 溶于生理盐水静脉推注>2min，30min 后重复推注 18mg。也有推荐 r-PA 18mg 溶于 50ml 生理盐水静脉泵入 2h。

（5）溶栓治疗注意事项：①向家属交代病情，签署溶栓知情同意书。溶栓前完成血常规、肝肾功能、凝血常规、血型、动脉血气分析等，备血。②采用尿激酶溶栓时勿同时使用普通肝素，采用重组组织型纤溶酶原激活物溶栓时是否停用普通肝素无特殊要求。溶栓治疗开始后每 30min 做 1 次心电图，复查动脉血气分析，严密观察生命体征。③溶栓治疗结束后，每 2~4h 测定 APTT，当低于基线值的 2 倍时，开始规范的肝素治疗。

3. 抗凝治疗　抗凝治疗是 PTE 的基础治疗，目的在于预防早期死亡和复发。在急性期治疗开始的 5~10d 先给予胃肠外抗凝治疗，包括普通肝素（UFH）、低分子肝素（LMWH）或磺达肝癸钠。维生素 K 拮抗剂初始使用要与肝素治疗重叠，也可以考虑新型口服抗凝药物，如达比加群、利伐沙班等。标准抗凝治疗至少 3 个月。部分患者疗程可能超过 3 个月甚至终身治疗，要权衡患者血栓复发与出血的风险。

（1）普通肝素：首先给予负荷剂量2 000~5 000IU或80IU/kg静脉注射，继之18IU/（kg·h）持续静脉滴注。应在治疗第一天达到有效抗凝剂量，即APTT值达到基础值的2倍，24h内每6h测定一次APTT，根据APTT值调整普通肝素剂量（表4-9），每次调整剂量3h后再测定APTT值，使其尽快达到并维持于基础值的2倍。达到稳定水平后，每日测定一次APTT。

表4-9　根据活化部分凝血活酶时间调整普通肝素剂量的方法

活化部分凝血活酶时间	调整普通肝素剂量的方法
<35s（<1.2倍正常对照值）	静脉注射80IU/kg，后静脉滴注剂量增加4IU/（kg·h）
35~45s（1.2~1.5倍正常对照值）	静脉注射40IU/kg，后静脉滴注剂量增加2IU/（kg·h）
46~70s（1.5~2.3倍正常对照值）	无须调整剂量
71~90s（2.3~3.0倍正常对照值）	静脉滴注剂量减少2IU/（kg·h）
>90s（>3倍正常对照值）	停药1h，后静脉滴注剂量减少3IU/（kg·h）

如普通肝素过量，有出血倾向可用等量鱼精蛋白对抗。还需注意肝素诱导性血小板减少（HIT）的发生。在使用普通肝素的3~5d复查血小板计数。若较长时间使用，应在7~10d和14d复查血小板计数，2周后则较少会发生HIT。若血小板计数出现迅速或持续降低>50%，或<100×10^9/L，应立即停用，一般停用10d内血小板计数开始恢复。

（2）低分子肝素：低分子肝素无须常规监测APTT，但应按体重给药，1~2次/d。肾功能不全的患者减少剂量，并监测抗Xa因子活性。妊娠期间需定期监测抗Xa因子活性，峰值应在最近一次注射后4h测定，谷值应在下次注射前测定。

（3）华法林：华法林通过抑制维生素K依赖性凝血因子（Ⅱ、Ⅶ、Ⅸ、Ⅹ）合成发挥作用。初始推荐剂量1~3mg，对于老年、肝功能受损、高出血风险患者，初始剂量可适当减少。华法林起效慢，早期会造成一过性高凝状态，应与普通肝素、低分子肝素或磺达肝癸钠重叠治疗5d以上，当国际标准化比值（INR）达到目标范围（2.0~3.0）并持续2d以上时，可停用普通肝素、低分子肝素或磺达肝癸钠，单独口服华法林治疗。华法林治疗期间，要定期监测INR值，根据INR值调整剂量。

（4）新型抗凝药物：近年来出现的新型口服抗凝药物，不需定期监测INR值，但价格昂贵，且无拮抗剂。包括直接凝血酶抑制剂，如达比加群（150mg，2次/d）；直接Xa因子抑制剂，如利伐沙班（15mg，2次/d，3周；继以20mg，1次/d）；阿哌沙班（10mg，2次/d，7d；继以5mg，2次/d）。

4. 其他清除血栓治疗方法　对于有溶栓禁忌证或溶栓失败的患者，在有相应条件、治疗团队和治疗经验的医院，可考虑经导管介入治疗取出血栓，或行外科肺动脉血栓清除术。

5. 静脉滤器　急性PTE患者不推荐常规安置下腔静脉滤器。在有抗凝治疗绝对禁忌证及接受足够强度抗凝治疗仍复发的患者，可考虑安置静脉滤器。

第六节　急性呼吸窘迫综合征

学习目标	
掌握	急性呼吸窘迫综合征的临床表现、诊断标准、治疗方法。
熟悉	急性呼吸窘迫综合征的病因及发病机制、实验室检查。
了解	急性呼吸窘迫综合征的鉴别诊断。

患者,男性,40岁,因"脐周疼痛12h"来诊,12h前患者大量饮酒后出现全腹持续性胀痛,以脐周为主,无加重及缓解因素,伴呕吐,无发热、腹泻、皮疹、关节疼痛等。检查提示淀粉酶及脂肪酶明显增高,治疗过程中患者逐渐出现呼吸急促,全身大汗,烦躁,无发热、腹泻、皮疹、意识障碍,查血 PaO_2 50mmHg,血 $PaCO_2$ 15mmHg。

思考:

1. 患者基础疾病是什么?

2. 患者出现气紧的原因是什么?

3. 诊断急性呼吸窘迫综合征的标准有哪些?

4. 患者出现急性呼吸窘迫综合征后应给予的治疗措施有哪些?

急性呼吸窘迫综合征(acute respiratory distress syndrome,ARDS)是指由各种原因致肺血管通透性增强,可伴有肺不张、肺水肿和透明膜形成,临床上主要表现为难治性低氧血症和进行性呼吸窘迫,晚期常合并多器官功能障碍综合征(MODS)。ARDS 并不代表一种单一疾病,而代表着疾病动态演变过程。ARDS 首次由 Ashbauth 于 1972 年提出;1994 年美欧 ARDS 共识会议(AECC)提出 ALI/ARDS(急性肺损伤/急性呼吸窘迫综合征)的概念;2012 年柏林会议上正式取消了 ALI 命名,将该病统一命名为 ARDS。近年来,随着医疗技术水平显著提高,以原发病为直接死因的病患有所减少,但 ARDS 的并发率升高。ARDS 起病急、发展迅猛,ARDS 严重程度越高,呼吸机使用时间越长,死亡率越高,重症 ARDS 患者的 ICU 病死率在 40%~50%。

一、病因和发病机制

(一)病因

ARDS 的病因目前尚未阐明,目前主要分为直接损伤和非直接损伤两类。直接损伤主要包括肺挫伤、肺破裂、气胸、多发肋骨骨折等;非直接损伤包括脓毒血症、肺栓塞、中毒、脂肪栓塞、大量输血、输液过多、血液系统疾病等(表 4-10)。

表 4-10 急性呼吸窘迫综合征常见的病因

病因种类	常见原因
感染	细菌性肺炎、病毒性肺炎、结核、真菌性肺炎
休克	感染性、心源性、出血性、神经源性
误吸	胃内容物、消化道血液
创伤	肺部创伤、胸壁创伤、脂肪栓塞、重度烧伤
吸入损伤性气体	高浓度氧、其他有毒气体
血液系统疾病	弥散性血管内凝血、输血相关急性肺损伤
药物	美沙酮、秋水仙碱、麻醉药物过量
其他疾病	酮症酸中毒、肺血管炎、胰腺炎、复苏后综合征、中毒

(二)发病机制

ARDS 病变过程基本不依赖于某一特定病因,但各种病因导致的 ARDS 的相似之处为肺泡-毛细血管的急性损伤。ARDS 作为系统性炎性反应综合征的一部分,但其发病机制仍有待进一步研究。

肺毛细血管内皮细胞与肺泡上皮细胞屏障的通透性增高,肺泡与肺间质内聚集大量水肿液为 ARDS 早期表现。直接和间接肺损伤激活大量炎症细胞(中性粒细胞和巨噬细胞等),活化的血管内皮细胞和中性粒细胞黏附力得到提升,同时向肺血管内集中;肺泡巨噬细胞产生的趋化因子作用于这些聚集的中性粒细胞,使其向肺血管外游走;中性粒细胞向肺血管外游走后聚集于肺泡腔和肺间质内,释放促炎介质(过氧化物、白三烯、炎症性细胞因子、蛋白酶、血小板活化因子等),最终导致肺损伤。

二、临床特点

1. 起病时间 ARDS 发病迅速,大多数于原发病起病后 72h 内发生,一般不超过 7d,而 ARDS 很难在短时间缓解,修复肺损伤的病理改变通常需要 1 周以上的时间。

2. 呼吸窘迫 ARDS 患者早期临床表现为呼吸困难及呼吸频率增加,呼吸频率多>25 次/min。呼吸困难呈进行性加重,常伴焦虑、烦躁,其严重程度与肺损伤的严重程度相关。ARDS 患者早期由于自主呼吸能力较强,临床表现为呼吸深快;后期由于呼吸肌疲劳,常表现为呼吸浅快。

3. 体征 早期 ARDS 患者体格检查可基本正常,或仅闻及双肺湿啰音,晚期多数患者体格检查可发现双肺多发捻发音、湿啰音、干啰音。

三、辅助检查

(一)X 线检查

早期可基本正常,或仅表现为肺纹理增多。当肺泡水肿,肺出血、肺间质水肿增多时,可表现为双肺散在不等的浸润性斑片状阴影,即弥漫性肺浸润阴影,随着病情进展,胸片上斑片影进一步扩散、融合,可出现"白肺"表现,其演变过程符合肺水肿特点。后期出现肺间质纤维化的改变。

(二)胸部 CT 检查

CT 诊断的特异性明显高于胸片,在条件允许情况下,应首选 CT 检查。特征如下:

1. 早起表现为肺内弥漫性分布的斑片状磨玻璃样密度影。

2. 肺叶、肺段实变影,支气管气相。

3. 小叶中心密度增高影。

4. 不均一性肺损伤分布,包括重力依赖区、非重力依赖区分布。

5. 小叶间隔线。

6. 牵拉性支气管扩张。

7. 后期表现呈多样化,主要为非重力依赖区磨玻璃影及肺间质网格样改变,为肺间质纤维化的典型 CT 表现。

(三)动脉血气检测

大多数 ARDS 表现为 PaO_2 降低,$PaCO_2$ 降低,pH 升高。氧合指数(PaO_2/FiO_2)是临床上最为常用的参数,FiO_2(鼻导管)= 21+4×氧流量(L/min)。$PaO_2/FiO_2 \leqslant 300mmHg$ 为诊断 ARDS 的必要条件,ARDS 早期患者通过提高呼吸频率维持氧饱和度,$PaCO_2$ 降低,可造成呼吸性碱中毒。ARDS 后期因呼吸肌疲劳,偶可出现 $PaCO_2$ 高于正常值,导致呼吸性酸中毒。

(四)床旁肺功能监测

ARDS 无效通气比例(VD/VT)增加、肺水增加、肺顺应性降低、无呼吸流速受限。上述改变对 ARDS 严重性评估和疗效判断有一定意义。

(五)血流动力学监测

ARDS 与急性左心衰竭鉴别困难时,通常采用测定肺动脉楔压(PAWP),肺动脉楔压>18mmHg 支持左心衰竭的诊断。若呼吸衰竭不能完全用急性左心衰竭解释,应考虑诊断 ARDS 的诊断。

四、诊断与鉴别诊断

（一）诊断

柏林定义细化了 ARDS 的严重程度分级，相较 AECC 标准而言，柏林定义为 ARDS 的诊断及预后提供更准确标准。诊断 ARDS 需满足以下 4 点：

1. 一周以内起病或新发或恶化的呼吸症状。

2. 双肺模糊影，不能完全由渗出、肺塌陷或结节来解释。

3. 不能完全由心力衰竭或容量超负荷解释的呼吸衰竭，未找到危险因素时可行超声心动图等检查排除血流源性肺水肿。

4. 氧合指数需满足表 4-11。

表 4-11　急性呼吸窘迫综合征诊断氧合指数指标

指标	轻度	中度	重度
氧合指数/mmHg	>200~300	>100~200	≤100
呼气末正压/cmH$_2$O[①]	≥5	≥5	≥5

[①]1cmH$_2$O=0.098kPa。

（二）鉴别诊断

常需与 ARDS 鉴别的疾病包括：心源性肺水肿、急性肺栓塞等。临床工作中需重视问诊、体格检查以提高诊断的准确率。

1. 心源性肺水肿　因 ARDS 晚期常伴多器官功能衰竭，心源性肺水肿和 ARDS 可同时存在。心源性肺水肿常见于扩张型心肌病、肥厚型心肌病、冠心病、风湿性心脏病等引起的左心衰竭。通过仔细的问诊、体格检查及心电图、心脏彩超、冠状动脉造影等检查应该可以准确鉴别。在辅助检查中，肺动脉楔压>18mmHg，对诊断心源性肺水肿意义很大，但不排除同时合并 ARDS。

2. 急性肺栓塞　急性肺栓塞常见于手术后或长期卧床患者，血栓多来自下肢深部静脉，仔细问诊、体格检查可鉴别。急性肺栓塞起病急，可有气紧、呼吸频率增快等表现，血气分析结果常提示存在难以纠正的低氧血症，难以与 ARDS 鉴别。肺动脉 CT 扫描、肺通气灌注扫描、肺动脉造影等检查对肺栓塞的诊断有较大意义。

五、急诊处理

（一）原发病治疗

是治疗 ARDS 的原则和基础，临床工作中须尽力搜寻原发病变并给予相应治疗。ARDS 的首位高危因素是感染，而 ARDS 患者病变发展过程中也常并发感染，广谱抗生素是治疗上的首选。

（二）采取有效措施维持患者血氧分压水平

应调整 FiO$_2$ 使 ARDS 患者 SPO$_2$ 维持在 88%~95% 和 PaCO$_2$ 维持在 55~88mmHg，以避免高氧血症导致的不良后果，一旦氧合改善，应及时降低 FiO$_2$。另外对于不同病因的 ARDS 患者，氧疗目标的设定还应根据患者是否存在组织缺氧的危险因素进行适当调整，组织缺氧的危险因素包括血红蛋白下降、血容量不足等。轻症者可使用面罩给氧，但多数患者需使用机械通气。

（三）机械通气

ARDS 患者中晚期治疗方案中多采用机械通气维持患者血氧饱和度，机械通气方案是否合理直接影响患者病死率。近年来，机械通气治疗策略也随之反复更新，较既往治疗策略发生了显著的变化。

1. 无创正压通气（NIPV）治疗　对于轻度 ARDS 患者可以考虑使用 NIPV 治疗。由于 ARDS 的病因和疾病严重程度各异，NIPV 失败率在 50% 左右，而一旦失败，患者病死率高达 60%~70%。因此，早期识别 NIPV 治疗失败的高危因素可显著提高 NIPV 治疗的安全性。

2. 通气模式　容量控制通气（VCV）和压力控制通气（PCV）为主要的通气模式，上述两种通气模式对 ARDS 患者的病死率无明显影响。两种通气模式各有利弊，VCV 模式可限制患者的潮气量（VT），能减少肺泡过度充气所致呼吸机相关肺损伤（VALI）的风险，不利于人机同步；PCV 给予患者恒定的吸气压力，吸气流量可变，改善人机同步，有利于肺泡开放及气体分布，但潮气量不稳定。

3. 保护性通气策略　ARDS 患者潮气量（VT）设定应强调个体化，应综合考虑患者病变程度、平台压水平、胸壁顺应性和自主呼吸强度等因素的影响。目前研究发现小潮气量通气可使患者住院 28d 死亡率降低，而平台压>30cmH$_2$O 可能加重肺损伤，保护性通气策略应为限制 VT≤7ml/kg，平台压≤30cmH$_2$O。保护性通气策略可能造成 CO$_2$ 潴留导致高酸血症，但大多数 ARDS 可采用允许性高碳酸血症通气策略，而对于伴有血流动力学不稳定、颅内高压患者采用这种通气策略时需谨慎。当患者体内 CO$_2$ 潴留非常严重时，有条件的单位可采用体外肺辅助技术（ECLA）。

4. 肺复张　应对中重度的 ARDS 患者采用肺复张。肺复张是指通过短暂的增加肺泡压和跨肺压以复张萎陷肺泡，从而改善氧合。目前仍无最佳的肺复张方案，包括肺复张最佳的气道压力、实施时间和频率。目前研究发现，肺复张后设置高水平呼气末正压可以使肺复张改善氧合的效果延长 4~6h，因此，建议通过呼气末正压递减法设置肺复张后的呼气末正压水平。对血流动力学不稳定和气压伤高危人群实施肺复张时应慎重。预测肺复张实施可能有效的因素包括早期 ARDS（机械通气<48h）、病变呈弥漫性改变的肺外源性 ARDS、呼吸系统顺应性高（>30ml/cmH$_2$O）、胸壁顺应性正常。

5. 肌松药物　对于早期中重度 ARDS 患者可在短时间内采用肌松药以提高人机顺应性，避免高气道压导致肺损伤加重，机械通气过程中保留患者适度的自主呼吸能提升 ARDS 患者治疗效果。不适当的使用肌松剂可导致痰液引流障碍、肺不张、通气比例失衡等。

（四）液体输入

充足的血容量是保证心输出量和全身氧供的基本条件，但危重症患者容易出现毛细血管通透性增高、水钠潴留及急性肾损伤，过量的液体摄入，导致水分在组织间隙堆积，出现外周组织及肺水肿。一系列的队列研究表明，超负荷的液体输入与病死率密切相关，而在血流动力学稳定的前提下，采取限制性的液体管理策略，可能对患者更有利。

（五）药物治疗

针对减轻肺和全身炎性损伤的药物治疗也是研究热点，但至今绝大多数药物仍然停留在细胞实验及动物实验阶段，虽然有些药物的研发已经进入初期临床试验阶段，但尚需要更多的临床实践及循证医学证据的支持.

（六）其他措施

体外 CO$_2$ 清除技术、高频振荡通气技术（HFOV）及 NO 吸入治疗均不应常规用于 ARDS 患者，特殊情况下在有条件实施的医院内可以考虑。

（曹　钰）

学习小结

1. 呼吸困难根据临床特点分为肺源性呼吸困难、心源性呼吸困难、中毒性呼吸困难、神经精神性呼吸困难、血源性呼吸困难。

2. 呼吸困难的急诊处理原则是应首先完成呼吸困难的病情分级，根据病情分级予以相应处理。

3. 支气管哮喘是一种以慢性气道炎症为特点的异质性疾病，伴有可变的气流受限和气道高反应性。

4. 支气管哮喘急性发作根据临床特点可分为轻

度、中度、重度和危重度，需要与心源性哮喘、慢性阻塞性肺疾病、支气管肺癌、支气管异物相鉴别。

5. 支气管哮喘治疗原则是坚持长期、持续、规范、个体化，尽快缓解症状、解除气流受限；改善低氧血症和高碳酸血症；保护肺功能，预防并发症和复发，提高患者的生命质量。

6. 支气管哮喘的治疗包括药物（速效吸入和短效口服 β_2 受体激动剂、糖皮质激素、吸入性抗胆碱药、短效茶碱等），以及氧疗、维持水和电解质平衡、酌情使用抗生素。

7. 气胸分为闭合性（单纯性）气胸、交通性（开放性）气胸、张力性（高压性）气胸三种类型。

8. 气胸的诊断要时刻注意快速评价与稳定病情，详细收集病史，体格检查、辅助检查等资料，注意诊断与鉴别诊断。

9. 急性左心衰竭临床症状　主要表现为呼吸困难、心率加快、发绀甚至肺水肿；急性右心衰竭表现为明显体循环淤血，可见颈静脉怒张、肝大等。

10. 急性心力衰竭的处理流程。

11. PTE 的症状主要有呼吸困难、胸痛、晕厥先兆或晕厥、咯血。

12. 急性肺栓塞应进行危险分层评估，并根据不同的危险分层进行治疗。

13. 诊断 ARDS 需满足以下标准：①1 周以内起病或新发或恶化的呼吸症状；②双肺模糊影，不能完全由渗出、肺塌陷或结节来解释；③不能完全由心力衰竭或容量过负荷解释的呼吸衰竭，没有发现危险因素时可行超声心动图等检查排除血流源性肺水肿；④氧合指数小于 300mmHg。

14. ARDS 治疗原则　原发病治疗是治疗 ARDS 的首要原则和基础；采取有效措施提示患者血氧分压水平；机械通气是救治 ARDS 患者的关键医疗措施；脓毒性休克患者早期大量液体复苏；针对减轻肺和全身炎性损伤的药物干预；新技术的应用。

复习题

1. 呼吸困难的常见病因？

2. 支气管哮喘的治疗原则？

3. 急性左心衰竭的治疗原则？

4. PTE 的诊断及治疗原则？

5. ARDS 的诊断标准有哪些？

6. ARDS 的治疗原则？

第五章　心悸与心律失常

05章

学习目标	
掌握	心悸的急诊治疗原则，严重心律失常的急诊处理。
熟悉	心悸的常见病因，快速性心律失常和缓慢性心律失常。
了解	心律失常的相关病因。

第一节　概述

心悸（palpitation）是一种自觉心脏搏动的不适或心慌感。当心脏收缩过强、心动过速、心动过缓或其他心律失常时，患者均可感觉心悸。除上述因素外，该症状还与精神因素和患者注意力有关。心律失常（cardiac arrhythmia）是指心脏冲动的频率、节律、起源部位、传导速度或激动顺序的电生理异常，临床主要表现为心悸，可由各种病因所致。

一、心悸的常见病因

一般认为心脏活动过度是心悸发生的基础，常与心率及心输出量改变有关，心悸可以是生理性或是病理性的，也可以由功能性疾病引起。心律失常是引起心悸的常见原因，心悸症状常与心律失常发生及持续时间有关，如阵发性心动过速的症状往往比较明显，突发突止；而慢性心律失常（如房颤等）可因逐渐适应而无明显症状。心悸的常见原因见表 5-1。

表 5-1　心悸的常见病因

病因	举例
生理性心搏增强	运动，焦虑，酒精、浓茶、咖啡，拟交感活性药物
病理性心搏增强	器质性心脏病：高血压心脏病、瓣膜病、动脉导管未闭 全身性疾病：甲亢、贫血、感染、发热、低血糖
心律失常	快速性心律失常：窦性心动过速、房性心动过速、阵发室上性心动过速、室性心动过速 缓慢性心律失常：窦性心动过缓、病态窦房结综合征、高度房室传导阻滞 其他心律失常：窦性心律不齐、各类期前收缩
功能性疾病	心脏神经官能症、更年期综合征、β-肾上腺素受体反应亢进综合征

二、临床特点

心悸患者常用"心乱""心脏停搏感""心慌"等语言来形容。心悸可因病因不同，而临床表现不同。

（一）心律失常

1. 期前收缩 期前收缩曾称早搏,包括房性、交界性、室性的期前收缩。患者常可感受到"停顿感",其症状可因个人状况、期前收缩多少,以及是否伴有基础心脏病而不同。心脏听诊可闻及心音提前,第一心音增强,期前收缩后出现有一长间歇。可见于正常人,以青年人多见,多与紧张、疲劳等因素有关;也可见于各类器质性心脏病(如冠心病、瓣膜病、心肌炎、心肌病等)、电解质紊乱、洋地黄中毒、心脏机械刺激等。对室性期前收缩患者要注意有无以下问题:①有黑蒙及晕厥病史;②期前收缩是多源、成对、连续≥3 个或有 R-on-T 现象;③洋地黄中毒;④低钾血症;⑤QT 间期延长。

房性期前收缩、室性期前收缩见图 5-1、图 5-2。

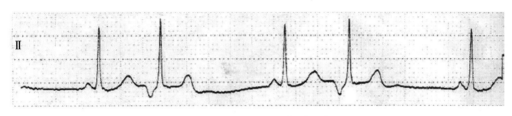

图 5-1 房性期前收缩（二联律）

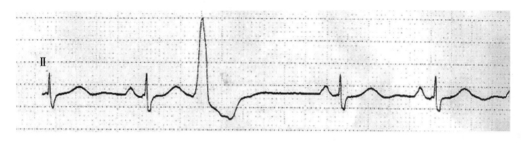

图 5-2 室性期前收缩

2. 心动过速 心动过速时患者常有心悸、心前区不适、不安、恐惧等症状。阵发性心动过速常表现为突发突止,患者可清楚地描述发作时间、诱发方式、发作频率。发作时间可短至数秒,也可长达数天,心率在 100~220 次/min。心动过速发作时间较长,可因心输出量降低导致血压下降、头晕、胸闷、乏力,严重时可发生晕厥,或诱发心绞痛。

（1）窦性心动过速:心悸发作常逐渐开始和终止,节律规整,频率在 100~180 次/min。正常人多在体力活动、情绪激动或吸烟、饮酒后出现;贫血、甲亢、发热、缺氧、心力衰竭、休克时也可发生。

（2）房性心动过速:发作呈短暂、间歇或持续性。心房率多在 150~200 次/min,P 波形态与窦性不同,P 波之间等电线存在(心房扑动时等电线消失)。常见于心肌梗死、瓣膜病、先天性心脏病等;多源性房性心动过速多见于肺心病,也可见于洋地黄中毒和低钾血症。房性心动过速见图 5-3。

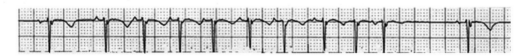

图 5-3 房性心动过速

（3）心房扑动(简称"房扑"):多呈阵发性,房率在 250~350 次/min,常以固定房室比例(2∶1或 4∶1)下传,所以心室节律规整(图 5-4),也可不规则传导(图 5-5)。可发生于无器质性心脏病者,而持续房扑常见于冠心病、高血压心脏病、心脏瓣膜病及心肌病等。

（4）房颤:是临床常见的心律失常,心电图 f 波频率 350~600 次/min,心室律绝对不规则,QRS 波不增宽(图 5-6)。多见于风湿性心脏病、冠心病、高血压心脏病、甲亢性心脏病、缩窄性心包炎等;也可见于无器

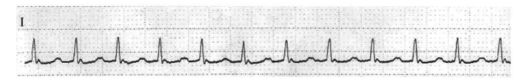

图 5-4　房扑

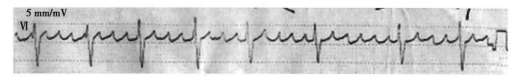

图 5-5　房扑伴不等比传导

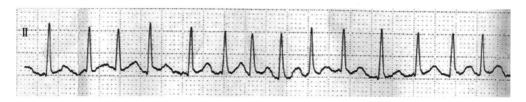

图 5-6　快速型房颤

质性心脏病。

（5）非阵发性交界性心动过速：逐起逐止，常呈短阵性，可自行终止。频率在 70～130 次/min,心电图可见逆行 P 波,房室分离,心室率快于房率的特点。常见于病毒性心肌炎、急性心肌梗死及洋地黄中毒等。

（6）阵发性交界性心动过速：突然起止,可持续数秒、数小时或数日不等。心电图频率在 160～250 次/min,偶见逆行 P 波,QRS 波为室上性(图 5-7)。多见于无器质性心脏病的青年人,可因饮酒、浓茶、情绪激动、体力活动而诱发,少数由器质性心脏病引起。

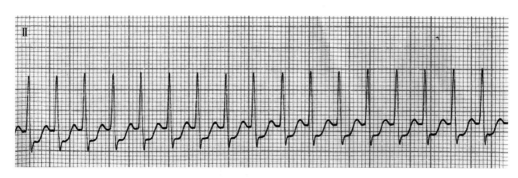

图 5-7　阵发性交界性心动过速

（7）室性心动过速(简称"室速"):是临床上较为凶险的心律失常,常导致严重的血流动力学障碍,常见于冠心病、扩张型心肌病、肥厚型心肌病等。根据心室率不同,患者临床表现差异较大,轻者仅有心悸,重者进行性血压下降、休克、急性心力衰竭、缺血性胸痛、晕厥、意识障碍,甚至心脏骤停。心室率在 140～200 次/min,QRS 波宽大畸形,时限通常>0.12s,节律规整(图 5-8)。表现为宽 QRS 波心动过速以室速最为常见,也可见于快速室上性心律失常伴有束支或室内传导阻滞、房室旁路前传相鉴别。

（8）室颤:同于心脏骤停,患者突发意识丧失、抽搐,无呼吸、心跳,发生猝死(图 5-9)。

3. 心动过缓　心动过缓时也会出现心悸,其临床症状与心率缓慢程度及伴有血流动力学障碍相关,严重时可出现黑矇、晕厥,甚至阿-斯综合征或猝死。心脏听诊特点为心率明显减慢。心电图见于窦性心动过缓、窦性停搏、病态窦房结综合征、高度房室传导阻滞。

（1）窦性心动过缓:窦性频率<60 次/min,常无临床症状。心率<40 次/min,可引起心绞痛、心功能不

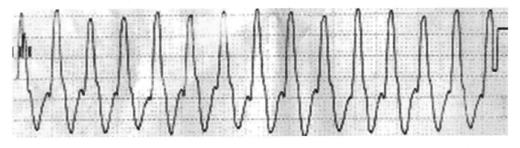

图 5-8 室速

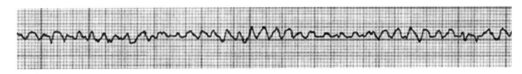

图 5-9 室颤

全或中枢神经系统供血障碍等；也可见于急性心肌梗死(尤其是下壁心肌梗死)、心肌炎等及颅内高压、高钾血症等。

（2）窦性(静止)停搏：心电图显示 PP 间期显著延长,多>2s,且与正常 PP 间期之间无倍数关系(图 5-10)。可见于洋地黄、奎尼丁毒性作用及病窦综合征。

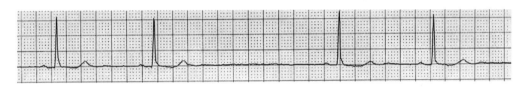

图 5-10 窦性停搏

（3）病态窦房结综合征(SSS)：心电图检查可见各种心律失常,包括窦性心动过缓、窦房传导阻滞、窦性停搏、心动过缓-心动过速综合征等。常见于冠心病、心肌炎、心肌病、手术损伤等。

（4）窦房(传导)阻滞：心电图表现为 PP 间期明显延长,呈 PP 间期的倍数,不同于窦性停搏。病因包括心肌梗死、心肌炎、高钾血症、洋地黄或奎尼丁类药物作用,以及迷走神经张力过高等。

（5）房室传导阻滞：可分为一、二、三度传导阻滞。一度表现为 PR 间期>0.12s；二度为 PR 间期正常或延长伴部分 QRS 波脱漏,又分 Ⅰ 型(图 5-11)和 Ⅱ 型。三度为 P 波与 QRS 波毫无关系(PR 间期不固定),心房率大于心室率(图 5-12)。常见于各种心肌炎(风湿性心肌炎最常见)、冠心病、先天性心脏病、洋地黄、奎尼丁等药物影响及电解质紊乱等。

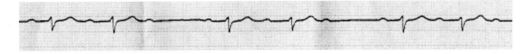

图 5-11 二度 Ⅰ 型传导阻滞

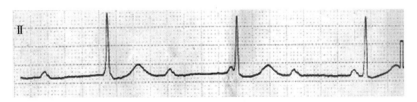

图 5-12 三度房室传导阻滞

（二）非心律失常

1. **高动力循环状态** 在某些生理（如体力活动、情绪激动、妊娠等）或病理（如严重贫血、甲状腺功能亢进、感染发热、动静脉瘘、低血糖症、嗜铬细胞瘤等）状态下，心率增快，心排出血量较正常增加，称之为高动力循环状态。多见于青年或中年男性，可出现心悸、胸痛、劳累后气促等，体格检查血压增高，脉压变大，心尖部搏动增强，心前区偶尔可闻及杂音。部分患者心电图示高电压，X 线检查心脏多正常。

2. **药物影响** 常见药物有拟交感活性药物、神经阻滞剂、洋地黄、硝酸盐类、氨茶碱、阿托品、甲状腺片等，可使心跳加快、心搏增强，产生心悸感。此类患者一般有用药病史，停药后可好转。

3. **心脏神经官能症** 心脏神经官能症由自主神经功能紊乱导致，多见于青年女性。患者主诉较多，除心悸、胸闷、胸痛等症状外，常伴随失眠、头晕、头痛、耳鸣、记忆力减退等神经衰弱表现。心电图可表现为窦性心动过速，ST 段下移及 T 波低平或倒置，需与缺血性心脏病鉴别。

三、诊断

对心悸患者须详细询问病史、体格检查及必要的辅助检查以明确病因诊断。

（一）病史询问及体格检查

详细询问患者心悸的发作时间，频繁程度，起止方式，有无情绪激动、吸烟、饮酒等诱因，以及既往病史、服药史等。针对性进行体格检查，重点检查有无器质性心脏病的体征，并注意检查全身情况，如焦虑、体温、贫血、突眼、甲状腺肿大等。

（二）辅助检查

1. **心电图** 对心悸患者应常规进行心电图检查，明确有心律失常；对平静心电图检查结果正常者，必要时可做运动负荷试验；采用食管心房调搏可诱发或终止某些心律失常，如室上性心动过速，并了解其发生机制；动态心电图（Holter）检查可连续监测 24h 心电活动，适用于间歇发作的心律失常，可明确心悸、晕厥发生是否与心律失常有关，了解心律失常或心肌缺血与日常生活的关系。

2. **超声心动图** 可直观检测心脏及主动脉结构、瓣膜活动心脏收缩、舒张功能，以及血流变化，可明确器质性心脏病诊断。

3. **X 线检查** 可检测心影大小、心胸比例，两肺淤血、炎性病变，胸腔积液等。

4. **实验室检查** 血常规、尿常规、大便常规、血生化等检查可对多种引起心悸的疾病作出初步诊断，如贫血、低血糖等；三碘甲腺原氨酸（T_3）、甲状腺素（T_4）、促甲状腺素（TSH）等可评估甲状腺功能；尿儿茶酚胺产物浓度可作为嗜铬细胞瘤诊断的线索。

四、急诊治疗原则

心悸如不是心律失常所致一般无须特殊治疗，对血流动力学相对稳定的心律失常患者，根据临床症状，选用适当药物治疗，以安全为主，作必要的临床观察。对心律失常伴有严重血流动力学障碍的患者，终止心律失常是急诊处理的首要原则。对快速心律失常应采用电复律，有效安全。电复律不能纠正或纠正后再复发者，需合用抗心律失常药物。心动过缓者需使用提高心室率的药物，或置入临时起搏器治疗。

对有器质性心脏病（包括急性冠脉综合征）的室性期前收缩，如无诱发严重心律失常的表现，在治疗基础疾病和祛除诱因的前提下，可考虑口服 β 受体阻滞剂、血管紧张素转换酶抑制剂（ACEI），不建议常规应用抗心律失常药物。对无器质性心脏病的室性期前收缩，不建议常规抗心律失常药物治疗，更不应静脉应用抗心律失常药。

五、急诊处理流程

心悸患者急诊处理流程见图5-13。

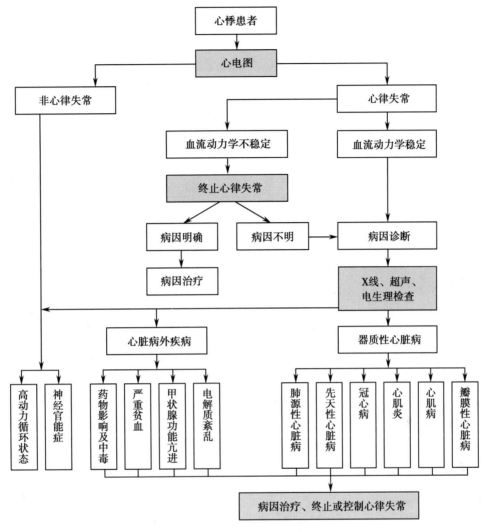

图5-13 心悸患者急诊处理流程图

第二节 严重心律失常

心律失常发作可导致心输出量骤减甚至出现循环中断,相继发生重要器官缺血缺氧,临床表现为心源性休克、心绞痛、晕厥,甚至心脏猝死,称为严重心律失常或恶性心律失常。85%~90%的严重心律失常见于器质性心脏病,10%~15%见于原发性心电异常如先天性长QT综合征、Brugada综合征等。此类心律失常常危及生命,需及时判断及处理。临床判断常将其分为快速性心律失常及缓慢性心律失常。

一、快速性心律失常

(一)室速

室性心动过速(ventricular tachycardia, VT)(简称"室速")起源于希氏束分叉以下束支、蒲肯野纤维、心室肌连续3或3个以上宽大畸形QRS波组成的快速性心律失常。

1. 临床表现　轻者仅有心悸,重者出现发绀、气促、晕厥、低血压、休克、急性心力衰竭、心绞痛,甚至衍变为室颤。

2. 心电图特点及诊断　室速心电图表现为3及3个以上室性期前收缩连续出现,QRS波时限超过0.12s,T波方向与QRS主波方向相反,频率常在100~250次/min,很少超过300次/min。心律规则,亦可不规则,常呈现房室分离。通常突然发作。室速的诊断与鉴别诊断可按Vereckei新四步法进行(图5-14)。

3. 急诊处理

(1)血流动力学不稳定:若宽QRS心动过速伴有明显的血流动力学障碍,则不应耗时去做鉴别诊断,若能排除洋地黄中毒,应立即直流电同步电复律。首次电击能量不超过200J,必要时重复。对于血流动力学尚稳定但持续时间超过24h或药物治疗无效的室速也可选择电复律。

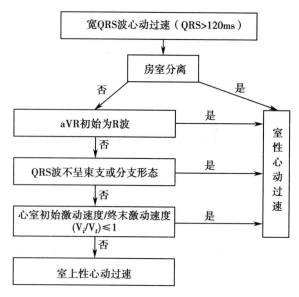

图5-14　Vereckei四步流程图

(2)血流动力学稳定:对无室房分离或无法判断,对血流动力学稳定的宽QRS心动过速者,无须在急性情况下精确诊断,可首先按室速处理。

1)药物治疗

①胺碘酮:伴有心功能不全的室速患者首选使用。用法:A. 负荷滴注。胺碘酮150mg溶于5%葡萄糖溶液,静脉推注(大于10min);随后6h用胺碘酮360mg溶于5%葡萄糖溶液500ml,滴速1mg/min。B. 维持滴注。18h给药540mg,滴速0.5mg/min。

②普鲁卡因胺:为Ⅰ类抗心律失常药,具有抑制室性心律失常,改善电治疗的效果。最适用于急性心肌梗死患者。用法:20mg/min静脉滴注至心律失常消失,总量达17mg/kg。注意:容易造成中毒、低血压,禁用于QT间期延长及尖端扭转室速、心功能不全患者。

③利多卡因:最佳适应证同普鲁卡因胺。用法:50~100mg静脉推注(1~2min),必要时每隔5~10min重复50mg,直至心律转复或总量达300mg为止。注意:高度房室传导阻滞、严重心力衰竭、休克、肝功能严重受损、利多卡因过敏等禁用。

④β受体阻滞剂:主要用于急性冠脉综合征、甲状腺功能亢进症、梗阻性心肌病等,可减少急性冠脉综合征远期并发症,包括猝死。禁忌证包括缓慢性心律失常、传导阻滞、低血压、严重充血性心力衰竭、伴有支气管痉挛的肺疾病等。

⑤钙拮抗剂:维拉帕米可用于特殊类型的室速,但不能用于心功能受损患者。用法:2.5~5.0mg,静脉注射。15~30min后可重复5~10mg,最大剂量为20mg。

⑥镁剂:曾用于恶性心律失常的辅助治疗,但已不推荐急性心肌梗死后常规预防性应用。适用于低血镁和扭转性室速。用法:1~2g硫酸镁用50~100ml液体稀释后,5~60min内静脉滴注,维持量0.5~1.0g/h。

2)射频消融术:采用射频消融已使室速的治愈率大为提高。

3)植入型心律转复除颤器(implantable cardioverter defibrillator,ICD):适用于猝死高危患者及药物治疗无效有严重症状的室速患者,可显著降低猝死率,疗效优于抗心律失常药物。

(二)室扑/室颤

室扑(ventricular flutter)/室颤(ventricle fibrillation)发作时心室肌快而微弱无效收缩或不规则颤动,其结果等于心室停搏。

1. 临床典型　表现为阿-斯综合征,突发意识丧失,抽搐,随后呼吸逐渐停止。心音和脉搏消失,血压测不到,瞳孔散大,发生猝死。

2. 心电图特点　室扑心电图表现为连续而规则宽大畸形的 QRS 波,频率在 150～250 次/min,QRS 波的时限长在 0.12s 以上,QRS 波呈向上向下的波幅似正弦样曲线与 T 波无法分开,QRS 波间无等电线,P 波消失。室颤则表现为 P 波、QRS 波、T 波均消失,代以形状不同、大小各异、极其不匀齐的波群,频率 250～500 次/min。

(三)室上性心动过速

室上性心动过速(supraventricular tachycardia,SVT)系指发作和维持需要心房、房室结或两者共同参与的快速性心律失常,包括附加束参与的心动过速。主要包括房性心动过速、房扑、折返性室上性心动过速等。多数情况因心率过快,P 波无法辨认,故统称为室上性心动过速。

1. 临床表现　特征性症状为突然发作,突然停止,发作时心率 160～250 次/min,持续数秒、数分钟或数小时、数日。发作时症状与心动过速所致血流动力学障碍程度密切相关,受患者年龄、有无心脏基础疾病及重要脏器基础供血等情况影响。频率大于 200 次/min,可导致血压下降、头晕、黑矇、心绞痛、心力衰竭等。

2. 心电图及诊断　QRS 波正常,心律规整,频率大多在 160～250 次/min,P'波形态异常,P'-R 间期>0.12s 者为房性;有逆行的 P'波或 P'-R 间期<0.12s 者为房室交界性。多数情况下 P'波与 T 波融合,无法辨认。ST 段压低和 T 波倒置常见。当伴有预激综合征、心室内差异传导或束支传导阻滞,则 QRS 波群宽大畸形。图 5-15 为窄 QRS 波性心动过速的诊断流程。

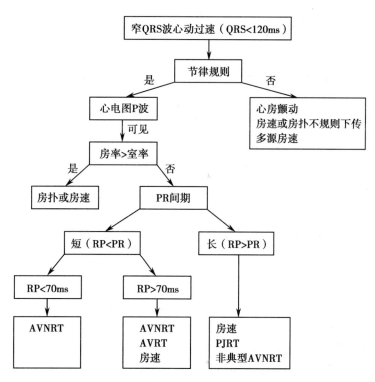

图 5-15　窄 QRS 波性心动过速诊断流程图

AVNRT. 房室结折返性心动过速;AVRT. 房室折返性心动过速;PJRT. 持续性交界区反复性心动过速。

3. 急诊处理

(1) 血流动力学不稳定:对伴有严重血流动力学障碍(低血压、肺水肿、脑灌注不足)的室上性心动过速,不要过分强调心律失常的诊断,需紧急行直流电同步电复律。首次电转复能量单相波通常为 50～100J

已足够,如不成功,可逐渐增加能量。也可用胺碘酮150~300mg静脉注射。

（2）血流动力学稳定：对于血流动力学稳定的患者,可先完善辅助检查,评估病情,纠正重要诱发因素如低钾、缺氧、感染等,进一步明确诊断。可先用简单的迷走神经刺激法,对于无效或效果不良者可采用药物治疗。

1）机械刺激迷走神经：通过做瓦尔萨尔瓦动作（即深呼吸后屏气用力呼气）,刺激咽反射,颈动脉窦按摩,压迫眼球,冷水面部浸浴等方法兴奋迷走神经,约50%的患者可终止折返性室上性心动过速发作。

2）药物治疗

①腺苷：作为一种前迷走神经兴奋剂,对窦房结、房室结具有明显的抑制作用,可消除折返环路终止室上性心动过速。该药起效快,平均复律时间30s,半衰期10s,转复成功率高达90%以上,是室上性心动过速的首选药物。用法：6~12mg直接快速静脉注射（5~10s）,3~5min后未复律者可加倍剂量重复1次。注意：对于合并心绞痛、支气管哮喘、室性心律失常、病态窦房结综合征、年龄大于60岁者等应该慎用或禁用。

②普罗帕酮：具有抗心律失常谱广、疗效高、起效快（平均复律时间8min）、半衰期短等优点,曾是室上速的首选药物。用法：70mg稀释后静脉注射（5min）,10~20min后无效可重复1次。注意：对心功能不全患者禁用,对有器质性心脏病、低血压、休克、心动过缓者等慎用。

③维拉帕米：钙通道阻滞剂,对正常QRS波的室上速疗效好。静脉注射后1~5min起效,持续15min以上。用法：5mg稀释后静脉注射（5min）,发作中止即停止注射,15min后未能转复者可重复1次。注意：心动过缓、低血压、心功能不全、房室传导阻滞、病态窦房结综合征患者慎用或禁用。

④胺碘酮：对各种快速性心律失常均有效。用法：参见室速。注意推注射过快容易导致低血压,忌用于严重心动过缓、高度房室传导阻滞等患者。

⑤毛花苷C：起效缓慢,一般复律时间需要30min以上,但作用温和。是室上性心动过速伴有心功能不全者的首选用药。用法：0.4mg稀释后缓慢静脉注射,2h后无效可再给0.2~0.4mg。注意：不能排除预激综合征者禁用。

⑥β受体阻滞剂：伴有高血压或心绞痛的室上性心动过速患者首选。用法：普萘洛尔2~5mg静脉注射,必要时20~30min后重复1次。也可用艾司洛尔、美托洛尔等静脉注射。注意：有病态窦房结综合征、支气管哮喘病史者禁用。

3）经食管心房调搏复律：适用于对药物无效或存在药物应用禁忌者（如孕妇等）。应用比心动过速频率快20~30次/min的猝发刺激可有效终止室上性心动过速,有效率达90%。

4）导管射频消融术：此法是治疗室上性心动过速的有效手段,成功率达95%。

（四）房颤

房颤由于心脏结构重塑造成的肌束结构和电信号传导不匹配,引起不协调的心房乱颤,心室仅接受部分通过房室交界区下传的冲动,故心室率120~180次/min,节律不规则。绝大多数房颤见于器质性心脏病患者,其中以风湿性二尖瓣病变、冠心病和高血压心脏病最常见。

1. 临床表现　临床症状轻重与疾病及心室率快慢有关。轻者仅有心悸、气促、胸闷等,重者可致急性肺水肿、心绞痛、休克甚至晕厥。部分患者可出现血栓栓塞症状。心律绝对不齐,心音强弱不等,脉搏短绌。

2. 心电图特点　P波消失,代之以形态、间距及振幅均绝对不规则的f波,频率350~600次/min。RR间期绝对不规则,QRS波呈室上性,偶见呈室内差异性传导。

3. 急诊处理　房颤紧急处理的目的为：①评价血栓栓塞的风险并确定是否给予抗凝治疗;②维持血流动力学稳定;③减轻房颤所致的症状。

对于大多数血流动力学稳定的房颤患者应注重控制心室率,急性复律的指征为伴有血流动力学障碍的房颤。血流动力学稳定但是症状不能耐受的初发或阵发房颤(持续时间<48h),如无转复禁忌证,也可复律。急诊处理如图5-16所示。

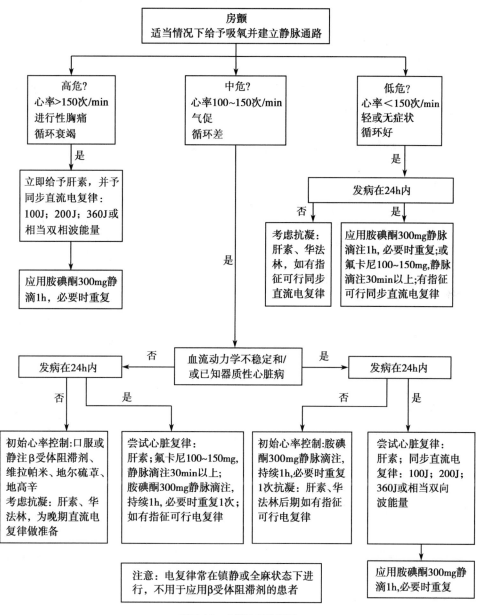

图5-16 房颤处理流程图

（五）严重快速型心律失常急诊处理流程（图5-17）

二、缓慢性心律失常

（一）窦性停搏及病态窦房结综合征（sick sinus syndrome，SSS）

严重窦性停搏及SSS是心源性晕厥的常见原因,当属致命性心律失常。

1. 临床表现　临床症状取决于停搏或缓慢心搏造成的血流动力学障碍的程度。如出现2s以上窦性停搏或窦性心律突然减慢小于40次/min,患者可出现黑矇;停搏持续5s以上则可发生晕厥,如持续10s以上则会出现阿-斯综合征。

2. 心电图特点　窦性停搏心电图显示规则的PP间期突然显著延长,多大于2s,且与正常PP间期之

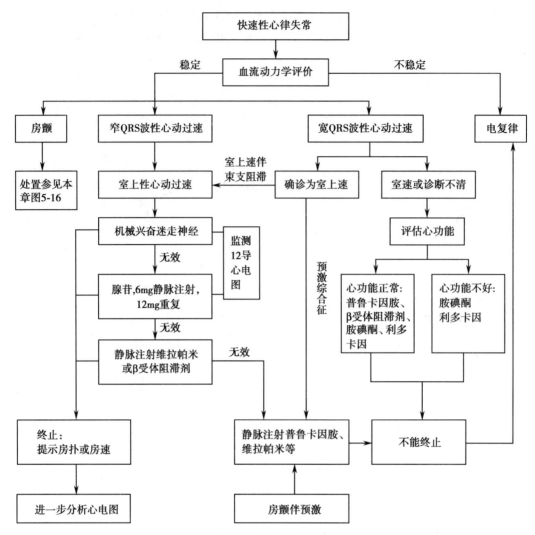

图 5-17　快速性心律失常的急诊处理流程图

间无倍数关系。SSS 心电图可表现为多种形式:窦性心动过缓最常见,也可表现为频发的窦房传导阻滞,PP 长间歇是窦性周期的倍数;窦性停搏可以是 SSS 的一种表现形式;此外还包括房颤、房扑,心动过速-心动过缓综合征等。

3. 急诊处理　窦性停搏及 SSS 的治疗主要通过药物或起搏器治疗,以维持正常心率,改善血流动力学,并兼顾病因治疗。

(1) 药物治疗

1) 阿托品:为抗胆碱药,能消除迷走神经对窦房结的抑制,使心率增快,对窦房结本身无作用,因此该药物作用有限,长时间应用副作用大。

2) 异丙肾上腺素:为非选择性 β 肾上腺能受体激动剂,主要作用于心肌 β_1 受体,使心率增加,对窦房结本身亦无作用。作用有限,不宜长时间应用。

3) 沙丁胺醇(舒喘灵):为 β_2 受体激动剂,能加快心率,缩短 RR 间期,改善头晕、黑矇的症状,临床观察表明沙丁胺醇对 SSS 患者电生理参数改变优于阿托品,作用时间长,无类似阿托品副作用。

4) 氨茶碱:为腺苷受体拮抗剂,能增快心率,改善症状。

(2) 起搏治疗:对于有临床症状(如黑矇、晕厥、呼吸困难等)及无症状,但心率极慢、药物应用受限的 SSS 患者应给予安装起搏器,该方法是治疗 SSS 唯一长期有效的方法。

(二)高度房室传导阻滞

1. 临床表现　高度房室传导阻滞是指房室传导比例超过 2:1。高度及以上传导阻滞患者在休息时可无症状,或有心悸感。在体力活动时可有心悸、头晕、乏力、胸闷、气短,严重时可发生晕厥、阿-斯综合征等。

2. 心电图表现　心电图可见散在发生的连续 2 个或数个 P 波因阻滞未下传心室,大于 2∶1 的房室阻滞。

3. 急诊处理　高度房室传导阻滞处理同三度房室传导阻滞。对于从未发生阿-斯综合征者,可选用药物,促进传导。

(1) 药物治疗

1) 阿托品:0.3~0.6mg 口服,也可皮下或肌内注射。对于 QRS 波宽大畸形者慎用。

2) 麻黄碱:对 α、β 受体均有作用,能加快心率。适用于二度或三度症状较轻的患者。可用麻黄碱片 25mg 每 6~8h 口服 1 次。

3) 异丙肾上腺素:可用 10mg 舌下含服,每 4~6h 1 次。必要时可用 0.5~1mg 稀释至 5% 葡萄糖液 500ml 持续滴注,维护次心室率 60~70 次/min。过量可明显增快心房率而加重房室传导阻滞,而且还能导致严重室性异位心率。

(2) 起搏器治疗:对高度及以上房室传导阻滞有晕厥及阿-斯发作者应植入起搏器。若估计为暂时性严重房室传导阻滞应置入临时起搏器,积极治疗去除原发病因。

(三) 严重缓慢性心律失常急诊处理流程(图 5-18)

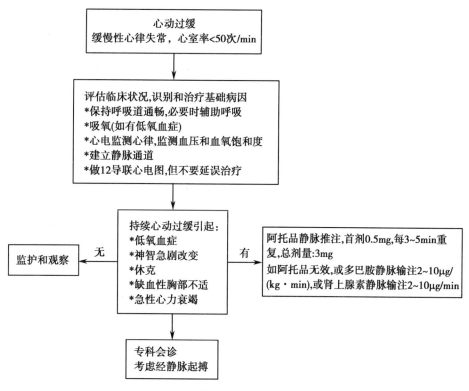

图 5-18　严重心动过缓急诊处理流程图

(沈　洪)

学习小结

1. 心悸可以是生理性或是病理性的,也可以由功能性疾病引起。心律失常是引起心悸的常见原因。

2. 严重心律失常常危及生命,需及时识别及处理。临床判断将其分为快速性心律失常及缓慢性心律失常。严重快速性心律失常包括室速、室扑/室颤、室上性心动过速、房颤等;严重缓慢性心律失常包括窦性停搏及病态窦房结综合征、高度房室传导阻滞等。

1. 何为心悸? 心悸发生的常见原因有哪些?

2. 简述心律失常的定义及急诊治疗原则。

3. 何为严重心律失常? 严重快速性心律失常的类型有哪些?

4. 如何急诊处理严重快速性心律失常?

5. 简述室上性心动过速的临床表现、心电图特点及急诊处理。

第六章　急性疼痛

学习目标	
掌握	常见急性疼痛的诊断与鉴别诊断的临床思路。
熟悉	常见急性疼痛的常见病因和机制。
了解	急性疼痛的急诊处理原则。

第一节　急性头痛

案例 6-1

患者，男性，43岁，因"反复头痛、头晕3周"入院。头痛症状无明显诱因出现，为整个头部持续性胀痛，可忍受，间中加重，休息后可稍缓解，伴轻度头晕，无天旋地转感，间中有恶心、呕吐，共呕吐两次，非喷射样，呕吐物为少量胃内容物，无黑矇、晕厥，无视物模糊、重影，无口角歪斜，无流涎，无肢体乏力、言语模糊，无胸闷、胸痛、心悸、气促等不适，测血压200/140mmHg。体格检查：神清，口角无歪斜，双侧鼻唇沟对称，无明显歪斜，伸舌无偏斜、震颤，肌力、肌张力正常，双侧巴宾斯基征未引出。头颅CT平扫示左侧半卵圆中心、右侧侧脑室前角旁、双侧侧脑室后角旁多发小缺血灶。予"氨氯地平5mg，2次/d"控制血压、调脂、护肾、对症支持等治疗。

思考：患者诊断考虑什么？其治疗原则是什么？

一、概述

头痛（head ache）是指局限于头颅上半部，包括眉弓、耳轮上缘和枕骨粗隆连线以上的疼痛，即是指额、顶、颞及枕部的疼痛，是临床常见的急诊症状。发病在两周以内者，称急性头痛。

（一）鉴别诊断思路

1. 头痛的病因（表6-1）

2. 头痛的发病机制　头痛是由于颅内外痛敏结构受到刺激所致。当这些对疼痛敏感的结构受到外伤、炎症、血管扩张、颅内压变化、肿瘤压迫、变态反应、急性中毒、代谢异常、内分泌紊乱和自主神经功能失调等刺激或影响时，即可引起头痛。

3. 问诊要点

（1）发病情况：急性起病并有发热者常为感染性疾病所致。急剧、持续头痛，并有不同程度的意识障碍而无发热者，多见于颅内血管性疾病及脑外伤。长期、反复发作性头痛或搏动性头痛，多见于血管性头痛或神经官能症。慢性进行性头痛并有颅内压增高的症状多见于颅内占位性病变。青壮年慢性头痛,常因焦急、情绪紧张而发生,多为肌收缩性头痛或称肌紧张性头痛。

表6-1 头痛的常见病因

病变部位	疾病
颅内病变	
脑血管病变	蛛网膜下腔出血、脑出血、脑栓塞、脑血栓形成、高血压脑病、脑供血不足、脑血管畸形、风湿性脑脉管炎、血栓闭塞性脑脉管炎等
脑外伤	脑震荡、颅内血肿、脑外伤后遗症等
颅内感染	脑膜炎、脑炎、脑膜脑炎、脑脓肿及脑寄生虫病等
占位性病变	颅内肿瘤、颅内转移瘤、颅内寄生虫病等
低颅压	低颅压患者通常站立十几分钟后出现头痛,卧位后缓解。 特发性低颅压原因不明,继发性低颅压常为腰椎穿刺后、头外伤后或颅脑手术后脑脊液漏出增多所致
其他	偏头痛、丛集性头痛、紧张型头痛、头痛型癫痫
颅外病变	
颈部疾病	颈椎病及其他颈部疾病
颅骨疾病	颅底凹入症、颅骨肿瘤
脑神经痛	三叉神经、舌咽神经及枕神经痛
五官疾病	眼源性头痛:急性闭角型青光眼;耳鼻喉源性头痛:鼻咽癌、急性中耳炎及乳突炎;齿源性头痛:牙痛、颞颌关节炎痛
全身性疾病	
急性感染	肺炎、尿路感染、伤寒等发热性疾病
心肺疾病	高血压、心力衰竭、肺性脑病等
各种急慢性中毒	苯、铅、酒精、一氧化碳
其他	中暑、缺氧、贫血、尿毒症、低血糖
精神疾病	抑郁、焦虑、癔症及狂躁

（2）头痛的部位:了解头痛部位是单侧、双侧、前额或枕部、局部或弥散、颅内或颅外有助于病因判断。

（3）头痛的时间:部分头痛可发生在特定的时间,如丛集性头痛常在夜间发生;女性偏头痛常与月经周期有关;颅内占位性病变在清晨加重;鼻窦炎的头痛常在早晨或上午;眼源性可见于长时间阅读后发生头痛;神经症性头痛无固定时间。

（4）头痛的程度与性质:头痛的程度分为轻、中、重,但一般与病情的严重性并不一致。

（5）伴随症状:伴剧烈呕吐见于颅内压增高;伴脑膜刺激征者见于脑膜炎或蛛网膜下腔出血;伴眩晕见于椎-基底动脉供血不足、小脑肿瘤;伴发热多见于颅内或全身性感染性疾病;伴视力障碍者多见于青光眼、脑肿瘤;伴癫痫发作者多见于脑血管畸形、脑内寄生虫病、脑肿瘤;伴失眠、焦虑、抑郁可见于紧张型头痛及神经功能性头痛;慢性进行性头痛伴表情呆滞、情绪淡漠或表现欣快感多见于额叶肿瘤。

（6）加重、减轻头痛的因素:咳嗽、打喷嚏、摇头、俯身等导致头痛加剧者多见于颅内高压、颅内感染、血管性及脑肿瘤性头痛;颈部运动加剧者见于颈肌急性炎症。直立时可缓解见于丛集性头痛;活动、按摩颈肌而逐渐缓解者见于慢性颈肌痉挛性所致的头痛。偏头痛患者服用麦角胺后头痛常迅速缓解。

（7）其他:有无感染、高血压、动脉硬化、颅脑外伤、肿瘤、精神病、癫痫病、神经症及眼、耳、鼻、齿等部位疾病史、手术史、月经史、职业特点,以及毒物接触史、治疗经过及疗效等。

4. 体格检查　许多内脏和系统的疾病可引起头痛,需做全面的体格检查。

5. 辅助检查　根据病情和条件选择。

（1）常规：血液、尿液、肝、肾功能检查、血电解质及其他必要的生化检查。行腰穿、颅内压监测及脑脊液常规、生化、细胞学、病理学检查，为感染性疾病或脑出血提供线索；

（2）脑电图：有助于对头痛性癫痫、颅内占位性病变的诊断；

（3）影像学检查：如颅骨 X 线平片、颈椎 X 线平片、头颅 CT、MRI 等检查对颅内肿瘤、脑血管病、脑寄生虫病、脑脓肿等疾病有很大的帮助；

（4）经颅多普勒超声、脑血管造影等明确血管病变位置有一定的辅助作用。

（二）鉴别诊断

头痛可见于多种疾病，大多无特异性。诊断中必须详细询问病史，了解患者的情绪、睡眠和职业、服药史、中毒史及家族史等，进行全面仔细的体格检查和必要的辅助检查。2008 年美国急诊医师学会对急性头痛进行以下四种分类：

1. Ⅰ类　继发于危重病，需急诊鉴别及治疗，如蛛网膜下腔出血、脑出血、脑膜炎及脑肿瘤伴颅内压升高等。

2. Ⅱ类　继发于危重病，如脑肿瘤不伴颅内压升高，不需急诊鉴别与治疗。

3. Ⅲ类　一般良性和可逆性的继发病，如鼻窦炎、高血压或腰椎穿刺后头痛等。

4. Ⅳ类　原发性头痛综合征，包括偏头痛、紧张型头痛和丛集性头痛。

相关链接

国际头痛协会在 2013 年推出国际头痛分类第 3 版（ICHD3-beta 版）共分为 5 层。分为原发性头痛、继发性头痛或两者共存情况。原发性头痛包括偏头痛、紧张型头痛、三叉神经自主神经性头痛及其他原发性头痛。继发性头痛包括缘于头颈创伤或损伤的头痛、缘于颅或颈部血管性疾病的头痛、缘于颅内非血管性疾病的头痛、缘于物质或物质戒断的头痛、缘于感染的头痛、缘于内环境紊乱的头痛、缘于颅骨、颈、眼、耳、鼻、鼻窦、牙、嘴或其他颅面部结构疾患的头或面痛及缘于精神疾患的头痛。

（三）急诊处理

1. 病因治疗　对Ⅰ类头痛患者，应针对病因进行急诊治疗；Ⅱ类头痛可择期进行病因治疗；Ⅲ类头痛中继发于高血压的患者，可在急诊室进行紧急降压治疗。

急诊处理和治疗原发病：

（1）如为上呼吸道感染所致，给予解热镇痛剂，如非甾体抗炎药（NSAID）。

（2）颅内高压者给予脱水、利尿剂；低颅压者，静脉补充低渗液。

（3）高血压性头痛应积极进行降压治疗。

（4）感染性头痛针对病原进行积极的抗感染治疗。

（5）颅内肿瘤、脑脓肿、硬膜下血肿应手术治疗。

（6）耳鼻喉科疾病所致头痛应作相应的专科积极治疗。

（7）对焦虑烦躁者可酌情加用镇静剂，对抑郁表现者加用抗抑郁剂。

（8）扩张性头痛给予麦角胺；松弛收缩的肌肉给予按摩、热疗、痛点普鲁卡因封闭等；表浅神经痛可采用封闭治疗。

2. 对症治疗　对Ⅲ、Ⅳ类头痛的大多数患者可采取对症治疗。①对头痛不太严重的患者，可用不成瘾的镇痛药；②对头痛剧烈、持续时间长者，选用非麻醉性镇痛药加用镇静药。

3. 常见头痛的处理

（1）偏头痛：详见本节"偏头痛"。

（2）丛集性头痛：发作时使用麦角胺咖啡因，或醋酸泼尼松。

（3）颈性偏头痛：颈椎牵引，同时服用扩张血管药或活血化瘀中药，常服用尼莫地平、醋酸泼尼松，或封闭星状神经节，治疗并存的颈胸神经根炎。保守治疗无效而症状严重者，可考虑做手术治疗。

（4）肌收缩性头痛：按摩、热敷、电兴奋疗法及服用镇静剂。

（5）神经炎头痛：可行穴位封闭。也可口服卡马西平或苯妥英钠治疗。对颈椎增生引起的枕大神经痛应加用颈椎牵引。

急性头痛诊治流程见图6-1。

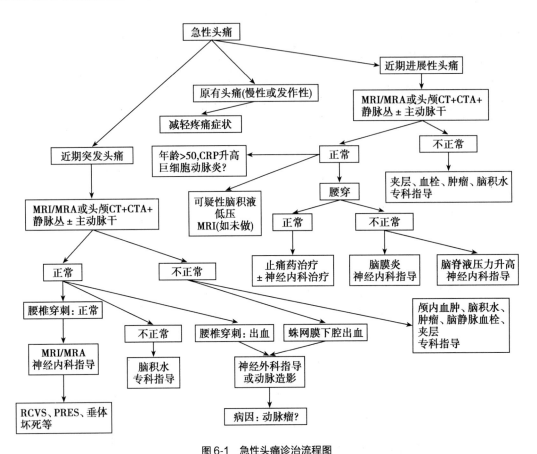

图6-1　急性头痛诊治流程图

CRP. C反应蛋白；MRI. 磁共振成像；MRA. 磁共振血管成像；CT. 计算机体层摄影；CTA. 计算机体层血管成像；RCVS. 脑血管收缩综合征；PRES. 可逆性后部脑性综合征。

二、颅内压增高

颅内压增高（increased intracranial pressure）是急诊常见临床综合征，也是脑血管病变、颅脑损伤、脑肿瘤、脑积水和颅内炎症等所共有的征象。是由于上述疾病使颅腔内容物体积增加，导致颅内压持续在2.0kPa（200mmH$_2$O）以上，可引发脑疝危象，致使呼吸、循环衰竭而死亡的综合征。因此，及时诊断和正确处理颅内压增高十分重要。

（一）发生机制

颅缝闭合后颅腔的容积1 400~1 500ml。当调节生理作用失效或颅内容物体积的增长超出调节功能代偿的限度时，就出现颅内压增高。

临床上常见于：①颅内容物体积增加超过了机体生理代偿的限度（如各种原因导致的脑水肿）；②颅内病变破坏生理调节功能（重度头外伤致严重功能破坏）；③代偿功能滞后于病变的发展速度（颅内急性大出血）；④病变致脑脊液循环通路堵塞，使脑脊液丧失颅内空间代偿功能；⑤全身情况影响颅内原有的调节功能（已取得平衡的脑肿瘤患者因出现并发症而失去平衡）。

（二）病因

1. 颅腔容积变小　包括先天性颅骨畸形（狭颅症）、颅骨异常增生（颅骨纤维结构不良）及颅骨大块凹陷性骨折等。

2. 颅内占位性病变　为颅内压增高最常见的原因，常见于外伤性颅内血肿、自发性脑内出血、脑瘤、脑转移癌、白血病、脑脓肿及颅内各部位积脓、颅内肉芽肿及脑寄生虫病。

3. 颅腔内容物的体积增大　如脑组织体积增大（脑水肿）、脑脊液增多（脑积水）。

4. 脑静脉回流受阻　见于颅内静脉窦血栓形成。

（三）临床特点

头痛、呕吐、视神经乳头水肿是颅内压增高的三大主征，严重者可出现意识障碍及生命体征变化甚至脑疝从而危及生命。

初期颅内压增高所致头痛常位于占位病变的同侧，主要由病变邻近的疼痛敏感结构被牵连、移位或因感觉神经直接受压所致。后期头痛由于脑脊液循环通路受阻，引起颅内压升高，使远离病灶的疼痛敏感结构被牵拉、扭曲和移位所致，头痛呈持续性钝痛，晨起较重，咳嗽、打喷嚏或弯腰或低头活动时加重。头痛的程度一般较偏头痛或颅内出血时轻，多不影响睡眠。随着占位病变的增大及颅内压增高，患者可出现呕吐及视神经乳头水肿，最终因继发性视神经萎缩使视力减退或失明。

良性颅内压增高多指存在头痛和视神经乳头水肿等颅内压增高的表现，而无局灶性神经系统定位体征，颅内无占位性病变，预后较好（图6-2）。

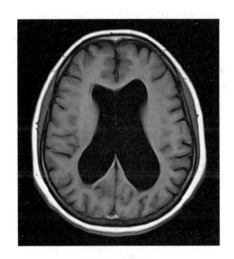

图6-2　脑积水

（四）诊断

通过全面详细地询问病史及神经系统体格检查，多数患者可作出初步的诊断。当确定存在颅内压增高时，需进一步寻找其病因，此时，眼底检查发现静脉充盈等早期视神经乳头水肿改变时有重要意义。需完善颅脑CT、MRI及脑血管造影等辅助检查，以尽早诊断和治疗。

（五）治疗

1. 对症处理　密切观察生命体征、瞳孔及神志的变化，保持呼吸道及排便通畅，可行颅内压监测指导治疗。频繁呕吐者，应暂禁食，适当补液。注意电解质酸碱平衡，对症处理加重颅内压增高从而诱发脑疝的相关因素。

2. 病因治疗　尽快明确引起颅内压增高的原因，针对病因进行对症治疗，如手术切除脑内肿瘤、清除颅内血肿，脑脊液分流术、控制颅内感染等。

3. 药物治疗　主要应用高渗脱水剂、利尿剂、肾上腺皮质激素等。

4. 手术治疗　对内科治疗无效或出现颅内高压危象时，可应用外科手术。

5. 亚低温疗法　目前主张局部亚低温疗法。

6. 辅助过度换气　通过CO_2的排出，减少脑血流量，从而降低颅内压。但需警惕发生脑缺血。

三、高血压危象

高血压危象（hypertensive crisis）指动脉血压突然急剧升高而引起的急性或迅速进展性靶器官损害，可危及生命。迅速、有效的抗高血压治疗可改善其预后。高血压危象分为高血压急症（hypertensive emergencies）和高血压亚急症（hypertensive urgencies）两类。

高血压急症指的是血压严重升高（通常血压>180/120mmHg）并伴有靶器官进行性损害的临床表现，包括高血压脑病、颅内出血、急性心肌梗死、急性左心衰竭伴肺水肿、不稳定性心绞痛、主动脉夹层动脉瘤等。除上述情况外,高血压急症还应包括在原有脏器功能损害的基础上进一步损害的临床情况。高血压急症危害严重,通常需立即进行降压治疗以阻止靶器官进一步损害。

高血压亚急症指的是血压明显升高,但无急性或进行性靶器官损害的证据。也包括因急诊应急情况下出现血压明显增高,而未发生脏器功能损害的情况。

（一）病理生理机制

高血压危象多在原有高血压的基础上发病,任何类型的高血压均可能发展为危象。常见的诱因有极度疲劳、精神创伤、精神过度紧张或激动、吸烟、寒冷刺激、更年期内分泌改变等。某些药物也可引起高血压危象。嗜铬细胞瘤引起高血压危象较少见。脊髓疾病如吉兰-巴雷综合征发生高血压危象的危险性较大。心脏、脑、肾都具有自动调节机制以维持几乎恒定的血流,在血压急剧升高时,这些自动调节机制崩溃,导致脑血管扩张及脑水肿。

（二）临床表现

1. 高血压急症

（1）症状与体征:常见症状为视力障碍、头痛、血尿等。此外,常出现心、肾功能不全的表现,如心力衰竭、心绞痛、夜尿多、肾功能损害,严重时出现急性少尿性肾衰竭。

1) 中枢神经系统表现

①高血压脑病是突发、重度、持久的高血压伴中枢神经系统功能障碍,如能及时有效地治疗,血压下降12h内大脑功能可恢复,这一特点不同于脑出血和脑梗死。患者表现为弥漫性头痛,可伴有恶心、喷射性呕吐,视力障碍(可为暂时性失明),局部肢体或全身抽搐,轻度偏瘫或肢体肌肉强直,失语,肢体无力、强直或瘫痪,病理征阳性等。神志变化初呈兴奋、烦躁不安,继而精神萎靡、嗜睡。若脑水肿进一步加剧,则在数小时或1~2d内出现意识模糊,甚至昏迷。眼底检查可见眼底动脉痉挛、视网膜出血、渗出和视神经乳头水肿。

②在长期高血压血管病变的基础上,可导致脑出血或脑梗死,也有合并蛛网膜下腔出血的病例。舒张压高者易发生脑出血,起病急,患者呈现剧烈头痛、恶心、呕吐,很快昏迷,或出现偏瘫、视神经乳头水肿、脑脊液压力高,有的呈血性脑脊液。以收缩压高为主者易发生脑梗死,起病慢,多在休息时发生,逐渐出现肢体麻木、失语或偏瘫,但意识常清醒。

2) 心血管的表现:患者有呼吸困难、咳嗽、端坐呼吸、肺水肿、心率增快等表现。还可表现为心绞痛、急性心肌梗死或急性主动脉夹层。

3) 肾衰竭的表现:血尿、水肿等。

4) 妊娠妇女的血压超过140/90mmHg或较基础水平增加30/15mmHg以上即为异常。先兆子痫为高血压-水肿-蛋白尿综合征,伴头痛、眼花等症状,部分患者可发展为子痫,出现抽搐、脑出血、肾衰竭和微血管病性溶血性贫血等重要器官的损害。

5) 嗜铬细胞瘤、可乐定停药综合征、使用拟交感药物,以及单胺氧化酶抑制剂与酪胺间的相互作用等,具有相应的用药史,临床上出现血压显著升高,并伴有相关症状。

（2）辅助检查

1) 实验室检查:尿中出现不同程度的蛋白和红细胞,随病情变化迅速出现氮质血症、低钙血症,重者出现代谢性酸中毒。肌酐和尿素氮增高,血糖可增高。突发性恶性高血压者,肾衰竭出现早且重。血中游离肾上腺素或去甲肾上腺素水平增高。

2) 眼底检查:除了慢性小动脉硬化外,急性改变有小血管节段或弥漫性痉挛。

3) 超声心动图、心电图、胸部X线检查,可发现高血压心血管并发症的相应改变。

4）CT、MRI 检查:头颅 CT、MRI 检查对神经系统并发症有重要的鉴别诊断价值。疑主动脉夹层者行胸部 CT 检查。

2. 高血压亚急症　急性、重度高血压,但不伴有急性靶器官损害,患者通常无或仅有轻度的靶器官损害,包括:

（1）较高的 3 级高血压。

（2）急进-恶化高血压。

（3）高血压伴视神经乳头水肿。

（4）进行性靶器官并发症。

（5）严重的围术期高血压。

（三）诊断依据

患者通常有高血压病史,在精神紧张、情绪激动、过度疲劳、寒冷刺激等诱发因素作用下,血压急性升高超过收缩压≥180mmHg 和/或舒张压≥120mmHg。高血压急症和高血压亚急症的主要区别在于是否伴靶器官损害,而非血压水平。

高血压急症:急性重度血压升高,伴有急性或进行性靶器官损害。①中枢神经系统:高血压脑病、颅内出血、惊厥;②心血管系统:急性左心衰竭、急性心肌梗死或不稳定型心绞痛、急性主动脉夹层;③其他:急性肾衰竭、子痫等。

高血压亚急症:急性、重度高血压,但不伴有急性靶器官损害。患者通常无或仅有轻度的靶器官损害。

（四）治疗

1. 治疗原则

（1）高血压急症的治疗原则

1）基本原则首先并不是盲目给予降压处理,要通过病史采集、体格检查及必要的实验室检查对患者进行评估,患者引起血压急性升高的临床情况,评估患者是否有急性靶器官损害、损害的部位及损害的程度。初步诊断为高血压急症的患者应及时给予有效的治疗,进行紧急降压处理,预防或减轻靶器官的进一步损害。随后在治疗的同时查找病因,并给予及时处理。在短时间内使病情缓解,预防进行性或可逆性靶器官损害,降低患者的死亡率。一般治疗包括置患者半卧位,消除患者恐惧心理,酌情使用有效的镇静镇痛药等。

2）血压控制节奏和目标需在对患者充分评估的基础上,制订个体化的治疗方案,有节奏、有目标地降低血压。

①降压治疗第一目标:在 30~60min 将血压控制到一个安全水平。静脉滴注降压药后 1h 使平均动脉血压迅速下降,但不超过 25%。下列情况应除外:急性缺血性卒中;主动脉夹层应将收缩压迅速降至100mmHg 左右;如肾功能正常,无脑血管病或冠心病者则血压可降至正常;如患者 60 岁以上,有冠心病、脑血管病或肾功能不全,其安全的血压水平是 160~180/100~110mmHg。静脉用药者 1~2d 内应加上口服降压药,争取短期内停用静脉给药。

②降压治疗第二目标:在达到第一目标后,应放慢降压速度,减慢静脉用药的速度,加用口服降压药,逐渐将血压降低到第二目标。在第一目标后 2~6h 内血压降至 160/（100~110）mmHg。血压过度降低可引起肾、脑或冠状动脉缺血。

③降压治疗第三目标:若患者可耐受降压治疗第二目标达到的血压且其临床情况稳定,在 24~48h 逐步降低血压达到正常水平。

（2）高血压亚急症的治疗原则:对高血压亚急症患者可以在 24~28h 将血压缓慢降至 160/110mmHg。在血压初步控制后应给予调整口服药物治疗。并建议患者定期去高血压门诊调整治疗。

2. 降压治疗

（1）常用静脉注射用降压药物有硝普钠、尼卡地平、乌拉地尔、二氮嗪、肼苯达嗪、拉贝洛尔、艾司洛尔、酚妥拉明等。

硝普钠：通过调节点滴速度可使血压控制在目标水平上，起效快，停药后作用只维持 1～2min，消除也快。

硝酸甘油：适用于心绞痛合并高血压，较少应用于降压。

乌拉地尔(uradipil)：选择性 α_1 受体阻滞剂，具有外周和中枢双重降压作用。

（2）口服降压药：用于高血压危象的口服降压药需起效较快，可供选择的口服降压药有硝苯地平控释片(或缓释片)、卡托普利、依那普利、可乐定、拉贝洛尔等。由于短效硝苯地平的降压速度和幅度无法控制，不主张舌下含服。

1）卡托普利：为 ACEI，可降低内生肌酐清除率，从而使血尿素氮和肌酐上升，需加以注意。

2）哌唑嗪：为 α 受体阻滞剂，扩张血管降低外周阻力。对心输出量、心率、肾血流量和肾小球滤过率影响不大。

3）钙拮抗剂：①双氢吡啶类钙通道阻滞剂：硝苯地平是短效的二氢吡啶类钙拮抗剂；②非双氢吡啶类钙通道阻滞剂：地尔硫䓬。

4）阿替洛尔：为心脏选择性 β 受体阻滞剂。

3. 不同临床类型的治疗

（1）高血压脑病：首选硝普钠，1h 内将收缩压降低 20%～25%，不超过 50%。控制抽搐和减轻脑水肿，可选用安定，亦可用苯巴比妥钠或 10% 水合氯醛保留灌肠。对血压已降到预期水平，仍有颅内压增高时，要快速静脉滴注 20% 甘露醇或 25% 山梨醇；呋塞米（速尿）静脉注射；必要时静脉注射地塞米松。禁用可乐定。

（2）脑血管意外：但一般认为不宜急剧降压，若收缩压高于 180mmHg，舒张压高于 105mmHg，可静脉给药，但须密切监测血压。并发脑出血一般收缩压降至 150mmHg 为宜；蛛网膜下腔出血者收缩压降至 140～160mmHg 即可；脑梗死除非血压过高，一般不予降压，待病情稳定数日后再使血压逐渐降至正常水平。

（3）急性左心衰竭：静脉滴注硝普钠或硝酸甘油、呋塞米，往往能收到降压和改善心功能的显著疗效。其他措施按急性肺水肿处理。避免使用具有心肌抑制作用的 β 受体阻滞剂和钙拮抗剂。

（4）急性心肌梗死：优先选择的药物为硝酸甘油或硝普钠，但应避免血压下降过快、过低而引起反射性心动过速和交感神经兴奋。一般将血压控制在 140/90mmHg 以下。无心功能不全者也可使用无内源性拟交感活性的 β 受体阻滞剂，如美托洛尔、比索洛尔。ACEI 适合于合并左心功能不全者。应尽快专科治疗。

（5）主动脉夹层：绝对卧床，吗啡镇痛。选用硝普钠加 β 受体阻滞剂静脉滴注迅速降压，防止主动脉夹层进一步分离，争取手术机会。

（6）先兆子痫和子痫：不宜将血压降得过低，以免影响胎儿血供。避免使用利尿剂。在子痫发生前应终止妊娠。若发生子痫，立即静脉注射乌拉地尔，给予安定静脉注射或肌内注射。当舒张压仍高于 115mmHg 时，首选阿替洛尔。钙拮抗剂可抑制子宫平滑肌收缩，影响产程，不宜使用；利血平可通过胎盘影响胎儿，也应避免使用。禁用硝普钠。

（7）肾功能不全：除血液透析外，药物首选呋塞米，也可选用钙拮抗剂、ACEI 和 α 受体阻滞剂，多与利尿剂合用。急性肾衰竭时慎用硝普钠。

（8）嗜铬细胞瘤所致高血压危象：首选酚妥拉明快速静脉注射，也可用硝普钠及拉贝洛尔（α、β 受体阻滞剂）。

高血压危象抢救流程见图 6-3。

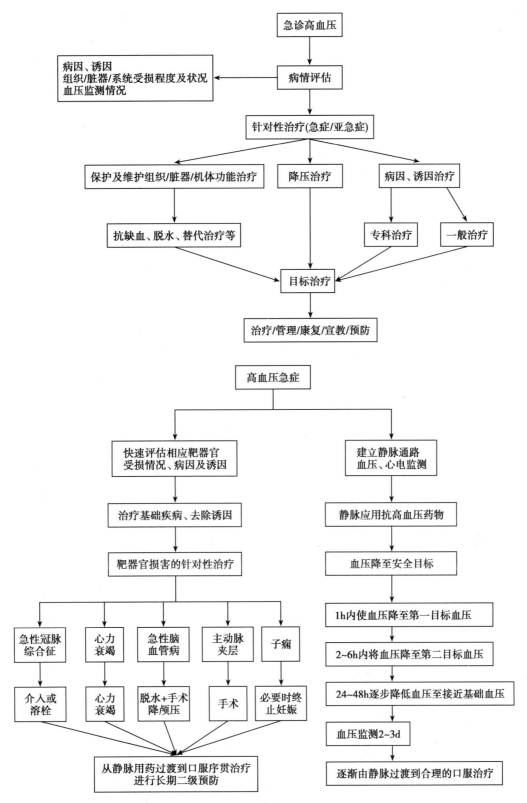

图 6-3　高血压危象诊断与抢救流程图

四、偏头痛

偏头痛(migraine)是一种常见的慢性神经血管性疾病,其特征为反复发作、一侧或双侧搏动性的剧烈头痛且多发生于偏侧头部,可合并自主神经系统功能障碍如恶心、呕吐、畏光和畏声等症状。2015 年 *Lancet* 杂志发表的世界卫生组织 2013 年疾病负担调查的研究结果表明,偏头痛为人类第三位常见疾病。

本病和遗传有关,约50%患者有家族史,此外与饮食、内分泌及精神因素也有一定的关系。偏头痛的发病机制至今未明,目前公认的学说为血管学说、皮质扩散性抑制及三叉神经血管学说。

（一）临床表现

本病女性与男性患者之比约为3∶1,且部分患者有家族史。

1. 有先兆型偏头痛　头痛发作前有先兆症状为本类偏头痛的最大特点,先兆症状主要有视觉先兆、嗜睡、烦躁和偏侧肢体感觉或运动障碍。视觉先兆最为常见。先兆症状持续10~20min,头痛发作前达高峰,症状消失后出现一侧、双侧或交替性的搏动性头痛,疼痛部位多在眶上、眶后或额颞部,达高峰后可持续数小时或1~2d,当症状持续数日不缓解时称偏头痛持续状态。头痛时的伴随症状可有面色苍白、恶心、畏光、出汗,严重者有呕吐。有视觉先兆的患者偶尔会有肢体或者言语症状。

2. 无先兆型偏头痛　头痛发作前无先兆症状,性质与典型偏头痛相似,但持续时间较其延长,可持续数天,程度较典型偏头痛轻,多为单侧、搏动性、中到重度头痛,伴恶心、呕吐、出汗及畏光等症状。

上述两型偏头痛患者常有家族史,女性患者多见,头痛诱发因素包括强烈的情绪波动,进食某些食物如巧克力、奶酪、红酒及月经来潮等。

（二）诊断和鉴别诊断

1. 诊断　诊断主要依据家族史、典型的临床表现、神经系统体格检查及辅助检查如颅脑CT、MRI、MRA等排除其他疾病。

2. 鉴别诊断　本病主要需与丛集性头痛、紧张性头痛及非偏头痛性血管性头痛鉴别。

（三）治疗

1. 防治原则

（1）积极开展患者教育。

（2）充分利用各种非药物干预手段,包括按摩、理疗、生物反馈治疗、认知行为治疗和针灸等。

（3）药物治疗包括头痛发作期治疗和头痛间歇期预防性治疗。急诊患者的治疗目的是终止头痛发作、缓解伴随症状。药物治疗以镇痛剂和镇静剂为主。

2. 治疗有效性标准

（1）2h后无痛。

（2）2h后疼痛减轻,由中重度疼痛转为轻度或无痛,或视觉模拟评分法(VAS)下降50%以上。

（3）疗效具有可重复性,3次发作中有2次以上有效。

（4）在治疗成功后的24h内无头痛再发生或无须再次服药。

3. 发作时药物治疗

（1）对乙酰氨基酚:有口服剂(片剂、混悬、混悬滴剂)、肛门栓剂及注射液多种。本药可用于对阿司匹林或其他非甾体抗炎药过敏、不耐受或不适于应用者,3个月以上婴儿及儿童也可应用。

（2）布洛芬:用于6个月以上的儿童。

（3）萘普生:可用于6岁以上或体重25kg以上的儿童。

（4）双氯芬酸:有口服、肛门栓剂及注射液。口服最好于饭前吞服

（5）阿司匹林:有口服、肛门栓剂及注射制剂。泡腾片是近年应用的一种新型片剂,特别适用于儿童、老年人及服用药丸困难者。阿司匹林赖氨酸盐(赖安匹林),可用于10岁以上的儿童,可单用阿司匹林或与甲氧氯普胺合用。

（6）复方制剂:常用包括阿司匹林、对乙酰氨基酚及咖啡因的复方制剂。

（7）曲坦类药物:舒马曲普坦有口服剂、皮下注射剂、喷剂及肛门栓剂。

（8）麦角胺类药物:麦角胺咖啡因0.1~0.2g(1d总量≤0.6g),肌内注射麦角新碱0.2~0.5mg,有妊娠、动脉硬化、心脑血管疾病者禁用。

（9）降钙素基因主受体拮抗剂：通过将扩张的脑膜动脉恢复至正常而减轻偏头痛症状，且该过程不导致血管收缩。

（10）其他药物：甲氧氯普胺、多潘立酮等止吐和促进胃动力药物不仅能治疗伴随症状，还有利于其他药物的吸收和头痛的治疗。苯二氮䓬类、巴比妥类镇静剂可促使镇静、入睡，促进头痛消失。阿片类药物有成瘾性，不常规推荐。

学习小结

1. 急性头痛病因的快速识别是急诊救治的关键，颅内压升高应密切观察生命体征，尽快明确病因，针对原发病进行治疗，同时应对症减轻其诱发因素。

2. 高血压危象分为高血压急症和高血压亚急症两类，高血压急症和高血压亚急症的主要区别在于是否伴靶器官损害，而非血压水平。

3. 在原有高血压的基础上，血压急性升高超过收缩压≥180mmHg 和/或舒张压≥120mmHg 即可考虑高血压危象。

4. 高血压危象的血压控制要有阶段性控制目标，不可盲目降压。 降压治疗第一目标，在 30～60min 将血压降到一个安全水平。 降压治疗第二目标，在第一目标后 2～6h 内血压降至 160/（100～110）mmHg。 降压治疗第三目标，在 24～48h 逐步降低血压达到正常水平。

5. 偏头痛是一种常见的慢性神经血管性疾病，其特征为反复发作、一侧或双侧搏动性的剧烈头痛且多发生于偏侧头部，可合并自主神经系统功能障碍如恶心、呕吐、畏光和畏声等症状。 对急诊患者的治疗目的是终止头痛发作、缓解伴随症状。 药物治疗以镇痛剂和镇静剂为主。

复习题

1. 颅内压升高的临床特点有哪些？

2. 高血压危象的概念及其分类是什么？

3. 高血压急症的诊断依据是什么？

4. 按照国际头痛分类第三版偏头痛分为哪几类？

5. 偏头痛治疗有效性标准有哪些？

第二节 急性胸痛

案例 6-2

患者，男性，42 岁，因"劳力后胸前区持续闷痛 4h"来诊。伴有心前区压榨感，大汗，气紧。既往患有高血压，未规律诊治，血压波动于 140～170/80～90mmHg。吸烟史 10 余年。体格检查：血压 95/50mmHg，心率 110 次/min。急行心电图示 V_1～V_5 ST 段明显抬高 0.3～0.5mm。立即予吸氧、口服阿司匹林、氯吡格雷、阿托伐他汀钙，查心肌酶、肌钙蛋白等生化指标，同时请心内科会诊考虑急性广泛前壁心肌梗死，联系导管室行介入治疗。

思考：患者考虑诊断什么？ 其最佳治疗策略是什么？

胸痛（chest pain）是急诊常见的主诉症状，主要由胸部及胸腔疾病引起，少数由其他疾病所致。胸痛的程度因人而异，从模糊的胸部不适至尖锐的横膈以上的疼痛都被患者称为胸痛，但胸痛的程度与疾病严重程度并不完全一致。

胸部内脏器官病变产生的理化因素及刺激因子均可刺激胸部的感觉神经纤维产生痛觉冲动，并经多个脊神经进入几个不同脊髓节段，上传至大脑皮质的痛觉中枢，从而引起胸痛。由于这些内脏传入纤维伴随身体传入纤维行走，并经多次神经元交换后才到达大脑皮质，因此，除患病器官的局部疼痛外，远离该器官的体表的深部组织也可出现疼痛，从而增加了对内脏性胸痛鉴别诊断的困难。

急性胸痛是一些致命性疾病的主要临床表现,如急性冠脉综合征(ACS)、主动脉夹层(AD)、肺栓塞、张力性气胸、心包炎致心脏压塞及食管损伤等。急性胸痛的关键问题是要能快速识别出可能导致生命危险的病例,给予及时正确的急诊处理。

一、鉴别诊断思路

(一)病因及鉴别诊断

胸痛常表现为范围广、性质不确切,由于心、肺、大血管及食管的传入神经进入同一个胸背神经节,通过这些内脏神经纤维,不同脏器疼痛会产生类似的特征及相近的部位,通常都被描述为烧灼感、针刺样、刀割样或压榨性。由于背神经节重叠了自上而下3个节段的神经纤维,因此,源自胸部的疾病可表现为范围较广泛的疼痛,可上自颌部,下至腹部。疼痛可放射到颌面部、上肢、上腹及肩背等部位。

胸痛的主要原因多来自胸部疾病。常涉及:

1. 胸壁疾病　如带状疱疹、肋间神经炎、肋软骨炎、多发性骨髓瘤等。

2. 胸、肺疾病　如肺栓塞、张力性气胸、肺炎、胸膜炎、肺癌等。

3. 心血管疾病　如急性心肌梗死、主动脉夹层、心脏压塞、肥厚型心肌病等。

4. 纵隔疾病　如纵隔炎、纵隔肿瘤等。

5. 食管疾病　如食管撕裂、食管裂孔疝、食管癌等。

6. 其他　如过度通气等。

根据病情的危重程度分为危重症、急症或非急症进行临床判断,确定胸痛可能由何种疾病所致,着重考虑是否需要紧急处理。如果患者生命体征不稳定,须立即给予急诊处理,以稳定病情,同时查找可能致病的直接原因。鉴别诊断对进一步的针对性治疗有指导作用(表6-2)。

表6-2　胸痛的鉴别诊断

器官/系统	危重症	急症	非急症
心脏血管疾病	急性心肌梗死	心肌炎	心脏瓣膜病
	急性冠脉综合征		主动脉狭窄
	主动脉夹层		二尖瓣脱垂
	心脏压塞		肥厚型心肌病
胸肺疾病	肺栓塞	气胸	肺炎
	张力性气胸	纵隔炎	胸膜炎
			肿瘤
消化系统疾病		食管损伤	食管痉挛
		胆囊炎	食管反流
		胰腺炎	消化性溃疡
			胆囊炎
骨骼、肌肉、关节病变			肌肉劳损
			肋骨骨折
			肿瘤
			肋软骨炎
			非特异性胸壁痛
神经系统疾病			脊神经根受压
			胸廓出口综合征
			带状疱疹
其他			癔症

（二）问诊要点

1. 发病年龄　40岁以下的患者胸痛多考虑为胸膜炎、气胸、心肌炎、心肌病、风湿性心瓣膜病,40岁以上则需考虑冠心病、肺癌等。

2. 胸痛部位　不同疾病引起的胸痛常有相对应的部位。

（1）胸壁疾病引起的胸痛:常固定在病变部位,局部有压痛。如胸壁急性皮肤炎症性病变的局部有红肿疼痛。

（2）心血管系统疾病引起的胸痛:因不同疾病而不同,如急性冠状动脉综合征的疼痛多在心前区、胸骨后或剑突下,可向左肩、左臂、左手的小指、无名指放射,甚至放射至左颈部、面颊部,被误认为下颌关节炎及牙痛,还有极少数患者诉右侧肩、臂、手及牙齿疼痛或不适感。

（3）呼吸系统疾病引起的胸痛:多在病变部位,如肺炎,支气管炎等引起的疼痛多在炎症相应的胸部。

（4）食管及纵隔疾病引起的胸痛:多在胸骨后,膈下脓肿及肝胆疾病引起的胸痛多在右下胸,病变侵及膈肌中心时疼痛可放射至右肩部。

3. 胸痛性质　不同病因引起的胸痛性质多种多样,疼痛程度也从轻微、隐痛至剧痛。

4. 胸痛持续时间　炎症、肿瘤、梗死引起的胸痛多呈持续性;平滑肌或血管狭窄所致的胸痛常为阵发性;心绞痛发作时间短暂,一般不超过5min;心肌梗死的胸痛持续时间长达数小时甚至更长。

5. 影响疼痛因素　包括诱发、加重和缓解胸痛的因素。如胸膜炎、心包炎引起的胸痛可因咳嗽、用力呼吸而加重;劳力型心绞痛可因劳力或精神紧张诱发,休息或舌下含服硝酸酯类药物后于5min内胸痛缓解,而心肌梗死含服硝酸酯类药物后胸痛不能缓解;食管疾病多在进食时发病或加重,抗酸剂和促胃肠动力药可缓解。

6. 伴随症状　伴大汗、皮肤苍白、血压下降多见于心肌梗死、主动脉夹层、大块肺栓塞;伴呼吸困难提示病变范围大,如大叶性肺炎、大量气胸或胸腔积液、肺栓塞;伴咯血多见于肺栓塞、肺癌;伴咳嗽、咳痰、发热多见于肺部炎症;伴吞咽困难多见于食管疾病。

引起胸痛的严重疾病主要包括急性冠状动脉综合征、主动脉夹层、肺栓塞、重症肺炎、气胸及血气胸、急性心包炎及心脏压塞、食管穿孔等,必须仔细鉴别。

二、急性冠脉综合征

急性冠脉综合征(acute coronary syndrome,ACS)是由于冠状动脉粥样斑块表面出现破溃,血小板黏附并聚积在破溃斑块表面,与纤维蛋白原相互结合产生纤维蛋白,进而激活了凝血系统。根据冠状动脉血栓堵塞程度的不同,临床表现为ST段抬高心肌梗死(ST segment elevation myocardial infarction,STEMI)和非ST段抬高急性冠脉综合征(non-ST elevated-ACS,NSTE-ACS),后者是包括不稳定型心绞痛(unstable angina,UA)和非ST段抬高心肌梗死(non-ST elevated myocardial infarction,NSTEMI)的临床综合征。在大多数成人中,急性冠脉综合征是心脏性猝死的最主要原因。

（一）临床表现

1. 症状　急性冠脉综合征患者主要表现为胸痛或胸部不适,其特点包括:胸痛表现为憋闷、压迫感、紧缩感和针刺样感等;疼痛变化可逐渐加重,有间歇却不能完全缓解;疼痛可向肩背、左上肢或下颌等部位放射;疼痛可反复发作,并较前发作频繁,与原有的缓解方式不同,或持续不缓解。患者描述胸痛部位时,要注意其身体语言,如握拳或手掌按在胸部,大多与心肌缺血有关;同时应注意伴随症状,如呼吸困难、出冷汗、恶心、呕吐、头晕目眩和焦虑等;但也须注意不典型胸痛或只表现为胸闷、呼吸困难及眩晕的高危患者,如老年糖尿病患者。

2. 体征　注意神志变化,皮肤灌注状况,动脉血压变化;检查肺部湿啰音及出现部位（Killip分级评估），颈静脉是否怒张，心率和节律的改变；如闻及第三心音（S3）、第四心音（S4），心音减弱，收缩期杂音等常提示有心肌收缩力改变。

（二）实验室及辅助检查

1. 心电图　一直用作心肌缺血损伤及心律失常的重要辅助诊断工具，也是决定溶栓、经皮冠状动脉介入治疗（PCI）或药物干预治疗的一项重要标准。

（1）急性心肌梗死的心电图演变：最早变化为 R 波和 T 波振幅增加。超急期心电图表现为 T 波高尖，之后 ST 段迅速抬高至最大限度，多数患者在最初 12h 内 ST 段逐渐恢复。R 波降低和异常 Q 波在 STEMI 最初 2h 内可见，通常 9h（4~14h）内完成衍变。ST 段抬高导联常出现 T 波倒置，下壁 STEMI 的心电图衍变比前壁 STEMI 更快，梗死后持续数周或数月仍有 ST 段抬高表明可能室壁瘤形成，STEMI 急性期再度出现 ST 段抬高表明可能发生梗死扩展。

（2）相关冠状动脉致梗死部位的心电图特征见表 6-3。

表 6-3　相关冠状动脉致梗死部位的心电图特征

梗死部位	相关冠状动脉	相应导联
前壁	左冠状动脉前降支	$V_1 \sim V_4$
前间隔		V_1、V_2、
前壁+侧壁	左冠状动脉前降支近端	$V_1 \sim V_6$、I、aVL
下壁	右冠状动脉	II、III、aVF
	左冠状动脉回旋支	
下壁+右室	右冠状动脉近端	II、III、aVF、V_1、V_2、$V_{3R} \sim V_{5R}$
下后壁	右冠状动脉	II、III、aVF、V_1、V_2、$V_7 \sim V_9$
	左冠状动脉回旋支	
后壁	右冠状动脉	V_1、V_2、$V_7 \sim V_9$
	左冠状动脉回旋支	
侧壁	左冠状动脉前降支	V_5、V_6、I、aVL
前侧壁	左冠状动脉前降支	$V_3 \sim V_6$、I、aVL
	左冠状动脉回旋支	
下侧壁	左冠状动脉前降支	II、III、aVF
	左冠状动脉回旋支	I、aVL、V_5、V_6
后侧壁	左冠状动脉前降支	V_1、V_2、$V_7 \sim V_9$
	左冠状动脉回旋支	V_5、V_6、I、aVL

（3）ST 段压低：ST 段代表心脏复极过程，ST 段压低提示心内膜下有损伤电流。

（4）T 波倒置：T 波倒置可能发生在心肌缺血所致心肌复极延迟。

2. 心肌损伤标志物

（1）磷酸肌酸同工酶（CK-MB）：CK-MB 升高提示有心肌坏死，对急性心肌梗死诊断灵敏性可达 98%，如 CK-MB 较正常升高 2 倍可证实心肌发生坏死。

（2）心肌肌钙蛋白：在心肌损害后 2~4h 即在外周血中升高（表 6-4）。

表 6-4　心肌损伤标志物变化的特点

心肌标志物	开始升高时间/h	达峰值时间/h	持续时间/d
磷酸肌酸同工酶	6	18~24	3~4
心肌肌钙蛋白 T	2~4	10~24	10~21
心肌肌钙蛋白 I	2~4	10~24	7~14

3. 超声心动图 可发现心肌缺血时节段性运动减弱。

（三）诊断及危险分层

STEMI 的世界卫生组织诊断标准：①胸痛持续>20min，处理后不缓解；②心电图特征性演变；③心肌标志物升高（表 6-5、表 6-6）。

表 6-5 心电图及缺血性胸痛患者危险程度的可能性

高危组（>1）	中危组（=1）	低危组（<1）
有心肌梗死病史，致命性心律失常晕厥，已诊断为冠心病	青年人心绞痛	可疑心绞痛
确定为冠心病	老年人可能心绞痛	1 个危险因素、无糖尿病
伴有症状的 ST 改变	可能有心绞痛 糖尿病和另外 3 个危险因素	T 波倒置 <1mm
前壁导联 T 波明显改变	ST 段压低 ≤1mm，R 波直立导联 T 波倒置 ≥1mm	正常心电图

表 6-6 急性冠脉综合征早期危险分层

项目	高风险 （至少具备下列一条）	中度风险 （无高风险特征，具备下列任一条）	低风险 （无高、中度风险特征，但具备下列任一条）
病史	48h 内缺血症状恶化	既往心肌梗死、脑血管疾病、冠脉旁路移植术或使用阿司匹林	
疼痛特点	长时间（>20min）静息时疼痛		过去 2 周内新发急性冠脉综合征 Ⅱ 或 Ⅳ 级心绞痛，但无长时间（>20min）静息时疼痛，有中或高度患冠心病可能
临床表现	缺血引起肺水肿，新出现二尖瓣关闭不全或原杂音加重，出现 S3 或新出现啰音或原啰音加重，低血压、心动过速，年龄 >75 岁		
心电图	静息时胸痛伴一过性 ST 段改变（>0.05mV），aVR 导联 ST 段抬高>0.1mV，新出现束支传导阻滞或持续心动过速	T 波倒置>0.2mV，病理性 Q 波	胸痛时心电图正常或无变化
心肌损伤标志物	明显增高（心肌肌钙蛋白 T>0.1μg/L）	轻度增高（心肌肌钙蛋白 T<0.1μg/L）	正常

（四）临床处理

1. 院前或转运中处理 为预防急性冠脉综合征患者发生猝死，院前急救应注重"生存链"的概念，包括早期识别求救，早期实施心肺复苏，早期除颤和早期高级心血管生命支持（ACLS），为后期院内综合治疗奠定基础。院前急救人员须给怀疑患 STEMI 的患者嚼服 150～300mg 阿司匹林（过敏者除外），常规做 12 导联心电图检查和判断，转运急性冠脉综合征患者途中，心电图检查可以发现并监测患者病情变化。

2. 早期一般治疗 对急性冠脉综合征胸痛患者，立即进行心电、血压、呼吸、脉搏氧饱和度（SPO₂）监测，建立静脉通路，吸入氧浓度 4L/min，使 $SPO_2 \geqslant 94\%$。

（1）镇痛剂：静脉注射吗啡 2～4mg，如效果不佳，可以重复使用。

（2）硝酸甘油：治疗终点是临床症状得到控制。收缩压<90mmHg 时，应减慢滴速或暂停使用，右室梗死者禁用。

（3）β 受体阻滞剂及抗心律失常药物：根据患者实际情况给予。

（4）抗凝治疗。

（5）抗血小板治疗。

（6）他汀类药物

3. 确定再灌注治疗　应快速评估所有 STEMI 患者是否可行再灌注治疗,并对有适应证的患者立即实施再灌注治疗。

（1）溶栓治疗条件:①就诊时间<3h,不能行介入治疗;②无法提供介入治疗;③血管条件受限,无法行经皮冠状动脉介入治疗;④已耽搁介入治疗时机,如转院延迟,就诊至球囊扩张时间>90min 等。

（2）介入治疗条件:①可提供专业经皮冠状动脉介入治疗导管室,并有手术能力;②就诊至行球囊扩张时间<90min;③STEMI 患者并发心源性休克,Killip 分级 ≥ Ⅲ 级;④有溶栓禁忌证(出血危险性增加和颅内出血);⑤就诊延迟(症状发作>3h)。

（3）溶栓适应证:①无溶栓禁忌证;②胸痛症状出现后 12h 内,至少 2 个胸导联或 2 个肢体导联的 ST 段抬高超出 0.1mV,或有新发左束支传导阻滞或可疑左束支传导阻滞;③12 导联心电图证明为后壁心肌梗死;④症状出现后 12~24h 内仍有持续缺血症状,并有相应导联 ST 段抬高。STEMI 症状消失>24h 不行溶栓。

（4）溶栓禁忌证:①溶栓前明确 3 个月内有颅内出血史;②严重头面部创伤;③未控制高血压或脑卒中;④活动性出血或有出血因素(包括月经)。对有颅内出血危险(>4%)的 STEMI 患者应当选择经皮冠状动脉介入治疗。

4. 再灌注治疗

（1）溶栓治疗:目标要求急诊到开始溶栓时间<30min,可选择不同种类溶栓剂。常用重组组织型纤溶酶原激活物、链激酶。再灌注间接评价:疼痛明显减轻;ST 段 90min 回落>50%。

（2）介入治疗:目标应为急诊至球囊扩张时间<90min。介入治疗时间的选择依据胸痛持续时间而定:①胸痛<1h,行直接经皮冠状动脉介入治疗;②胸痛>1h,而<3h,先行溶栓治疗;③胸痛>3h,可行直接经皮冠状动脉介入治疗。

相关链接

2015 年中国医师协会急诊医师分会制定了急性冠脉综合征临床实践指南,全面定义了急诊首诊的急性冠脉综合征,突出了实用性;强调对急性冠脉综合征患者的全程规范化管理;建议对有条件的医院在急诊科建立"胸痛中心"的意义;同时更突出了中国特色的急救。

（3）外科手术:急诊冠状动脉旁路移植手术。急性冠脉综合征救治流程见图 6-4。

三、主动脉夹层

主动脉夹层(aortic dissection,AD)是血液进入主动脉中层形成夹层血肿,并沿着主动脉壁延展剥离的危重心血管急症。

（一）病因与病理分型

1. 病因　主动脉夹层的病因较多,主要有:高血压与动脉粥样硬化、特发性主动脉中层退变、遗传性疾病、先天性主动脉畸形、创伤、主动脉壁炎症反应。

2. 病理分型　应用最为广泛的是 DeBakey 分型,将主动脉夹层分为三型:Ⅰ 型,起源于升主动脉并累及腹主动脉;Ⅱ 型,局限于升主动脉;Ⅲ 型,起源于胸部降主动脉,未累及腹主动脉者称为Ⅲ A 型,累及腹主动脉者称为Ⅲ B 型。Stanford 分型将主动脉夹层分为:无论夹层起源于哪一部位,只要累及升主动脉者称为 A 型;夹层起源于胸部降主动脉且未累及升主动脉者称为 B 型。

3. 病理改变　Ⅰ 类夹层:具有的病理特征是主动脉内、中膜撕裂所形成的隔膜将主动脉管腔分为真假两个腔。假腔周径常大于真腔,真假腔经内膜的破裂口相交通。夹层病变可从裂口开始向两端延展,受累

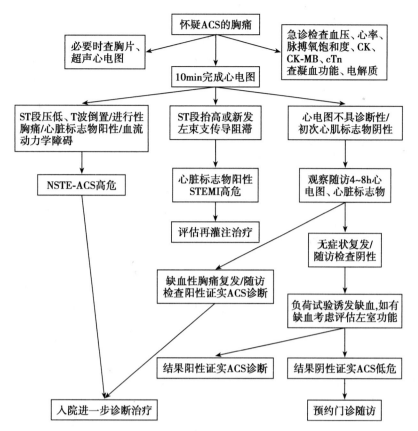

图6-4 急性冠脉综合征救治流程

ACS. 急性冠脉综合征；CK. 肌酸激酶；CK-MB. 磷酸肌酸同工酶；cTn. 心肌肌钙蛋白；NSTE-ACS. 非ST段抬高急性冠脉综合征；STEMI. ST段抬高心肌梗死。

的主动脉的分支可导致相应的并发症。Ⅱ类夹层：是由于主动脉壁内滋养动脉破裂出血，并继发壁内血肿，影像学检查中往往不能发现其内膜存在破损或裂口。

（二）临床特点及诊断

1. 临床表现　多见于中老年患者，突发撕裂样胸、背部剧烈疼痛，90%有高血压病史。主动脉夹层常可表现为主动脉夹层累及分支动脉闭塞，导致脑、心脏、肢体、肾脏、腹腔脏器缺血症状：

（1）累及主动脉瓣产生严重反流可出现急性心力衰竭、心脏压塞、低血压和晕厥。

（2）累及冠状动脉可出现心绞痛或心肌梗死。

（3）夹层血肿沿着无名动脉或颈总动脉向上扩展或累及肋间动脉、椎动脉，可出现头昏、意识模糊、肢体麻木、偏瘫、截瘫及昏迷。

（4）累及腹主动脉及其分支，可出现剧烈腹痛、恶心、呕吐等类似急腹症的表现。

（5）夹层血肿压迫食管，出现吞咽障碍，破入食管可引起大呕血。

（6）血肿压迫肠系膜上动脉，可致小肠缺血性坏死，出现便血。

（7）累及肾动脉可引起腰痛及血尿，导致急性肾衰竭或肾性高血压。

（8）血肿破入胸腔可引起血胸，压迫肺动脉出现肺栓塞体征，出现胸痛、呼吸困难或咯血，或伴有出血性休克，左侧胸腔积液也常见。

（9）夹层血肿压迫上腔静脉出现上腔静脉综合征，压迫颈胸神经节出现霍纳综合征，20%的患者可有周围动脉搏动消失。

（10）左侧喉返神经受压时可出现声带麻痹。

2. 辅助检查　心电图可与心肌梗死鉴别。60%的患者胸部X线检查可发现纵隔或主动脉影增宽。CT扫描可发现主动脉双管征。主动脉多普勒可定位内膜裂口，显示真、假腔的状态及血流情况，并可显示并发主动脉瓣关闭不全、心包积液及主动脉弓分支动脉的阻塞。主动脉 MRA 可显示夹层真、假腔和累及范围,其诊断准确性和特异性都非常高。

（三）临床处理

对呼吸、循环状态不稳的患者应立即行气管插管、机械通气,如果发生心脏压塞应急诊行开胸手术。对血流动力学稳定的患者,初步治疗措施主要是控制疼痛和血压,常用吗啡镇痛,将血压控制在 120/70mmHg。

1. 内科治疗　发病48h 内多采用静脉给药。

（1）硝普钠:为首选用药,静脉用起效快,降压效果肯定。

（2）乌拉地尔:外周和中枢双重作用的抗高血压药,起效虽不如硝普钠快,但降压效果肯定,无抑制心率的作用。

（3）血管紧张素转换酶抑制剂(ACEI):静脉注射 ACEI,以对抗激活的肾素-血管紧张素系统,小剂量开始,依据血压情况逐渐加大剂量。

（4）β 受体阻滞剂:是急性期最常用的降压药物,可减弱左室收缩力、降低心率。

（5）钙通道阻滞剂:地尔硫䓬和维拉帕米,具有扩张血管和负性肌力作用。

2. 外科治疗

（1）人工血管置换术:适用于急性期及慢性期 A 型主动脉夹层或有并发症的急性期及慢性期 B 型主动脉夹层患者,但正逐渐被腔内隔绝术所取代。

（2）介入治疗:使用支架可以覆盖内膜的撕裂口,阻止血液进入假腔,同时扩张狭窄的真腔,已越来越多地应用于临床。

学习小结

1. 胸痛的问诊要点

（1）发病年龄:40 岁以下的患者多考虑为胸膜炎、气胸、心肌炎、心肌病、风湿性心瓣膜病,40 岁以上则需考虑冠心病、肺癌等。

（2）胸痛部位不同疾病引起的胸痛常有相对应的部位。

（3）胸痛性质不同病因想起的胸痛性质多种多样。

（4）胸痛持续时间各有特点。

（5）影响疼痛因素包括诱发、加重和缓解胸痛的因素。

（6）伴随症状。

2. 急性胸痛的鉴别诊断决定患者的进一步处理,因此,应掌握其诊断思路。

3. 对常见急性胸痛的疾病如急性冠脉综合征、主动脉夹层、肺栓塞等应熟练掌握其处理原则。

复习题

1. 急性冠脉综合征概念。

2. 急性冠脉综合征处理流程。

3. 急性 ST 段抬高型心肌梗死的诊断标准。

4. 主动脉夹层诊疗原则。

5. 急性 ST 段抬高性心肌梗死的溶栓禁忌证及适应证。

第三节　急性腹痛

案例 6-3

患者,女性,52 岁,因"腹痛 1d"入院。进食辛辣食物(面条)后出现腹痛,剑突下及右上腹明显,呈阵发性,难以忍受,无恶心、呕吐等不适。体格检查:体温 36.0℃,脉搏 62 次/min,呼吸 18 次/min,血压 160/102mmHg,体重指数 33.76kg/m²,剑突下、右侧中腹部及下腹部轻压痛、反跳痛,移动性浊音阴性。肠鸣音稍弱,3 次/min。四肢肌力、肌张力正常,巴宾斯基征阴性,双下肢无水肿。查血清淀粉酶 1 651IU/L。血常规示白细胞 $10.74×10^9$/L,中性粒细胞占比 71.7%"。上腹部 CT 提示"考虑急性胰腺炎;胆囊结石;胆囊底可疑等密度结节,考虑结石或占位性病变可能"。予禁食、抑制胰酶分泌、抗感染、维持营养及水和电解质平衡等对症支持治疗。经治疗后,患者腹痛缓解,病情好转,择期外科治疗胆囊结石。

思考:患者考虑诊断什么?治疗原则有哪些?

一、概述

急性腹痛是一种常见的急症,多数发病急,进展快。大多数由腹部脏器疾病引起,少数由腹腔外疾病及全身性疾病引起。根据腹痛起病缓急和病程长短,分为急性腹痛和慢性腹痛。

二、鉴别诊断

思路:腹痛是主观感觉,其性质和程度既受病变性质和刺激程度的影响,又受神经和心理因素的影响。必须认真了解病史,进行全面体格检查和必要的辅助检查,并联系病理生理改变,进行综合分析,才能作出正确诊断。

(一)引起急性腹痛的病因

1. 腹腔器官 急性炎症如急性胃炎、急性胆囊炎、急性化脓梗阻性胆管炎、急性胰腺炎、急性肠炎、急性出血坏死性肠炎、急性阑尾炎、急性盆腔炎、急性子宫内膜炎、急性附件炎、肾盂肾炎、肝脓肿等。

2. 空腔脏器 阻塞或扩张如肝内、外胆管及胆囊结石、胆道蛔虫症、肠梗阻、肠套叠、泌尿系统结石梗阻等。

3. 脏器扭转或破裂 如肠扭转、肠系膜或大网膜扭转、卵巢扭转、肠绞窄、胃肠穿孔、肝破裂、脾破裂、异位妊娠破裂等。

4. 脏器穿孔 腹膜炎症多由胃、十二指肠穿孔引起,少部分为胆囊穿孔或自发性腹膜炎,伤寒亦可致肠穿孔。

5. 出血性疾病 如异位妊娠破裂出血、胆道出血、肝癌的自发性破裂出血、出血性肠炎等。

6. 腹腔内血管阻塞 如腹主动脉夹层、卵巢囊肿蒂扭转和肠系膜血管缺血性疾病(包括急性肠系膜上动脉栓塞或血栓形成、非闭塞性急性肠缺血、肠系膜上静脉血栓形成和慢性肠系膜血管闭塞缺血四种情况)等。

7. 腹壁疾病 如腹壁疝嵌顿、挫伤、脓肿及腹壁皮肤带状疱疹等。

8. 胸腔疾病所致的腹部牵涉性痛 如肺炎、肺梗死、胸膜炎、脓胸、心绞痛、心肌梗死、急性心包炎、胸主动脉夹层破裂、食管裂孔疝、胸椎结核等。

9. 全身性或特殊疾病所致的腹痛 如肠易激综合征、结肠肝(脾)曲综合征、腹型过敏性紫癜、胆道运行功能障碍、DKA、腹型癫痫、急性溶血尿毒症、铅中毒、血卟啉病等。

(二)腹痛的发生机制

1. 内脏性腹痛 腹内器官受到刺激的痛觉信号经交感神经的痛觉纤维传入脊髓引起,其疼痛特点是:

(1)疼痛部位不确切,接近腹中线。

(2)疼痛感觉模糊,多为痉挛、钝痛、不适、灼痛。

(3)常伴恶心、呕吐、出汗等其他自主神经兴奋症状。

2. 躯体性腹痛 来自腹膜壁层及腹壁的痛觉信号,经体神经传至脊神经根,反映到相应脊髓节段所支配的皮肤所引起。其特点是:

(1)定位准确,可在腹部一侧。

(2)疼痛程度剧烈而持续。

（3）局部腹肌可强直。

（4）腹痛在咳嗽、体位变化时可加重。

3. 牵涉痛 又称感应性或放射性痛。指内脏性疼痛牵涉到身体体表部位,即内脏痛觉信号传至相应脊髓节段,引起该节段支配的体表部位疼痛。特点:定位明确,疼痛剧烈,有压痛、肌紧张及感觉过敏等,如胆道疾病除引起右上腹痛外还可放射至右肩胛下区。

4. 多种机制引起腹痛 由上述多种机制参与引起的腹痛。如急性阑尾炎的早期在上腹部或脐周疼痛,常伴有恶心、呕吐,为内脏性疼痛;随着疾病的发展,持续的炎症刺激影响到相应脊髓节段的躯体传入纤维,出现牵涉痛,疼痛转移至右下腹麦氏点;当炎症进一步发展至腹膜壁层时,则出现躯体性疼痛,程度剧烈,伴有压痛、反跳痛及肌紧张。

（三）问诊要点

1. 腹痛部位 一般腹痛部位多为病变所在部位,躯体性腹痛的部位与病变器官所在部位相一致。内脏性腹痛、牵涉性腹痛的部位不能准确地反映病变器官的部位。

2. 腹痛性质和程度 持续性腹痛多为炎症、内出血、缺血、肠管膨胀及晚期肿瘤等;阵发性腹痛或绞痛多为空腔脏器痉挛、扩张或梗阻引起,多见于肠绞痛、胆绞痛或肾绞痛。突发的中上腹剧烈刀割样、烧灼样痛多见于胃、十二指肠溃疡穿孔;上腹部持续性钝痛或刀割样疼痛呈阵发性加剧多为急性胰腺炎;胆石症或泌尿系统结石常为阵发性绞痛;阵发性剑突下钻顶样疼痛见于胆道蛔虫症;持续性、广泛性剧烈腹痛伴腹壁肌紧张或板样强直见于急性弥漫性腹膜炎。其中隐痛或钝痛多为内脏性疼痛,多由胃肠张力变化或轻度炎症引起,胀痛可能为实质脏器包膜牵张所致。

3. 腹痛发作方式和发作时间 突然发作的腹痛多见于腹腔内器官穿孔、破裂、扭转、绞窄等;逐渐发生的腹痛多见于炎症性病变;餐后痛可能由于胆胰疾病、胃部肿瘤或消化不良所致,周期性、节律性上腹痛多见于胃、十二指肠溃疡,子宫内膜异位者腹痛与月经来潮有关,卵泡破裂者在月经间期发作;房颤的患者发生腹痛,应注意肠系膜血管栓塞;先有呼吸道症状,后出现腹痛需考虑胸膜和肺病变。

4. 腹痛的诱发因素 腹痛前有不洁饮食史,常为急性胃肠炎;胆囊炎或胆石症发作前常有进油腻食物史;急性胰腺炎发作前常有酗酒、暴饮暴食史;饱餐后腹痛以胃、十二指肠穿孔多见;剧烈活动后腹痛需考虑小肠扭转、卵巢囊肿扭转;部分机械性肠梗阻多与腹部手术有关,腹部受暴力作用引起的剧痛并有休克者,可能是肝、脾破裂所致。

5. 腹痛与年龄、性别、职业的关系 幼儿常见原因有先天性畸形、肠套叠、蛔虫病等;青壮年以消化性溃疡、急性阑尾炎、胰腺炎等多见;中老年以胆囊炎、胆石症、胰腺炎、肾结石、恶性肿瘤、心血管疾病多见;育龄妇女要考虑卵巢囊肿扭转、宫外孕、附件炎等;有长期铅接触史者要考虑铅中毒等。

6. 腹痛与体位的关系 如胃黏膜脱垂患者左侧卧位可使疼痛减轻,十二指肠壅滞症患者膝胸或俯卧位可使腹痛及呕吐等症状缓解,胰体癌患者仰卧位时疼痛加剧,而前倾位或俯卧位时减轻,反流性食管炎患者烧灼痛在躯体前屈时明显,直立位时减轻。

7. 腹痛伴随症状

（1）发热、寒战:提示有炎症存在,多见于急性胆道感染、胆囊炎、肠道感染、附件炎、尿路感染、肝脓肿、腹腔脓肿及腹腔外感染性疾病。

（2）黄疸:多见于肝胆胰疾病或急性溶血性贫血。

（3）休克:同时有贫血者多见于肝、脾或异位妊娠破裂,无贫血者多见于胃肠穿孔、绞窄性肠梗阻、肠扭转、急性出血坏死性胰腺炎等;腹腔外疾病如急性心肌梗死、重症肺炎等。

（4）呕吐:多见于食管、胃肠病变,呕吐量大提示胃肠道梗阻。

（5）反酸、嗳气:多见于胃十二指肠溃疡或胃炎。

（6）腹泻:多见于消化吸收障碍或肠道炎症、溃疡、肿瘤。

（7）血尿：多见于泌尿系结石、尿道感染等泌尿系疾病。

8. 既往病史　消化性溃疡病史患者要考虑溃疡复发或穿孔；育龄妇女有停经史要考虑宫外孕；有酗酒史要考虑急性胰腺炎和急性胃炎；有心血管意外史要考虑血管栓塞。

（四）体格检查

1. 全身检查　除体温、血压、呼吸、脉搏、意识状态外，需注意有无巩膜、皮肤黄染，出血点、淋巴结肿大，并对心脏、四肢、脊柱和神经系统全面检查。

2. 腹部检查　视诊发现腹部不对称，有局限性隆起者，多见于肠扭转、腹腔内肿瘤；腹部有手术瘢痕患者，在阵发性腹痛时，出现肠型及蠕动波，则多为肠梗阻。触诊发现腹部压痛和肌紧张的部位、范围一致，则可诊断腹膜炎。腹部叩诊呈鼓音表示腹腔内或肠内有大量气体，多见于肠梗阻和弥漫性腹膜炎。若肝浊音界消失，表示腹腔内有游离气体，见于消化道穿孔。腹部听诊发现肠鸣音亢进、有气过水声或金属音，多提示机械性肠梗阻；肠鸣音消失则提示腹膜炎及麻痹性肠梗阻。腹痛伴有休克表现者，提示可能有腹腔内出血、急性胰腺炎、溃疡病穿孔或急性心肌梗死。

3. 直肠指检　下腹痛且指套上有血迹或触及肿块，多见于肠梗阻、肠套叠、直肠肿瘤等。

4. 妇科检查　下腹痛的女性患者内诊和后穹窿穿刺，可提供异位妊娠、盆腔炎等诊断线索。

（五）辅助检查

1. 常规检查　血常规中白细胞计数及分类、红细胞计数、血红蛋白和血细胞比容是急性腹痛患者必须检查的常规项目；根据病情选择检查尿、便常规。尿糖、尿酮体阳性有助于糖尿病性腹痛的诊断；粪便隐血试验阳性多见于消化性溃疡、胃肠道肿瘤。有停经史的育龄妇女应做尿液妊娠试验。

2. 淀粉酶、脂肪酶测定　是诊断胰腺炎的主要手段之一。

3. 心电图　中年急性上腹痛患者应常规进行 18 导联心电图检查，以明确是否存在急性心肌梗死。

4. 腹腔穿刺　有些急性腹痛或腹部创伤后腹痛者做腹腔穿刺，观察抽出液体颜色、性状，进行常规、生化、涂片及革兰氏染色检查，或淀粉酶测定等。

5. 影像学检查

（1）X 线检查：胸腹部透视与平片，以了解心肺情况、膈的位置和运动情况，膈下有无游离气体，肠管有无胀气及液平面，胆道和尿路区域有无结石阴影等。腹平片应根据病情选择立位、卧位或左侧卧位进行检查。必要时可作腹部 CT 或 MRI。

（2）腹部超声：如腹痛病因可能为肝、胆、胰、肾、膀胱及妇科疾病时，应做腹部超声检查。

三、急诊处理

在急诊临床工作中，一般把腹痛分为最早出现、最突出的症状；先腹痛后伴发热；腹痛程度严重；疼痛部位及压痛点明确，且拒按；腹式呼吸受限或消失；腹膜刺激征明显者称为外科腹痛。把先有其他症状如发热等，而后出现腹痛；腹痛程度较轻、痛无定处、无拒按；腹式呼吸不受限，无腹膜刺激征者称为内科腹痛。先关注患者是否属于危重情况，需要作何紧急处理。无论诊断是否明确，均应考虑患者有无急诊手术，包括剖腹探查的适应证。如果暂时不需手术，应在观察过程中把握中转手术的指征。

（一）危重病情的评估

1. 患者出现血压降低或休克、急性弥漫性腹膜炎，伴有脉速、高热或体温不升、烦躁、冷汗等严重感染中毒症状，白细胞明显升高或降低，中性多核细胞增多等。

2. 黄疸伴高热患者，如胆道系统严重感染，容易发生感染性休克。

3. 对呕吐、腹泻，出现脱水征，持续尿少患者，有明显体液、电解质紊乱或酸碱平衡失调，氧合指数降低应警惕发生呼吸窘迫综合征。

4. 腹部手术后近期出现急性腹痛，多数与手术有关，如出血、吻合口漏、肠梗阻等，少数是腹腔内暴发性感染(如产气性细菌感染)、手术后急性胰腺炎或血管栓塞导致器官梗死等,病情多严重且复杂。

(二)外科急性腹痛的处理原则

需要急诊手术的常见疾病有急性阑尾炎、化脓性梗阻性胆总管炎、化脓性或坏疽性胆囊炎、溃疡病急性穿孔伴有弥漫性腹膜炎、绞窄性肠梗阻、肝癌破裂出血等。凡诊断明确,非手术治疗不能遏制病情发展者均应急诊手术,以免错失最佳的抢救时机;尚未确定腹痛病因者,应遵循下面原则处理:

1. 密切观察病情变化

(1)体温、脉搏、呼吸、血压和意识状态。

(2)心、肺、肝、肾功能。

(3)腹痛部位、性质及伴随症状的改变。

(4)体征变化、新体征出现。

(5)实验室及其他检查的再次复查。

2. 对症支持疗法 保持水、电解质平衡平调,抗生素控制感染,疑诊肠坏死及肠穿孔时,禁用泻药及灌肠。

3. 慎用麻醉性镇痛药 如吗啡、哌替啶(杜冷丁)等,以免延误病情或造成严重后果。

4. 手术探查 应严格掌握适应证,下列指征可考虑行手术探查:

(1)在密切观察下,非手术方法治疗无效,腹痛不缓解,体征不减轻,患者一般状态恶化。

(2)腹腔穿刺有不凝血、胃肠内容物或胆汁等,疑有腹内脏器出血不止者或疑有消化道穿孔及肠坏死者。

(三)内科急性腹痛的处理原则

1. 明确病因的内科急性腹痛

(1)解痉镇痛,缓解症状:可用吗啡、哌替啶、阿托品、间三酚等。

(2)抗酸制剂:如质子泵抑制剂及组胺 H_2 受体阻滞剂治疗消化性溃疡、胃炎等。

(3)对因处理:如生长抑素治疗急性胰腺炎、肠梗阻等。

2. 病因不明的内科急性腹痛

(1)密切观察病情变化。

(2)对症支持治疗,禁用麻醉性镇痛药,以免掩盖病情,贻误诊断。

根据病情需要将患者转入消化、胃肠、肝胆、胰腺、心血管等专科病房或 ICU 作进一步诊治。

(四)诊断不明确的腹痛治疗

1. 无明显腹膜炎患者一般情况较好,可严密观察生命体征变化,反复检查重要脏器功能情况和腹部体征变化。同时给予必要的治疗,包括输液、应用抗生素,必要时行胃肠减压及各种必要的辅助检查。未明确诊断前,慎用吗啡类镇痛药,适当选用解痉药,不能排除肠坏死和肠穿孔时,禁用泻药和灌肠。积极纠正水、电解质平衡紊乱。观察期间定时重复检查患者,有可能逐步明确诊断。诊断不明应嘱随访,病情较重者切不可轻易让患者离院,以免延误治疗。

2. 诊断不明确,腹痛持续加重患者剖腹探查手术指征:

(1)弥漫性腹膜炎而病因不明者。

(2)腹膜炎刺激征经观察无好转,反而恶化或加重者。

(3)腹部症状和体征局限,但非手术治疗后范围不断扩大和加重者。

(4)腹腔穿刺抽出不凝固血液,伴失血性休克或休克再度出现者。

(5)疑有空腔脏器穿孔无局限趋势,且有明显转移性浊音者。

(6)腹膜刺激征不典型,观察中腹痛、腹胀加重、体温和白细胞计数上升、脉速、全身反应严重者。

(7)疑有脏器绞窄者。

（8）腹内病变明确，伴有感染性休克，尤其难以纠正或逐渐加重者。

（五）治疗中的动态评价

非手术治疗患者在治疗过程中要严密观察病情变化：①评价诊断是否正确，当出现新的症状、体征，或经特殊检查有新证据发现，应及时补充或修改原来的诊断；②评价治疗是否有效，治疗无效应及时调整，包括从非手术治疗转为手术治疗；③评价治疗过程中症状、体征及其他化验指标的变化规律，为判断疗效及探讨疗效机制提供依据。

急性腹痛诊治流程见图6-5。

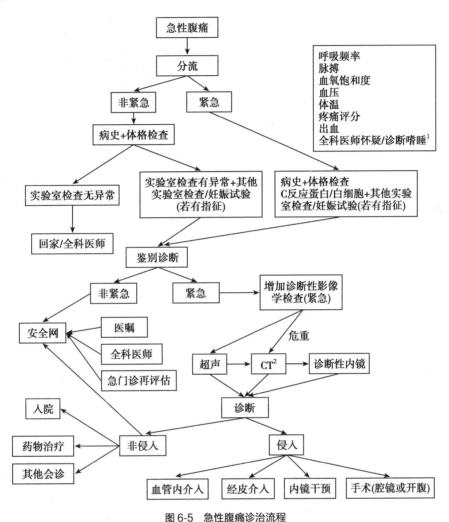

图6-5 急性腹痛诊治流程

1. 影响分类的因素来自现存指南的分类；2. 现今尚无磁共振成像对急诊腹痛诊断作用相关证据的研究，但专家认为未来磁共振成像可能具有一定检测病情的作用。

四、常见腹痛的临床特点及急诊处理

（一）急性胃炎

急性发病，表现为上腹不适、隐痛或无症状，多以突然发生呕血和/或黑便而就诊。体格检查未见异常或仅有上腹部轻微压痛。急诊胃镜检查可见以弥漫分布的多发性糜烂、出血灶和浅表溃疡为特征的急性胃黏膜损伤。

对服用非甾体抗炎药（特别是阿司匹林、吲哚美辛等）的患者应针对原发病和病因采取防治措施，视情况应用 H_2 受体拮抗剂、质子泵抑制剂或米索前列醇预防出血。对处于急性应激状态的患者，除积极治疗原发病外，应常规给予 H_2 受体拮抗剂或质子泵抑制剂，或具有黏膜保护作用的硫糖铝作为预防措施。对已发生上消化道出血者,按上消化道出血治疗原则处理,常规静脉应用质子泵抑制剂或 H_2 受体拮抗剂,以促进病变愈合且有助于止血。

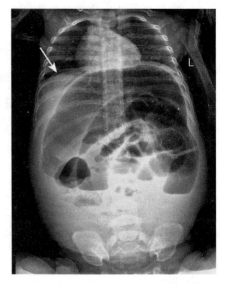

图 6-6　消化道穿孔,可见膈下游离气体

(二)胃十二指肠溃疡急性穿孔

1. 临床特点　患者既往多有溃疡病史。十二指肠溃疡穿孔多发生在球部前壁,而胃溃疡穿孔多见于胃小弯。穿孔前数日腹痛加重,或有情绪波动、过度疲劳等诱因。常在夜间空腹或饱食后突然发生剑突下、上腹部剧烈疼痛,呈撕裂或刀割样,难以忍受。患者表情痛苦,出现面色苍白、冷汗、脉搏细速等,常伴有恶心、呕吐,疼痛快速波及全腹。仰卧位时不愿变换体位,腹式呼吸减弱或消失,腹肌紧张呈"木板样"强直,全腹压痛、反跳痛,右上腹压痛明显,叩诊有移动性浊音,肝浊音界缩小或消失,肠鸣音明显减弱或消失。80%的患者立位 X 线检查可见右膈下新月状游离气体影(图 6-6)。

2. 急诊处理

(1)非手术治疗:予胃肠减压、输液及抗生素治疗。经非手术治疗 6~8h 后病情加重则应立即改行手术治疗。对非手术治疗痊愈患者,需行胃镜检查排除胃癌,对幽门螺杆菌阳性者应加用清除该菌和制酸剂治疗。

(2)手术治疗:以单纯穿孔缝合术为主要术式,穿孔缝合术后仍需正规的抗溃疡药物治疗。彻底性手术包括胃大部切除术、十二指肠溃疡穿孔行迷走神经切断加胃窦切除术或缝合穿孔后行迷走神经切断加胃空肠吻合术或高选择性迷走神经切断术等。迷走神经切断术已很少应用。

(三)急性胆囊炎

急性胆囊炎是胆囊管梗阻和细菌感染而引起的一类胆囊的急性炎症性病变。包括结石性与非结石性两类,最常见的原因是胆囊结石。

1. 临床特点　主要是上腹部疼痛,多发于进油腻食物之后,开始时为上腹中部剧烈的绞痛,可伴有恶心、呕吐。绞痛发作过后,便转为右上腹部疼痛,呈持续性,疼痛可放射至右肩或右腰背部。常伴畏寒、发热,若发展至急性化脓性胆囊炎或合并有胆道感染时,则可出现寒战、高热,甚至严重全身感染的症状。大多数患者在右上腹部有压痛、肌紧张,莫氏征阳性,常可触到肿大而有触痛的胆囊。有时由于病程较长,肿大的胆囊被大网膜包裹,在右上腹部可触及一边界不清的炎性肿块。部分患者可出现黄疸。

血常规表现为白细胞计数及中性粒细胞增高,老年人可不升高。可有轻度至中等度黄疸,部分患者同时有急性胰腺炎。超声检查可发现胆囊增大、囊壁增厚、胆囊收缩不良等,明显水肿时见"双边征",囊内结石显示强回声,其后有声影。

2. 急诊处理

(1)非手术治疗:包括禁食,输液、解痉镇痛,抗生素使用、营养支持、补充维生素、纠正水和电解质及酸碱代谢失衡和严密的临床观察。对伴发病如老年人的心血管系统疾病、糖尿病等同时应监测血糖及心、肺、肾等器官功能,一旦需要手术治疗时做好手术前准备。

(2)手术治疗:有以下情况者,应急诊手术或尽早手术。①寒战、高热;②黄疸加重;③胆囊肿大,张力高;④局部腹膜刺激征;⑤并发重症急性胰腺炎;⑥60 岁以上的老年患者,容易发生严重并发症,应早期手术处理。急性胆囊炎的彻底手术方式应是胆囊切除术。对高危患者手术应力求简单,如在局部麻醉下施行胆囊造瘘术,即达到减压和引流的目的。

（四）急性梗阻性化脓性胆管炎

本病又称急性重症胆管炎，其发病基础是胆管梗阻与胆道感染。除胆管结石外，肝内、外胆管的炎症性狭窄亦是导致本病的重要因素，胆道的梗阻及感染为其基本病理改变。

1. 临床特点　急骤发作性右上腹痛，肝外胆管梗阻多合并寒战、高热和黄疸，可出现休克和神志障碍。体温呈弛张热或持续升高达 39～40℃，脉搏和呼吸增快，有明显的腹膜刺激征，肝大并有触痛，胆囊亦肿大，有压痛和叩击痛，可在数小时内昏迷、死亡。白细胞及中性粒细胞数升高，伴核左移，胞质内出现中毒性颗粒。血清胆红素、谷丙转氨酶、碱性磷酸酯酶、谷氨酰转肽酶升高。超声、CT 可显示肝大、肝内胆管及胆总管扩张、胆管内结石、虫体及肿瘤的影像；内镜逆行胰胆管造影（ERCP）及经皮肝胆管造影（PTC）可准确地显示梗阻的部位及结石、虫体、肿块等。

2. 急诊处理

（1）有休克者应首先治疗休克，并注意防治急性肾衰竭；选用广谱抗生素静脉滴注，然后根据胆汁及血液的细菌培养及抗生素敏感度测定结果加以调整；给予镇痛药和解痉剂，纠正脱水及代谢性酸中毒；静脉补充营养、对症保护受损脏器功能。

（2）手术治疗：目标是紧急胆管减压引流，尽早解除梗阻。手术方法包括胆总管切开减压、T 形管引流。

（3）中西医结合治疗：采用经内镜胆管引流（ERBD）及内服中药治疗。

（4）后续治疗：如一般情况恢复，宜在 1～3 个月后根据病因选择彻底的手术治疗。

（五）急性胰腺炎

急性胰腺炎系胰腺消化酶被激活后对胰腺自身及其周围脏器产生消化作用而引起的炎症性疾病。按临床特点分为轻型急性胰腺炎与重症急性胰腺炎；按病理可分为急性水肿性胰腺炎与急性坏死性胰腺炎两类；病因分类则包括酒精性、胆源性、高脂血症性、损伤性、药物性及妊娠性等。

1. 临床特点　突然发生的剧烈腹痛，常于饱餐和饮酒后突然发作，伴腹胀、恶心、呕吐、发热、黄疸。轻型仅有轻度腹胀，上腹正中或偏左有压痛，向左肩及左腰背部放射。胆源性腹痛始发于右上腹，逐渐向左侧转移。累及全胰时，疼痛范围较宽并呈束带状向腰背部放射。重症则出现压痛、反跳痛、肌紧张等腹膜炎体征，可有心动过速、血压下降等休克表现，出现腰部水肿并有皮肤青紫（格雷·特纳征）、脐部青紫（卡伦征）。本例患者有诱因，出现腹痛，查淀粉酶明显升高，CT 示胰腺炎，胆囊结石，考虑胆源性胰腺炎。

血、尿淀粉酶测定是本病诊断的主要手段之一，基线或在 72h 内 C 反应蛋白≥14 286nmol/L（150mg/dl）；急性生理学和慢性健康评估系统Ⅱ（APACHEⅡ）评分≥8（基线或 72h 内）；持续器官衰竭>48h（充分液体复苏后）考虑重度急性胰腺炎。超声、CT 及 MRI 可显示病变程度，可作为病情严重程度分级及预后判别的标准。

2. 急诊处理

（1）非手术治疗：①禁食、胃肠减压；②解痉、镇痛；③抑制胰液分泌及抗胰酶的药物应用；④支持性治疗；⑤不推荐预防性使用抗生素；⑥中药治疗；⑦重症监护及器官功能支持；⑧血液净化治疗。

（2）手术治疗：急性胆源性胰腺炎合并胆管阻塞或胆囊炎的患者，内镜逆行胰胆管造影（ERCP）应尽早做（24～48h 内）；对于重度胰腺炎合并胆管阻塞或胆囊炎的患者，如果病情不稳定、ERCP 风险大，则应进行经皮肝胆囊留置引流管引流。轻度胆源性急性胰腺炎患者行胆囊切除术；重度者则应待临床问题缓解后再延迟行胆囊切除术。如胆囊切除术有禁忌，则 ERCP 和奥迪括约肌切开术应在出院前实施。

（六）急性阑尾炎

阑尾管腔阻塞及细菌入侵是本病的最常见病因。根据临床过程和病理解剖学变化，可分为急性单纯性阑尾炎、急性化脓性阑尾炎、坏疽性及穿孔性阑尾炎、阑尾周围脓肿四种病理类型。

1. 临床特点　转移性右下腹痛是本病的典型表现。始于上腹痛，逐渐移向脐部，6～8h 后转移并局限在右下腹。部分病例发病开始即出现右下腹痛。不同类型的阑尾炎其腹痛也有差异。发病早期可有厌食、恶心、呕吐，可出现心率增快、发热等中毒症状，阑尾穿孔时体温可达 39~40℃，发生门静脉炎时可出现寒战、高热和轻度黄疸。

右下腹压痛是急性阑尾炎最常见的重要体征。压痛点通常位于麦氏点，可随阑尾位置的变异而改变。当阑尾穿孔时，疼痛和压痛的范围可波及全腹，但仍以阑尾所在位置压痛明显。出现反跳痛、腹肌紧张、肠鸣音减弱或消失等提示炎症加重。如体格检查发现右下腹饱满，扪及疼痛性包块，边界不清，固定，应考虑阑尾周围脓肿的诊断。

多数患者白细胞计数升高，可发生核左移。如尿中出现少数红细胞，说明炎性阑尾与输尿管或膀胱相靠近。当诊断不确定时可选择腹部平片、超声、CT 扫描等检查。

2. 急诊处理

（1）手术治疗：一旦确诊，早期行阑尾切除术，术前即应用抗生素。不同类型急性阑尾炎的手术方法选择亦不相同。急性单纯性阑尾炎行阑尾切除术，切口一期缝合，也可采用腹腔镜。穿孔性阑尾炎应切除阑尾，清除腹腔脓液或冲洗腹腔，放置腹腔引流；阑尾周围脓肿尚未破溃时可按急性化脓性阑尾炎处理。如穿孔、脓肿扩大无局限趋势，宜先行超声检查，确定切口部位后行手术切开引流。如阑尾显露方便，应切除阑尾，阑尾根部完整者仅单纯结扎。如阑尾根部坏疽穿孔，可行 U 字缝合关闭阑尾开口盲肠壁。

（2）非手术治疗：仅适用于单纯性阑尾炎及急性阑尾炎的早期阶段，当患者不接受手术治疗或客观条件不允许，或伴其他严重器质性疾病有手术禁忌证时，主要是选择有效的抗生素和补液治疗。

（七）急性肠梗阻

肠梗阻是常见的急腹症，不但可引起肠管本身解剖与功能上的改变，还可导致全身性生理上的紊乱，临床病象复杂多变。一般按梗阻原因可分为机械性肠梗阻、动力性肠梗阻与血运性肠梗阻和假性肠梗阻四类；按肠壁血运有无障碍分为单纯性肠梗阻、绞窄性肠梗阻；按梗阻部位分为高位（空肠）梗阻、低位小肠（回肠）和结肠梗阻；按梗阻程度分为完全和不完全性肠梗阻。

1. 临床特点

（1）腹痛：机械性肠梗阻的腹痛性质为阵发性绞痛。

（2）呕吐：随梗阻的部位而有所不同，高位肠梗阻时呕吐频繁，吐出物主要为胃及十二指肠内容物；低位肠梗阻时呕吐出现迟而少，吐出物可呈粪样；结肠梗阻时，呕吐到晚期才出现。呕吐物如呈棕褐色或血性，提示肠管血运障碍。麻痹性肠梗阻呕吐多呈溢出性。

（3）腹胀：程度与梗阻部位有关。

（4）停止排气、排便：完全性肠梗阻时患者多不再排气、排便。

（5）体格检查：早期全身情况多无明显改变。梗阻晚期或绞窄性肠梗阻患者可见唇干舌燥、眼窝内陷、皮肤弹性消失、尿少或无尿等明显缺水征，或脉搏细速、血压下降、面色苍白、四肢发凉等中毒和休克征象。

与病因相关的体征：①机械性肠梗阻常可见肠型和蠕动波，肠鸣音亢进，气过水声、金属音；②单纯性肠梗阻可有轻度压痛，但无腹膜刺激征；③绞窄性肠梗阻时，可有固定压痛和腹膜刺激征，压痛的包块，常为受绞窄的肠袢，移动性浊音可呈阳性；④蛔虫性肠梗阻时，常在腹中部触及条索状团块；⑤麻痹性肠梗阻时，腹胀均匀，肠鸣音减弱或消失；⑥直肠指检如触及肿块，可能为直肠肿瘤，极度发展的肠套叠的套头或低位肠腔外肿瘤。

（6）实验室检查：血红蛋白值及血细胞比容可因缺水、血液浓缩而升高，尿比重增高。绞窄性肠梗阻时中性粒细胞明显增加。应随时了解酸碱失衡、电解质紊乱和肾功能的状况；呕吐物和粪便检查见大量红细胞或隐血阳性，提示肠管有血运障碍。

（7）影像学检查：X线检查：立位或侧卧位透视或拍片，可见液平面及胀气的肠袢。由于肠梗阻的部位不同，X线表现各有其特点：如空肠黏膜环状皱襞可显示"鱼肋骨刺"状；结肠胀气位于腹部周边，显示结肠袋形（图6-7）；腹部CT：典型肠梗阻表现。

2. 临床诊断　根据痛、吐、胀、闭四大症状和腹部可见肠型或蠕动波，肠鸣音亢进等，一般可作出诊断。其中X线检查对确定有否肠梗阻价值较大。

对肠梗阻患者必须明确：①是机械性还是动力性梗阻；②是单纯性还是绞窄性梗阻；③是高位还是低位梗阻；④是完全性还是不完全性梗阻；⑤根据年龄、病史、体征、X线检查等几方面分析引起梗阻的原因是什么，为进一步的治疗提供依据。

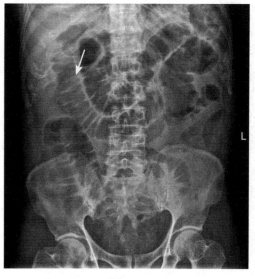

图6-7　高位肠梗阻X线片（立位）

3. 特殊的肠梗阻

（1）粘连性肠梗阻：是较为常见的肠粘连或腹腔内粘连带所致的肠梗阻。先天性少见，后天性多见。常由于腹腔内手术、炎症、创伤、出血、异物等引起。多有肠道功能紊乱、暴饮暴食、突然改变体位等诱因。广泛粘连所引起的肠梗阻多为单纯性和不完全性，而局限性粘连带容易引起肠扭转、内疝等闭袢性绞窄性肠梗阻。

（2）肠扭转：是一段肠管甚至几乎全部小肠及其系膜沿系膜轴扭转360°～720°而造成的闭袢性肠梗阻，同时肠系膜血管受压，扭折不通，血供中断。受其供应的肠管将迅速发生坏死、穿孔和腹膜炎（图6-8）。

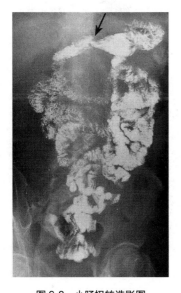

图6-8　小肠扭转造影图

1）小肠扭转：常有饱食后剧烈活动等诱发因素，发生于儿童者则常与先天性肠旋转不良等有关。表现为突然发作剧烈腹部绞痛，多在脐周围，常为持续性疼痛阵发性加重；腹部有时可扪及压痛的扩张肠袢，病程稍晚，易发生休克。

2）乙状结肠扭转：多见于男性老年人，常有便秘习惯。患者腹部持续胀痛，逐渐隆起，可有下腹坠痛感，但无排气排便。左腹部明显膨胀，可见肠型，叩之呈鼓音，压痛及肌紧张均不明显。X线平片显示马蹄状巨大的双腔充气肠袢，立位可见两个液平面。部分患者呈急性发作，腹部有剧痛、呕吐，触诊有压痛、肌紧张，显示扭转重，肠管充血、缺血明显。

（3）肠套叠：一段肠管套入其相连的肠管腔内称为肠套叠，其发生常与肠管解剖特点、病理因素如肠功能失调、蠕动异常等有关。原发性多见于婴幼儿，继发性多见于成年人。按照发生的部位可分为小肠套叠（小肠套入小肠）、回盲部套叠（回肠套入结肠）与结肠套叠（结肠套入结肠）等型。

肠套叠的三大典型症状是腹痛、血便和腹部肿块，表现为突然发作的剧烈阵发性腹痛，病儿阵发哭闹不安、面色苍白、出汗，伴有呕吐和果酱样血便。腹部检查常可在腹部扪及腊肠形、表面光滑、稍可活动、具有一定压痛的肿块，常位于脐右上方，而右下腹扪诊有空虚感。腹胀等其他一般肠梗阻症状，随着病程的进展而逐步出现。空气或钡剂灌肠X线检查，可见空气或钡剂在结肠受阻，梗阻端钡影呈"杯口"状，甚至呈"弹簧状"阴影，同时对于回盲型或结肠型的早期也是一种有效的治疗方法。

（4）肠蛔虫堵塞：由于蛔虫团、胆石、粪便或其他异物等肠内容物堵塞肠腔，称肠堵塞，是一种单纯性机械性肠梗阻。驱虫治疗不当常为诱因,多见于儿童,农村发病率较高。蛔虫堵塞的部位常见于回肠,梗阻多为不完全性。

4. 急诊处理　肠梗阻的治疗原则是纠正因肠梗阻所引起的全身生理紊乱和解除梗阻。具体治疗方法要根据肠梗阻的类型、部位和患者的全身情况而定。

(1)一般治疗

1)胃肠减压:通过吸出胃肠道内的气体和液体,可以减轻腹胀,降低肠腔内压力,减少肠腔内的细菌和毒素,改善肠壁血液循环,有利于改善局部病变和全身情况。

2)纠正水、电解质紊乱和酸碱失衡:输液所需容量和种类须根据呕吐情况、缺水体征、血液浓缩程度、尿排出量和比重,并结合血清钾、钠、氯和血气分析监测结果而定。

3)防治感染和中毒:应用抗肠道细菌包括抗厌氧菌的抗生素,对于防治细菌感染,从而减少毒素的产生都有一定作用。

此外,还可应用镇静剂、解痉剂等对症治疗,镇痛剂的使用应遵循急腹症治疗的原则。

(2)解除梗阻:可分非手术治疗和手术治疗两大类。

1)非手术治疗:治疗期间,必须严密观察,如症状、体征不见好转或反有加重,即应手术治疗。非手术治疗除前述基础疗法外,还包括:中医中药治疗如通里攻下、针灸疗法、口服或胃肠道灌注生植物油,以及根据不同病因采用低压空气或钡灌肠,经乙状结肠镜插管,腹部按摩及颠簸疗法等各种复位法。

2)手术治疗:各种类型的绞窄性肠梗阻、肿瘤及先天性肠道畸形引起的肠梗阻,以及非手术治疗无效的患者,应行手术治疗。手术的原则和目的是在最短时间内,以最简单的方法解除梗阻或恢复肠腔的通畅。具体手术方法要根据梗阻的病因、性质、部位及患者全身情况而定。

(八)妇产科疾病所致急性腹痛

1. 急性盆腔炎　多见于年轻人,下腹部疼痛伴发热,腹部有压痛和反跳痛,一般压痛点比阑尾点偏内、偏下。阴道分泌物增多,直肠指检有宫颈提痛,后穹窿触痛,穿刺可抽得脓液,涂片镜检可见白细胞内有革兰氏阴性双球菌可确诊。其急诊处理应尽快明确诊断并给予对症治疗。

2. 异位妊娠　受精卵在子宫体腔以外着床称为异位妊娠,又称宫外孕。异位妊娠依受精卵在子宫体腔外种植部位的不同而分为输卵管妊娠、卵巢妊娠、腹腔妊娠、阔韧带妊娠、宫颈妊娠等,是孕产妇的主要死亡原因之一。

典型症状为停经后腹痛与阴道流血,多有6~8周停经史。当异位妊娠流产或破裂时,突现一侧下腹部撕裂样疼痛,常伴有恶心、呕吐,可有肛门坠胀感。随着血液由下腹部流向全腹,疼痛可由下腹部向全腹部扩散,导致弥漫性腹膜炎,偶有膈肌刺激征和肩区的牵涉痛。常有不规则阴道流血,色暗红或深褐,量少呈点滴状。由于腹腔内出血及剧烈腹痛,轻者出现晕厥,严重者出现失血性休克。出血量越多越快,症状出现越迅速越严重,但与阴道流血量不成正比。腹腔内出血较多时,患者呈贫血貌。可出现面色苍白、脉快而细弱、血压下降等休克表现。下腹有明显压痛及反跳痛,尤以患侧为著,但腹肌紧张轻微,肠鸣音减弱或消失。宫颈常呈蓝色,子宫轻度增大。宫颈举痛或摇摆痛阳性。子宫一侧或其后方可触及肿块,其大小、形状、质地常有变化,边界多不清楚,触痛明显。

血人绒毛膜促性腺激素(β-hCG)测定是早期诊断异位妊娠的重要方法。超声是证实宫内孕和异位妊娠的最简单和最准确的影像手段。实验室检查可发现血细胞比容降至30%或更低,伴白细胞计数升高,可达到$15×10^9$/L。若患者病情平稳,腹腔镜检查具有诊断价值。后穹窿穿刺术、腹腔穿刺术或腹腔灌洗术可发现血性腹腔积液。异位妊娠破裂引起的急性腹痛,可能难以与如卵巢囊肿破裂、急性阑尾炎、溃疡病穿孔等相鉴别。腹腔内出血可引发生命体征不稳定甚至并发失血性休克,故应积极准备手术探查。应酌情保留或切除患侧输卵管。

1. 腹痛是主观感觉,其性质和程度既受病变性质和刺激程度的影响,又受神经和心理因素的影响。问诊应从部位、性质和程度,发作方式和发作时间、诱发因素,与年龄、性别、职业的关系,与体位的关系,伴随症状及既往病史等综合考虑。

2. 诊断不明确,腹痛持续加重患者剖腹探查手术指征包括

(1) 弥漫性腹膜炎而病因不明者。

(2) 腹膜炎刺激征经观察无好转,反而恶化或加重者。

(3) 腹部症状和体征局限,但非手术治疗后范围不断扩大和加重者。

(4) 腹腔穿刺抽出不凝固血液,伴失血性休克或休克再度出现者。

(5) 疑有空腔脏器穿孔无局限趋势,且有明显转移性浊音者。

(6) 腹膜刺激征不典型,观察中腹痛、腹胀加重、体温和白细胞计数上升、脉速、全身反应严重者。

(7) 疑有脏器绞窄者。

(8) 腹内病变明确,伴有感染性休克,尤其难以纠正或逐渐加重者。

1. 急性腹痛患者剖腹探查指征是什么?

2. 简述急性胰腺炎的急诊处置。

3. 简述肠梗阻的急诊处理原则。

4. 急性胆囊炎的手术治疗指征有哪些?

第四节　腰背及四肢疼痛

案例 6-4

患者,女性,22岁,因"尿痛5d,左侧腰痛半天"入院。患者于5d前无明显诱因出现尿痛,伴尿急、低热,37.3℃,无畏寒、寒战,无尿频,无肉眼血尿,无泡沫尿,无腰痛,无咳嗽、咳痰,无腹痛、腹胀、腹泻,无胸闷、胸痛,未予特殊处理。半天前患者出现左侧腰痛,后至我院就诊,查血常规:白细胞14.26×10⁹/L,中性粒细胞占比80.6%,尿检红细胞440个/μl、白细胞2 718个/μl、蛋白质(++)、细菌阴性;泌尿系彩超:未见明显结石及占位病变。体格检查:体温37.7℃,脉搏80次/min,呼吸20次/min,血压120/80mmHg;双侧肾区叩痛阳性,左侧疼痛明显。入院后予抗感染、对症、支持治疗后症状好转出院。

思考:患者诊断什么? 治疗包括哪些?

一、病因与临床特点

腰背及四肢疼痛也是一种常见的临床急症,但多为各种疾病引起的症状性改变,而不是一种疾病。通常可分为脊柱、骨关节源性、神经源性、内脏源性、血管源性和精神性疼痛。临床特点如下:

(一) 脊柱、骨关节源性疼痛

脊柱、骨关节源性疼痛包括脊柱、骨、关节及相关结构所引起的疼痛。疼痛可源于脊柱、骨不同结构的病变,更多是由软组织损伤(椎间盘、韧带和肌肉)、关节扭伤、关节炎等的引起,也是临床上最常见的疼痛原因。

(二) 神经源性疼痛

腰椎神经根张力、刺激或受压通常是导致单侧或双侧下肢疼痛的原因,也是引起神经源性疼痛最常见的原因,其他原因有中枢神经病灶如丘脑肿瘤将会导致下肢的烧灼痛,蛛网膜刺激及硬膜肿瘤导致的背痛,维生素缺乏引起的周围神经痛。另外,可由于周围神经卡压引起疼痛。临床诊断上容易混淆的疾病有神经纤维瘤、神经鞘瘤、室管膜瘤,以及可累及神经根的囊肿和肿瘤。这些病变常发生在上腰椎,在常规CT扫描区域之外,MRI阅片时亦容易疏漏。

（三）内脏源性疼痛

内脏源性腰背痛可由肾或骨盆内脏的疾病引起,如较小的囊肿,腹膜后肿瘤,妇科疾病(如痛经、卵巢病变、子宫脱垂、宫颈癌等),上泌尿系病变(如肾盂肾炎、肾结石等),后位阑尾炎,前列腺炎症均能牵涉下腰背痛或骶尾痛。

（四）血管源性疼痛

腹主动脉瘤或周围血管疾病(PVD)会引起腰背痛或类似坐骨神经痛的症状。腹主动脉瘤可表现为与活动无关的深在腰痛。臀上动脉供血不足引起臀部疼痛伴有跛行,行走时会加重,静止站立后减轻。疼痛会沿坐骨神经支配的区域向下肢放射。疼痛不会因脊柱负荷增加的一些活动(如弯腰、俯身、上举等)而发作或加重。血栓闭塞性脉管炎、红斑性肢端痛、下肢动脉栓塞、雷诺病、肢端发绀症等亦可引起下肢疼痛。周围血管疾病的症状与椎管狭窄相似,周围血管疾病患者通常主诉疼痛和下肢无力,短距离行走后可诱发或加重。而椎管狭窄的一个显著特征是疼痛不会因站立静止而缓解。

（五）精神性疼痛

单纯的精神性腰背痛在临床上很少见,任何患者主诉疼痛均应排除器质性疾病,才可考虑精神因素引起的疼痛。

二、急诊处理

对急性腰背及四肢痛患者,应予制动平卧、镇痛对症处理。急诊处理前应考虑以下问题:①这是躯体的功能障碍吗?②这种临床诊断是否是诊断的陷阱?如是不是腹主动脉瘤破裂引起?③这是否是机械性疼痛?④是否病史和体格检查可以提示定位线索?⑤复习影像学资料是否存在结构性病变,是否可以解释相应的临床症状?在仔细考虑以上问题后,对患者的诊断和鉴别诊断作出初步判断,即可以进行目的治疗。

1. 对于椎管内急性进行性压迫性疾病,如出血、外伤骨折压迫等,应积极手术治疗。

2. 对于椎管内慢性压迫性疾病,如各种良恶性肿瘤,应限期手术。

3. 对于常见疾病如椎间盘突出症、椎管狭窄症、腰椎滑移症、软组织损害等保守治疗无效时,则考虑手术治疗。

4. 对于感染性疾病引起的疼痛,在应用抗生素的同时,可采用适当的镇痛药物缓解疼痛。

三、腰椎间盘突出症

腰椎间盘突出症引起的腰腿痛是急诊常见疾病。椎间盘退行性病变是其根本原因,而积累损伤是椎间退变的主要原因,从而产生腰腿痛、麻木等一系列临床症状。根据其突出程度及影像学特征分为膨出型、突出型、脱出型、游离型、Schmorl 结节及经骨突出型。

（一）病因

1. 腹压增高　如剧烈咳嗽、便秘时用力排便等。

2. 腰部姿势不当　当腰部处于屈曲位时,如突然加以旋转则易诱发髓核突出。

3. 突然负重　在未有充分准备时,突然使腰部负荷增加,易引起髓核突出。

4. 腰部外伤　急性外伤时可波及纤维环、软骨板等结构,而椎间盘突出症促使已退变的髓核突出。

5. 职业因素　如汽车驾驶员长期处于坐位和颠簸状态,易诱发椎间盘突出。

6. 妊娠　妊娠期间韧带处于松弛状态,而腰骶部承受比平时更大的应力。

7. 发育异常　腰椎骶化、骶椎腰化和关节突不对称等先天发育异常,使腰椎承受异常应力,均会增加椎间盘的损害。

（二）临床表现

腰椎间盘突出症常见于20~50岁患者，患者多有弯腰劳动或者长期坐位工作史，首次发病常是半弯腰或突然扭腰动作中。

1. 腰痛　90%以上的患者疼痛范围主要是在下腰部及腰骶部，以持久性的钝痛最为常见。疼痛在平卧位时减轻，站立位、坐位时加重。

2. 下肢放射痛　可以沿着下腰部、臀部、大腿后侧、小腿前或后外侧至足跟。疼痛性质以放射性刺痛为主。下肢放射痛可以先于腰痛发生，亦可能在腰痛症状出现后出现，这两种情况因人而异。

3. 下肢感觉及运动功能减弱　由于神经根的损害导致了其支配体感区的感觉及运动功能减弱甚至丧失。常见表现为皮肤麻木、发凉、皮温下降等，严重时出现肌肉萎缩，甚至肌肉瘫痪。

4. 马尾神经症状　表现为会阴部麻木刺痛、排尿无力、排便失禁等。

5. 直腿抬高及加强试验　患者仰卧，伸膝，被动抬高患肢，抬高在60°以内即可出现坐骨神经痛，称为直腿抬高试验阳性，其阳性率约90%。在直腿抬高试验阳性时，缓慢降低患肢高度，待放射痛消失，这时再被动背屈患肢踝关节以牵拉坐骨神经，如又出现放射痛称为加强试验阳性。

（三）特殊检查

1. X线　对于腰椎间盘突出症患者经过临床检查后，应做腰椎X线检查，常用腰椎平片。

2. CT扫描　CT对于测定椎管的形态和管径有重要的价值，对于椎管狭窄症的诊断优于其他各种检查方法。

3. MRI　是一种无伤害性的多平面成像检查方法，诊断腰椎间盘突出症的精确率高于CT检查。

4. 超声检查　超声检查椎间盘突出症是近年来应用的一种简单而无创的方法。因受到患者体型的影响，定位诊断较困难，需要进一步积累经验。

5. 其他　肌电图检查有助于推断神经受损的节段。

（四）急诊处理

1. 卧床休息　是腰椎间盘突出症患者可采用的简单、有效的措施，卧床休息是非手术疗法的基础，最好是硬板床。

2. 牵引疗法　是比较有效的减压措施，通过物理形式拉伸脊椎，达到减压缓解疼痛的目的，但在急性期腰椎间盘突出者中，牵引为禁忌证。

3. 推拿疗法　具有方法简便，舒适有效，并发症少等优点，已被作为腰椎间盘突出症的综合疗法之一。

4. 封闭疗法　安全、操作简便，是一种比较常用的注射治疗方法。它包括痛点局部封闭、椎间孔神经根封闭、穴位封闭等方法。可在一定时间起到缓解疼痛的效果。

5. 骶管注射疗法　经骶裂孔向骶管注射不同的药物可以对不同疾病进行针对性的治疗，对腰椎间盘突出引起的腰腿痛患者有明显的减缓疼痛。

6. 骶椎管液体疗法　是利用骶椎管解剖特征，注入一定量液体，并扩散其压力，迫使突出的椎间盘复位。此法快速有效、疗效肯定、安全且副作用小，是治疗腰椎间盘突出症较理想的一种保守疗法。但因此方法操作较复杂，一般需专职的麻醉疼痛医师治疗。

7. 腰围支持带　主要目的是制动，可使受损的腰椎间盘获得局部充分休息，为患者机体恢复创造良好的条件。

8. 其他　急诊外科疼痛剧烈患者可以适当给予镇痛药物，或者给予甘露醇和小剂量糖皮质激素地塞米松静脉滴注，对减轻急性期水肿、缓解疼痛有一定效果。

9. 手术治疗　包括全椎板切除髓核摘除术、半椎板切除髓核摘除术、显微外科腰椎间盘摘除术、经皮腰椎间盘切除术及人工椎间盘置换术。

四、泌尿系结石

泌尿系结石引起的腰背部疼痛为急诊常见病,是夜间急诊常见多发病。可发生于泌尿系统任何部位,但多原发于肾脏。临床表现为发病突然,剧烈腰痛,疼痛多呈持续性或间歇性,并沿输尿管向同侧腹股沟、会阴处放射;出现血尿或脓尿、排尿困难或尿流中断等,同时伴有恶心、呕吐等症状。

（一）急诊诊断

一般情况下,通过临床症状、尿检、超声、X线检查及CT、磁共振水成像(MRU)即可明确泌尿系结石的诊断。

1. 尿液分析　泌尿系结石疼痛发作期,尿液镜检红细胞呈阳性。伴感染时有脓尿,还可测定尿pH、晶体等。

2. 超声检查　可显示泌尿系结石大小、部位、肾积水情况、肾实质有无变薄及尿路畸形。可发现X线不能显示的小结石或X线透光结石。

3. 影像学检查　腹部平片是诊断泌尿系结石的基本检查方法。还包括静脉肾盂造影、CT扫描。

4. 内镜检查　包括经皮肾镜、输尿管硬、软镜和膀胱镜检查。

（二）急诊处理

小结石可采用药物排石治疗,同时碱化尿液,感染性结石需控制感染。药物治疗过程中还需增加液体摄入量,包括大量饮水。中药和针灸亦有排石作用。急性肾绞痛时应以缓解平滑肌痉挛并镇痛。常用药物包括非甾体镇痛抗炎药物(如双氯芬酸、吲哚美辛及阿片类镇痛药如哌替啶、曲马多等),解痉药(如M型胆碱受体阻滞剂、钙通道阻滞剂、黄体酮等)。

五、动脉栓塞

动脉栓塞是指血块或进入血管内的异物成为栓子(血栓、脂肪、空气、肿瘤及其他异物),随着血流停顿在口径相似较小的周围动脉或内脏动脉的动脉内,造成血流障碍。

（一）动脉栓塞的病因

1. 心源性栓塞　周围动脉栓塞最常见的病因是心源性。包括心肌梗死、房颤、充血性心力衰竭和室壁动脉瘤,风湿性心脏病或人工心脏瓣膜上的血栓脱落。

2. 血管源性动脉瘤、动脉粥样硬化性栓塞　大的栓塞可来源于大的动脉粥样物质、人工血管腔内的血栓和胆固醇结晶的混合物,脱落到动脉循环。小的栓塞由于胆固醇结晶的释放或由于溃疡性动脉硬化斑点脱落引起。

3. 医源性　由于心脏人工瓣膜转换和人造血管移植,安置心脏起搏器、动脉造影、血液透析的动静脉瘘、动脉内留置导管,大动脉反搏气囊导管应用,都可能引起动脉栓塞。

（二）临床表现

急性动脉栓塞而又无侧支循环代偿者,病情进展快。表现为疼痛、苍白、厥冷、麻木、运动障碍和动脉搏动减弱和消失,这是急性动脉栓塞的典型症状。症状的轻重取决于栓塞的位置、程度、继发性血栓形成的多少,以前是否有动脉硬化性疾病引起动脉狭窄,以及侧支循环情况。

1. 疼痛　是最早出现的症状,渐向远处伸延。皮温改变比栓塞平面低一个关节。腹主动脉末端栓塞者,皮温改变约在双侧大腿和臀部,髂总动脉约在大腿下部,股总动脉约在大腿中部,腘动脉约在小腿下部。

2. 动脉搏动减弱或消失　近端动脉搏动可能增强,但要鉴别由于血液的冲动,传导到栓塞远端的动脉,远端动脉可能有传导性搏动扪及。

3. 麻木、运动障碍　患肢远端呈长袜形感觉丧失区。

4. 动脉栓塞的全身影响　受累肢体发生组织缺血坏死,引起严重的代谢障碍,表现为高钾血症、肌红蛋白尿和代谢性中毒,导致急性肾衰竭。

（三）诊断要点

1. 有心血管系统疾病的病史。

2. 5"P"征　①疼痛(pain)：由于组织的缺血缺氧引起的剧烈疼痛;②苍白(pallor)并有皮肤厥冷;③感觉异常(paresthesia)：患肢远端呈长袜形感觉丧失区;④麻痹(paralysis)：肌力减弱,甚至麻痹;⑤无脉(pulselessness)。

3. 超声多普勒检查　栓塞部位远端动脉无搏动及血流。

4. 动脉造影　以明确栓塞部位、范围及程度。

除以上检查外,还应做全身详细检查。如血脂、生化、酶学、心电图、心功能、眼底检查及 X 线等。

（四）急诊处理

1. 非手术治疗　主要目的为降低血脂和血压,解除血液高凝状态,促使侧支循环形成。

适应证包括腘动脉以下的小动脉栓塞,因严重的全身性疾病或其他伴随疾病不能耐受手术者;同时伴有内脏栓塞频繁的临危状态者,栓塞时间长且侧支循环好的患者。

（1）一般治疗：患者绝对卧床,取头高脚低位,使下肢低于心脏平面同时密切观察患侧肢体皮肤颜色、皮肤温度、脉搏波动的变化情况及生命体征。

（2）药物治疗：包括溶栓、抗凝及扩血管。

2. 手术治疗　诊断明确者,且栓塞动脉为大、中动脉,可考虑取栓术、如术后患肢肿胀,肌组织僵硬,并致已恢复血供的远端肢体再缺血时应行肌筋膜间隔切开术。如肌组织已有广泛坏死者,需行截肢术。

（宋凤卿）

学习小结

1. 腰椎间盘突出症常表现为腰痛、下肢放射痛、下肢感觉及运动功能减弱、马尾神经症状,直腿抬高试验阳性。

2. 泌尿系结石引起的腰背部疼痛为急诊常见病,是夜间急诊常见多发病。可发生于泌尿系统任何部位,小结石可采用药物排石治疗,同时碱化尿液,急性肾绞痛时应以缓解平滑肌痉挛并镇痛。

3. 急性动脉栓塞诊断根据有心血管系统疾病的病史、5"P"征（疼痛、苍白、感觉异常、麻痹、无脉）、超声、造影及血生化、血脂等确诊。

复习题

1. 简述泌尿系结石的急诊诊疗原则。

2. 急性动脉栓塞的诊断要点的哪些?

第七章   出   血

出血(bleeding)的原因可能为某种病变或损伤导致局部血管破裂,或血液系统原发或继发性病变导致止血、凝血或纤溶系统功能障碍。

第一节   咯血

案例 7-1

患者,女性,75 岁,因"咳嗽、咳痰 2 年,再发 10 余天,咯血 6d"入院。既往"糖尿病""慢性支气管炎"病史。体格检查:体温 36.4℃,脉搏 74 次/min,呼吸 19 次/min,血压 129/67mmHg,神清,双肺呼吸音粗,右中下肺可闻及吸气相湿啰音及呼气相干啰音,左肺可闻及少许湿啰音。胸部 CT 提示支气管扩张并感染;血常规示 C 反应蛋白 180.545mg/L,白细胞 $9.58×10^9$/L,中性粒细胞 76.4%。予抗感染、化痰、雾化平喘、降糖、止血等治疗,经治疗后好转。

思考:患者诊断考虑什么?

一、概述

咯血(hemoptysis)是指喉及喉以下呼吸道及肺任何部位的出血,由咳嗽动作经口腔排出。少量咯血仅表现为痰中带血,大咯血时血液从口鼻涌出,常可阻塞呼吸道,造成窒息死亡。临床根据咯血量分为:每日小于 100ml 为少量咯血;如果每日大于 500ml 或一次咯血量超过 200ml 为大量咯血。大量咯血可引起肺泡淹溺和/或气道阻塞,因窒息、低氧血症而致死亡。主要见于空洞型肺结核、支气管扩张和慢性肺脓肿。

(一)病因与分类

咯血病因及其发病机制不同,可与病变的严重程度不一致。咯血的病因与分类见表 7-1。

(二)临床特点

多数起病较急,患者初次咳出鲜血,多伴有精神高度紧张,恐惧感。患者常有喉部痒感,血呈弱碱性,色鲜红,泡沫状,多混有痰液,咯血后数天内仍可咳出血痰。肺结核、支气管扩张、肺脓肿和出血性疾病所致咯血为鲜红色;铁锈色血痰见于典型肺炎球菌肺炎,也可见于肺吸虫病和肺泡出血;砖红色胶冻样痰见于肺炎克雷伯菌肺炎;二尖瓣狭窄所致咯血多为暗红色;左心衰竭所致咯血为浆液性粉红色泡沫痰;肺栓塞引起者为黏稠暗红色血痰。咯血同时可伴发热、胸痛、呛咳、脓痰、皮肤黏膜出血、杵状指、黄疸。常见咯血的病因与临床特点见表7-2。

表7-1 咯血的病因与分类

出血部位	疾　　　病
咽、喉	癌症、结核性溃疡、淋巴瘤
气管、大气管	良性或恶性原发性肿瘤、毛细血管扩张、主动脉侵蚀、支气管囊肿、干酪钙化淋巴结侵蚀、食管和其他纵隔结构肿瘤侵蚀、重症支气管炎、支气管结石、外伤
较小支气管结构	癌症、腺瘤、急性支气管炎、支气管扩张症、支气管隔离、慢性支气管炎、外伤
肺实质	原发或转移瘤、肺梗死、肺脓肿、活动性肉芽肿病、陈旧空洞内真菌球、急性肺炎、特发性含铁血黄素沉着症、肾炎肺出血综合征（Goodpasture 综合征）、外伤、肺泡蛋白沉积症
心血管	左心衰竭、二尖瓣狭窄、肺栓塞、原发性肺动脉高压、肺动静脉畸形、心房黏液瘤、纤维性纵隔炎伴肺静脉阻塞、主动脉瘤破入肺实质
出凝血障碍	血小板减少;肝素治疗;弥散性血管内凝血;维生素 K 依赖凝血因子缺乏:凝血酶原（Ⅱ因子）、Stuart 因子（Ⅹ 因子）、Ⅶ 因子、Christmas 因子;纤维蛋白溶解治疗:尿激酶、链激酶;各种先天性凝血缺陷等
全身性疾病	急性传染病:流行性出血热、钩端螺旋体病（肺出血型）、寄生虫;结缔组织病;白血病、子宫内膜异位症;药物或毒物相关性血管炎等

表7-2 常见咯血的病因与临床特点

病因	病　　史	体 格 检 查
气管、肺部感染	有发热，咳嗽，咳痰，流行病学及接触史	肺部啰音或实变等
心血管病	有心瓣膜病或高血压病史、肺动脉高压、肺水肿	心脏杂音、颈静脉扩张、肺部啰音、心力衰竭表现
肺栓塞	起病急、胸痛、创伤或手术、深静脉炎史	心动过速、发绀、胸腔积液、静脉炎等
肺癌	年龄相关、吸烟史、呼吸道症状、痰中带血	肺部及转移征象
出血性疾病	贫血、血液病、血小板异常史	苍白、出血倾向

（三）辅助检查

1. 影像学检查　胸部 X 线、CT 基本上已代替原有的支气管造影,HRCT 及核素扫描可明确心肺血管病变及占位性病变。必要时可行支气管动脉造影,仅作为介入治疗前对出血部位的精确定位。

2. 纤维支气管镜检查　可发现部分患者的出血部位,同时可行局部灌洗,留取样本行病原学和细胞学检查。

3. 超声、心电图检查　心脏彩超和心电图有助于心脏疾病诊断。腹部超声有助于了解肝、脾、腹水、腹腔肿物等。

4. 痰液的细菌、真菌和细胞学检查,有助于诊断与治疗。

5. 血常规、出凝血功能检查对出血性疾病的诊断有帮助。

6. 动脉血气分析有助于判断病情危重患者的肺功能状态。

（四）鉴别诊断

1. 支气管扩张　主要表现为反复咳嗽,咳脓性痰和/或反复咯血。部分患者以反复咯血为唯一症状,临床上称为"干性支气管扩张"。部分表现为反复肺部感染,同一肺段反复发生肺炎并迁延不愈。胸部 CT 可明确诊断(图7-1)。

2. 肺结核　可有午后潮热、乏力、盗汗等结核中毒症状。痰液检查可发现结核分枝杆菌。患者多消瘦。胸部 X 线检查可发现结核病灶,如浸润空洞型、慢性纤维空洞型肺结核等(图7-2)。

3. 肺癌　早期可无特殊症状,近期发现痰中带血,并反复出现,影像学检查可见占位性病变或阻塞性肺不张。中晚期可出现咳嗽、咳痰、气促、消瘦等症状。痰液细胞学检查或肺活检作为临床的最后诊断,也是发现和确定肿瘤最重要的方法之一(图7-3)。

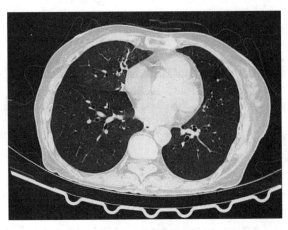

图 7-1 支气管扩张

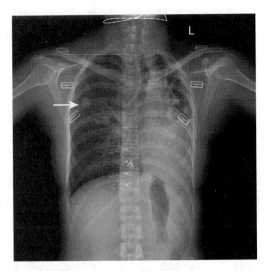

图 7-2 肺结核影像检查

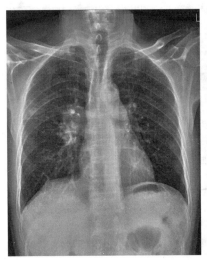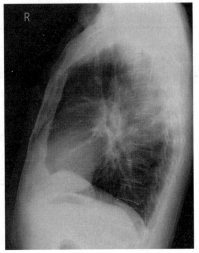

图 7-3 右肺中心型肺癌

4. 肺囊肿　表现为反复咳嗽、咳痰、咯血及肺部感染,影像学检查可见多个边界纤细的圆形或椭圆形阴影,壁较薄。

5. 咯血与呕血的鉴别见表 7-3。

表 7-3　咯血与呕血的鉴别

项目	咯血	呕血
原发病	肺结核、支气管扩张、肺癌、肺炎、肺脓肿、心脏病等	消化性溃疡、肝硬化、急性胃黏膜病变、胆道出血、胃癌
前驱症状	喉部痒感、胸闷、咳嗽等	上腹部不适、恶心、呕吐
出血方式	咯出	呕出
颜色	鲜红	咖啡色、暗红色,出血量大时可为鲜红色
血中混合物	痰、泡沫	食物残渣、胃液
酸碱反应	碱性	酸性
黑便	无,如咽下血液量较多时可有	有,柏油样便
痰的性状	血痰	无痰
胸部 X 线及体征	肺部病变,常有肺部体征	肺部常无病变和阳性体征

（五）急诊处理

大咯血抢救的重点为迅速有效止血,保持呼吸道通畅,防止窒息,对症治疗,控制病因及防治并发症,并针对基础病因采取相应的治疗。

1. 窒息的紧急处理　咯血窒息是导致患者死亡的主要原因,应及早识别和抢救。重点是保持呼吸道通畅和纠正缺氧。如自主呼吸极弱或消失,需外界辅助通气给氧,行气管插管或机械通气。心脏骤停即行心肺复苏。

2. 急诊处理

（1）绝对卧床:使身体与床呈40°~90°。大出血时使患者患侧卧位,保持健侧肺及气道通畅,维持氧供。

（2）吸氧:鼻导管给氧。

（3）镇静:患者常有恐惧、精神紧张,对无严重呼吸功能障碍者可适当给予镇静剂,口服或肌内注射地西泮,2~3次/d。严重者可用苯巴比妥口服或肌内注射,0.1g/次,必要时可重复。

（4）镇咳:原则上不用镇咳剂,但剧咳可能诱发再次出血,因此,必要时可口服镇咳剂,如喷托维林或盐酸可待因。年老体弱、呼吸功能不全者慎用镇咳药,禁用抑制咳嗽反射和呼吸中枢的麻醉药物。

（5）输血:持续大咯血出现循环容量不足者,应及时输血和补充血容量。

3. 止血　除采用药物止血外,须针对不同病因采取相应的彻底止血措施。

（1）药物止血

1）垂体后叶激素:疗效迅速而显著,使肺循环压力降低而迅速止血。用法:①大咯血时以垂体后叶激素5~10IU+25%葡萄糖液20~40ml缓慢静脉注射(10~15min内);②持续咯血者可以垂体后叶激素10~20IU+5%葡萄糖液500ml,缓慢静脉滴注。高血压、冠状动脉疾病、肺心病、心力衰竭者和孕妇应慎用。

2）普鲁卡因:用于对垂体后叶激素有禁忌者。用法:①普鲁卡因150~300mg加入5%葡萄糖液500ml缓慢静脉滴注;②普鲁卡因50mg加入25%葡萄糖液40ml,缓慢静脉注射;③用药前应作皮试,防止发生变态反应。

3）酚妥拉明:为α-肾上腺素能受体阻滞剂,能有效扩张血管平滑肌,降低肺循环阻力及心房压、肺动脉楔压和左心室充盈压,有较好的止血作用。酚妥拉明10~20mg加入5%葡萄糖液250~500ml中持续静脉滴注。使用时监测血压并保持有足够的血容量。

4）纠正凝血障碍药物:常用药物有氨基己酸(6-氨基己酸,EACA)、氨甲苯酸(对羧基苄胺,PAMBA)、氨甲环酸(AMCA)。

5）其他止血药物:肾上腺色腙片(安络血)、酚磺乙胺(止血敏)、巴曲酶(立止血)。

此外,阿托品,中药如白连粉、三七粉、云南白药等,鱼精蛋白注射液,维生素C,凝血酶原复合物等,根据病情均可酌情使用。

6）维持血容量大咯血除及时补充血容量,还应输血。

（2）非药物止血

1）局部止血治疗:适用于大咯血并发窒息和严重反复咯血,病情严重,肺功能较差,不适合手术治疗者。

2）支气管动脉栓塞:经股动脉放置导管,在X线透视下,将导管插到对病变区域供血的支气管动脉内,注入明胶海绵碎粒或聚乙烯醇微粒,栓塞支气管动脉,达到止血的目的。

3）手术止血:对于出血部位明确而无手术禁忌者,经多种方法止血无效时,用急诊手术止血可挽救生命。手术指征包括:①肺部病变所引起的致命大咯血;②可能引起气道阻塞和/或窒息。

二、支气管扩张

支气管扩张(bronchiectasis)是咯血的常见病因之一。典型临床表现为慢性咳嗽伴大量脓痰和/或反复咯血。主要病因是支气管-肺组织感染和支气管阻塞,少见原因为先天发育障碍和遗传因素,但有30%病因未明。支气管扩张常见病因见表7-4。

表7-4 支气管扩张常见病因

分类	常见病因或高危因素
感染	婴幼儿期支气管-肺组织感染、支气管内膜结核、肺结核、反复继发感染
支气管阻塞	肿瘤、异物、感染、中叶综合征
支气管先天性发育障碍	巨大气管-支气管症、Kartagener综合征、先天性软骨缺失症、支气管肺隔离症
遗传因素	肺囊性纤维化、遗传性 α_1-抗胰蛋白酶缺乏症、先天性免疫缺乏症
全身性疾病	类风湿关节炎、克罗恩病、溃疡性结肠炎、系统性红斑狼疮、人类免疫缺陷病毒感染、黄甲综合征
其他	心肺移植后、先天性丙种球蛋白缺乏症、低球蛋白血症、机体免疫功能失调

（一）临床特点

1. 病史　患者幼年可有麻疹、百日咳、支气管肺炎、肺结核等病史,以后常有反复发作的呼吸道感染。

2. 症状　主要是慢性咳嗽伴大量脓性痰、反复咯血,肺部同一部位反复感染。大量脓痰与体位改变有关,如晨起或入夜卧床时咳嗽痰量增多。呼吸道感染急性发作时,每日可咳数百毫升黄绿色脓痰。多数患者有程度不等的反复咯血,从痰中带血至大量咯血,咯血量与病情严重程度、病变范围有时不一致。部分患者只有反复咯血的症状,称为"干性支气管扩张"。反复发生感染可出现发热、胸痛、乏力、食欲减退、消瘦、贫血等。慢性重症支气管扩张的肺功能严重障碍时,可有活动性气促、发绀。

3. 体征　早期或干性支气管扩张可无异常肺部体征。病变重或继发感染时常可闻及下胸部、背部固定而持久的局限性粗湿啰音,有时可闻及哮鸣音。结核引起的支气管扩张多见于肩胛间区,咳嗽时可闻及干、湿啰音。部分慢性患者伴有杵状指/趾、肺气肿征。

4. 实验室和辅助检查

（1）痰液:痰液收集于玻璃瓶中静置后分4层,上层为泡沫,下层为脓性成分,中为浑浊黏液,底层为坏死组织沉淀物。痰细菌学培养:常为铜绿假单胞菌、金黄色葡萄球菌、流感嗜血杆菌、肺炎链球菌、卡他莫拉菌等。

（2）胸部X线检查:轻症患者常无特殊发现。支气管柱状扩张典型的X线表现是双轨征,系增厚的支气管壁影;囊状扩张特征性改变为卷发样阴影,表现为粗乱肺纹理中有多个不规则的蜂窝状透亮阴影,感染时阴影内出现液平面。

（3）CT扫描:目前已基本取代支气管造影。

（4）纤维支气管镜:可发现部分患者的出血部位或阻塞原因。可取灌洗液作细菌学和细胞学检查。

（5）DSA:可对支气管动脉和周围血管进行选择性血管造影,有指征时可进行动脉栓塞介入止血。

（二）生命体征评估

1. 评估感染症状与体征,观察体温变化。

2. 评估咯血量。

3. 评估意识、窒息先兆症状。

4. 观察止血措施的效果和副作用。

（三）急诊处理

1. 咯血急救

（1）药物止血:可用垂体后叶素、抗纤溶药物(6-氨基己酸、对羧基苄胺)等。

（2）防治窒息。

（3）介入性治疗:可用于药物不能控制、无手术指征的急性大咯血,如:①经纤维支气管镜局部止血;

②DSA 支气管动脉栓塞止血。

2. 控制感染　选用有效的抗生素是急性感染期的主要治疗措施。

3. 保持引流通畅　以祛痰药稀释脓痰、支气管舒张药促进排痰、体位引流清除痰液。如体位引流痰液仍难排出,可经纤维支气管镜吸痰,以及用生理盐水冲洗稀释痰液。

4. 手术治疗　适用于反复呼吸道急性感染或大咯血,病变范围局限在一叶或一侧肺组织,经药物治疗不易控制,无严重心、肺功能损害者。

三、肺结核

肺结核(pulmonary tuberculosis)是结核分枝杆菌感染后发生以炎症为主的变质、渗出和增生为特征的一种疾病。大咯血窒息是肺结核死亡的原因之一。

（一）临床特点

1. 呼吸症状　咳嗽、干咳或咳少量痰,或痰中带血或大咯血是肺结核的常见的可疑症状。空洞形成时痰量增多,合并细菌感染可呈脓性。胸痛常为一侧,随呼吸或咳嗽加重。呼吸困难见于大量胸腔积液或干酪性肺炎。

2. 全身症状　发热,常见午后潮热,亦可见中、高热,可伴盗汗、乏力、食欲降低、体重减轻、月经失调等。

3. 体征　与病变的性质和范围有关。大量胸腔积液可有气管移位,叩诊浊音,听诊呼吸音消失,语音共振减弱或消失。干酪性肺炎除有肺实变体征外,还可能听到细小湿啰音。出现较大空洞可听到支气管呼吸音等。有较大范围的纤维条索形成时,气管向患侧移位,患侧胸廓塌陷、叩诊浊音、听诊呼吸音减弱并可湿啰音。

（二）诊断与鉴别诊断

1. 病史和体征　明确接触史,结核中毒症状,抗结核药物治疗史对诊断有参考意义。体征对肺结核的诊断意义有限。

2. 实验室及辅助检查

（1）胸部影像学:肺结核的胸部 X 线表现复杂。胸部 CT 扫描可补充 X 线检查的不足。

（2）结核分枝杆菌检查:结核分枝杆菌与其相关指标的鉴定,包括常规细菌学、免疫学和分子生物学检查。

1）细菌学检查:①涂片染色,标本来源可以是痰液、支气管肺泡灌洗液等;②痰菌培养可作为结核病诊断的"金标准";③肺及支气管活检标本。

2）血清免疫学检测:由于结核分枝杆菌的抗原性和特异性差,结果差异较大,肺结核患者阳性率约为 60%。

3）分子生物学检测:①聚合酶链反应,具有快速、特异、灵敏和不需培养等特征,但因标本纯度不同常出现假阳性和假阴性;②噬菌体生物扩增法,适用于对活的结核分枝杆菌检测。

4）结核菌素纯蛋白衍生物(tuberculin purified protein derivative,PPD)试验:PPD 试验阳性可表明结核分枝杆菌感染,但不能区分是自然感染还是卡介苗的免疫反应。

（3）纤维支气管镜:主要用于支气管结核与淋巴-支气管瘘的诊断,同时可以取病变组织活检,毛刷涂片镜检,或取气管分泌物或灌洗液涂片检菌。

3. 诊断　根据病史、典型胸部 X 线表现、痰结核分枝杆菌涂片阳性或痰培养结核分枝杆菌阳性者,为有传染性的肺结核活动期。结合典型的临床症状和影像学表现及气管或肺部组织病理、PPD 试验和聚合酶链反应检测结果综合判断,抗结核治疗有效也有助于诊断。

4. 鉴别诊断　①发热疾病,如伤寒、脓毒症、自身免疫性疾病、白血病等;②肺炎、支气管扩张、肺脓肿、肺癌等。

（三）急诊处理

肺结核本身无须急诊处理,咯血是其重要的并发症,可造成窒息死亡,需急诊处置。

1. 急救处置　包括绝对卧床、高流量吸氧、镇静、输血、止血等。

2. 抗结核治疗原则　肺结核治疗的基本原则是针对结核分枝杆菌,采用强有力的药物,早期、规律、全程、联合、适量用药,目的是杀灭结核分枝杆菌,防止耐药菌产生,消除传染性,降低咯血等严重并发症的发生。药物治疗全程分为两个阶段。前一阶段称强化治疗期,开始采用多种强杀菌药物连续使用至痰菌阴转、症状好转,疗程为 2~3 个月;后一阶段为继续治疗期,在强化期结束后改为 2 种或 3 种药物连续或间歇使用,直至临床治愈。

四、肺癌

原发性支气管肺癌(primary bronchogenic carcinoma)简称"肺癌"(lung cancer),是最常见的肺部原发性恶性肿瘤,也是咯血的常见病因之一。吸烟、职业和环境等致癌因素对肺癌的发病均起到一定作用。

（一）病理类型

肺癌按解剖学部位分为中央型肺癌,多主支气管、肺叶支气管、肺段支气管的肺癌,发生于肺段支气管以下的称为周围型肺癌。肺癌的组织病理类型有:①非小细胞肺癌,包括鳞状上皮细胞癌(简称"鳞癌")、腺癌、未分化大细胞癌、类癌、腺鳞癌、肉瘤样癌、唾液腺型癌等;②小细胞肺癌。

（二）临床表现

其临床表现与肺癌的部位、大小、类型、发展阶段、有无并发症或转移有密切关系。主要症状为:①原发肿瘤所致咳嗽、咯血、气短、喘憋、胸闷、消瘦、发热、体重下降等;②侵犯或压迫周围组织所致胸痛、呼吸困难、吞咽困难、声音嘶哑、胸腔积液、上腔静脉阻塞综合征、霍纳综合征等;③肺外转移或肺外表现(伴癌综合征)。肺癌患者近半数可发生咯血。转移至中枢神经系统可引起颅内压升高的症状。转移至骨骼可引起骨痛和病理性骨折。转移至腹部可出现胃肠道症状。

（三）辅助诊断方法

主要有胸部 X 线、CT 扫描、MRI、痰脱落细胞、纤维支气管镜等检查。

（四）治疗原则

1. 肿瘤治疗　根据患者的机体状况、肺癌病理类型、侵犯的范围和发展趋势,积极、合理地选择手术、化疗、放疗等。

2. 对症治疗　处理要点是控制咯血、防止窒息、改善呼吸困难、镇咳、镇痛等。经支气管动脉造影和纤维支气管镜的介入治疗,可用于控制肿瘤发展、缓解症状和大咯血止血。

学习小结

1. 喉及喉以下呼吸道及肺任何部位的出血,由咳嗽动作经口腔排出为咯血。

2. 气管、肺部感染为咯血的常见病因,肺栓塞、肺癌也可见咯血,其他疾病如心脏瓣膜病或高血压病史、肺动脉高压、肺水肿亦可引起咯血,继发于全身性疾病有时也出现咯血。

3. 咯血时首先应对患者进行紧急生命体征评估,同时积极止血、对症支持治疗,必要时手术治疗。

复习题

1. 常见咯血的病因及临床特点有哪些?

2. 咯血与呕血的鉴别要点有哪些?

3. 大咯血的临床紧急处理原则是什么?

4. 简述咯血的急诊诊疗流程。

第二节　消化道出血

案例 7-2

　　患者,男性,42 岁,既往"胃病"史(具体不详),患者 3 周前开始出现排黑便,为黑色软便,每次量中,1 次/d,无头晕、乏力、心悸,无面色苍白、大汗等不适,未予重视,1 周前大便转为黄褐色,但有头晕、乏力不适,非天旋地转感,休息后可缓解,轻微活动后出现气促,休息后可缓解,未予处理。1d 前再次排黑色软便 1 次,量约 150ml;并于凌晨呕吐咖啡色胃内容物 1 次,量约 200ml,非喷射性,伴头晕至晕倒,伴面色苍白,无大汗淋漓、心悸,无腹痛、腹胀、腹泻,遂来我院急诊。来诊时测血压 86/49mmHg,心率 101 次/min,意识尚清,肠鸣音稍活跃,予心电监测、积极补液、扩容、抑酸、奥曲肽静脉泵入、硫糖铝护胃等治疗,查血常规血红蛋白 78g/L,患者生命体征稳定,未再呕吐、黑便。

　　思考:患者诊断考虑什么? 其治疗措施有哪些?

一、概述

　　消化道出血(gastrointestinal hemorrhage)常表现为呕血(hematemesis)和便血(hematochezia)。消化道急性大出血常伴血容量减少引起的急性周围循环障碍,出血量超过 1 000ml 或血容量减少 20% 以上,可危及生命。

　　消化道以屈氏韧带为界分为上、下消化道,根据出血的部位分为上消化道出血和下消化道出血。上消化道出血相对下消化道出血更为多见。消化道出血可以发生在任何年龄,但以 40~70 岁为多。上消化道出血男性多于女性(约为 2:1),而下消化道出血女性更常见。

　　上消化道疾病及全身性疾病均可引起上消化道出血(表 7-5)。上消化道的非静脉曲张性疾病引起的出血,统称为急性非静脉曲张性上消化道出血(acute nonvariceal upper gastrointestinal bleeding,ANVUGIB)。食管胃底静脉曲张破裂出血(esophageal gastric variceal bleeding,EGVB)有 40%~50% 的患者将发生破裂出血,而 1/3 的食管胃底静脉曲张患者的上消化道出血可能来自门静脉高压性胃黏膜病变,肝硬化并发上消化道溃疡出血或其他原因。

表 7-5　上消化道出血病因分类

病变分类	常见病因或诱因
溃疡	消化性溃疡、胃泌素瘤
急性胃黏膜病变	非甾体抗炎药、肾上腺皮质激素、酗酒、机体应激状态
食管胃静脉曲张	肝硬化(门静脉高压)
肿瘤	胃癌、食管癌、胃息肉、胃淋巴瘤、胃平滑肌肿瘤、神经纤维瘤、壶腹周围癌
炎症	胃、食管、十二指肠炎、憩室炎、胃空肠吻合术后吻合口或空肠溃疡
损伤	异物、器械检查、放射性损伤、化学损伤、创伤
血管异常	胃血管瘤、动静脉畸形、胃黏膜下恒径动脉破裂
邻近器官或组织疾病	胆道出血、胰腺疾病、主动脉瘤、纵隔肿瘤或脓肿
全身性疾病	出血性疾病、过敏性紫癜、白血病、风湿性疾病、尿毒症、心血管疾病
其他	食管贲门黏膜撕裂综合征、胃黏膜脱垂症、胃扭转、膈裂孔疝、钩虫病

　　下消化道出血常为各种下消化道疾病的最常见症状,也可能是全身性疾病在下消化道的表现之一。

二、临床特点

（一）呕血及便血

上消化道急性大量出血多数表现为呕血，多呈咖啡样胃内容物，如出血速度快、出血量大，则为暗红色，甚至鲜红色，可有血凝块。上消化道出血后均有黑便，即柏油样便。当出血量大，在肠道停留时间短，可呈暗红色血便。

下消化道出血以血便为主，血便的色泽、性状取决于出血部位、出血量、出血速度及在肠道内停留的时间。高位下消化道出血在肠内停留过久，亦可呈柏油样黑便。左半结肠及直肠出血，为鲜红色血便。

（二）周围循环衰竭

消化道急性大出血可致循环血容量迅速减少而导致周围循环衰竭，表现为头昏、乏力、心悸、恶心、晕厥、肢体冷、面色苍白、脉速、血压降低；出现休克时，伴有烦躁不安、精神萎靡、四肢湿冷、呼吸急促、意识障碍、少尿或无尿。少数患者已出现周围循环衰竭，但无明显出血表现时，应考虑消化道大出血。

（三）贫血

大量出血后均有失血性贫血，贫血出现的速度和程度主要取决于失血的程度。慢性消化道出血可能仅表现为贫血，可出现头晕、乏力、活动后气促、心悸等。

（四）发热

多数患者在24h内出现低热，可持续数日。发热的原因可能与血容量减少、贫血、周围循环衰竭、血液或分解蛋白吸收等因素导致体温调节中枢功能障碍有关，但应注意并发吸入性肺炎。

（五）氮质血症

消化道出血后，大量血液蛋白质的消化产物在肠道被吸收，使血尿素氮升高（肠源性氮质血症）。失血使肾血流量暂时性减少，导致氮质潴留（肾前性氮质血症）。一般在纠正低血压、休克后，血尿素氮可迅速降至正常。但持久和严重的休克可造成急性肾衰竭（肾性氮质血症）。

（六）实验室及特殊检查

1. 实验室检查

（1）隐血试验：大便或呕吐物隐血试验强阳性是诊断消化道出血的重要依据。

（2）血常规：急性出血患者血红蛋白会有不同程度下降，多为正细胞正色素性贫血，血细胞比容降低。但急性出血因早期血液浓缩，血红蛋白及血细胞比容可正常，补液扩容治疗后会明显下降。失血刺激造血系统，外周血网织红细胞增多，可暂时出现大细胞性贫血。慢性失血性贫血多呈小细胞低色素性，为缺铁性贫血。

（3）血尿素氮：一般在出血数小时后血尿素氮开始上升，24~48h达高峰，大多不超出 14.3mmol/L，3~4d 后降至正常。

（4）其他：根据原发病及并发症的不同，可伴有血常规、凝血功能、肝功能或肾功能的变化。

2. 特殊检查

（1）内镜：急诊内镜检查（emergency endoscopy）即在出血后 24~48h 内作胃镜检查，可提高出血病因诊断的准确性，一般在生命体征平稳后进行。如果心率>120 次/min，收缩压<90mmHg 或较基础收缩压降低>30mmHg、血红蛋白<50g/L 等，应先纠正循环衰竭，并使血红蛋白上升至 70g/L。

结肠镜是诊断大肠及回肠末端病变的首选检查方法，并可取活检进行病理检查判断病变性质。可视胶囊内镜（VCE）和双气囊小肠镜（DBE）检查具有一定的互补性，双气囊小肠镜主要用于对小肠病因的诊断。

（2）X 线检查：腹部平片对乙状结肠扭转、肠梗阻、肠穿孔有诊断意义。X 线钡剂检查仅适用于慢性出血或出血已停止、病情已稳定的病例的检查，对怀疑病变在十二指肠降段以下小肠段，可能有一定的诊断意义。X线钡灌肠检查可发现结肠息肉及结肠癌,应用气钡双重造影可提高检出率。插管小肠钡灌肠气钡造影对发现小肠病变有一定的价值。食管吞钡检查可发现静脉曲张。应注意X线检查发现的病灶不一定就是出血的来源。

(3) 选择性血管造影:适用于紧急内镜检查未能确诊的活动性出血。

(4) 放射性核素显像:放射性核素^{99m}Tc(锝)标记自身红细胞后扫描测定放射性核素从血管内溢到肠腔的情况,常用于下消化道出血的初筛定位,有助于上、下消化道出血的鉴别。

三、出血征象和生命体征评估

(一) 意识判断

首先判断患者的意识状态。意识障碍既是急性失血严重程度的重要表现之一,也是患者呕吐误吸、导致窒息死亡和坠积性肺炎的重要原因。应用格拉斯哥昏迷量表可对患者的意识情况作出判断。格拉斯哥昏迷量表评分<8分表示患者昏迷,应当对呼吸道采取保护措施。

(二) 气道评估

评估气道是否通畅,如存在任何原因的气道阻塞时,应当采取必要的措施,保持其开放。

(三) 呼吸评估

评估患者的呼吸频率、呼吸节律是否正常。如出现呼吸频快、呼吸窘迫、血氧饱和度显著下降,应当及时实施人工通气支持。如患者伴有意识障碍,因无创通气增加误吸的危险,不提倡应用。

(四) 血流动力学状态

应当及时监测脉搏、血压、毛细血管再充盈时间,可间接评估失血量。

(五) 失血量评估

成人每日消化道出血量在5~10ml时大便隐血试验即可呈阳性,出血量在50~100ml以上可出现黑便,胃内积血量在250~300ml可引起呕血,出血量达1 000ml可出现暗红色血便。临床上常根据血容量减少导致周围循环的改变如伴随症状、脉搏和血压、化验检查等综合指标来判断出血量。

(六) 活动性出血的判断

有以下征象提示有活动性出血:①呕血或黑便次数增多;②经快速补液输血,周围循环衰竭的表现未见明显改善,或虽暂时好转而又恶化;③红细胞计数、血红蛋白与血细胞比容继续下降,网织红细胞计数持续增高;④补液量充足有尿的情况下,血尿素氮持续或再次增高;⑤胃管抽出较多新鲜血;⑥内镜检查见病灶有喷血、渗血或出血征象。

(七) 病情程度和预后评估

1. 病情程度分级　根据年龄、有无伴发病、失血量等指标,急性上消化道出血可分为轻、中、重度(表7-6)。

表7-6　急性上消化道出血病情程度分级

分级	年龄/岁	伴发病	失血量/ml	血压	脉搏	血红蛋白	症状	休克指数[1]
轻度	<60	无	<500	基本正常	正常	无变化	头昏	0.5
中度	<60	无	500~1 000	下降	>100次/min	70~100g/L	晕厥、口渴、少尿	1.0
重度	>60	有	>1 500	收缩压<80mmHg	>120次/min	<70g/L	肢冷、少尿、意识模糊	>1.5

[1]休克指数=心率/收缩压。

2. Rockall评分系统分级　根据Rockall再出血和死亡危险性评分系统将急性上消化道出血分为高危、中危和低危人群(表7-7)。总分≥5分者为高危,3~4分为中危,0~2分为低危。

表 7-7 急性上消化道出血的 Rockall 再出血和死亡危险性评分系统

变量	评分			
	0分	1分	2分	3分
年龄/岁	<60	60~79	≥80	
休克	无休克①	心动过速②	低血压③	
伴发病	无		心力衰竭、缺血性心脏病和其他重要伴发病	肝衰竭、肾衰竭和癌肿播散
内镜检查	无病变，食管贲门黏膜撕裂综合征	溃疡等其他病变	上消化道恶性疾病	
内镜下出血征象	无或有黑斑		上消化道血液潴留，黏附血凝块，血管显露或喷血	

① 收缩压>100mmHg，心率<100 次/min。
② 收缩压>100mmHg，心率>100 次/min。
③ 收缩压<100mmHg，心率>100 次/min。

3. Blatchford 评分系统　Blatchford 评分系统用于在内镜检查前预判断患者需要接受输血、内镜检查或手术等后续干预措施。可分为中高危与低危人群（表 7-8）。积分≥6 分为中高危，<6 分为低危。

表 7-8 急性上消化道出血的 Blatchford 评分系统

项目	评分				
	1分	2分	3分	4分	6分
收缩压/mmHg	100~109	90~99	<90		
血尿素氮/(mmol·L⁻¹)		6.5~7.9	8.0~9.9	10.0~24.9	≥25.0
血红蛋白/(g·L⁻¹) 男	120~129		100~119		<100
女	100~110				<100
其他表现	脉搏≥100 次/min 或黑便	晕厥或肝脏疾病或心力衰竭			

四、诊断与鉴别诊断

（一）咯血

呕血前常有恶心，呕血，常混有胃内容物，呈酸性，色泽可呈咖啡色、暗红色，呕血后数日内有黑便，无血痰。咯血前常有咽喉发痒感，咯血呈鲜红色，常混有痰液、泡沫，呈弱碱性，大咯血停止后数日内常有痰内带血。咯血被吞入消化道后可出现黑便。

（二）假性呕血

吞入来自口、鼻、咽部的血液或摄入大量动物血而后呕出。

（三）假性黑便

服用药物（如铁剂、铋剂、生物炭及某些中草药）或食物（如猪肝、动物血）可引起大便发黑或黑便。应按病史、临床观察、隐血试验及停止药物或食物后隐血试验转阴等加以鉴别。

（四）出血病因和部位的诊断

1. 上、下消化道出血的区分　①呕血合并黑便，首先考虑上消化道出血，急诊内镜可明确诊断；②胃管抽吸无血，不能除外上消化道出血；③怀疑小肠、右侧结肠出血表现为黑便时，应经胃镜检查排除上消化道出血后，再行下消化道出血的有关检查。

2. 病因诊断　病史与体征是病因诊断的基础。

（1）慢性周期性发作的上腹疼痛或不适病史，提示消化道溃疡出血。

（2）有可引起门静脉高压疾病者，应考虑食管胃底静脉曲张破裂出血（EGVB）。

（3）是否有导致急性胃黏膜病变出血的病因或诱因。

（4）剧烈呕吐后的上消化道出血,可能为食管贲门黏膜撕裂综合征(Mallory-Weiss 综合征)。

（5）伴有乏力、食欲缺乏、消瘦,以及缺铁性贫血、持续性粪便隐血试验阳性,可能为胃癌等恶性肿瘤。

（6）50 岁以上原因不明的肠梗阻及便血,应排除结肠肿瘤。

（7）有黄疸、右上腹疼痛应考虑胆道出血的可能。

体格检查需注意有无浅表淋巴结肿大、腹部压痛及腹部包块。仅有血便者应常规作肛门指诊,从而及时鉴别直肠癌、直肠息肉、痔疮等。出血原因与部位的确诊有赖于各种特殊检查,急诊内镜检查常为首选。

五、急诊处理

（一）处理原则

1. 监测出血征象和生命体征,评估出血量、活动性出血、病情程度和预后。

2. 积极补充血容量,及时止血,预防并发症。

3. 治疗针对病因,防止再出血,及时专科会诊处置。

（二）一般处理

患者应卧床,活动性出血期间暂禁食;保持呼吸道通畅、吸氧、避免呕血时血液吸入引起窒息,必要时进行气管插管;立即建立静脉输液通道。查血型;有意识障碍和排尿困难者需留置尿管,对活动性出血或重度的急性非静脉曲张性上消化道出血(ANVUGIB)可置胃管观察,充分引流同时可以进行活动性出血评估,同时可进行冰盐水灌洗。

（三）出血征象监测

动态观察呕血、黑便或便血的变化,监测意识状态、脉搏、呼吸、心电图、血压、肢体温度,皮肤和甲床色泽、静脉充盈情况、尿量、中心静脉压、血氧饱和度。定期复查红细胞计数、血红蛋白、血细胞比容、血尿素氮等。

（四）治疗要点

1. 补充血容量　根据失血的多少在短时间内输入足量液体,以纠正血液循环量的不足。常用液体包括生理盐水、等渗葡萄糖液、平衡液、血浆、红细胞悬液或其他血浆代用品。急诊大量出血,也应适当补钙。

输血指征:

（1）收缩压<90mmHg,或基础收缩压降低幅度>30mmHg。

（2）血红蛋白<70g/L,血细胞比容<30%。

（3）心率增快>120 次/min。

对于EGVB,输血指征为收缩压<80mmHg,血红蛋白为<50g/L,且不宜将血红蛋白纠正至 90g/L 以上,以诱发再出血。PT 延长者应补充凝血酶原复合物。如有效输血且无进行性出血,则每输入 1IU 红细胞,血细胞比容升高 3%,血红蛋白升高 10g/L。

在补足液体的前提下,如血压仍不稳定,可以适当地选用多巴胺等血管活性药物改善重要脏器的血液灌注。

2. 控制活动性出血　根据出血病因和部位不同,进行相应的止血治疗。急性上消化道出血(ANVUGIB、EGVB)急救处理流程见图7-4。

3. 防治并发症　防止吸入性肺部感染,防止输液、输血量过快、过多导致急性肺水肿,保护肾脏等器官功能,防治水和电解质及代谢紊乱。

（五）消化性溃疡出血的救治要点

消化性溃疡和急性胃黏膜病变是 ANVUGIB 最常见的病因,其出血救治要点适用于 ANVUGIB 的救治。

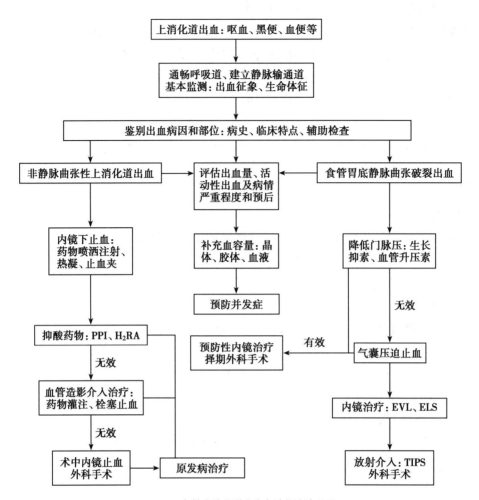

图 7-4 急性上消化道出血急诊救治流程图

PPI. 质子泵抑制剂；H₂RA. H₂ 受体拮抗剂；EVL. 曲张静脉套扎术；ELS. 曲张静脉硬化术；TIPS. 经颈静脉途径肝内门体分流术。

1. 内镜下止血　内镜止血起效迅速、疗效确切,应作为消化性溃疡出血的首选止血措施。可根据病变的性质选用药物(肾上腺素等)喷洒和注射、热凝(高频电、氩气血浆凝固术、热探头、微波、激光)和止血夹等介入治疗。

2. 药物止血

(1) 抑酸药物:质子泵抑制剂(PPI)和 H₂ 受体拮抗剂(H₂RA)能够通过抑制胃酸分泌,提高胃内 pH,对消化性溃疡、急性胃黏膜病变发挥治疗作用,促进血小板聚集和纤维蛋白凝块的形成,避免血凝块过早溶解,有利于止血和预防再出血,应常规使用。

(2) 其他止血药物:对消化性溃疡出血的确切疗效仍有待证实,不作为首选措施。

1) 对有凝血功能障碍者,可静脉注射维生素 K₁。

2) 为防止继发性纤溶,可用氨甲苯酸等抗纤溶药。

3) 经胃管灌注硫糖铝混悬液或冰冻去甲肾上腺素溶液(去甲肾上腺素 8mg,加入冰生理盐水 100 ~ 200ml)。

4) 可酌情使用云南白药、巴曲酶、凝血酶(口服或局部用)、生长抑素类。

(3) 血管造影介入治疗。

(4) 手术治疗:经药物和介入治疗无效者,病情紧急可考虑手术。

(5) 抗幽门螺杆菌治疗。

（六）食管胃静脉曲张出血的救治

1. 止血药物

（1）生长抑素（somatostatin）及其类似物：生长抑素通过抑制胰高血糖素等扩血管激素的释放，间接收缩内脏血管，减少门静脉血流和压力、奇静脉血流和曲张静脉内压力；生长抑素还可抑制肠道积血引起的胃肠充血效应，并能抑制胃泌素、胃酸以及胃蛋白酶的分泌。目前用于临床的有14肽生长抑素、8肽的生长抑素同类物。

（2）血管升压素（vasopressin）及其类似物：血管升压素减少门脉血流量、门体侧支循环血流量和曲张静脉压力。临床常用的有：

1）血管升压素（垂体后叶素可替代血管升压素应用）。

2）三甘氨酰赖氨酸血管升压素（血管升压素的合成类似物）。

3）其他止血药物或制品：对EGVB的确切疗效仍有待证实，不作为一线药物。包括：①巴曲酶、凝血酶（口服或局部用）、抑酸药物等可酌情应用；②肝硬化凝血机制障碍者可应用凝血因子（如新鲜冰冻血浆、凝血酶原复合物、纤维蛋白原）、维生素K，伴有血小板减少可输新鲜血小板。

2. 内镜治疗　是控制活动性出血和预防再出血的主要措施。

3. 气囊填塞止血　用于控制急性出血。

4. 放射介入治疗　适用于对药物和内镜治疗难以控制的曲张静脉出血和等待肝移植的患者。

5. 外科手术　仅在药物和内镜治疗无效、无法施行放射介入治疗的情况下方可使用。有条件时亦可考虑作肝移植术。

6. 预防肝性脑病　除积极止血以外，主要是采取清除肠道积血措施（如口服或鼻饲乳果糖、乳梨醇）。

7. 预防再出血　包括药物（常用非选择性β受体阻滞剂普萘洛尔，可合用单硝基异山梨酯）、内镜治疗、外科手术和放射介入等。

（七）下消化道出血的救治

1. 药物止血　可应用抗纤溶药（如氨甲苯酸）、云南白药、凝血酶（口服或局部用）、巴曲酶等。经直肠镜或乙状结肠镜发现出血病灶，可局部应用止血药物。

2. 内镜下止血　包括直肠镜、乙状结肠镜下或纤维结肠镜下局部药物喷洒、电凝、激光等治疗，应防止造成穿孔。

3. 血管造影介入　经造影导管超选择性动脉灌注血管升压素或栓塞物可以有效止血，对出血原因尚不明确或经药物等治疗无效的下消化道出血具有诊断和治疗价值。

4. 外科治疗　急诊手术仅用于患者活动性出血量多，其他治疗方法不能达到止血时，伴有血流动力学不稳定。如诊断明确为结肠癌，应尽可能行择期手术。

学习小结

1. 消化道出血根据出血的部位分为上消化道出血和下消化道出血。上消化道出血一般包括来自食管、胃、十二指肠的出血及来自胰腺、胆道的出血，胃空肠吻合术后的空肠出血也包括在内；下消化道出血是指包括空肠、回肠、结肠、直肠病变引起的出血，临床上多见上消化道出血。

2. 消化道出血可有呕血及便血、贫血、发热、氮质血症甚至周围循环衰竭、晕厥等表现。

3. 急性消化道出血应对意识、气道、呼吸、血流动力学状态及是否有活动性出血进行迅速判断。

复习题

1. 如何判断消化道出血的失血量？

2. 判断活动性出血有哪些？

3. 简述急性上消化道出血急诊救治流程。

第三节　血尿

案例 7-3

患者,男性,66岁,因"双侧腰痛伴血尿2周"入院。偶伴头晕、伴咳嗽、咳痰,咳白色稀薄痰,量中,既往1995年8月12日因"左肾结石"反复行"左肾结石体外冲击波碎石术",2013年于外院行"左侧斜疝手术"(具体不详)。体格检查:体温36.5℃,脉搏76次/min,呼吸19次/min,血压122/74mmHg。神清,左肾叩击痛(+),移动性浊音阴性。入院后查尿检:隐血(+++),红细胞2 753个/μl,白细胞548个/μl,蛋白质+。双肾CT平扫示"双肾多发结石,以左侧明显并部分呈铸型",再次行手术治疗。

思考:该患者考虑诊断及治疗有哪些?

一、概述

血尿(hematuria)是指尿中红细胞异常增多。显微镜下红细胞数超过了标准值为"镜下血尿"。尿液呈血样或淡红色(洗肉水样),甚至有凝血块,则称为"肉眼血尿"。血尿的诊断标准有:①新鲜晨尿离心沉渣涂片镜检,每高倍镜视野红细胞>3个;②非离心尿液直接涂片镜检,每2~3个高倍视野中红细胞>1个;③尿红细胞排泄率>10万/h或Addis计数尿红细胞>50万个/12h时。每升尿液中含有1ml血液时,即可呈现肉眼血尿。常见的病因见表7-9。

表7-9　血尿的病因分类

病变系统	病变分类	常见病因或诱因
泌尿系统疾病	炎症、感染性	膀胱尿道炎、肾盂肾炎、肾及膀胱结核、前列腺炎
	免疫性	肾小球炎、间质性肾炎、IgA肾病、肾移植排斥
	结石	肾、输尿管、膀胱、尿道、前列腺结石
	肿瘤	肾、输尿管、膀胱、尿道、前列腺肿瘤
	损伤	创伤、手术、器械检查、导尿、膀胱或尿道内异物
	其他	肾囊肿或多囊肾、肾血管疾病、薄基底膜病、肾下垂、游走肾、出血性膀胱炎、膀胱或尿道息肉、膀胱憩室、尿道肉阜、前列腺肥大、运动性血尿、原因不明的"特发性"血尿
全身系统性疾病	血液病	血小板减少、再生障碍性贫血、白血病、镰状细胞病、弥散性血管内凝血、血友病
	感染	败血症、急性上呼吸道感染、腮腺炎、感染性心内膜炎、乙型肝炎、流行性出血热、猩红热、风疹、钩端螺旋体病、丝虫病
	风湿性疾病	系统性红斑狼疮、血管炎、变态反应
	心血管疾病	高血压、动脉硬化症、充血性心力衰竭
	代谢与内分泌疾病	痛风、糖尿病、甲状旁腺功能亢进症、特发性高钙尿症
	药物、中毒	抗生素、非甾体抗炎药、环磷酰胺(出血性膀胱炎)、抗凝剂、蛇毒、蝎毒、毒草
尿路邻近器官疾病		急性阑尾炎、盆腔炎或脓肿、输卵管及附件炎或脓肿、结肠、膀胱内子宫内膜异位症、子宫或阴道炎症、直肠、子宫或卵巢等部位的肿瘤

二、临床特点

(一)病史

1. 发病情况　血尿可表现为一过性、间歇性或持续性,可以是初发或复发。

2. 原发病、慢性病及治疗史。

3. 创伤、烧伤或与泌尿系损伤相关的其他损伤。

4. 前驱感染病史　上呼吸道感染或腹泻后数小时或1~3d内出现血尿,常为急性肾炎综合征,以IgA

肾病多见;皮肤或上呼吸道感染后1~3周内发生血尿可能是急性肾小球肾炎;部分新月体肾炎患者常于起病前1个月左右有上呼吸道感染史。

5. 运动、体位诱因　肉眼血尿前有剧烈运动,可能为运动性血尿;瘦长体型的青少年直立体位、活动后出现血尿常为胡桃夹现象(左肾静脉压迫综合征)。

（二）年龄和性别

1. 儿童和青少年　镜下血尿常为急性肾炎、尿路畸形伴梗阻、急性上呼吸道感染、损伤、小儿特发性高钙尿症。

2. 青壮年　男性常为尿路结石、炎症、损伤、膀胱肿瘤;女性常为炎症、盆腔炎、尿路结石,月经期发生者可为子宫内膜异位症。

3. 中年男性　常为尿路结石、膀胱肿瘤、炎症、损伤、上尿路肿瘤,女性常为炎症、结石、膀胱肿瘤、腹主动脉瘤或主动脉夹层。

4. 老年男性　常为前列腺肥大或癌、膀胱肿瘤、尿路感染、上尿路肿瘤和结石,女性常为膀胱或尿道肿瘤、尿路感染,老年无痛性肉眼血尿常为肿瘤。

（三）伴随症状及体征

1. 疼痛

（1）肾区疼痛:①肾区绞痛伴放射痛是肾、输尿管结石的特征;②伴有高血压,可能为肾动脉栓塞;③伴有休克,可能为肾动脉瘤破裂、肾破裂等;④腰部酸痛且伴有乏力多为肾小球肾炎;⑤持续钝痛或胀痛常为多囊肾或直径较大的单发肾囊肿;⑥钝痛或牵扯痛且平卧后缓解,可见于肾下垂、游走肾等。

（2）输尿管部位疼痛或绞痛,表现为腹部阵发性绞痛并向会阴部放射,常为输尿管结石、血块或异物阻塞的特征。

（3）外伤后出现血尿伴绞痛,为泌尿系损伤。

2. 膀胱刺激症状。

3. 发热　有寒战、腰痛常为急性肾盂肾炎、肾脓肿、肾周脓肿或全身感染性疾病;持续低热可能为泌尿系统结核或肿瘤。

4. 水肿、高血压、少尿　常为肾小球肾炎、高血压肾损害;伴咯血、贫血、短期内肾功能进行性减退,可能为肺出血肾炎综合征。

5. 其他部位出血　常为血液病、全身感染性疾病。

6. 腹部触诊发现

（1）触及双侧巨大肾脏常为多囊肾;单侧肾脏肿块,常为肾肿瘤、肾积水。

（2）触及肾脏且位置较低、活动度较大常为游离肾,多数发生于右侧肾。

（3）输尿管压痛点压痛、膀胱区压痛常为尿路感染、结石。

（4）肋脊角压痛、肾区叩痛常为急性肾盂肾炎。

7. 肛门指诊发现　前列腺大常为前列腺肥大或前列腺癌。

（四）血尿特点

1. 血尿持续时间

（1）肾小球肾炎:肉眼血尿间断出现,镜下血尿多持续存在。

（2）尿路感染或结石:感染控制或结石排出后血尿消失。

（3）泌尿系统肿瘤:常先表现为镜下血尿,后出现持续肉眼血尿。

（4）肾穿刺活检术或肾挫伤:可为持续肉眼血尿,或镜下血尿和肉眼血尿交替出现。

2. 病变部位

（1）肾性血尿:血尿呈暗红色及云雾状,尿中可见三角形或锥形(肾盏铸型)或蠕虫状血块(输尿管铸型)。

(2) 膀胱性血尿:血尿颜色较鲜红,常有不规则血块,常伴有膀胱刺激症状(尿频、尿急、尿痛)。

(3) 尿道性血尿:血尿颜色鲜红,前尿道出血为初始血尿或滴沥状出血,后尿道及前列腺出血多为终末血尿,常伴有膀胱刺激症状或排尿困难症状。

(五)实验室及特殊检查

1. 尿液

(1) 尿液常规。

(2) 尿红细胞计数和形态。

(3) 尿三杯试验。

(4) 尿液细菌学检查。

(5) 尿蛋白检测。

(6) 尿钙测定:如 24h 尿钙排泄量超过 0.025mmol/kg(4mg/kg),血钙在正常范围,血尿病因与特发性高钙尿症有关。

(7) 尿液脱落细胞检查,40 岁以上的血尿患者应常规进行此检查,反复多次留尿检查可提高阳性检出率。

尿三杯试验:①初段血尿,来自尿道括约肌以下的前尿道;②第二杯血尿或第二杯明显加重,来自后尿道或膀胱出口处;③终末血尿,常为膀胱颈部、后尿道、前列腺和精囊出血;④全程血尿,来自肾脏、输尿管、膀胱。间歇性无痛性肉眼全程血尿,常为肾或膀胱肿瘤。

导尿管冲洗:①把膀胱内的血尿冲洗干净后,再注入生理盐水随即抽出,若回流液澄清,但停留片刻后回流液体呈现血色,提示血尿来自肾脏;②对膀胱作连续冲洗,如仍见血性回流液体,提示出血来自膀胱。

尿液红细胞形态与血尿来源:根据尿液中红细胞形态检查可将血尿分为均一性红细胞血尿(非肾小球性血尿)、非均一性红细胞血尿(肾小球性血尿)和混合性血尿。肾小球性血尿指血尿来源于原发性或继发性肾小球肾炎,非肾小球性血尿来源于泌尿系结石、肿瘤、感染、血管畸形等多种疾病。

2. 血液

(1) 血常规。

(2) 血生化:尿素氮、肌酐、尿酸、血糖、电解质、肝功能、血脂等。

(3) 内生肌酐清除率。

(4) 血液细菌学检查:阳性见于全身感染性疾病。

(5) 免疫学检查:各类自身抗体、免疫球蛋白、补体等。

(6) 血沉。

(7) 出凝血时间、PT、凝血因子含量等。

3. X 线检查

(1) 腹部平片:可显示肾的大小、位置或轴向的改变,尿路结石绝大多数含钙盐,平片可发现阳性致密阴影。

(2) 排泄性尿路造影(也称静脉尿路造影)。

(3) 逆行性尿路造影。

4. 腹部超声　对肾脏结石(不论 X 线阳性或阴性结石)、肾盂积水、肾周围脓肿或血肿有诊断价值。

5. CT 扫描　常用于发现和证实泌尿系实质和囊性占位、损伤、结石、肾盂积水和输尿管梗阻、肾及周围脓肿、慢性肾盂肾炎(萎缩瘢痕肾)、前列腺病变、肾先天性异常及肾血管性疾病等。

6. MRI　对肾和膀胱肿瘤、肾损伤、肾盂积水、肾脓肿等 MRI 均有较好的显示。对前列腺肥大比 CT 更具诊断价值;对结石或钙化,MRI 价值较低。

7. 内镜检查　可了解病变部位与病变性质,并可兼作逆行上尿路造影检查。但膀胱镜、尿道镜、输尿管镜检查都是有创检查,应掌握适应证。

8. 核素肾图　是诊断尿路梗阻的可靠、简便的方法之一。

9. 数字减影血管造影(DSA)　有助于发现肾血管异常、鉴别肾脏的囊性或实质占位、良性或恶性肿瘤。

10. 肾穿刺活检　对肾小球性血尿可用粗针肾穿刺活检进行组织学病理诊断,应严格掌握适应证。

三、诊断与鉴别诊断

(一)假性血尿、红颜色尿、假性血红蛋白尿

1. 假性血尿　月经、痔出血或其他因素污染尿液所致的血尿。

2. 红颜色尿

(1) 血红蛋白尿(血管内溶血所致)或肌红蛋白尿(肌肉组织损伤疾病所致):尿色暗红或酱油样,镜检无尿红细胞增多,尿液隐血试验均为阳性,血管内溶血时血浆游离血红蛋白含量增高。

(2) 卟啉尿:尿经放置或被日晒后变红棕色或葡萄酒色,镜检无尿红细胞增多,尿卟胆原试验、尿卟啉或粪卟啉试验阳性。

(3) 药物及其代谢产物、食品染料的颜色导致红色尿,如氨基比林、山道年、酚酞、利福平、刚果红等。

3. 假性血红蛋白尿　在低渗尿(比重低于 1.006)、碱性尿液或尿标本放置过久的情况下,真性血尿中的红细胞可被溶解破坏,而形成血红蛋白尿,而尿沉渣中可能检不出红细胞。假性血红蛋白尿时血浆游离血红蛋白、结合珠蛋白含量为正常,此可与血管内溶血(血浆游离血红蛋白增加、结合珠蛋白减少)相区别。

(二)肾小球性血尿与非肾小球性血尿

1. 如在尿沉渣中发现管型,特别是红细胞管型、含有免疫球蛋白的颗粒管型,多为肾小球性血尿。

2. 血尿伴有较大量蛋白尿(≥1g/24h)的多为肾小球性血尿。

3. 从尿红细胞形态特点区分肾小球性血尿与非肾小球性血尿。

(三)血尿的病因诊断

1. 肾小球性血尿　需要结合临床表现进一步做相关系统的检查:①肾功能检查;②鉴别肾炎综合征或肾病综合征;③鉴别原发性或继发性肾小球疾病;④如为原发性肾小球疾病,应确定临床分型,必要时做肾穿刺活检。

2. 非肾小球性血尿　通过尿三杯试验,并结合临床特点选择尿液、影像学、膀胱镜等检查,基本上可查明血尿的部位及病因。

四、急诊处理

(一)处理原则

1. 出血部位和病因。

2. 对症处理。

3. 积极针对原发疾病进行治疗。

(二)治疗要点

1. 肾小球性血尿

(1) 针对血尿一般无须特殊处理。

(2) 原发病的治疗。

2. 非肾小球性血尿

(1) 尿路感染血尿:抗感染治疗,尿路结核给予抗结核治疗。

（2）尿路结石血尿：服用排石冲剂、碎石疗法或手术取石。多饮水有利于排石。

（3）泌尿道肿瘤血尿：针对肿瘤的专科手术治疗、抗癌药物治疗。

（4）膀胱息肉和憩室、尿道肉阜等血尿：专科治疗。

（5）损伤性血尿：处理创伤。

（6）对症治疗

1）止血：可选用垂体后叶素静脉滴注止血。上尿路出血时，不宜应用大剂量促凝或抗纤溶药，以防止促进血凝块形成而阻塞尿路。

选择性肾动脉造影如能证实动静脉瘘形成或其他血管损伤出血，对大量肉眼血尿可考虑进行超选择性肾动脉分支介入栓塞止血。

2）镇痛：对结石伴绞痛，可酌情选用镇痛剂、解痉药（山莨菪碱）、黄体酮（月经期不使用）、维生素K_3等。

3）出血量较多时应及时予以补充血容量、输血纠正贫血。

4）药物引起的血尿，应立即停用相关的药物。

血尿急诊处理的流程见图7-5。

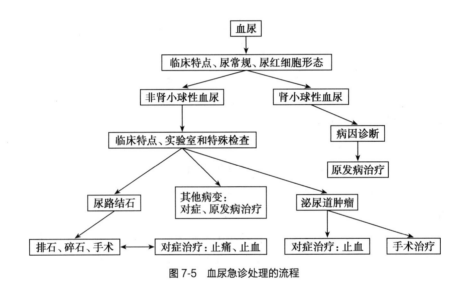

图7-5 血尿急诊处理的流程

（宋凤卿）

学习小结

1. 尿中红细胞异常增多称血尿，而显微镜下红细胞数超过了标准值为"镜下血尿"。

2. 血尿常见病因为泌尿系疾病引起，也可为尿路邻近器官伴发病，也可为全身性疾病的伴随症状。

3. 血尿要与假性血尿、红颜色尿及假性血红蛋白尿鉴别，并区分是肾小球源性还是非肾小球源性来源。

复习题

1. 血尿的诊断标准是什么？

2. 如何用尿三杯试验判断血尿来源？

3. 常见血尿的病因及分类有哪些？

第八章　呕吐与腹泻

学习目标	
掌握	常见呕吐、腹泻的诊断与鉴别诊断的临床思路。
熟悉	常见呕吐、腹泻的常见病因和机制。
了解	呕吐、腹泻的急诊处理原则。

第一节　呕吐

案例 8-1

　　患者,男性,62 岁,因"突发头痛、呕吐伴右侧肢体无力 2h"来诊。呕吐咖啡样胃内容物,意识逐渐模糊。既往患有高血压,未规律诊治,血压波动于(140~170)/(80~90)mmHg。吸烟史 10 余年。体格检查:血压 195/100mmHg,心率 112 次/min。嗜睡,右侧肢体肌张力减低,肌力约 3 级,右侧巴宾斯基征阳性。立即行头颅 CT 检查提示"左基底核区脑出血"。予甘露醇、呋塞米、白蛋白等脱水降颅内压,制酸保胃,防止呕吐物误吸等,同时请神经外科会诊有无手术指征。

　　思考:呕吐的常见病因,急诊如何处理?

一、概述

　　呕吐(vomiting)是一种临床常见的胃肠道症状,病因很多,常见消化系统的疾病,但急诊医师不能忽略全身性因素。呕吐是通过胃的强烈收缩,迫使胃或部分小肠的内容物经食管、口腔而排出体外的现象。呕吐是机体自我保护的反射,可将有害物质排出体外,但是反复、持久而且剧烈的呕吐,可引起水、电解质、酸碱平衡紊乱及营养障碍等不良后果。急诊医师评估呕吐的病因和程度确定患者状况,一般良性疾病需要减轻症状,紧急情况时可能需要外科干预。

二、鉴别诊断思路

(一)按发病机制分类

1. 反射性呕吐

(1) 咽部刺激:如吸烟、剧咳、鼻咽部炎症等。

(2) 胃、十二指肠疾病:如急性或慢性胃肠炎、消化性溃疡、急性胃扩张、幽门梗阻、功能性消化不良等。

（3）肠道疾病：急性阑尾炎、各型肠梗阻、急性出血坏死性肠炎、腹型过敏性紫癜等。

（4）肝胆胰疾病：急性肝炎、肝硬化、肝瘀血、急慢性胆囊炎或胰腺炎等。

（5）腹膜及肠系膜疾病：如急性腹膜炎。

（6）心血管疾病：如急性心肌梗死、心力衰竭、高血压等。

（7）泌尿系统疾病：如肾输尿管结石、急性肾盂肾炎等。

（8）妇科疾病：如急性盆腔炎、异位妊娠破裂等。

（9）眼科及耳鼻喉科疾病：如青光眼、屈光不正、内耳迷路病变等。

2. 中枢性呕吐

（1）神经系统疾病：如颅内感染、脑血管病、颅脑损伤、癫痫等。

（2）系统性疾病：如肝性脑病、尿毒症、DKA、肾上腺皮质功能不全、甲亢危象、低血糖、低钠血症等。

（3）药物：如抗癌药、某些抗生素、洋地黄、吗啡等兴奋呕吐中枢。

（4）中毒：如酒精、重金属、一氧化碳、有机磷农药、鼠药等。

（5）神经官能性呕吐：如胃神经症、癔症、神经性厌食等

3. 前庭障碍性呕吐常见于迷路炎、梅尼埃病和晕动病等。

（二）恶心和呕吐的发生机制

呕吐中枢位于延髓，一是位于延髓外侧网状结构背部的神经反射中枢，接受来自大脑皮质、内耳前庭、消化道、冠状动脉及化学感受器触发带的传入冲动，直接支配呕吐动作；二是位于延髓第四脑室底面的化学感受器触发带，接受各种外来的化学物质、药物及内生代谢产物的刺激，引发出神经冲动，并传至神经反射中枢后引起呕吐。

呕吐是一个复杂的反射动作，可分为恶心、干呕与呕吐三个阶段。恶心是上腹部不适和紧迫欲吐的感觉。恶心时胃张力和蠕动减弱，十二指肠张力增强；干呕时胃上部放松而胃窦部短暂收缩；呕吐时胃窦部持续收缩，贲门开放，腹肌收缩，腹压增加，迫使胃内容物急速而猛烈地从胃反流，经食管、口腔而排出体外。

（三）问诊要点

1. 呕吐的时间　晨起呕吐多见于育龄期妇女早孕反应、尿毒症、功能性消化不良或鼻窦炎；晚上或夜间呕吐见于幽门梗阻。

2. 呕吐与进食的关系　进食过程中或餐后即刻呕吐可见于幽门管溃疡、精神性呕吐；餐后1h以上的延迟性呕吐多见于胃张力下降或胃排空延迟；餐后较久或数餐后呕吐多见于幽门梗阻；餐后近期呕吐，尤其是集体发病者，多见于食物中毒。

3. 呕吐特点　喷射状呕吐，恶心轻微或无恶心，多见于颅内压增高；嗅到不愉快的气味、看到畏食的食物或即进食后立刻呕吐，恶心轻微，吐后可再进食，多见于神经症。

4. 呕吐物的性质　呕吐物呈咖啡色样见于上消化道出血；呕血后进行性的非血性呕吐常见于贲门撕裂；带有发酵酸性腐败气味见于胃潴留；带粪臭味见于低位小肠梗阻；含有大量酸性液体见于十二指肠球部溃疡或胃泌素瘤；呕吐物无酸味可见于贲门狭窄或贲门失弛缓症；呕吐物含胆汁见于十二指肠乳头平面以下的梗阻，不含胆汁提示梗阻平面在十二指肠乳头以上。

5. 伴随症状

（1）腹痛、腹泻：多见于急性胃肠炎、食物中毒等。

（2）右上腹痛、发热、寒战或黄疸多见于急性胆囊炎、胆石症。

（3）胸痛：可见于急性心肌梗死或肺炎。

（4）头痛及喷射状呕吐：多见于颅内高压症、青光眼。

（5）眩晕、眼球震颤：见于前庭器官疾病。

（6）在航空、乘船、乘汽车或火车时发生,伴苍白、出汗、流涎等见于晕动病。

（7）意识障碍:多见于中枢神经系统疾病。

（8）应用药物时出现,则可能与药物副作用有关。

（9）婚育龄妇女早晨呕吐可见于早孕等。

6. 其他呕吐的诱因,起病缓急,有无类似病史,症状发作的频率、持续时间、严重程度,加重或缓解因素,腹部手术史,月经史,服药史等。

（四）体格检查

由于引起恶心呕吐的病因多样,需全身详细体格检查,应包括胃肠道、盆腔和泌尿生殖系统,必要时要检查心脏和肺部。同时需要评估脱水程度和意识状态。如果发现黄疸、淋巴结肿大、眼球震颤、视神经乳头水肿、腹部包块及腹膜刺激征等则有助于确定病因。有时线索可能来自皮肤检查(如艾迪生病的皮肤色素沉着)。

（五）辅助检查

除血常规、尿常规和便常规外,酌情选择尿妊娠试验、粪便培养、血气分析、血及尿淀粉酶、肝肾功能、电解质、脑脊液、心肌酶学或肌钙蛋白、腹水检查、血药物或毒物浓度分析、心电图、胸腹部 X 线、胃肠镜检查、头或腹部 CT 或 MRI、腹部或妇科方面超声等检查。

（六）呕吐的并发症

1. 水、电解质和酸碱平衡紊乱　大量呕吐导致血容量减少、血压下降。胃酸的大量丢失可引起代谢性碱中毒。代谢性碱中毒时尿 HCO_3^- 排泄增加,反复呕吐时肾素、醛固酮增高可加强肾小管钠-钾交换引起低钾。

2. 食管贲门黏膜撕裂综合征(Mallory-Weiss 综合征)　剧烈呕吐可引起胃食管连接处黏膜撕裂,导致急性上消化道大出血。

3. 误吸　剧烈呕吐和患者意识障碍都可引起误吸,从而导致吸入性肺炎和缺氧加重。

三、急诊处理

呕吐的治疗包括快速纠正水、电解质和酸碱平衡紊乱、积极治疗原发疾病及对症支持治疗。

（一）快速评估和处理

1. 首先评估患者的血流动力学状态和意识状态,及时识别引起呕吐的原因和疾病的严重程度。如果生命体征不平稳,则要立即给予心电血压监护、建立静脉通路及液体复苏等,有条件者收入重症监护病房。

2. 对于有严重基础疾病、病因不明、儿童和年老体弱者以及有比较严重呕吐并发症的患者应及时收住院,进一步诊疗。

（二）对症、支持治疗

1. 抬高床头,保持头侧卧位　对呕吐患者,特别是意识障碍者,以防止呕吐物误吸。不能保护气道的患者,考虑气管插管。

2. 纠正水、电解质和酸碱失调　严重呕吐常导致低钾、代谢性碱中毒、有效循环血容量不足,临床上要根据患者的病情、出入量、血压(或中心静脉压)、生化指标、血气分析等及时补充水、电解质和纠正酸碱平衡紊乱。患者实际体液丢失量可能远比呕吐量多,如肠梗阻。

3. 镇吐药物使用　选择性地应用抗胆碱药、抗组胺药物、吩噻嗪类和胃动力药等,常用的药物有甲氧氯普胺、苯海拉明、氯丙嗪等。抗胆碱药东莨菪碱和组胺药物 H_2 受体拮抗剂对晕动症效果好。5-HT 受体拮抗剂用于化疗引起的呕吐。胃动力药对胃轻瘫或伪性肠梗阻所致呕吐有效。

4. 镇静药物　奋乃静、异丙嗪等对尿毒症、化疗及肿瘤等多种病因的呕吐均有一定疗效。

5. 胃肠减压对幽门梗阻、肠梗阻、胰腺炎等留置胃管减压等。

（三）寻找病因并治疗

积极寻找病因,并予以相应治疗,确定任何威胁生命的因素,必须马上纠正。如高血压脑病患者控制血压,DKA 的患者快速补液和滴注胰岛素控制血糖。如急腹症者有手术指征时,早期手术治疗。对明确为相关专科疾病患者待生命体征平稳后转入专科进一步处理。

第二节　急性腹泻

案例 8-2

患者,男性,41 岁,因"腹痛伴呕吐、腹泻 1h"来诊。正常进食后突发脐周剧烈疼痛,呕吐胃内容物,腹泻 3 次,呈暗红色稀水样,300～400ml/次,呕吐及腹泻后腹痛无缓解,腹痛逐渐波及全腹部。体格检查:体温 36.6℃,脉搏 80 次/min,呼吸 20 次/min,血压 140/80mmHg;腹部稍膨隆,腹肌紧张,全腹压痛阳性,以上腹部、脐周为著,反跳痛(±),叩诊鼓音,移动性浊音(±),肠鸣音亢进。急诊超声提示肠系膜上静脉扩张,管径内见实质性回声,脉冲多普勒探查到血流流速增高,彩色多普勒显示梗阻静脉内血流充盈完全消失。腹部 CT 显示肠系膜上静脉扩张,静脉腔内密度增高。考虑肠系膜上静脉血栓形成,立即予以外科剖腹探查,见腹腔内液体渗出明显,小肠部分肠管坏死,行小肠部分切除术,肠吻合术,肠系膜上静脉血栓取出术。患者住院治疗 56d,痊愈出院。

思考:腹泻的病因有哪些？急诊如何处理？

一、概述

正常人一般每日排便一次,排便量 150～200g,少数人每日排便 2～3 次或每 2～3d 1 次,粪便成形。腹泻(diarrhea)是一种常见症状,是指排便次数和粪便性状发生变化,排便次数明显高于平日习惯的频率,每日大于 3 次或排便量大于 200g,其中液体成分大于 80%,粪质稀薄,含有黏液、脓血、脱落的黏膜或未消化的食物。腹泻常伴有排便急迫感和腹部不适。急性腹泻是指起病急骤,病程一般不超过 3 周的腹泻。慢性腹泻指病程至少在 4 周以上,常超过 6～8 周,或间歇期在 2～4 周内的复发性腹泻。本节主要讲述急性腹泻。

二、鉴别诊断思路

（一）急性腹泻的病因

1. **肠道疾病**　常见于由细菌、病毒、真菌、寄生虫等感染引起的肠炎或急性出血性坏死性肠炎。此外,克罗恩病或溃疡性结肠炎急性发作、急性缺血性肠病、肠道肿瘤等。

2. **食物及化学中毒**　毒蕈、河豚、鱼胆、酒精、砷、磷、铅、汞等。

3. **药物**　如泻剂、拟胆碱能药、高渗性药、肿瘤化疗药等。因抗生素使用而发生的抗生素相关性肠炎。

4. **全身性感染**　如伤寒或副伤寒、钩端螺旋体病、脓毒症等。

5. **内分泌疾病**　如甲亢、甲亢危象、糖尿病、肾上腺皮质功能减退等。

6. **肠变态反应性疾病**　如鱼、虾、蟹、乳制品引起的变态反应性肠炎、过敏性紫癜等。

（二）腹泻的发病机制

腹泻的发病机制相当复杂,按病理生理可分为 5 大类,某些腹泻可能几种机制同时存在,只是以其中之一的机制为主而已。

1. **分泌性腹泻**　各种刺激因子刺激肠道黏膜分泌的液体超过其吸收能力所致。刺激肠道黏膜分泌的因子包括:

（1）细菌的肠毒素：如霍乱弧菌、大肠埃希菌、沙门菌等毒素。

（2）神经体液因子：如血管活性肠肽、血清素等。

（3）炎性介质：如白介素、肿瘤坏死因子、白三烯、血小板活化因子等。

（4）去污剂：如胆盐和长链脂肪酸。

（5）通便药物：如酚酞、蓖麻油、番泻叶等。

2. 渗透性腹泻　由于食入大量不吸收的溶质，使肠腔内渗透压增高，大量液体被动进入肠腔而引起的腹泻。如经口服用镁盐、乳果糖、甘露醇等高渗性药物引起的腹泻。体内乳糖酶缺乏，摄入牛奶或乳制品后发生水泻、腹胀痛和排气增多等症状，亦称为乳糖不耐受症。

3. 动力性腹泻　肠蠕动亢进致肠内食糜停留时间缩短，未被充分吸收所致的腹泻，肠动力过缓时因结肠型的细菌在小肠定植和过度生长，影响脂肪、胆盐、糖的吸收所致的腹泻，见于肠炎、甲状腺功能亢进、糖尿病、肠易激综合征等。

4. 吸收不良性腹泻　由肠黏膜的吸收面积减少、吸收障碍等所致，见于小肠大部分切除、吸收不良综合征、小儿乳糜泻等。

5. 渗出性腹泻　又称炎症性腹泻，肠黏膜的炎症部位渗出蛋白、黏液或脓血等引起。

（三）问诊要点

1. 年龄及性别　病毒性肠炎、先天性小肠消化吸收障碍性疾病多见于婴幼儿，乳糖不耐受症多从婴幼儿期起病，细菌性痢疾多见于儿童及青壮年，甲亢、功能性腹泻多见于女性，结肠癌多见于老年男性。

2. 起病及病程　询问是否有不洁饮食、聚餐、服药等病史，是否与摄入脂肪餐有关或与紧张、焦虑有关，腹部手术史等。起病突然，病程短，腹泻次数频繁多为感染；群体暴发或同餐人先后发病多为食物中毒。长期使用抗生素治疗者出现腹泻多见于伪膜性肠炎。肠易激综合征、吸收不良综合征常间歇性发作。

3. 腹泻次数及粪便性状　排便次数明显增加，可多达每日10次以上，多见于急性感染；黏液血便或脓血便，多见于细菌感染；粪便呈暗红色或果酱样，见于阿米巴痢疾或升结肠癌；次数多，量少，伴里急后重多见于乙状结肠或直肠病变等；腹泻呈米泔水样多见于霍乱；粪便带食物残渣、未消化物，并奇臭，多见于消化、吸收功能障碍；紫色血便，有恶臭味，见于急性出血坏死性肠炎；腹泻与便秘交替现象多见于肠结核和肠易激综合征。

4. 伴随症状

（1）腹痛：腹痛在脐周、便后腹痛缓解不明显，多见于小肠疾病；腹痛在下腹部，便后疼痛缓解，多见于结肠疾病。分泌性腹泻常无明显腹痛。

（2）发热：多见于急性感染，如急性细菌性痢疾、伤寒或副伤寒、肠结核、脓毒症、溃疡性结肠炎等；也可见于肠道恶性淋巴瘤、克罗恩病等。

（3）里急后重：多见于结肠直肠病变，如痢疾、直肠炎或直肠肿瘤等。

（4）恶心、呕吐：多见于急性炎性腹泻、食物中毒或内分泌危象等。

（5）皮疹或皮下出血：伤寒或副伤寒、脓毒症、过敏性紫癜等。

（6）体重明显下降：多见于小肠器质性疾病如胃肠道恶性肿瘤、肠结核及吸收不良综合征等。

（7）重度脱水征象：分泌性腹泻，如霍乱、细菌性痢疾等。

（8）关节痛或关节肿胀：见于克罗恩病、系统性红斑狼疮、溃疡性结肠炎、肠结核。

（四）体格检查

由于引起腹泻的病因多样，需全身详细体格检查，尤其是腹部，必要时直肠指检。

（五）辅助检查

血常规、生化检查及血气分析等检查了解有无感染、贫血、电解质和酸碱平衡等情况。新鲜粪便常规检查和培养很重要，可发现致病菌。粪便隐血试验可检出不显性出血。酌情行甲状腺功能、胃镜、小肠镜、结肠镜及其活体组织检查、腹部 X 线平片、胃肠钡餐、腹部 CT 或 MRI、超声等检查。

三、急诊处理

（一）对症及支持治疗

1. 纠正水、电解质紊乱及酸碱平衡失调　有脱水征象应补液,轻症者口服补液为主,病情重者静脉补液。根据电解质结果,补充平衡液或糖盐水、生理盐水、氯化钾等。

2. 营养支持　饮食以易消化吸收的流质或半流质为主,酌情补充维生素、氨基酸、脂肪乳等营养素。

3. 止泻药　常用药物有氢氧化铝凝胶、洛哌丁胺、可待因等。仅应用于严重脱水、非感染性腹泻。止泻剂可引起肠动力障碍,致病菌定植和侵袭,排便间隔时间延长,不能用于感染性腹泻。

4. 微生态制剂　常用药物有双歧杆菌、地衣芽孢杆菌、嗜酸乳酸杆菌等。可调节肠道菌群,可用于急、慢性腹泻。

5. 黏膜保护剂　常用药物有硫糖铝、蒙脱石散等。可用于感染性腹泻或非感染性腹泻,具有黏膜保护作用。

6. 解痉镇痛剂　常用药物有阿托品、山莨菪碱（654-2）、盐酸屈他维林等。伴腹痛明显者,可以选用。但严重炎症性肠病患者可诱发巨结肠,甚至肠穿孔,应慎用,青光眼、前列腺肥大者应慎用。

（二）病因治疗

绝大多数腹泻患者仅需要对症支持治疗,不需要应用抗生素。对明确病因及发病机制的腹泻者,应进行病因治疗,对病因一时难以明确者,可择期转入专科病房进一步检查治疗。

1. 抗感染治疗　临床感染证据充分,根据病原学结果使用相应抗生素,或初步大便检查经验性抗生素治疗。志贺菌属、沙门菌、大肠埃希菌、弯曲杆菌等感染宜选用喹诺酮类,难辨梭状芽孢杆菌引起的伪膜性肠炎可选用甲硝唑或万古霉素。

2. 其他治疗　服用药物引起的腹泻应停用相关药物。乳糖不耐受者避免奶制品。消化道的肿瘤可手术切除或化疗。

第三节　急性胃肠炎

案例 8-3

患者,男性,36 岁,因"腹痛、腹泻 1d"来诊。患者 1d 前出现阵发性上腹部绞痛,无放射痛,排水样便 6 次,伴恶心,呕吐 6~8 次,为胃内容物及水样物,无呕血及黑便。伴头晕、全身无力。无头痛,无出汗,无发热。无胸闷、心悸,小便正常。无抽搐,无意识不清,无尿便失禁。精神一般。曾外院门诊就诊,给予口服药物（具体不详）治疗后仍有恶心、呕吐,伴有腹泻、腹胀,无发热。体格检查:体温 37.1℃,脉搏 80 次/min,呼吸 20 次/min,血压 130/70mmHg。腹软,脐周部正中压痛,无反跳痛,麦氏点无压痛。肠鸣音稍亢进,7~8 次/min。辅助检查:血常规:白细胞 17.8×10⁹/L,中性粒细胞 83.9%。便常规:白细胞 8~10/HP,无黏液及脓血。初步诊断:急性胃肠炎。

思考:急性胃肠炎应如何诊断、鉴别诊断? 应如何急诊处理?

一、概述

急性胃肠炎（acute gastroenteritis）是胃肠黏膜的急性炎症,临床表现主要为恶心、呕吐、腹痛、腹泻、发热等。本病常见于夏秋季,其发生多由于饮食不当,暴饮暴食;或食入生冷腐馊、秽浊不洁的食品。治疗以充分补水为基础。对于轻度或中度病例,可通过口服补液溶液来完成。对于更为严重的病例,可能需要静脉补液。

二、鉴别诊断思路

（一）急性胃肠炎的病因

1. 病毒感染　导致胃肠炎的病毒包括轮状病毒、诺瓦克病毒、腺病毒和星状病毒。轮状病毒是导致儿童胃肠炎的主要原因，而且遍及全球，不分贫富。70%儿童胃肠炎都是因为受到病毒侵袭。成年人则以轮状病毒和弯曲杆菌感染为主。

2. 细菌感染　儿童的胃肠炎之中，细菌感染占15%；最常见的细菌包括大肠埃希菌、沙门菌、志贺菌和空肠弯曲菌。受到细菌污染的食物，如果继续留在室温内数个小时，细菌就会继续繁殖。如果进食污染的食物，感染的风险机会就会增加。细菌分泌的毒素亦可能导致腹部不适和腹泻。金黄色葡萄球菌感染型腹泻亦可见于使用了抗生素的患者中。

3. 寄生虫感染　多种原生动物可导致肠胃炎，最常见的是蓝氏贾第鞭毛虫，而阿米巴变形虫和隐孢子虫感染也有报道。作为一类病原，它们约占儿童胃肠炎成因的10%。

4. 物理化学因素　进食生冷食物或某些药物如水杨酸盐类、磺胺、某些抗生素等；或误服强酸、强碱及农药等均可引起本病。

（二）临床表现

胃肠炎的主要症状是腹泻伴呕吐，而单独出现一种或其他症状较为少见。患者也可出现腹部绞痛。症状通常在受到感染后12~72h开始。病毒的感染，通常在一周内会自然痊愈。病毒感染可能会导致发热、头痛、怠倦和肌肉酸痛等症状。如果有带血水泻，则大多数是受到细菌感染，而且可能会引发剧烈的腹痛，症状通常会持续数周。

急性胃肠炎引起的轻型腹泻，一般状况良好，每日大便在10次以下，为黄色或黄绿色，少量黏液或白色皂块，粪质不多，有时大便呈"蛋花汤样"。急性胃肠炎也可以引起较重的腹泻，每日排便数次至数十次。大量水样便，少量黏液，恶心呕吐，食欲低下，有时呕吐出咖啡样物。如出现低血钾，可有腹胀，有全身中毒症状；如不规则低热或高热，烦躁不安进而精神不振，意识，甚至昏迷。

（三）诊断与鉴别诊断

1. 急性胃肠炎的临床诊断　通常基于患者的病症和症状。通常确定确切的病因是没有必要的，因为它并不影响对于疾病的处理方法。

2. 鉴别诊断

（1）寄生虫感染：周围血嗜酸性粒细胞增多可见于钩虫、血吸虫、绦虫、囊类圆线虫所致的寄生虫病，各有其临床表现。

（2）胃肠道癌肿与恶性淋巴瘤：也可有周围血嗜酸性粒细胞增高，但属继发性，应有癌肿与淋巴瘤的其他表现。

（3）嗜酸性肉芽肿：主要发生于胃和大肠，小肠呈局限性肿块，病理组织检查为嗜酸性肉芽肿混于结缔组织基质中，过敏史少见，周围血中白细胞数及嗜酸性粒细胞常不增加。

（4）嗜酸性粒细胞增多症：除周围血嗜酸性粒细胞增高外，病变不仅累及肠道，还广泛累及其他实质器官，如脑、心、肺、肾等，其病程短，预后差，常在短期内死亡。

（5）急性胰腺炎：两病均有腹痛症状，但急性胰腺炎者腹痛更剧烈，以左上腹为主，伴有呕吐，发热。大多数有暴饮暴食史，一般无腹泻症状。必要时查血、尿淀粉酶及腹部CT明确病情。

（6）急性阑尾炎：部分急性阑尾炎者可以腹痛、腹泻为首发表现，但腹痛以右下腹为主，或者伴有转移性右下腹痛。必要时请外科会诊及行相关检查明确。

（7）急性细菌性痢疾：细菌性痢疾可以腹痛、腹泻伴有恶心、呕吐为表现，但多伴有脓血便、黏液便及发热等表现。

（四）辅助检查

粪便常规检查及粪便培养；血白细胞计数可正常或异常。

三、急诊处理

（一）对症及支持治疗

1. 纠正水、电解质紊乱及酸碱平衡失调　有脱水征象应补液，轻症者口服补液为主，病情重者静脉补液。根据电解质结果，补充平衡液或糖盐水、生理盐水、氯化钾等。

2. 营养支持　饮食以易消化吸收的流质或半流质为主，酌情补充维生素、氨基酸、脂肪乳等营养素。

3. 止泻药　止泻药物在理论上有并发症的风险，虽然临床经验表明这种可能性不大，在便血或伴有发热的腹泻情况下不建议使用。洛派丁胺是一种阿片类似物，常用于腹泻的对症治疗。但是洛派丁胺不适于用于儿童，因为此药物可能会穿越儿童尚未成熟的血脑屏障，引起中毒。

4. 微生态制剂　常用药物有双歧杆菌、地衣芽孢杆菌、嗜酸乳酸杆菌等。可调节肠道菌群，可用于急、慢性腹泻。

5. 黏膜保护剂　常用药物有硫糖铝、蒙脱石散等。

6. 解痉镇痛剂　常用药物有阿托品、山莨菪碱（654-2）、盐酸屈他维林等。伴腹痛明显者，可以选用。青光眼、前列腺肥大者应慎用。

（二）病因治疗

通常，抗生素不用于急性胃肠炎，但如果症状特别严重时或在找到了易感细菌、怀疑某细菌感染的情况下是建议使用的。如果要使用抗生素，则大环内酯类（如阿奇霉素）优于氟喹诺酮类药物，因为后者抗药性较高。伪膜性肠炎通常由使用抗生素引起，治疗方法为中断病源及用甲硝唑或万古霉素治疗。在贾第鞭毛虫或痢疾阿米巴感染时，替硝唑是首选治疗药物。

第四节　急性出血坏死性肠炎

案例 8-4

患者，男性，25岁，因"腹痛、腹泻2d，继而便血"入院。既往体健。入院当日曾呕吐一次，呕吐物为淡黄色清水，量较多，解暗红色血性大便，解便后腹痛不缓解。发病前未进不洁、变质和生冷食物。体格检查：体温38.2℃，脉搏90次/min，呼吸20次/min，血压110/80mmHg。全身软弱无力，腹部较饱满，未见肠型蠕动波，下腹部近脐处有压痛及反跳痛，无明显腹部紧张，未触及包块。肝脾肋下未触及，无移动性浊音。血常规：白细胞20.8×10^9/L，红细胞3.6×10^{12}/L，血红蛋白150g/L。大便涂片镜检：红细胞（+++），白细胞（+），隐血试验阳性，未找到溶组织阿米巴滋养体，血尿淀粉酶均正常。

住院给予补液、抗感染治疗后，第二日解暗红色血便3次，量约300ml/次。患者下腹部压痛、反跳痛明显，肠鸣音亢进，有可移动性浊音。超声提示：盆腔积液。腹腔穿刺抽得黄色液体，涂片有脓细胞（+），红细胞（++），白细胞少量。怀疑肠穿孔并弥漫性腹膜炎可能，遂行剖腹探查。术中见腹腔有大量血性液体，空肠上段约长25cm肠段，肠管充血、水肿，肠壁明显变厚，颜色为紫黑色及红色。行病变肠段切除、端口吻合。术后给予输液、抗感染治疗后，1周后体温正常，大便涂片隐血试验阴性。术后14d出院。切除肠段病理回报：急性出血坏死性肠炎。

思考：临床上急性出血坏死性肠炎应如何诊断？急诊应如何处理？

一、概述

急性出血性坏死性肠炎（acute hemorrhagic necrotic enteritis）是一种危及生命的暴发性疾病，病因不清，其发病与肠道缺血、感染等因素有关，以春秋季节发病为多。病变主要累及小肠，呈节段性，但少数病例可有全部小肠及结肠受累，以出血、坏死为特征。主要临床表现为腹痛、腹胀、呕吐、腹泻、便血，重症可出现败血症和中毒性休克。

二、鉴别诊断思路

（一）出血坏死性肠炎的病因

出血性坏死性肠炎的病因发病机制未明，但在某些易感因素和推理上，看法比较一致。这些因素包括肠道缺血、肠道感染、肠屏障功能受损、呼吸窘迫综合征、出血、窒息、先天性心脏病合并心力衰竭、败血症、休克、低温、红细胞增多和人工喂养等。

1. 肠道缺血　多种原因造成的内脏血管收缩，肠系膜血管供血不足均可导致肠道缺血性损害，肠黏膜对缺血的易感性最为突出。临床上处理缺血性损害的原则是尽早恢复血液再灌注（reperfusion）增加组织供氧，但长时间的缺血在恢复灌流后会出现再灌注损伤（reperfusion injury），这种损伤是由于钙超载、氧自由基生成、中性粒细胞被激活所引发包括弹性蛋白酶（elastase）和胶原酶（collagenase）在内的多种酶的释放及内皮细胞稳态失衡等原因所造成。

2. 肠道感染　肠道是人体最大的细菌库，由于肠黏膜自身的保护作用致使细菌和毒素不能入侵，这种保护作用被称之为防御屏障。休克、肠缺血、窒息、人工喂养不良等均可导致肠屏障的破坏，进而造成肠道内细菌微生态的失衡和细菌及毒素的入侵而诱发急性出血性坏死性肠炎。对于急性出血性坏死性肠炎致病性病原体还没有确切的认识，但从患者的粪便中可分离出厌氧菌、大肠埃希菌、特异性的克雷伯菌属、梭状芽孢或产气荚膜菌属以至病毒等，其可导致肠壁感染、坏死、穿孔。粪便中 C 型产气荚膜杆菌（产生 β 毒素的 Welchii 杆菌）易引起致病作用，造成肠道微循环障碍，而表现斑片状坏死性病变。

3. 肠屏障功能不全　肠屏障功能包括了机械、免疫、生物、化学及运动功能屏障。在正常情况下肠黏膜上皮细胞、细胞间连接与菌膜构成了机械屏障，且肠道黏液和黏蛋白形成了覆盖于肠黏膜表面的弹性蛋白层，使细菌不能入侵并对化学和机械性刺激起到保护作用。正常情况下，由肠黏膜分泌的分泌型免疫球蛋白（sIgA）对黏膜局部免疫功能极为重要，是为免疫屏障，其作用在于使黏膜表面形成保护层，阻止细菌黏附，使细菌凝集，抑制细菌活动并中和细菌毒素及抵御病毒，对多种蛋白水解酶。sIgA 的缺乏，细菌黏附于黏膜上皮并形成集落，进而造成细菌和内毒素经门静脉和淋巴系统侵入体循环，形成肠源性内毒素血症和细菌易位（bacteria translocation，BT）。

4. 有关炎性介质的作用　对急性出血性坏死性肠炎的发病机制近年来更多地集中到对有关炎性介质的研究上。损伤、肠源性内毒素血症和细菌易位在一定条件下会激发细胞因子和炎性介质的连锁反应，血小板活化因子（PAF）、肿瘤坏死因子-α（TNF-α）、白介素-6（IL-6）及内皮素-1（ET-1）可能是引发其发病的重要炎性介质。

（二）临床表现

本病起病急骤，1/3 可有不洁饮食史，受冷、劳累、肠道蛔虫感染及营养不良为诱发因素，临床以急性腹痛、腹胀、腹泻、呕吐、便血及全身中毒症状为主要表现。

1. 腹痛　起病急骤，突然出现腹痛，也常可为最先症状，多在脐周。病初常表现为逐渐加剧的脐周或中上腹阵发性绞痛，其后逐渐转为全腹持续性痛并有阵发性加剧。

2. 腹泻　便血、腹痛发生后即可有腹泻。粪便初为糊状而带粪质，其后渐为黄水样，继之呈白水状或呈赤豆汤和果酱样，甚至可呈鲜血状或暗红色血块，粪便少而且恶臭。无里急后重。出血量多少不定，轻者可仅有腹泻,或仅为粪便隐血阳性而无便血;严重者一天出血量可达数百毫升。腹泻和便血时间短者仅1~2d,长者可达1个月余,且可呈间歇发作,或反复多次发作。腹泻严重者可出现脱水和代谢性酸中毒等。

3. 恶心、呕吐　常与腹痛、腹泻同时发生。呕吐物可为黄水样、咖啡样或血水样,亦可呕吐胆汁。

4. 全身症状　起病后即可出现全身不适、软弱和发热等全身症状。体温一般在38~39℃,少数可达41~42℃,但发热多于4~7d渐退,而持续2周以上者少见。

5. 腹部体征　相对较少。脐周和上腹部可有明显压痛,由于炎性渗出可表现不同程度的腹膜刺激征,出现肠型、腹部包块,如发生肠坏死、穿孔可表现典型的全腹腹膜炎体征,早期肠鸣音可亢进,而后可减弱或消失。

(三)诊断与鉴别诊断

1. 本病缺乏特异性诊断特征,而且病情轻重不同,特别是在非多发地区,更易误诊。临床诊断主要依据是:

(1) 有饮食不洁史,在夏秋季发病,突发剧剧烈腹痛、腹泻和腥臭便血、恶心呕吐及明显中毒症状者,均应考虑到本病的可能性。

(2) 根据病程阶段和患者的表现,区分不同的临床类型:腹泻血便型,以腹泻便血为主要表现;腹膜炎型,主要表现肠系膜炎危象;中毒型,以休克为突出表现或伴DIC;肠梗阻型,以急性肠梗阻的特点为主要表现。

2. 鉴别诊断

(1) 肠套叠:儿童期发病易误诊为肠套叠,但一般肠套叠表现为阵发性腹绞痛,间断发作每次持续数分钟,缓解期病儿嬉戏如常,于腹痛发作时往往于右下腹可触及肠壁肿块,肛门指诊可见指套染有血液无特殊腥臭味。对于回结肠套叠的病例常在早期出现果酱样粪便,但小肠型肠套叠发生便血较晚。

(2) 过敏性紫癜:过敏性紫癜系变态反应性疾病,主要累及毛细血管壁而发生出血症状。对于肠道反应多系由肠黏膜水肿、出血引起,临床上多表现为突然发作腹绞痛,多位于脐周及下腹,有时甚为剧烈,但多可伴有皮肤紫癜、关节肿胀及疼痛,尿检查可发现蛋白尿、血尿或管型尿。

3. 其他　急性出血性坏死性肠炎尚需与急性阑尾炎、急性肠炎、细菌性痢疾、梅克尔憩室、克罗恩病、肠系膜血管栓塞、肠蛔虫病、绞窄性肠梗阻等相鉴别。

(四)辅助检查

1. 血常规　表现为白细胞计数增高,涂片分类有核左移现象;红细胞减少、血红蛋白降低;进行性血小板计数减少等。

2. 血液生化检查　可有低蛋白血症,电解质紊乱,代谢性酸中毒、高或低血糖等表现。

3. 肝、肾及凝血功能　有些病例可出现肝、肾功能受损和DIC表现。

4. 大便隐血试验阳性。

5. 血及粪便的细菌性培养　此检查有助于对感染菌群的判断。

6. 其他辅助检查

(1) 腹部X线平片:X线的表现与急性出血性坏死性肠炎的严重程度有关,早期多数可有不同程度的肠腔充气扩张,肠间隙轻度增宽。由于肠壁水肿黏膜炎性渗出而造成肠壁内缘模糊,随着病情的进展可发现肠壁积气的影像表现,一般认为系由肠腔内气体通过受损黏膜进入黏膜下或浆膜下所致,由于渗出增多肠间隙随之加宽。晚期多表现有固定而扩张的肠袢、门静脉积气、腹腔积液、气腹等。动态观察腹部肠袢X线变化往往对判断肠管的生机有所帮助。钡剂灌肠X线检查因在急性期会加重出血或引起穿孔,应列为禁忌。

(2) 纤维肠镜检查:可早期发现肠道炎症和出血情况。

(3) 超声检查:对胃肠道影像学检查经验的不断积累,有与X线检查有相互补充的趋势,采用这一检查手段会更方便、快捷。

三、急诊处理

（一）非手术治疗

采用各种支持疗法,其中包括禁食、胃肠减压输液及抗感染性休克等综合治疗措施,以期达到病情稳定。

1. 补液支持　尤对危重患者应建立有效的静脉通道并采取中心静脉压监测下输液,注意有效的循环复苏。在扩容输液的同时根据情况要补充鲜血、血浆、纤维蛋白原、凝血酶原复合物及输入血小板等。由于腹泻、呕吐造成的液体丢失和禁食引起的摄入不足在出现血容量降低的同时会引起电解质及酸碱平衡紊乱。动态监测血生化指标,补充钠、钾、氯及可能出现的钙、镁和微量元素的不足,纠正代谢性酸中毒以维持机体内环境的稳定是抢救生命的重要措施。

2. 营养支持　该类患者属于高分解代谢状态,其基础代谢率可增加到50%~150%,需要蛋白质和热量的补充,有条件时可采用代谢车(metabolic cart)测定患者能量消耗,指导补液。临床上多采用葡萄糖、中长链脂肪酸、氨基酸作为营养支持的底物,热氮比例可为418kJ(100kcal)∶1g。在婴儿因为各器官主要代谢物质为脂肪,脂肪乳剂的量可达4g/(kg·d),在幼儿进行营养支持时,必需氨基酸应为总摄入氨基酸的40%~50%。给予适量的谷氨酰胺可改善氮平衡,促进肠道黏膜的营养与更新,并注意对体内所需各类维生素的补充。在营养支持的过程中应注意对并发症的监测。

3. 抗休克治疗　肠源性感染造成周身炎性反应,严重时导致感染性休克。补液、纠正循环血量不足是抗休克的主要措施,在进行有效的液体复苏时,可给予血管扩张药,如山莨菪碱等。同时可用对肠内细菌有效的药物,如甲硝唑、诺氟沙星(氟哌酸)、三代头孢菌素、庆大霉素、氨苄西林等,一般选用俩种作用机制不同的药物联用。肾上腺皮质激素能改善周身状况,稳定溶酶体膜,抑制炎性介质释放,一般用药3~5d,但应注意肾上腺皮质激素有加重肠道出血、促发肠穿孔的风险,应慎用。止血药物,如对羧基苄胺、维生素K、酚磺乙胺(止血敏)等。生长抑制类药物如奥曲肽(善得定)对消化道出血有一定的治疗效果。在抗休克治疗的同时应注意呼吸支持、供氧、给予强心、利尿药物、观察尿量、高温时降温等。根据病情变化要不失时机地决定外科手术治疗。

4. 饮食管理　在经前述内科治疗后如患者情况得改善应继续胃肠外营养并保持胃肠减压,继续使用抗生素7~10d,以期获得完全缓解。进食时应先以清流质开始,渐渐过渡到流质、半流质、少渣饮食,对进食后又出现消化道症状者应停止,待症状缓解消失后再进食。对婴儿的喂养恢复是一个耐心、细心的饮食护理过程,要注意观察进食后反应,喂养应选择从进水开始,以后给稀释牛奶,观察大便了解消化情况,注意防止腹胀及胃潴留。

（二）手术治疗

下列情况可考虑手术治疗:①肠穿孔;②严重肠坏死,腹腔内有脓性或血性渗液;③反复大量肠出血,并发出血性休克;④肠梗阻、肠麻痹;⑤不能排除其他急需手术治疗的急腹症。

(陈　锋)

学习小结

1. 问诊要点　呕吐的诱因,起病缓急;腹泻次数及粪便性状。有无腹痛、发热、里急后重、恶心、呕吐等。治疗包括纠正水、电解质紊乱及酸碱平衡失调等对症治疗和病因治疗。

2. 急性胃肠炎是胃肠黏膜的急性炎症,临床表现为恶心、呕吐、腹痛、腹泻、发热等。常见于夏秋季,发生多由于饮食不当,暴饮暴食;或食入生冷腐馊、秽浊不洁的食品。治疗以充分补水为基础。

3. 急性出血性坏死性肠炎主要临床表现为腹痛、腹胀、呕吐、腹泻、便血，重症可出现败血症和中毒性休克。多采用禁食、胃肠减压输液及抗感染性休克等对症治疗。出现肠穿孔、肠坏死等外科指征时，行手术治疗。

复习题

1. 呕吐的常见病因有哪些？应如何治疗？

2. 腹泻有何问诊要点？应如何急诊处理？

3. 急性胃肠炎应如何诊断、鉴别诊断？有哪些对症治疗措施？

4. 急性出血坏死性肠炎应如何诊断？外科治疗指征有哪些？

第九章　　少尿与无尿

学习目标	
掌握	常见少尿与无尿的诊断与鉴别诊断的临床思路。
熟悉	常见少尿与无尿的病因和常见热型。
了解	少尿与无尿的急诊处理。

案例 9-1

患者,男性,75 岁,患者因腹胀伴肛门停止排便 10d,少尿 4d 收入内科急症病房。上腹部 CT 增强:左肾盂、输尿管移行处结石伴梗阻,左侧肾窦、肾周及小肠系膜根部渗出待排;肝脏多发囊肿,脾脏多发低密度灶;附见两下肺纤维条索,两侧胸膜增厚。予以抗感染,抑制胃酸等补液支持治疗。5 月 26 日患者因排便困难,肛门停止排便排气,伴尿量减少再次至我院急诊。

血常规示白细胞 $13.32 \times 10^9/L$,中性粒细胞 90.3%,血红蛋白 101g/L;肾功能示血尿素氮 40.7mmol/L,肌酐 1 102μmol/L,尿酸 518μmol/L;血钾 6.07mmol/L,血钠 126mmol/L,血钙 1.89mmol/L。心电图:一度房室传导阻滞,不完全性右束支传导阻滞,T 波变化。腹部超声:胰腺回声欠均,脾囊肿,右肾偏小,双肾囊肿,结石,前列腺内钙化灶,膀胱尿潴留。

思考:引起患者少尿的原因是什么?结合该病例谈谈如何避免少尿?如何处理少尿或无尿?

第一节　少尿与无尿

一、病因

正常成人 24h 尿量为 1 000~2 000ml,如果 24h 尿量少于 400ml 或每小时尿量少于 17ml 称为少尿,如 24h 尿量少于 100ml,12h 完全无尿称为无尿,24h 尿量超过 2 500ml 称为多尿。

尿量的多少取决于肾小球滤过率、肾小管重吸收量及两者的比率。正常情况下,成人原尿量约为 180L,有 99% 在流经肾小管时被重吸收,原尿量和重吸收量之间,维持着一定的比例,称为球-管平衡。影响肾小球滤过率的因素有:肾脏血液或血浆灌流量、动脉血压和肾内小动脉的紧张度、肾小球滤过膜的质和量、血浆胶体渗透压、肾小球囊内压力,当这些因素处于常态时,肾小球的滤过率保持相对的稳定状态,若发生变化,就会影响肾小球滤过率而导致少尿。少尿无尿的病因有很多,主要分为以下三类:

1. **肾前性**　各种病因引起肾灌注压下降,肾内血管强烈收缩或两者同时存在,导致肾小球滤过率下降出现的少尿或无尿,称为肾前性少尿无尿。

(1) 有效血容量减少:多种原因使有效血容量减少,肾脏血液灌流量不足,导致肾小球滤过率下降。重症低蛋白血症时,有效血循环量不足,以及继发性醛固酮和抗利尿激素分泌增多,使肾小管重吸收水分增多,导致少尿和无尿。

(2) 严重心血管、肝脏疾病:严重的心脏疾病合并有心功能不全时,可因心力衰竭、体循环淤血导致少尿。严重肝病,尤其是伴有门脉高压时,可因低蛋白血症、腹水或肝肾综合征导致尿量减少。

(3) 周围血管扩张:革兰氏阴性菌败血症及使用抗高血压药物引起周围血管扩张,动脉血压下降,引起少尿。

(4) 肾血管阻力增加:外科手术、麻醉、服用前列腺素合成抑制剂如阿司匹林、吲哚美辛等引起肾血管阻力增加,尤其是肾小球入球小动脉收缩,导致肾小球血液灌注量减少,导致少尿。

2. 肾性　由原发性或继发性肾内血管、肾小球、间质及肾小管引起的少尿或无尿称为肾性少尿。

(1) 肾血管病变:结节性多动脉炎、变应性肉芽肿等累及肾内中小动脉或肾小球,引起血管壁水肿,细胞浸润,纤维蛋白样坏死,随后发生纤维化,使血管腔狭窄或闭塞,导致肾小球灌流量减少,肾小球滤过率下降。肾血管狭窄、肾动脉血栓形成致肾缺血而出现少尿。

(2) 急性肾小球肾炎:原发性肾小球肾炎、急进性肾炎等所致的继发性肾小球肾炎均可引起少尿。

(3) 急性肾小管坏死:缺血和中毒可致肾皮质外层严重缺血,肾入球小动脉痉挛,肾小球毛细血管内皮肿胀,肾间质水肿,肾小球囊内压升高,导致肾小球滤过率极度下降。肾小管上皮细胞坏死阻塞管腔,使原尿不能外流,两者共同作用,出现少尿。

(4) 急性肾小管-间质炎症:感染或药物可引起小管-间质炎,主要有青霉素、头孢菌素、别嘌呤醇、苯妥英钠等药物。发病机制是这些疾病导致肾间质水肿、出血、炎性渗出等使肾小球囊内压升高,滤过率减少,同时肾小管上皮细胞坏死,管腔阻塞等妨碍原尿外流,导致少尿或无尿。

3. 肾后性　因排尿器官梗阻引起的少尿称为肾后性少尿。

(1) 输尿管梗阻:血凝块、结石、腹膜后纤维化、逆行肾盂造影后水肿均可导致少尿。

(2) 膀胱颈梗阻:前列腺肥大、前列腺和膀胱癌,自主神经病或者使用神经节阻滞剂等。

(3) 尿道梗阻:尿道狭窄、结石、肿瘤、血凝块导致尿道梗阻。任何原因引起的梗阻,时间长会导致肾实质缺血、退变、坏死,肾小球滤过完全停止,即使后续解除梗阻,肾功能也不能完全恢复。

二、临床特点

当临床上患者出现少尿与无尿时,要了解出现少尿开始的时间,精确计算24h尿量,有无引起少尿的病因或诱因,是否存在泌尿系统疾病或者是全身疾病在泌尿系统的表现,少尿伴随哪些症状,大致通过详细询问病史和进行全面的体格检查,必要的化验和特殊检查后基本可以明确少尿或无尿的原因了。少尿与无尿除原发病表现外,大多数患者有乏力、食欲缺乏、倦怠、水肿后出现少尿与无尿,针对不同的原发病会伴随以下表现。

1. 消化系统　伴有恶心、呕吐、厌食、呃逆、腹泻等,结合肾功能指标往往提示肾功能已损害。肠道是多脏器功能衰竭的始发器官,近年来由于腹泻而导致低血容量和感染性休克,致急性肾前性肾衰竭的案例时有发生,要早期进行识别和干预。

2. 呼吸系统　主要表现为呼吸困难,甚至发生库斯莫尔呼吸。血气分析可以协助判断患者的缺氧程度和评估病情的危重程度。

3. 循环系统　心前区疼痛伴心包摩擦音,到出现呼吸困难、颈静脉怒张、脉压变小、心动过速,要考虑急性心包炎致心脏压塞。心脏扩大、气促伴咳粉红色泡沫痰、有夜间阵发性呼吸困难、双下肢水肿、各种心律失常,考虑有心力衰竭导致少尿。伴有血压升高、头晕、头痛,要排除高血压脑病。

4. 血液系统　急性肾衰竭患者并不表现明显的贫血。

5. 神经系统　可以表现不同程度的意识障碍,如烦躁不安、嗜睡、昏迷、抽搐等。

6. 皮肤表现　皮肤是否有脱水、干燥、脱屑、无光泽、有色素沉着,或者面色萎黄、水肿、瘀斑,肾衰竭患者会出现顽固性皮肤瘙痒。

7. 内分泌功能障碍　可有继发性甲状旁腺功能亢进,性功能常有障碍,表现小儿性成熟延迟,成人性欲缺乏和阳痿,女性患者雌激素水平降低,性欲较差,晚期可出现闭经、不孕,即使怀孕,胎儿多发育不良,流产率高。

三、辅助检查

1. 血常规及其他血液检查　有贫血提示有慢性肾脏病、失血性贫血或溶血的诊断。白细胞增多,有助于感染性疾病的诊断。可有电解质紊乱,糖耐量常有减退,甘油三酯水平升高,低密度脂蛋白增高。

2. 尿液检查　对少尿的病因诊断有帮助,肾前性少尿或无尿时尿比重增高,急性肾小管坏死尿比重一般低于 1.014,蛋白尿及有形成分增多,提示少尿可能与肾脏疾病有关,尿沉渣可见粗大颗粒管型、红、白细胞、尿蛋白定性阳性等。

3. 肾功能检查　无论是肾前性、肾性还是肾后性,血尿素氮(BUN)和肌酐(Scr)都会升高,但血尿素氮/肌酐的值对某些肾衰有鉴别意义。正常情况下,血尿素氮/肌酐为(10~15):1,肾前性少尿时,血尿素氮/肌酐可上升至 20:1,肾性少尿则按正常比例升高。在挤压伤和横纹肌溶解引起的肾小管坏死性少尿,血尿素氮/肌酐<10:1。

4. 影像学检查　有目的地选择尿路 X 线、超声、CT 及膀胱镜检查,有助于明确病因诊断,腹部平片主要观察肾脏大小和肾脏、输尿管、膀胱有无阳性结石。肾脏超声检查可以观察肾脏及膀胱的体积,肾盂肾盏系统是否有梗阻扩张。静脉尿路造影可显示肾脏解剖,有无尿路梗阻。逆行肾盂造影在超声波检查阴性,但是高度怀疑尿路梗阻时,可以明确诊断,放置输尿管导管,引流尿液缓解梗阻。在超声、静脉尿路造影或 CT 定位下,用穿刺针经皮刺入扩张肾盂,注射造影剂和引流尿液,达到解除梗阻,控制由于尿路梗阻所致的继发性感染。肾血管造影对肾静脉血栓形成、急性排斥反应、急性肾小管坏死、移植后肾动脉狭窄、血管外部压迫均能明确诊断。

5. 血流动力学监测　对于有低蛋白血症和水肿少尿的患者,有效循环血容量是否足够难于判断,给临床治疗带来困难,可以通过测定中心静脉压和肺动脉楔压指导补液量,鉴别是肾前性或者急性肾小管坏死。

6. 肾活组织检查　排除肾前性和肾后性少尿,拟诊肾性少尿但不能明确病因时,均有肾活检指征。

四、诊断

少尿或无尿的诊断主要依据详细询问患者病史、体格检查、必要的实验室和辅助检查、有创的诊断操作如肾穿刺活检等可以明确诊断,可以遵循以下诊断思维。

（一）确定是否少尿或无尿

通过准确计算 24h 尿量,即可明确诊断。

（二）确定属于哪一类少尿或无尿

1. 肾前性少尿或无尿　各种原因引起肾灌注不足所致,如低血容量性休克、感染性休克、肝肾功能不全。以尿钠降低,尿比重常大于 1.020,尿渗透浓度升高,中心静脉压降低。

2. 肾性少尿或无尿　由各种肾实质性疾病所致,包括肾小球性、肾小管性、肾间质性及肾血管性疾病,尿液检查会出现蛋白尿、管型尿,肾功能检查血尿素氮、肌酐升高。

3. 肾后性少尿或无尿　主要由于尿路梗阻所致,包括结石、坏死组织阻塞输尿管、肿瘤压迫、输尿管手术后瘢痕挛缩等引起尿路机械性梗阻,梗阻上段出现扩张,可以通过超声、CT、静脉肾盂造影等明确梗阻部位和梗阻程度。肾盂积水为上尿路梗阻,膀胱积尿者为下尿路梗阻。

（三）确定少尿或无尿的诱因

各种原因引起的少尿或无尿一般都有诱因,肾前性和肾后性少尿的诱因较容易寻找,肾性少尿的诱因比较隐匿和复杂,常见的诱因有感染、创伤、利尿或降压药物使用不当、输液过多导致心力衰竭等,如果尽早去除诱因,少尿可望恢复,如果延误治疗,会出现永久性肾损害。

五、急诊处理

（一）需要急诊紧急处置的情况

如果是高钾血症,需要短时间内尽快把血钾降低到正常范围,可以给予10%葡萄糖酸钙10～20ml静脉注射,5%碳酸氢钠125ml或250ml静脉滴注,葡萄糖加胰岛素静脉滴注,若血压稳定予以呋塞米40mg静脉推注,必要时行紧急血液透析治疗。若是急性心力衰竭,应想办法减轻患者的前负荷或后负荷,利尿或者选用血管扩张药物,静脉使用硝酸酯类药物,选用强心药物如毛花苷 C 0.2mg 或 0.4mg,稀释后静脉推注,观察疗效。如果出现了危及生命的心跳呼吸骤停,则立即进行胸外按压和人工呼吸。

（二）对因治疗

尽快完成少尿或无尿的病因诊断,针对病因的治疗是最有效的治疗。

1. 肾前性疾病　针对病因予以治疗,对于低血容量性休克,予以补充有效的循环血容量,严重的失血性休克,可予以快速寻找出血部位,予以止血外,必要时输红细胞,快速补充丢失的血细胞,感染性休克的患者早期留取微生物检测标本后,早期予以经验性广谱抗生素治疗。

2. 肾实质性疾病　根据原发病予以不同的处理,在血容量补足的情况下可适当予以利尿,若持续无尿,可予以血液透析治疗。

3. 肾后性疾病　在明确引起尿路梗阻的原因后,请专科医师在膀胱镜下放置引流管解除梗阻,无指征做膀胱镜操作者,在超声或者 CT 引导下予以经皮穿刺引流,病情紧急,有手术指征者可以手术解除梗阻。同时予以抗感染治疗,待引起梗阻的原因去除则拔除引流管。

（三）对症治疗

在进行上述处理的同时,可予以对症治疗。

第二节　急性肾衰竭

急性肾衰竭是临床上常见的一种疾病,它是由肾脏本身或肾外原因引起的使肾脏的排泄功能在短期内迅速减低,肾小球滤过功能降低,不能维持体液、电解质平衡和排泄代谢产物,导致内环境紊乱,出现少尿或无尿,血尿素氮和血肌酐水平迅速升高,高血钾和代谢性酸中毒等急性尿毒症症状。尽管急性肾衰竭已受到临床广泛的重视,但是很长一段时间内缺乏统一的诊断标准,当发现急性肾衰竭时往往已经具备晚期临床表现的特点,使肾衰竭不可逆转,需要肾脏替代治疗,不利于急性肾衰竭的早期防治。全球的重症医学专家和肾脏病专家提出了急性肾损伤(acute kidney injury,AKI)的概念,急性肾损伤是指在 3 个月内发生的临床表现为血、尿、组织检测和影像学检查不同程度的肾脏结构、功能及肾脏损害标志的异常,包括急性肾衰竭、急性肾小管坏死(ATN)、移植肾延迟复功等一大组疾病的临床术语。由于肾功能轻度减退即可导致并发症发病率及总体死亡率的升高,急性肾损伤比急性肾衰竭更好地反映急性肾脏损伤的全过程,尤其是早期阶段,因而有助于早期诊断和早期防治,故目前在肾脏病学界和危重病医学界趋向弃用急性肾衰竭,而统一采用急性肾损伤,所以用急性肾损伤来描述肾功能恶化到衰竭的过程更加贴切和直观。引起急性肾衰竭的疾病较多,临床上将其分为肾前性、肾性、肾后性三大类,其中以急性肾小管坏死为最常见,肾前性因素和肾性因素都会导致急性肾小管坏死。

一、临床特点

急性肾损害的病因不同、所处的分期不同,则临床表现差异很大,只有到病程后期由于各种原因导致肾脏的有效灌注压下降,肾小球滤过率明显降低时,出现常见症状包括乏力、恶心、呕吐、食欲减退、瘙痒、尿量减少或尿色加深,容量过多导致急性左心衰竭时,可以出现胸闷、心悸、气急,夜间不能平卧。体格检查可见四肢水肿、颈静脉怒张、肺部可闻及湿啰音、呼吸困难等。

急性肾小管坏死是肾性急性肾损伤最常见的类型,临床病程分为三期:起始期、维持期和恢复期。

(一)起始期

此期患者的肾脏已经遭受感染、缺血、药物等因素的损害,但尚未发生明显的肾实质的损伤,如果此期采取积极措施,治疗原发病,如补充有效的血容量、止血、抗感染、解除梗阻等病因,肾脏功能往往可以恢复,但是如果病因持续存在,随着肾小管上皮发生明显损伤,肾脏的有效灌注压降低,肾小球滤过率逐渐下降,从而进入维持期。

(二)维持期

该期一般持续 7~14d,或者短至数天,长至 4~6 周,由于肾小球滤过率处于持续的低水平,患者出现一系列尿毒症症状,部分患者出现少尿(<400ml/d)和无尿(<100ml/d)。此期会出现由于尿毒症毒素潴留和水、电解质酸碱平衡紊乱所致的全身各系统的症状,包括呼吸系统的感染、急性肺水肿,临床表现为发热、咳嗽、咳粉红色泡沫痰、呼吸困难、低氧血症。感染是急性肾损伤常见而严重的并发症。

急性肾衰竭期会出现一系列的代谢紊乱,表现为蛋白质、碳水化合物、脂质的高分解、高代谢,水和电解质酸碱平衡紊乱所致的水潴留、高钾血症、高磷血症、低钠血症、低钙血症、代谢性酸中毒、激素的代谢紊乱等。

1. 蛋白质代谢的变化　急性肾衰竭时,由于胰岛素抵抗,蛋白质的分解代谢显著增强,而骨骼肌中的蛋白质合成受到了明显的抑制。体内蛋白质降解与氨基酸分解代谢所产生的氨,经由鸟氨酸循环合成尿素,再经肾脏排出,由于急性肾衰竭时体内尿素合成速率提高,尿素清除率降低,导致尿素氮升高,综合表现为蛋白质的分解代谢和显著的负氮平衡。

2. 糖类(碳水化合物)代谢的变化　急性肾衰竭时,由于蛋白质分解产生的氨基酸是糖异生的重要来源,胰高血糖素和糖皮质激素等升糖激素的升高,葡萄糖耐量降低和胰岛素抵抗,上述因素导致血糖升高,经血液透析后,急性肾衰竭并发的糖耐量降低及对胰岛素的敏感性即可得到改善和提高。

3. 脂质代谢的变化　急性肾衰竭时,血浆中脂蛋白、甘油三酯和富含甘油三酯的颗粒增加,总胆固醇,尤其是高密度脂蛋白胆固醇水平下降。

4. 水和电解质代谢紊乱

(1)水潴留与水中毒:急性肾衰竭时,当肾脏不能有效地将体内过多的水排泄到体外时,就会导致机体内水平衡失调,出现水潴留甚至水中毒。

(2)高钾血症:肾小球滤过率的降低导致钾离子潴留,代谢性酸中毒时,大量钾离子由细胞内转移到细胞外液,导致高钾血症,当血清钾离子浓度高于 5.6mmol/L 时,称之为高钾血症。高钾血症可引起意识障碍,心动过缓,神经肌肉功能障碍,室颤或心脏骤停。

(3)低钠血症:急性肾衰竭的少尿期,由于水的排泄障碍,因水潴留而导致稀释性低钠血症。内生水和输注低渗液过多均加重低钠血症。

(4)低钙血症:急性肾衰竭时由于 1,25-二羟维生素 D_3 的合成受损,使肠道中钙的吸收及骨骼的钙动员抑制,潴留的磷与钙离子结合使血浆离子钙浓度下降,多方面的因素导致了低钙血症,血清钙低于 2.15mmol/L,称为低钙血症。

（5）高磷血症：肾脏是唯一将磷排出体外的器官,高磷血症时急性肾衰竭的一个标志。成人血磷浓度高于1.5mmol/L,儿童的血磷浓度高于2mmol/L,称为高磷血症。

（6）代谢性酸中毒：急性肾衰竭时由于肾脏排泄酸性代谢产物功能障碍,引起酸性代谢产物在体内的蓄积,脓毒血症、休克等造成的组织低灌注可加重酸中毒,酸中毒可造成体循环阻力下降,心肌和周围血管对儿茶酚胺的反应性降低。

（7）代谢激素的改变：主要是糖耐量降低,胰岛素抵抗,高胰高血糖素血症和低钙血症引起的甲状旁腺激素和降钙素水平升高。

（三）恢复期

患者的肾小球滤过率逐渐升高,并恢复接近正常范围,患者的精神和食欲明显好转,但由于大量的消耗,患者仍然消瘦、虚弱、营养不良,少尿型患者开始出现尿量增多,继而出现多尿,尿量增加超过400~500ml/d,提示多尿期的开始,日尿量增加至2 000ml则表明已进入多尿期,尿量超过3 000ml/d为多尿。患者的机体抵抗力差,易发生感染,要注意对重要脏器的功能的评估,肾小管上皮细胞的功能的恢复相对肾小球滤过率要延迟,需经数月后才能恢复,部分患者遗留有不同程度的肾脏结构和功能的永久性损伤。

二、诊断与鉴别诊断

（一）诊断

对急性肾损伤的诊断,要根据详细询问患者的病史、寻找病因、全面的体格检查、实验室检查、影像学辅助检查、必要时肾穿刺活检而确诊。

1. 病史及病因　根据病史获得原发疾病的演变过程的信息和临床表现,判断急性肾衰竭是属于肾前性、肾性或肾后性肾衰竭。

2. 体格检查　观察意识状态,测量血压、心率等生命体征,进行全面体格检查,观察有无球结膜水肿、贫血、颜面部水肿、脱水、颈静脉怒张、心脏有无扩大、有无心脏杂音、肺部是否有啰音、腹部肝脾有无肿大、移动性浊音是否阳性、四肢是否有水肿等,结合病史和体格检查,初步判断患者急性肾衰竭的原因,并确定进一步做哪些实验室和辅助检查来明确诊断。

3. 实验室检查

（1）血细胞分析、血生化及血气分析：血细胞分析可以明确是否有贫血,感染,血小板是否正常。血清肌酐和尿素氮逐渐升高提示急性肾损伤,电解质检测可以得知是否有高钾血症、低钙血症、高磷血症,是否有代谢性酸中毒,严重程度如何。

（2）尿液检查：主要检查尿量、尿沉渣、尿电解质、尿渗透压。少尿型急性肾衰竭患者每日尿量<400ml,尿沉渣检查可见蛋白尿、红白细胞及各种管型,尿肌酐多在1g/d以下,尿素氮多在10g/d以下,肾前性急性肾损伤时尿钠显著降低,约为5mmol/d,而少尿型急性肾小管坏死时约在25mmol/d。少尿患者尿比重<1.015多数为急性肾小管坏死,而>1.025多数为肾前性肾损伤。尿渗透浓度比尿比重更能正确反映肾浓缩功能,尿渗透压与血渗透压比值<1∶1,表明肾浓缩功能低下,尿渗透浓度>500mmol/L或<350mmol/L可作为肾前性肾损伤与急性肾小管坏死的鉴别指标。

（3）急性肾损伤的早期诊断指标：在临床上采用24h内生肌酐清除率(Ccr),但其敏感性差,但内生肌酐清除率降低至正常80%以下时,血尿素氮和肌酐仍在正常范围。半胱氨酸蛋白酶抑制剂C(cystatin C)在体内产生速率稳定,影响因素极少,是反映早期肾小球滤过功能受损的一个更理想、更可靠的指标。中性粒细胞明胶酶相关脂质运载蛋白(NGAL)是一种调控肾小管上皮细胞凋亡的蛋白分子,对于缺血/再灌注、药物毒性、心脏手术后、造影剂引起的肾损伤时,其在肾组织中的表达上调,且变化敏感和特异,是早期诊断肾小管损害的指标。

4. 影像学检查　尿路的超声检查有助于尿路梗阻的诊断和鉴别急慢性肾衰竭,如果高度怀疑梗阻引起急性肾衰竭,必要时行静脉肾盂造影,但是该项检查可能加重肾损害,需要做充分的告知和检查前的准备工作,降低造影剂对肾脏的损害。对肾血管病变,则首选超声检查,不能达到目的,予以 CTA、MRA、放射性核素检查,必要时行肾血管造影。

5. 肾活检　对于排除肾前性和肾后性肾衰竭的患者,需要明确急性肾衰竭的确切原因,有相应指征后进行肾穿刺活检,需要查患者的凝血功能,并与家属充分沟通肾穿刺的必要性和风险。

急性透析质量倡议组织(Acute Dialysis Quality Initiative,ADQI)于 2002 年针对急性肾衰竭的早期防治提出了急性肾损伤的概念,并同时提出了急性肾损伤的分层诊断标准——RIFLE 标准(表 9-1)。

表 9-1　急性肾损伤的 RIFLE 分级标准

分级	肾小球滤过率或肌酐	尿量
风险	肾小球滤过率下降>25%或肌酐增加 1.5 倍	<0.5ml/(kg·h),持续 6h
损伤	肾小球滤过率下降>50%或肌酐增加 2 倍	<0.5ml/(kg·h),持续 12h
衰竭	肾小球滤过率下降>75%或肌酐增加 3 倍或肌酐升高>44.2μmol/L,或肌酐 0.2μmol/L	<0.5ml/(kg·h),持续 24h 或无尿 12h
丢失	持续肾功能完全丢失>4 周	
终末期肾病	持续肾功能完全丢失>3 个月	

(二)鉴别诊断

急性肾衰竭的鉴别诊断主要是病因的鉴别,对于指导治疗有着至关重要的意义,主要鉴别是肾前性、肾性还是肾后性原因导致的急性肾衰竭。

1. 肾前性急性肾衰竭　主要是与血容量不足和心脏泵功能明显降低导致的肾脏灌注不足有关,肾小球滤过率降低,引起少尿、血肌酐、尿素氮增加。常见的有急性胃肠炎、严重外伤、大手术、大量出血、感染性休克、重症急性胰腺炎等导致血容量相对或绝对不足。急性心肌梗死、心力衰竭、严重心律失常、肺栓塞引起心输出量下降导致肾脏有效灌注不足,肾动、静脉的阻塞直接导致肾血流量下降。上述是引起肾前性急性肾衰竭的常见原因。

2. 肾实质性急性肾衰竭　各种致病因素直接损害肾实质而出现急性肾衰竭,常见原因有急性链球菌感染后引起的急性肾炎、狼疮性肾炎、过敏性肾炎等肾小球疾患。因为血管内溶血、药物导致的急性肾小管坏死。由于药物过敏或急性肾盂肾炎伴肾小管及间质炎症的肾间质病变。自身免疫性疾病累及肾血管病变,糖尿病或尿路梗阻伴有感染时可发生双侧肾乳头坏死,导致急性肾衰竭。

3. 肾后性急性肾衰竭　各种原因引起的急性尿路梗阻可导致肾后性急性肾衰竭,包括尿道狭窄、前列腺肥大导致尿道阻塞,或者输尿管结石、血块、结晶、腹膜后纤维化等引起的输尿管阻塞,由于神经病变或神经节阻滞剂导致神经源性膀胱等均可出现急性肾衰竭,其中以尿路结石最多见,如果早期能解除梗阻,则急性肾衰竭是可以逆转,可以完全恢复正常的,如果长期的梗阻得不到缓解,也可以导致永久性肾功能不全。

三、急诊处理

急性肾衰竭的处理原则是积极处理原发病,祛除病因,控制感染,改善全身血流动力学,停止使用导致肾损害的药物,增加肾小球滤过率和尿排出量,维持体液和电解质酸碱平衡,处理其他并发症。

(一)正确评估患者的危险因素和血容量

针对患者的年龄、是否有糖尿病、心力衰竭、感染、潜在的肾功能不全等危险因素,通过详细询问病史、全面的体格检查和必要的实验室和辅助检查进行评估,同时准确评估患者的有效血容量是否充足,在选择诊断或治疗方案时,尽量避免使用肾毒性药物,这是避免急性肾损伤的有效措施。

（二）积极处理原发病，祛除病因，早期干预，避免肾功能进一步恶化

对于大出血、低血容量性休克导致的急性肾衰竭，设法寻找出血部位并予以止血，早期的扩容，补充有效的循环血容量。感染与创伤所致的急性肾衰竭则要处理创伤病灶、采用有效的抗菌药物的同时予以补充有效的血容量。肾后性梗阻所致的急性肾衰竭则需要快速明确梗阻原因和梗阻部位后，予以超声或CT引导下的梗阻部位以上的穿刺引流，或者膀胱镜下祛除梗阻的结石，对于由此引发的感染或心律失常，只有在梗阻解除后再快速处理并发症，才能获得良好的疗效，逆转急性肾功能不全。

（三）维持体液酸碱平衡，纠正电解质紊乱

在急性肾衰竭的少尿期，直接威胁生命的是代谢紊乱、容量过负荷和氮质血症导致的内源性中毒。

1. 保持体液平衡　急性肾衰竭少尿期患者排水障碍，全身水肿，但是有效的循环血容量却不足，在补充血容量的同时，必然会面临补充血容量会增加患者的容量过负荷，增加肺水肿和加重水肿。每日入液量要坚持"量出为入，宁少勿多"的原则，在血流动力学尚稳定时，容量过负荷所导致的高血压、肺水肿和心力衰竭，可以通过早期的使用利尿剂或者透析方法予以改善。每日输液量为前一日的尿量加上显性失水量约400ml。在肾衰竭的多尿期，尿量明显增多后，要特别注意水和电解质的监测，尿量过多可适当补充葡萄糖、林格液，用量为尿量的1/3～1/2。

2. 维持电解质平衡　血钾低于6mmol/L时严格限制含钾高的食物和药物，如血钾≥6mmol/L时必须立即处理，措施包括禁用库存血，口服钠型离子交换树脂15～30g，25%～50%的葡萄糖液加胰岛素（4g：1IU）静脉滴注，10%葡萄糖酸钙10～20ml稀释后缓慢静脉注射，5%碳酸氢钠100ml静脉滴注，及早进行血液透析治疗。多尿期则注意钾的丢失，防止低钾血症。

血钠的监测为补液量提供依据，少尿期的低钠血症多由血液稀释所致，提示体液过多，应该限制进水量即可纠正，无须补钠。只有当血钠低于120mmol/L，或同时伴有高血钾及代谢性酸中毒时才考虑补钠。明显的水过多，药物治疗无效，则立即行肾脏替代治疗。血钠急骤增高表明机体处于缺水状态，不必过分限制低张液体的摄入。

无症状的低血钙可经食物补充钙剂，必要时予以10%葡萄糖酸钙10～20ml稀释后缓慢静脉注射。对于高磷血症者禁食高磷食物。可以运用钙离子对抗高血镁。

3. 纠正代谢性酸中毒　轻度的酸中毒无须治疗，当HCO_3^-<10mmol/L或血pH<7.15时可考虑给予碳酸氢钠。

4. 急性肾衰竭的血液透析治疗的指征　无尿2d或少尿3d；每日体重增加2.0kg以上；皮肤水肿、肺水肿、胸腔积液；恶心、呕吐；出血倾向或出现神经、精神症状。或实验室检查达到以下指标：血清肌酐>707μmol/L；血清尿素氮>28.56mmol/L；血清钾>6.0mmol/L；血清HCO_3^-<15mmol/L；血清尿素氮每日上升>10.71mmol/L或血清钾每日上升>1.0mmol/L。在考虑血液透析的同时需要掌握相对禁忌证：如休克、低血压；心功能不全或严重心律失常不能耐受体外循环；严重出血倾向；恶性肿瘤晚期；脑血管意外；未控制的严重糖尿病或精神失常不能配合治疗者。

（四）急性肾衰竭的药物治疗

1. 利尿剂　由于急性肾衰竭的患者常发生体内容量过多，袢利尿剂，特别是呋塞米是目前临床上最常用的利尿剂之一，在血容量充足、血压稳定的情况下，从小剂量开始用，避免大剂量所致的耐药和耳毒性。

2. 血管活性药物　小剂量多巴胺2～5μg/（kg·min）曾在临床上被广泛用于急性肾衰竭的防治，然而大量的研究证实，小剂量多巴胺会使急性肾衰竭的患者肾脏灌注恶化，不能减少透析和死亡率，对肾脏无保护作用，临床上不应常规使用。中大剂量多巴胺也常作为心源性休克和感染性休克的一线用药之一，可明显升高心输出量、平均动脉压、尿量和内生肌酐清除率。

多巴酚丁胺对β受体有较强的选择性，有正性肌力作用，能通过增加休克患者的心输出量而改善器官组织的灌注，能改善肾脏灌注，增加内生肌酐清除率。

去甲肾上腺素有着很强的 α 肾上腺能兴奋作用,是一种非常有效的血管收缩药物,用于严重的感染性休克治疗中,去甲肾上腺素通过提高肾脏灌注压力和使肾血管的阻力降低,从而增加肾血流量。精氨酸加压素治疗感染性休克及对肾脏的保护作用并不比儿茶酚胺类血管加压药更有优势。

血管紧张素转换酶抑制剂(ACEI)或血管紧张素受体拮抗剂(ARB):虽然 ACEI 可引起正常血压下的肾损伤,但是大量的研究证实,ACEI 和 ARB 可通过降低蛋白尿和延缓肾病进展起到保护肾脏的作用,两药联合治疗能更好地保护肾脏。

预防性使用心房利钠肽可以减少肾脏的替代,但对死亡率无明显影响。N-乙酰半胱氨酸对造影剂所致的急性肾损伤有较好的防治作用,但是对大手术后所致的急性肾损伤并无防治作用。

第三节　急性尿潴留

急性尿潴留是泌尿外科最常见的急症之一,患者发病急,尿液在膀胱内不能排出,表现为膀胱胀痛,体格检查下腹部膨隆,叩诊浊音,需要紧急诊断和处理。部分患者在尿潴留时尚有少量持续排尿,临床医师若不进行仔细体格检查容易忽视。以前列腺肥大的老年患者最多见。

一、病因

(一)机械性梗阻

膀胱出口和尿道的急性梗阻性病变或慢性梗阻性病变发生急性水肿、出血时都可引起急性尿潴留。较常见的急性梗阻性病变包括尿道损伤、结石、异物的突然堵塞、重症尿道炎、重症前列腺炎、前列腺梗死、膀胱颈挛缩等。膀胱肿瘤或急性膀胱炎引起膀胱内大量出血形成血块,阻塞尿道引起急性尿潴留。常见的慢性梗阻性病变包括良性前列腺增生、前列腺癌、嵌顿包茎、尿道狭窄。慢性梗阻性病变发生急性尿潴留往往有诱因,包括劳累、饮酒或者在处理慢性梗阻病变的过程中出现水肿、出血、疼痛、感染而诱发。

除了泌尿系统本身的疾病导致急性尿潴留外,来自尿道附近的盆腔病变压迫尿道,亦可引起尿潴留,如盆腔肿瘤、妊娠子宫压迫、长期便秘患者直肠内的粪块压迫、处女膜闭锁的阴道积血、直肠肿瘤的压迫等。

(二)动力性梗阻

膀胱尿道并无器质性梗阻性病变,尿潴留是由于排尿功能障碍所致。多见于手术麻醉后,麻醉性药物制剂、肌肉松弛剂的使用,特别是腰麻、肛管直肠手术后。中枢和周围神经急性损伤、炎症、肿瘤水肿出血可引起急性尿潴留,如脊柱结核、糖尿病、多发性硬化、脊髓空洞症、带状疱疹导致的感觉性麻痹,脊髓休克、脊索综合征导致的运动性麻痹,均可导致尿潴留。各种松弛平滑肌的药物如解痉药、抗组胺药、抗胆碱药、三环类抗抑郁药、α 肾上腺素能激动剂有时也能引起急性尿潴留。

其他高热、昏迷的患者,尤其是老人和小儿,易出现急性尿潴留,由于惊恐或者不习惯于卧床排尿等心理因素,也可以出现急性尿潴留。

二、临床特点

既往史:患者既往多有排尿无力、尿流变细,排尿淋漓不尽感或有尿道扩张、插管、前列腺手术史,或有尿潴留史。

症状与体征:急性尿路感染则有尿频、尿急、尿痛等尿路刺激症状。如果有消瘦、骨痛、排尿不畅提示前列腺癌。有明显近期的手术史或者使用松弛平滑肌药物史,则首先考虑与干预措施相关的急性尿潴留。患者出现长时间无尿伴下腹胀痛,局部体格检查发现下腹膨隆,膀胱区叩诊浊音,移动性,边界清晰,对于意识清晰者触之有胀痛。若在尿潴留的基础上突然出现腹痛,并有腹膜刺激症状,应考虑膀胱破裂的可能性,需要快速明确诊断和紧急处理。

三、诊断与鉴别诊断

急性尿潴留的诊断根据患者的既往史、排尿困难、出现的下腹胀痛,膀胱区叩诊浊音,可以临床诊断急性尿潴留,若不能明确,可急诊查膀胱超声即可明确诊断。

鉴别诊断主要是寻找引起急性尿潴留的病因。年轻人出现急性尿潴留首先考虑可能是神经系统疾病所致,尤其是急性脊髓炎、脊柱结核、糖尿病、脊髓空洞症等,需要结合病史和其他神经系统的症状体征,必要时查脑脊液、脊髓 MRI、血生化检查等明确诊断。女性尿潴留最常见于常年憋尿导致膀胱逼尿肌弛缓并失代偿,需要详细询问病史协助诊断。老年男性出现急性尿潴留首先考虑最常见的良性前列腺增生肥大所致,可以通过体格检查、超声或者盆腔 CT 明确诊断。有明确的手术史、外伤史、有易引起尿潴留的药物使用史者,根据时间的相关性,通过辅助检查予以确诊或排除。有明显尿路刺激症状者,予以检查尿液分析,若有脓尿、镜下血尿可以明确尿路感染,需要在使用抗生素前留取清洁中段尿标本,做微生物培养和药敏试验,以助后续的针对性治疗。

对于考虑心理因素所致的急性尿潴留,诊断前必须在泌尿外科排除器质性病变,才能诊断心因性尿潴留。

四、急诊处理

治疗原则是解除病因,尽快恢复正常排尿。

1. 病因明确,并有条件及时解除者　应立即去除病因,恢复排尿。如尿道结石或尿道异物,可在膀胱镜下取出结石或异物,尿潴留即可解除。

2. 对于即使病因明确,但是无法即时解除病因者　如尿道狭窄、水肿、外在的肿瘤压迫等,则先予以留置导尿缓解尿潴留,后续再处理原发病。

3. 缓解急性尿潴留的方法　导尿是解除尿潴留最直接和最有效的方法。导尿应在无菌操作下进行,避免将细菌带入膀胱,尿液应缓慢排出,为了避免膀胱内压迅速降低引起膀胱内出血,可以在排出部分尿液后,予以导尿管夹管后分次排出。对于老年人或者意识不清的患者,排尿功能难以短时间内恢复,则予以留置导尿。因尿道水肿或损伤、狭窄,导尿管无法置入者,可在无菌操作下行耻骨上膀胱穿刺造口术。由于腰麻和肛管手术后的尿潴留,可用针灸治疗,常选用中极、曲骨、阴陵泉和三阴交穴位,也可用穴位注射新斯的明 0.25mg。

4. 并发症的治疗　患者一旦发生膀胱破裂,应立即进行手术治疗。合并感染者予以早期使用抗生素,合并有心律失常者在解除尿潴留后如果仍然有快速心律失常,可以予以相应的抗心律失常药物。

(盛慧球)

学习小结

1. 少尿与无尿、急性肾衰竭的病因分类　肾前性、肾性和肾后性。

2. 少尿与无尿的诊断思路　是否是少尿、病因鉴别、寻找诱因。

3. 少尿与无尿的各系统的临床表现。

4. 急性肾衰竭的临床诊断与鉴别诊断。

5. 少尿与无尿的急诊处理原则。

6. 急性肾衰竭的急诊处理。

7. 急性尿潴留的诊断与鉴别诊断。

8. 急性尿潴留的急诊处理。

1. 哪些因素会引起少尿与无尿？

2. 急性肾衰竭有哪些临床表现、如何评价其实验室指标对诊断的价值？

3. 少尿与无尿急诊如何处理？

4. 如何判断急性尿潴留？

5. 急性尿潴留的急诊处理原则？

第十章　急性中毒

第一节　总论

一、概述

进入人体的化学物质达到中毒量,产生组织和器官损害引起的全身性疾病称为中毒(poisoning)。急性中毒发病急骤,症状重,疾病变化较快,若处理不及时,常常会危及生命。长时间接触小量毒物可引起慢性中毒。

二、病因和中毒机制

(一)病因

在美国,99%急性中毒为药物引起。在我国,急性中毒毒物为镇静催眠药、各种杀虫剂、抗精神病药、一氧化碳、酒精等。

1. 职业性中毒,在生产过程中接触有毒的原料、中间产物或成品发生的中毒。

2. 生活性毒物误食、意外接触毒物,用药过量,自杀、故意投毒的情况下,过量毒物进入人体都可以系中毒。

(二)中毒机制

1. 不同毒物的中毒机制不同,毒物通过多种机制产生毒性作用,包括:对组织的直接毒性作用如强酸和强碱;引起机体组织和器官组织缺氧如一氧化碳;抑制酶的活力如有机磷农药;破坏和干扰细胞膜的生理功能如四氯化碳;竞争相关受体如阿托品;影响新陈代谢功能如鼠药钠盐中毒在体内竞争性抑制维生素K的活性等。

2. 毒物的吸收、代谢和排出途径　不同毒物可以通过不同的途径进入人体:呼吸道、消化道及皮肤黏膜。毒物吸收后经血液分布至全身,主要在肝脏代谢。多数毒物代谢后毒性降低,但也有少数毒性增强。体内毒物主要以肾脏排泄为主,气体和易挥发物的还可以经呼吸道排出。

三、诊断及鉴别诊断

（一）毒物接触史

中毒诊断通常要根据接触史、临床表现、实验室毒物检查分析,还要与其他症状相似的疾病进行鉴别诊断后再进行诊断。但对不明原因的发绀、周围神经麻痹、贫血、白细胞减少、血小板减少及意识障碍、肝肾功能损害患者都要想到中毒。

（二）临床表现

不同化学物质急性中毒表现不完全相同,严重中毒时共同表现有昏迷、器官功能障碍等。

1. 皮肤黏膜表现

（1）皮肤及口腔黏膜灼伤:见于强酸、强碱、甲醛、苯酚、甲酚皂溶液等腐蚀性毒物灼伤。

（2）发绀:引起血液氧合血红蛋白减少的毒物中毒可出现发绀。

（3）黄疸:毒蕈、鱼胆或四氯化碳中毒损害肝脏会出现黄疸。

2. 眼球表现　瞳孔扩大见于阿托品、莨菪碱类等中毒;瞳孔缩小见于有机磷、氨基甲酸酯类杀虫药、阿片类中毒等;视神经炎见于甲醇中毒。

3. 神经系统表现

（1）昏迷:见于镇静或麻醉药中毒、有机溶剂、窒息性毒物、农药中毒等。

（2）谵妄:见于阿托品、酒精或抗组胺药中毒。

（3）肌纤维颤动:见于有机磷、氨基甲酸酯类杀虫药中毒。

（4）惊厥:见于窒息性毒物或异烟肼中毒,有机氯或拟除虫菊酯类杀虫药等中毒。

（5）瘫痪:见于蛇毒、河豚毒素、三氧化二砷、可溶性钡盐或磷酸三邻甲苯酯等中毒。

（6）精神失常:见于一氧化碳、酒精、阿托品、二硫化碳、有机溶剂、抗组胺药等中毒,成瘾药物戒断综合征等。

4. 呼吸系统表现

（1）呼出特殊气味:酒精中毒呼出气有酒味;氰化物有苦杏仁味;有机磷、黄磷、铊等有蒜味;苯酚、甲酚皂溶液有苯酚味。

（2）呼吸加快:水杨酸类、甲醇等兴奋呼吸中枢,中毒后呼吸加快;刺激性气体中毒引起脑水肿时,呼吸加快。

（3）呼吸减慢:催眠药或阿片类中毒时过度抑制呼吸中枢导致呼吸麻痹,使呼吸减慢。

（4）肺水肿:刺激性气体、有机磷或百草枯等中毒常发生肺水肿。

5. 循环系统表现

（1）心律失常:洋地黄、夹竹桃、蟾蜍等中毒时兴奋迷走神经,拟肾上腺素药、三环类抗抑郁药等中毒时兴奋交感神经和氨茶碱中毒等通过不同机制引起心律失常。

（2）心脏骤停:①心肌毒性作用,见于洋地黄、奎尼丁、锑剂或依米丁等中毒;②缺氧,见于窒息性气体毒物中毒;③严重低钾血症,见于可溶性钡盐、棉酚或排钾利尿药中毒等。

（3）休克:不同毒物中毒都可通过不同途径引起有效循环血容量相对和绝对减少发生休克。

6. 泌尿系统表现　中毒后肾脏损害有肾小管堵塞、肾缺血或肾小管坏死,导致急性肾衰竭,出现少尿或无尿。

7. 血液系统表现　砷化氢中毒、苯胺或硝基苯等中毒可引起溶血性贫血和黄疸;水杨酸类、肝素或双香豆素过量、毒蛇咬伤中毒等引起凝血障碍致出血;氯霉素、抗肿瘤药或苯中毒可引起白细胞减少。

8. 消化系统表现

（1）中毒性肝损害:磷、硝基苯、毒蕈、氰化物。

（2）中毒性胃肠炎:重金属、强酸、强碱。

（三）实验室检查

急性中毒时,应常规留取剩余的毒物或可能含毒的标本,必要时进行毒物分析或细菌培养。据临床诊断及治疗需要,作相应的辅助检查。毒物检测理论上是最为客观的诊断方法,但受技术条件及毒物理化性差异的限制,往往患者体内并不能检测到毒物,因此,毒物分析不能完全替代医师临床思维及判断。

（四）鉴别诊断

对于不明原的昏迷、抽搐、休克、呼吸困难除要考虑有中毒的可能性,还须除外 DKA 昏迷、低血糖昏迷、中暑、急性脑血管疾病等。

四、救治原则及措施

（一）救治原则

治疗原则包括中止毒物接触、清除未吸收的毒物、促进吸收毒物排出、解毒药、复苏和重症监护支持治疗。

1. 立即终止毒物接触　立即将患者撤离中毒现场,转到空气新鲜的地方;立即脱去污染的衣服;用温水或肥皂水清洗皮肤和毛发上的毒物,用清水彻底冲洗清除眼内的毒物。

2. 对急性中毒昏迷的患者,要保持呼吸道通畅,维持呼吸和循环功能;密观生命体征变化情况。严重中毒出现多器官功能衰竭时立即采取有效急救复苏措施,稳定生命体征。

3. 尽早足量使用特效解毒剂。

4. 对毒物不明的中毒患者,以对症处理为先和早期器官支持为主。

（二）救治措施

1. 清除体内尚未吸收的毒物　根据毒物吸入人体途径的不同,采用不同的清除方法。吸入有毒气体时,立即将患者撤离中毒现场,安置在通气良好处,积极吸氧,以排除呼吸道内残留气体。由皮肤接触毒物者,立即脱去被污染的衣物,针对不同毒物用不同液体清洗皮肤。当有毒物污染眼睛时,立即用清水反复冲洗。大多数毒物为经口摄入,最直接的排毒方法是催吐、洗胃和导泻。

（1）催吐:当患者服毒量小,神志清楚且合作时,让患者饮温水 300~400ml,然后用手指或压舌板刺激咽后壁或舌根,诱发呕吐。如此反复,直到胃内容物完全吐出。

（2）洗胃:必须特别注意以下几点。

1）用于口服毒物 6h 内效果最好,即使超过 6h 者,多数情况仍需洗胃。

2）吞服强腐蚀性毒物、食管静脉曲张者,不宜进行洗胃。

3）对于深度昏迷、呼吸衰竭、惊厥者,可先进行气管插管后,再下胃管。

4）防止胃穿孔或出血,吸入性肺炎或窒息等。

5）原因不明者多以清水洗胃,已知毒物种类,则选用特殊洗胃液,详见表 10-1。

表 10-1　洗胃液的选择及注意事项

洗胃液	常见适用药物	注意事项
2%碳酸氢钠	有机磷杀虫药、苯、汞等	敌百虫及强酸中毒禁用
1:5 000 高锰酸钾	镇静催眠药、有机磷杀虫药、氰化物等	对硫、磷中毒禁用
10%药用炭悬液	河豚、生物碱及其他多种毒物	
生理盐水	砷、硝酸银等	
液状石蜡	汽油、煤油、甲醇等	口服液状石蜡后再用清水洗胃
10%氢氧化镁悬液	硝酸、盐酸、硫酸等	
5%~10%硫代硫酸钠	氰化物、汞、砷等	
3%~5%醋酸、食醋	氢氧化钠、氢氧化钾等	
牛奶、蛋清、植物油	腐蚀性毒物	
石灰水上清液	氟化钠、氟乙酰胺等	

（3）导泻及灌肠:洗胃后灌入泻药,常用盐类泻药,如20%硫酸钠或硫酸镁15g溶于水后口服或经胃管注入,一般不用油类泻药,以免促进脂溶性毒物吸收。

（4）吸附剂:活性炭40g加入300ml温水后,洗胃后注入,然后从胃内抽出。反复数次,可吸附部分有毒物质。蛋清、牛奶、面糊等,可保护胃黏膜,黏附毒物,适用于口服腐蚀性毒物的患者。

2. 促进已吸收毒物排出,解毒药物的使用详见表10-2。

表10-2 常见毒物及解毒药

特殊解毒药	中毒物
阿托品	毛果芸香碱、毒扁豆碱、有机磷农药
盐酸戊乙奎醚（长托宁）	有机磷农药
碘解磷定、氯解磷定	有机磷中毒、神经性毒气中毒
纳洛酮	阿片类药物
硫代硫酸钠	氰化物
亚硝酸异戊酯、亚硝酸钠	氰化物
亚甲蓝	亚硝酸盐、苯胺、硝基苯
乙酰胺	氟乙酰胺、氟乙酸钠
氟马西尼	苯二氮䓬类
酒精	甲醇、乙二醇
二巯基丙醇、二巯基丁二酸钠、二巯基丙磺酸钠	砷、汞、锑、金、铋、铬、镉
依地酸钙钠	铅、镉、锌、铜、钴
奥曲肽	磺脲类药物
青霉胺	铅、汞、铜
去铁胺	硫酸亚铁
抗蛇毒血清及蛇药	毒蛇咬伤
鱼精蛋白	肝素
去铁胺	铁中毒和铝中毒
甲吡唑	甲醇、乙二醇
乙酰半胱氨酸	对乙酰氨基酚
维生素 B_6	异烟肼、肼及其衍生物
胰高血糖素	β 受体阻滞剂、钙通道受体阻滞剂
维生素 B_{12}	氰化物中毒
地高辛特异性抗体	强心苷中毒
葡萄糖酸钙	氟化物、钙通道受体阻滞剂
氯化钙	氟化物、钙通道受体阻滞剂
碳酸氢钠	钠通道受体阻滞剂

（1）强化利尿和改变尿液酸碱度:目的在于增加尿量和促进毒物排出。碱化尿液可加速弱酸性毒物排出,酸化尿液有利于弱碱性毒物排出。

（2）血液净化:是促进某些已吸收毒物清除的主要措施,一般在摄毒后3h内进行效果比较好,超过12h效果不佳。

1）血液透析:用于清除血液中分子量小于500Da和水溶性强、蛋白结合率低的毒物。

2）血液灌流:体外循环,毒物被吸附后,再将血液输回患者体内。此法对分子量500~40 000Da水溶性和脂溶性毒物均有清除作用,是目前常见的血液净化方式。

3）血浆置换:本疗法用于清除蛋白结合率高、分布容积小的大分子毒物,特别是生物毒（如蛇毒、蕈中毒）及砷化氢等溶血毒物中毒。

（3）高压氧治疗：尤其对于一氧化碳中毒是特效抢救措施，可促进碳氧血红蛋白解离。

3. 及时足量使用特效解毒剂，使用解毒剂应遵循早期、足量、尽快达到治疗有效量，防止副作用的发生。注意解毒剂的合理配伍。

4. 复苏

（1）呼吸支持：呼吸衰竭者，给予氧疗，必要时建立人工气道，行机械通气治疗。

（2）循环支持：循环衰竭者，予液体复苏，必要时加用血管活性药物。

（3）昏迷：低血糖昏迷者静脉注射葡萄糖；地西泮中毒昏迷中静脉注射氟马西尼；急性酒精中毒者静脉注射纳洛酮；昏迷，伴颅内压增高者静脉注甘露醇。

（4）惊厥：静脉注射地西泮 $5\sim10mg$（或 $0.1\sim0.2mg/kg$）。无效时，苯妥英钠 $15\sim18mg/kg$（$50mg/min$）静脉滴注，或苯巴比妥 $100\sim200mg$ 肌内注射或静脉注射。

5. 对症处理　目前为止，很多急性中毒无特效解毒剂治疗。治疗目标位对症治疗，保护重要脏器功能，维持机体内环境稳定，纠正电解质和酸碱平衡失调。

第二节　急性有机磷杀虫药中毒

案例 10-1

患者，女性，34 岁，因与家人争吵后自服"敌敌畏"约 100ml。体格检查：昏迷状，双侧瞳孔缩小，直径约 1mm，对光反射迟钝。全身皮肤湿冷，呕吐物中可闻及浓烈大蒜味，大小便失禁，口腔分泌物明显增多，双肺可闻及大量湿啰音。急诊诊断：急性有机磷杀虫药中毒。

思考：该患者属于哪种程度的急性有机磷杀虫药中毒？下一步急诊的处理是什么？

急性有机磷杀虫药中毒（acute organophosphorus pesticide poisoning，AOPP）为临床常见中毒。我国每年发生的中毒病例中 AOPP 占 $20\%\sim50\%$，病死率 $3\%\sim40\%$。AOPP 起病急、进展快，及时、规范的干预及救治可明显降低 AOPP 的死亡率。有机磷农药按毒性分为四类：剧毒类，如甲拌磷、内吸磷、对硫磷等；高毒类，如甲基对硫磷、甲胺磷、氧乐果、敌敌畏等；中毒类，如乐果、乙硫磷、敌百虫、二嗪农、毒死蜱等；低毒类，如马拉硫磷、辛硫磷、氯硫磷等。

一、病因

1. 生活性中毒　主要由于误服、故意吞服，或滥用有机磷农药治疗皮肤病、驱虫等而引起中毒。

2. 使用中毒　在使用过程中，施药人员因药液污染皮肤或湿透衣服由皮肤吸收，或吸入空气中有机磷农药造成的中毒。

3. 生产中毒　主要在有机磷生产过程中污染手、皮肤、吸入呼吸道引起的中毒。

二、主要中毒表现及诊断要点

（一）临床表现

AOPP 发病时间与毒物种类、剂量、侵入途径以及机体状态（如空腹或进餐）等密切相关。口服中毒在 $10min\sim2h$ 发病，吸入者在数分钟至半小时内发病，皮肤吸收者 $2\sim6h$ 发病。典型的中毒症状包括：

1. 胆碱能危象（cholinergic crisis）

（1）毒蕈碱样症状（muscarinic signs），也称 M 样症状，毒蕈碱样症状为中毒后最早出现的症状，主要是副交感神经末梢过度兴奋，表现为平滑肌痉挛和腺体分泌增加。患者可出现瞳孔缩小、胸闷、气短、呼吸困难,恶心、呕吐、腹痛、腹泻、大小便失禁、大汗、流泪和流涎、双肺湿啰音,严重者发生肺水肿。

（2）烟碱样症状（nicotinic signs）：也称为 N 样症状,主要由乙酰胆碱在横纹肌神经肌肉接头处蓄积过多所致,主要表现为肌纤维颤动,甚至全身肌肉强直性痉挛,也可出现肌力减退或瘫痪,严重者因呼吸肌麻痹可引起呼吸衰竭。

（3）中枢神经系统症状：早期可表现出头晕、头痛、疲乏、无力等症状,继后出现烦躁不安、谵妄、惊厥、抽搐,严重者可出现昏迷、中枢性呼吸循环功能衰竭。

2. 中间综合征（intermediate syndrome,IMS） 又称为中间期肌无力综合征,其发病机制与神经肌肉接头传递功能障碍、突触后膜上骨骼肌型烟碱样乙酰胆碱受体（nicotinic acetylcholine receptor,nAChR）失活有关。在 AOPP 后 1~4d,个别 7d 后出现的以曲颈肌、四肢近端肌肉、第Ⅲ~Ⅶ和第Ⅸ~Ⅻ对脑神经所支配的部分肌肉及呼吸肌麻痹为特征性临床表现的综合征。患者可表现为转颈、耸肩、抬头、咀嚼无力,睁眼、张口、四肢抬举困难,腱反射减弱或消失,不伴感觉障碍。严重者迅速出现呼吸衰竭、死亡。

3. 有机磷迟发性神经病（organophosphate induced delayed polyneuropathy,OPIDP） 可能与神经靶酯酶的抑制、老化及轴突发生变性等有关。少数患者在急性中毒症状消失后 1 个月左右出现感觉及运动型多发神经病。

4. 反跳 指 AOPP 患者,特别是乐果、马拉硫磷口服中毒者,临床症状好转后数天至一周病情突然急剧恶化,再次出现 AOPP 症状,甚至发生昏迷、肺水肿或死亡。其原因可能与皮肤、毛发、胃肠道或误吸入气道内残留的有机磷毒物继续吸收或解毒剂减量、停用过早有关。

5. 多脏器损害

（1）心脏损害：与有机磷对心脏的直接毒性作用和间接毒性作用有关,可能原因为缺氧、干扰心肌细胞膜离子通道、血流动力学异常、炎症等作用相关,可出现心电图和心肌酶学的改变,个别患者可因此猝死。

（2）肺损害：早期肺水肿主要是由于乙酰胆碱堆积引起的 M 效应,使腺体分泌增加,大量分泌物、积聚于肺泡内而引起。

（3）肝、肾损害：有机磷及其代谢产物对肝细胞有直接损伤作用,部分患者可出现不同程度肝功能异常,并有发生急性爆发性肝衰竭可能。肾脏损害大多表现轻微,主要以血尿、蛋白尿为主,且多数肾功能损害为可逆性。

（4）血液系统损害：发生急性溶血,但临床相对少见,其症状常被 AOPP 其他临床表现所掩蔽。

（5）局部损害：部分患者接触有机磷后可发生过敏性皮炎,严重者可出现剥脱性皮炎;消化道损害可表现为化学性炎症甚至黏膜糜烂,严重者出现消化道出血;眼部污染时可出现结膜充血、接触性结膜炎。

（二）实验室检查

1. 全血胆碱酯酶活力 乙酰胆碱酯酶活力下降（60%~80%）能较好反映神经突触乙酰胆碱酯酶活力受抑程度,是判断急性有机磷中毒程度、疗效和预后的重要依据。

2. 毒物检测 患者血、尿、粪便或胃内容物中可检测到有机磷或其特异性代谢产物成分。然而,绝大多数 AOPP 通过病史、临床表现及胆碱酯酶活力即可确诊。

3. 非特异性指标 一些非特异性指标可为病情评估提供参考,但由于缺乏特异性,临床实践中可根据情况选用。

（三）诊断

通过明确的有机磷农药接触史,典型临床表现,结合胆碱酯酶活力测定,一般无须毒物检测即可临床诊断此病。

1. 中毒程度分级

轻度中毒：胆碱酯酶活力降至 50%~70%,有轻度 M 样症状。

中度中毒:胆碱酯酶活力降至30%～50%,出现典型的M样和N样症状。

重度中毒:除毒蕈碱样症状及烟碱样症状外,出现肺水肿、呼吸功能衰竭、昏迷、脑水肿等重要脏器功能衰竭的临床表现,全血胆碱酯酶活力在正常值30%以下。

2. 鉴别诊断　AOPP应与中暑、急性胃肠炎或脑炎、脑血管意外、阿片类中毒等鉴别,尚需与氨基甲酸酯类杀虫剂、沙蚕毒素类、毒蕈中毒等中毒鉴别。除此之外,在诊断过程中应注意合并症的鉴别诊断,如吸入性肺炎、外伤、合并其他毒物中毒等。

三、救治措施

(一)现场急救

AOPP患者早期可能因胆碱能危象出现呼吸功能衰竭,部分患者出现心脏骤停,因此,患者脱离中毒环境后,应初步评估患者生命体征,维持生命体征稳定,呼吸、心跳停止者立即行心肺复苏术,同时给予足量解毒剂应用。衣物、皮肤等被有机磷农药污染者,脱去污染的衣物,用肥皂水清洗污染的皮肤、毛发。无催吐禁忌证时尽早进行现场催吐,有条件的可在现场予以解毒剂,保持气道通畅,开通静脉通道,并尽快将患者转运至有救治条件的医疗机构。

(二)阻止毒物吸收

彻底清洗皮肤毛发,以终止与毒物的接触,避免毒物继续经皮肤黏膜。眼部接触者应立即用清水或生理盐水冲洗。经消化道接触者,应尽快予以洗胃、吸附等肠道去污措施。

1. 洗胃与催吐　洗胃应在中毒后尽早进行,早期、彻底的洗胃是抢救成功的关键。对明确AOPP中毒的患者宜用温清水、2%碳酸氢钠(敌百虫禁用)或1:5 000高锰酸钾溶液(对硫磷禁用)洗胃。凡口服有机磷中毒者,在中毒后4～6h内均应该洗胃。口服有机磷量大,中毒程度重的患者,若就诊时已超过6h,仍可以考虑洗胃。

2. 吸附剂　活性炭是一种安全有效的吸附剂。除非患者有肠梗阻,洗胃后均可给予活性炭增强肠道毒物清除效果,50～100g/次。

3. 导泻　常用导泻药物有硫酸钠(15～30g)、硫酸镁(20～30g)、20%甘露醇(250ml),可口服或经胃管注入。婴幼儿和心血管系统功能不稳定者慎用。

(三)解毒剂

肟类复能剂和抗胆碱药是目前AOPP的主要特效解毒剂。解毒剂的应用遵循早期、足量、联合、重复应用原则。

1. 复能剂　复能剂可复活被抑制的胆碱酯酶,直接与有机磷化合物结合使其失去毒性,对横纹肌神经肌肉接头阻断有直接对抗作用。氯解磷定具有使用简单、安全、高效等优点,推荐作为解救AOPP的首选复能剂。首次剂量推荐见下表,随后以0.5～1.0g,每2h 1次肌内注射,随后可根据病情酌情延长药物间隔时间,疗程一般为3～5d左右,严重病例可延长用药时间(表10-3)。

表10-3　常用复能剂首次推荐剂量　　　　　　　　　　　　　　　　　　　　　　　　　　　　单位:g

药物名称	轻度中毒	中度中毒	重度中毒
氯解磷定	0.5～1.0	1.0～2.0	1.5～3.0
碘解磷定	0.4	0.8～1.2	1.0～1.6

2. 抗胆碱药　此类药物通过阻断乙酰胆碱的M样作用,减轻或消除AOPP的M样症状,对抗有机磷所致的呼吸中枢抑制、肺水肿、循环衰竭等作用,对N样症状及胆碱酯酶活力的恢复无效。使用原则为早期、适量、反复、个体化,直至M样症状明显好转或达"阿托品化"后维持。

(1) 阿托品:是目前最常用的抗胆碱药,患者应迅速给予足量的阿托品,并使其达到"阿托品化"。阿托品化指标包括口干、皮肤黏膜干燥、颜面潮红、肺部啰音显著减少或者消失、瞳孔较扩大、心率加快等。需要注意的是,使用过程中,不能因盲目的要求"达标"而无限止的使用阿托品,否则易导致阿托品过量或者中毒。主张"在观察中用药和用药中观察"及个体化原则。

首剂用量参考表 10-4 中推荐,一般首次给药 10min 未见症状缓解即可重复给药。

表 10-4　常用抗胆碱药治疗急性有机磷杀虫药中毒首次剂量推荐　　　　　　　　　　　　　　　　　单位:mg

药物	轻度中毒	中度中毒	重度中毒
阿托品	2~4	4~10	10~20
戊乙奎醚	1~2	2~4	4~6

阿托品中毒表现为瞳孔明显扩大、颜面绯红、皮肤干燥、原意识清楚的患者出现意识模糊、谵妄、幻听、狂躁不安、抽搐或者昏迷。严重者可直接呈现中枢抑制而出现中枢性呼吸、循环功能衰竭。

(2)盐酸戊乙奎醚:是具有选择作用的抗胆碱药,主要对 M_1、M_3、M_4 受体,对心率影响小,用药剂量小,作用时间长,生物半衰期长,重复用药次数少。用药达标的指征为("长托宁"化):口干、皮肤干燥、肺部啰音减少或者消失、心率和瞳孔不作为判断指标。

(四)其他治疗

血液净化在 AOPP 的治疗中尚有争议。在实施期间要严密监测患者的中毒症状,及时调整解毒剂的用量。血液净化方式首选血液灌流。对于合并肾功能不全、MODS 等情况时,应该考虑联合血液透析或 CRRT 治疗。

第三节　拟除虫菊酯类、氨基甲酸酯类、有机氮类杀虫药中毒

案例 10-2

患者,男性,17 岁,学生,毕业考试后与家人吃饭,饭后与家人争吵,争吵后步入卧室睡觉,家人 2h 后发现其躺在地上呼之不应,旁边散落一地农药,药品名:速灭杀丁,家属立即拨打 120 急救。15min 120 救护车到达,送到医院急诊室。

思考:该患者属于急性菊酯类中毒哪一种类型? 急诊需行哪些处理?

一、拟除虫菊酯类杀虫药中毒

拟除虫菊酯类农药是模拟天然除虫菊素由人工合成的一类杀虫剂,其中毒机制为选择性抑制神经细胞膜钠通道"M"闸门的关闭,使除极化期延长,引起感觉神经反复放电,脊髓中间神经及周围神经兴奋性增强,导致肌肉持续收缩。本类药物有溴氰菊酯(敌杀死)、杀死菊酯(速灭杀丁)、二氯苯咪菊酯(除虫精)、胺菊酯等。

(一)病因

急性中毒主要见于生产或使用不当、自服或误服使毒物进入体内所致。

(二)主要中毒表现及临床要点

1. 临床表现　急性中毒的潜伏期因中毒途径而不同。经皮中毒的全身中毒表现较口中毒轻,但黏膜、皮肤的刺激症状明显,如感觉异常、麻木、烧灼感、瘙痒、刺痛等,并常有面红。呼吸道吸入者,先表现为呛咳、流涕等黏膜卡他症状,随之出现神经系统和消化系统症状。经口中毒则全身症状明显,消化系统主要表现为恶心、呕吐及腹痛。呼吸系统有气促和呼吸困难,也可发生肺水肿。心血管系统一般是先抑制后兴奋,也可出现各类心律失常。神经系统是这类农药主要的靶组织,可出现头昏、头痛、口唇及肢体麻木、烦

躁不安、肌肉颤动和抽搐、意识模糊和昏迷等。

2. 诊断及严重程度分级 通过有毒物的接触史,典型临床表现及全血胆碱酯酶活性正常,尿液中毒物测定有助于诊断。

(1)中毒程度分级

轻度中毒:常见症状有头痛,恶心,呕吐,食欲缺乏,全身乏力,视物模糊。口服中毒者消化道症状更为明显,可有上腹部灼痛。

中度中毒:除轻度中毒的表现上,尚有嗜睡,流涎,胸闷,四肢肌肉震颤,抽搐,心律失常和肺部干啰音。

重度中毒:有四肢痉挛,角弓反张,呼吸困难,肺水肿,发绀和昏迷。

(2)鉴别诊断:急性拟除虫菊酯类农药中毒应与氨基甲酸酯类及有机氮类杀虫药中毒相鉴别(表10-5)。

表10-5 氨基甲酸酯类、拟除虫菊酯类及有机氮类杀虫药中毒的诊断及治疗

杀虫药类型	诊 断 依 据	治 疗 要 点
氨基甲酸酯类 呋喃丹、西维因、叶蝉散、涕灭威	接触史 临床表现:M、N 样症状及中枢神经系统症状。 实验室及辅助检查:全血胆碱酯酶活力降低	清除毒物 应用阿托品治疗,禁用胆碱酯酶复活剂
拟除虫菊酯类 溴氰菊酯、氰戊菊酯、氯	接触史 临床表现:四肢肌肉震颤、抽搐、角弓反张等	清除毒物,必要时予血液净化治疗,积极控制抽搐
有机氮类 杀虫脒	接触史 临床表现:发绀、意识障碍、出血性膀胱炎等 实验室检查及辅助检查:血液中高铁血红蛋白增加	清除毒物,必要时予血液净化治疗。治疗高铁血红蛋白血症:小剂量亚甲蓝 对症治疗

(三)救治措施

1. 清除毒物 迅速脱离中毒环境,去除染毒衣物,用碱性液体冲洗污染部位,受污染的皮肤用清水或者肥皂水反复清洗,口服中毒者宜用2%~5%碳酸氢钠溶液彻底洗胃,洗胃后灌入药用炭,继而用硫酸镁导泻,忌用油类泻药。严重中毒者,可用血液灌流方式早期吸附毒素净化血液。

2. 口腔分泌物较多者 可用阿托品治疗,但不宜进行阿托品化。

3. 控制抽搐 角弓反张者可应用苯二氮䓬类或巴比妥类药物。有抽搐、惊厥可用地西泮(安定)5~10mg 肌内注射或静脉注射。

4. 对症支持 利尿以加速毒物排出,维持重要脏器功能及水、电解质平衡。注意控制体温避免高热,保持呼吸道通畅防治吸入性肺炎等并发症。

二、氨基甲酸酯类杀虫剂中毒

氨基甲酸酯类农药(carbamates)用作农药的杀虫剂,除草剂、杀菌剂等。这类杀虫剂分为五大类:萘基氨基甲酸酯类、苯基氨基甲酸酯类、氨基甲酸肟酯类、杂环甲基氨基甲酸酯类、杂环二甲基氨基甲酸酯类。除少数品种如呋喃丹等毒性较高外,大多数属中、低毒性。可通过皮肤,消化道和呼吸道吸收。

(一)病因与病理表现

急性中毒主要是因自服或误服及生产、使用过程中操作不当所致。氨基甲酸酯类农药毒作用机制主要是抑制胆碱酯酶活性,由于氨基甲酸酯类农药与胆碱酯酶结合是可逆的,胆碱酯酶活性较易恢复,故其毒性作用较有机磷农药中毒为轻。

(二)主要中毒表现及临床要点

1. 临床表现 与轻度有机磷农药中毒相似,但一般较轻。轻度中毒可出现头昏,头痛,乏力,恶心,呕

吐,流涎,多汗及瞳孔缩小,以毒蕈碱样症状为明显,且可出现昏迷,肺水肿,呼吸衰竭,心肌和肝肾功能损害。血液胆碱酯酶活性轻度受抑制,因此一般病情较轻,病程较短,复原较快,中毒后不发生迟发性周围神经病。

2. 诊断及中毒程度分级 通过有毒物的接触史,典型临床表现及中毒后12h内全血胆碱酯酶活力轻,中度降低,呕吐物或清洗液中可测到相应毒物有助于诊断。

轻度中毒:可出现头晕、头痛、乏力、视物模糊、全身麻木、多汗、面色苍白、恶心、呕吐、瞳孔缩小、肌肉震颤等,脱离接触后一般在24h内恢复正常,全血胆碱酯酶活性往往在70%以下。

重度中毒:除上述症状加重外,并出现下列情况之一者,可诊断为重度中毒:①肺水肿;②昏迷脑水肿,全血胆碱酯酶一般在30%以下。

（三）急救措施

1. 清除毒物 发现农药中毒患者,应尽快使之脱离中毒环境。经口中毒的要紧急用2%碳酸氢钠溶液洗胃和盐类泻剂导泻。

2. 解毒治疗 阿托品为治疗氨基甲酸酯类农药中毒首选药物,以采用常规用量0.5~1mg口服或肌内注射为宜,不必应用过大剂量。由于氨基甲酸酯类农药在体内代谢迅速,胆碱酯酶活性恢复很快,肟类胆碱酯酶复能剂需要性不大;有些氨基甲酸酯类农药如急性西维因中毒,使用肟类胆碱酯酶复能剂反会增强毒性和抑制胆碱酯酶活性,影响阿托品治疗效果,故氨基甲酸酯类农药中毒一般不使用肟类胆碱酯酶复能剂治疗。

3. 对症支持 适当补液,促进毒物排泄,维持水、电解质平衡。

三、有机氮类杀虫药中毒

（一）病因

急性中毒主要是因自服或误服及生产或使用过程中操作不当接触所致。

（二）主要中毒表现及临床要点

1. 临床表现 经呼吸道和皮肤吸收者,接触后2~4h出现症状。经口中毒一般在30min~1h发病。表现为头晕、头痛、乏力、嗜睡、四肢麻木。重症者可有昏睡,甚至昏迷。此外尚可见抽搐、尿频、尿急、尿痛及尿血等症。

2. 诊断及中毒程度分级 通过有毒物的接触史,典型临床表现及血中高铁血红蛋白含量增加可诊断。

轻度中毒:主要表现有头痛、头昏、精神萎靡、四肢乏力、恶心呕吐、心悸,嗜睡和轻度发绀。

中度中毒:除上述症状加重外,可出现轻度昏迷,皮肤黏膜发绀及尿频、尿急、尿痛、血尿等出血性膀胱炎的表现。

重度中毒:患者出现昏迷、抽搐、发绀加重、瞳孔散大、二便失禁、少数患者有肺水肿。其致死的主要机制可能以直接麻痹作用和对心血管的抑制为主。

（三）急救措施

1. 应立即使中毒者脱离中毒现场,脱去衣服、鞋、帽。用肥皂水清洗污染部位,口服者应以2%碳酸氢钠溶液洗胃。

2. 神志清醒者,可以用大量的淡盐水或2%左右的小苏打水催吐。低钾者应予补钾纠正电解质紊乱。

3. 严重者速送至医院抢救。及时进行紧急的综合抢救治疗。

第四节　急性百草枯中毒

案例 10-3

患者,女性,38岁,因与家人争吵情绪低落,自服百草枯约30ml后出现恶心、呕吐胃内容物,2h后家属送达医院急诊,予以洗胃处理后,收入急诊内科病房治疗。住院期间,患者开始出现意识模糊、轻微呼吸困难,心电监护示氧饱和度下降(85%左右)。胸片:双肺纹理增多,双肺毛玻璃样改变。

思考:该患者发生急性呼吸衰竭的原因是什么？出现急性呼吸衰竭后是否应该进行氧疗？

百草枯是一种非选择性接触型除草剂,常因误服或自服引起急性中毒。目前,急性百草枯中毒已成为继有机磷农药中毒之后第二位、死亡绝对数第一位的农药中毒类型。因中毒后缺乏特效解毒剂及救治手段,具有极高的病死率。

一、毒理学特点及发病机制

百草枯毒理学分类上被列为中等毒性毒物,但由于具有很高的病死率,临床上列为剧毒毒物。目前关于其机制的研究主要有以下几个方面:

1. 百草枯对机体抗氧化防御系统的毒性机制是对机体氧化还原系统的破坏和细胞内的氧化应激反应。

2. 百草枯引起的细胞因子变化在急性肺损伤至肺纤维化中可能起关键作用。

3. 百草枯肺损伤可能与联吡啶阳离子产生胞内钙超载有关。

4. 内皮素可能与百草枯中毒引起的多器官功能衰竭有关,可作为评估多器官功能衰竭程度的临床指标之一。

二、主要中毒表现及临床要点

(一)临床表现

根据接触途径及剂量不同,潜伏期可从数分钟到数天不等。各系统表现:

1. 呼吸系统　肺为百草枯中毒主要靶器官,呼吸系统损害表现较突出,可有气短、胸闷、进行性呼吸困难及低氧血症表现,严重者1~3d内可迅速出现肺水肿和肺炎表现,可因ARDS致死。7d后存活患者其病情变化以进行性肺渗出性炎性病变及纤维化形成、呼吸衰竭为主。21d后肺纤维化进展缓慢,但仍有不少患者3周后死于肺纤维化引起的呼吸衰竭。有些患者早期可无明显症状,或仅有其他脏器损害表现,在数日后可迅速出现迟发性肺水肿和炎症表现,往往预后不良。

2. 消化系统　胃肠道及肝胆为主要靶器官,表现为口咽部及食管灼伤,恶心、呕吐、腹痛、便血等表现。肝损害表现为转氨酶升高及黄疸等。

3. 泌尿系损害　肾功能损害可出现在肺损伤之前,中毒数小时内可出现蛋白尿,血肌酐及尿素氮升高,严重者出现急性肾损伤。

4. 免疫系统　免疫器官可能为主要靶器官,突出表现为局部脏器及全身炎症反应。

5. 循环系统　可有胸闷、心悸表现,心电图可有T波、ST-T段改变,心律失常等。

6. 神经系统损坏　多见于严重中毒者,可有意识障碍表现。

7. 血液系统损坏　中毒早期可出现白细胞及中性粒细胞升高,个别患者可出现急性造血功能停滞。

8. 内分泌系统　部分患者可出现甲状腺功能减退。

9. 运动系统　个别随诊患者可出现股骨头坏死,可能与激素治疗有关。

10. 局部表现　皮肤污染可出现接触性皮炎,甚至出现灼伤。眼污染可出现刺激症状及结膜或角膜灼伤。

（二）诊断及严重程度分级

有百草枯接触史结合临床表现及毒物检测即可诊断。

轻度中毒:除胃肠道症状外,可有轻度中毒性肾病,早期尿液快速半定量检测百草枯浓度<10μg/ml。

中度中毒:在轻度中毒的表现上,具备以下表现之一者:①化学性肺炎;②中度中毒性肾病;③轻度中毒性肝病。早期尿液快速半定量检测百草枯浓度10~30μg/ml。

重度中毒:在中度中毒的基础上,具备以下表现之一者:①急性化学性肺水肿;②ARDS;③纵隔气肿、气胸或皮下气肿;④胸腔积液或弥漫性肺纤维化;⑤急性重度中毒性肾病;⑥MODS;⑦急性中度或重度中毒性肝病。早期尿液快速半定量检测百草枯浓度>30μg/ml。

其鉴别诊断主要与其他除草剂如乙草胺、草甘膦等中毒鉴别,应注意百草枯与其他农药混配中毒的可能,另外,还需与其他引起肺间质纤维化的疾病相鉴别。

三、急诊处理

1. 现场一般救治　大剂量接触者立即脱离现场。皮肤污染者,立即大量清水或肥皂水冲洗15min;眼污染时立即清水冲洗10min;口服者立即催吐及洗胃,采用"白+黑方案"进行全胃肠洗消治疗,"白"即蒙脱石散(思密达),"黑"即活性炭。具体方法:立即使用蒙脱石散30g溶于20%甘露醇250ml分次服用,再用活性炭30g加20%甘露醇250ml分次服用。

2. 早期胃肠营养及消化道损伤处理　口咽部及食管损伤往往在中毒2~3d后出现。

3. 早期血液灌流　早期血液灌流可起到清除毒物作用,宜在洗胃后立即进行,6h内完成效果较好,超出上述时限,仍有清除毒物效果。目前尚无令人信服的临床证据证明持续血液净化及反复血浆置换有益。

4. 糖皮质激素　首选甲泼尼龙,重症者500~1 000mg/d冲击治疗,连续3~5d,据病情酌情减量。

5. 抗凝及抗氧化治疗　百草枯中毒者可伴有肺部微循环障碍,血浆D-二聚体水平升高,积极给予抗凝治疗可改善预后。建议无出血倾向者,低分子肝素5 000IU皮下注射,1次/d。还原型谷胱甘肽可有效对抗百草枯过氧化损伤,每日2.4g静脉滴注。

6. 控制中毒性肺水肿　中毒性肺水肿和重度中毒性肺炎是百草枯中毒的主要死亡原因,肺纤维化是晚期死亡的主要原因。糖皮质激素及抗氧化剂是治疗的主要措施。

7. 合理使用环磷酰胺　建议肝肾功能恢复(一般2周)后,如仍有肺损伤,可使用环磷酰胺800mg加入生理盐水中静脉滴注一次,1个月后根据肺部CT决定是否重复使用。

8. 合理氧疗及机械通气治疗　原则上百草枯中毒不吸氧,因可促进氧自由基形成,加重肺损伤。但对于严重缺氧,动脉血气分析氧分压<40mmHg或血氧饱和度<70%者,应给予吸氧,吸氧不能改善症状时考虑机械通气。机械通气模式可采用无创或有创通气辅助呼吸。

9. 治疗肝肾损害和黄疸　给予积极保肝、利胆治疗,重视胆汁淤积性黄疸治疗。积极给予保护肾功能治疗,给予输液、利尿改善循环等综合治疗。

10. 维持内环境稳定　百草枯中毒后常出现低钾血症,给予积极补钾治疗,对于其他电解质紊乱及酸碱失衡,也应该积极处理。

11. 中医药治疗　丹参制剂、虫草制剂及血必净注射液合理使用有助于病情恢复。

百草枯中毒具有病情重、进展迅速、多脏器损害及极高的病死率等特点,目前尚无特效解毒药。百草枯中毒不仅仅是一个简单的医疗问题,更是一个带来严重影响的社会问题,只有全面禁止或严格限制百草枯的生产和使用,才能从根本上遏制百草枯中毒的发生。

第五节　急性灭鼠剂中毒

案例 10-4

患者，男性，39 岁，既往体健，5d 前，腰背部酸痛，突发血尿，尿色为鲜红色；口腔内多发血疱，牙龈出血；当地医院考虑为出血性膀胱炎，治疗后无好转。患者凝血功能明显异常，维生素 K 依赖的凝血因子缺乏，考虑为鼠药中毒，但患者否认毒物接触史，留取血样送毒检。给予维生素 K$_1$ 静脉滴注，复查凝血功能明显好转。毒物检测报告：血液中溴敌隆浓度超标。

思考：患者接下来的救治策略是什么？引起患者凝血功能紊乱的原因是什么？

一、抗凝血类中毒

1. 抗凝血类杀鼠剂病因及中毒机制　抗凝血类杀鼠剂典型药物为溴敌隆，当其进入机体后，竞争性抑制维生素 K，影响凝血因子（Ⅱ、Ⅶ、Ⅸ、Ⅹ）在肝内合成，从而影响凝血活酶和凝血酶的形成，使凝血时间和 PT 延长；并可破坏毛细血管致通透性增强，导致出血。

2. 主要中毒表现及临床要点

（1）临床表现：溴敌隆中毒临床表现特点是出血，误服后 2~3d 出现症状：皮下出血、鼻出血、牙龈出血、呕血、血便、血尿，如出血严重可导致休克，发生颅内出血，可出现相应症状。皮肤或眼污染后可引起灼伤。

（2）诊断

1）有明确的本品摄入史。对于隐匿式中毒应引起足够的重视，特别是同时出现多人发病时，应考虑到本病的可能。

2）实验室检查：PT 延长，血红蛋白降低。

3. 急救处理

（1）过量接触者立即脱离现场，及时清除毒物。口服量少者给催吐，后再给活性炭 50g 加水 300ml 口服，口服量大者给洗胃，有胃肠道出血者应谨慎。

（2）维生素 K$_1$ 为首选药物。轻度出血给予维生素 K$_1$ 10~20mg，3~4 次/d 肌内注射。重度出血给予维生素 K$_1$ 稀释后静脉注射及静脉滴注，用药应至出血停止、PT 正常为止。

（3）出血严重者给输鲜血或新鲜血浆，此为止血的最有效方法，但作用不持久，需与维生素 K$_1$ 合用；必要时给予凝血因子输注。

（4）同时给吸氧及维生素 C 等治疗。

二、痉挛剂中毒

典型代表药物毒鼠强，为剧毒化学药品，属小分子有机氮化合物，分子式为 $C_4H_8O_4N_4S_2$。

1. 病因及中毒机制　毒鼠强误服后主要通过口腔及咽部黏膜迅速吸收入血，对中枢神经系统，特别脑干，有兴奋作用，主要引起抽搐，可拮抗 γ-氨基丁酸（GABA）受体，使 GABA 失去对中枢神经系统的抑制作用，导致中枢神经系统过度兴奋而引起惊厥。中毒后若不及时抢救，多在 2h 内死亡。

2. 主要中毒表现及临床要点

（1）临床表现：毒鼠强中毒后影响多个系统。

1）神经系统：中毒后首发症状为头痛、头昏、无力、口唇麻木、有醉酒感，重者神志模糊、躁动不安，四肢抽搐，继而出现阵发性强直性惊厥，突然晕倒，癫痫样大发作。中毒很深者可于数分钟内因呼吸麻痹而死亡。脑电图改变与病情密切相关,并随病情转归而动态演变,是判断中毒程度和病情的一项较有意义的指标。

2) 消化系统:首发症状表现为恶心、呕吐、腹痛,重者甚至出现呕血、肝大及触痛。约 1/3 病例血清丙氨酸氨基转氨酶升高。

3) 循环系统:多数患者中毒后会出现心悸、胸闷,心律失常、部分心电图有心脏损伤或缺血表现。反复发作性抽搐导致的组织严重缺氧和酸中毒也可造成心肌继发损伤。

4) 泌尿系统:毒鼠强主要通过肾脏以原形从尿液中排出,排出速率较慢,每日以小于 25% LD_{50} 浓度排泄。极少出现急性肾衰竭,少数血尿素氮偏高。

(2) 诊断

1) 毒鼠强接触史;以癫痫样大发作等中枢神经系统兴奋为主的临床表现,凡发作迅速且抽搐者,首先应怀疑毒鼠强中毒。

2) 实验室检查:若突发不明原因的惊厥发作,应及时留取血、尿液或剩余食物、呕吐物等进行毒物检测,以明确诊断,指导治疗。毒物分析可明确诊断,其他常规检查也会出现异常表现。

3. 急救处理 目前尚缺乏明确的特效解毒剂,主要采取对症支持治疗,对不能排除有机氟类杀鼠剂中毒者,在明确诊断前可使用乙酰胺。

清除体内毒物

(1) 催吐:对于意识清晰、经口中毒<24h 的患者应立即催吐。

(2) 洗胃:对经口中毒的患者要进行彻底洗胃,洗胃时使用清水即可,每次洗胃液量为 300ml,直至洗出液澄清。中重度中毒的患者洗胃后要保留洗胃管,以备反复洗胃和灌入活性炭。

(3) 血液灌流:中重度中毒患者应早期进行血液灌流,直至癫痫症状得到控制。毒鼠强能广泛的分布于体内各个器官中,在脂肪中也有蓄积,机体排出毒鼠强的同时,各器官不断向血液中释放,因此,毒鼠强从体内清除的过程比较漫长。血液灌流能够及时有效地清除体内的毒鼠强,目前已成为治疗毒鼠强中毒的重要方法。

(4) 镇静止痉:建议使用苯巴比妥和地西泮,对于癫痫持续状态超过 30min,连续两次使用地西泮仍不能有效控制抽搐,应及时使用静脉麻醉剂或骨骼肌松弛剂。

(5) 对症支持治疗:密切监护心、脑、肝、肾等重要脏器功能,及时给予相应的治疗措施,维持呼吸循环的稳定,适当增加输液量。同时应用甘露醇、呋塞米脱水利尿,促进毒物的排泄,并减轻中毒及缺氧所致的脑水肿,保护肝、肾功能,维持水、电解质、酸碱平衡。

三、无机化合物杀鼠剂中毒

典型药物磷化锌可通过消化道和呼吸道吸收。口服或吸入时在胃及肺中可与胃酸和水反应,生成磷化氢二致中毒。

1. 主要中毒表现及临床要点

(1) 临床表现:神经系统、心、肝、肾、呼吸系统、消化道黏膜等的广泛损害。口服磷化锌急性中毒者,有胃肠道症状,并有发热、畏寒、头晕、心律失常等。严重者可出现中毒性肺水肿、中毒性肝病、中毒性肾损害、休克及中毒性脑病等。致死病例多是由于心脏损害所致。

(2) 诊断:毒物接触史结合相应临床表现。

2. 急救处理

(1) 立即脱离现场,按一般急救常规处理。

(2) 口服磷化锌者,应积极催吐、洗胃、导泻以排除胃肠道内残留物,即使就医时已延迟多时,仍应积极洗胃。

（3）对有症状者应至少观察24~48h,密切观察病情变化,特别是心电图变化。保护重要器官功能,给予足够的营养及维生素。

（4）尚无特效解毒剂,不能使用肟类药物。

（5）治疗以对症、支持疗法为主。要早期、积极处理昏迷、肺水肿及肝、肾损害等。

四、硫脲类杀鼠剂中毒

典型代表毒物安妥,属硫脲类杀鼠剂。

1. 病因　多为自服或误服,对人毒性较低。

2. 主要中毒表现及临床要点

（1）临床表现:安妥中毒症状发生稍晚,一般在口服后数小时后出现中毒症状,初为口部及胃灼热感;继之恶心、呕吐、口渴、口臭、全身无力、头晕。重症患者随着病情进展逐渐发生躁动、惊厥、意识模糊以致昏迷、休克、肺水肿、窒息。

（2）诊断:结合毒物接触史及相应临床表现、实验室检查、毒物化验结果可确诊。

3. 急救处理

（1）给予1:5 000的高锰酸钾液洗胃,禁用碱性溶液洗胃。皮肤污染用清水冲洗。

（2）积极预防和治疗肺水肿。应用糖皮质激素可取得良好效果。

（3）可用10%硫代硫酸钠20~50ml,静脉注射。

（4）对症支持疗法。

（5）脂肪可加速本品的吸收,应避免食用。禁用油类泻剂。

（6）半胱氨酸肌内注射可降低其毒性。

第六节　镇静催眠药及麻醉性镇痛药中毒

案例10-5

患者,女性,52岁,夜间不明原因歪倒于床下2h来诊。家人背入病房,入院后患者精神差,意识模糊,言语不清,四肢肌力差,体格检查不配合。入院后各项生命体征平稳,血气分析、血常规、心电图、颅脑CT等均未见异常。体格检查发现患者双侧瞳孔针尖样大小,再三追问患者服药情况,患者因平素失眠曾长期服用催眠药物,今日夜间曾有服用,服用量不详。

思考:该患者可明确为催眠药中毒,下一步的处理是什么?

一、镇静催眠药中毒

镇静催眠药(sedative hypnotics)对中枢神经系统具有抑制作用。一次服用过大剂量此类药物后可引起急性中毒,出现昏迷、呼吸抑制、休克等,甚至危及生命,称为急性镇静催眠药中毒(acute sedative-hypnotic poisoning)。镇静催眠药一般可分为巴比妥类(barbiturates)、苯二氮䓬类(BDZ)、非巴比妥非苯二氮䓬类和吩噻嗪类。

（一）病因及病理机制

急性中毒多因自服或误服。镇静催眠药均为脂溶性,易通过血脑屏障,作用于中枢神经系统。苯二氮䓬类的中枢神经抑制作用与增强γ-羟基丁酸(GABA)能神经的功能有关。巴比妥类主要作用于网状结构上行激活系统,使整个大脑皮质产生弥漫性的抑制,对中枢神经系统的抑制有剂量-效应关系。非巴比妥非苯二氮䓬类中毒的机制与巴比妥类相似。吩噻嗪类药物的药理作用复杂而多样化,其主要作用于整个脑干网状结构,经抑制神经突触的多巴胺受体而发挥作用。

(二)主要中毒表现及临床要点

1. 临床表现

(1)巴比妥类中毒:中毒症状与剂量正相关。

1)轻度中毒:表现为嗜睡、记忆力减退、言语不清、判断力及定向障碍。

2)中度中毒:患者昏睡或轻度昏迷,呼吸减慢,眼球震颤。

3)重度中毒:中枢神经系统抑制进行性加重,意识障碍和呼吸、心血管功能抑制程度较深,昏迷时间较长,并发症较多。长期昏迷患者可并发肺炎、肺水肿、脑水肿、肾衰竭而威胁生命。

(2)苯二氮䓬类中毒:特点是中枢神经系统受抑制,但无锥体外系和自主神经系统症状,如果出现长时间深度昏迷等严重症状,应考虑同时服用了其他镇静催眠药物或酒等。

(3)非巴比妥非苯二氮䓬类中毒:水合氯醛中毒除了主要对中枢神经系统有抑制作用外,还对心、肝、肾有较大的损害。因其能直接作用于血管运动中枢,心血管抑制多较重。

(4)吩噻嗪类中毒:特点是除了嗜睡、昏迷外,锥体外系反应明显,表现为肌张力增强、震颤、牙关紧闭等。另外,还有拮抗 α 肾上腺素能神经的相关表现。

2. 诊断

(1)病史:有口服或注射药物过量史。应留取中毒者的呕吐物、胃内容物、血和尿标本,以备鉴定和作毒物分析。

(2)相关临床症状。

(3)实验室检查:①血液、尿液、胃液中药物的定性及定量测定,对诊断有参考意义;②动脉血气分析、血氧饱和度监测可以了解呼吸抑制程度;③血液生化检查如血糖、转氨酶、尿素氮、肌酐、电解质等及心电监护,可判断机体损害程度。

(三)急救处理

1. 抢救治疗原则　清除毒物,密切监护,有特效解毒剂的应及时应用,维持多个受抑制器官的基本生理功能,知道机体通过多种途径将药物全部代谢和排出体外。

2. 特效解毒疗法　巴比妥类、非巴比妥类非苯二氮䓬类、吩噻嗪类中毒无特效解毒药。氟马西尼是苯二氮䓬类拮抗剂,能通过竞争抑制苯二氮䓬受体而阻断苯二氮䓬等药物的中枢神经系统作用,剂量为0.5mg/次,缓慢静脉注射,需要时重复使用,总量可达 2mg。

3. 维持昏迷患者的重要脏器功能　保持气道通畅,必要时给予机械通气;对于有深度昏迷或有呼吸抑制表现者,可适量使用中枢兴奋剂;出现低血压多由于血管扩张所致,予适当液体复苏,必要时,考虑给予血管活性药物治疗;支持及对症治疗。

二、麻醉镇痛药中毒

(一)病理机制

阿片类药物常见的有阿片、吗啡、海洛因等,一次性过量使用或频繁应用可引起中毒。吗啡对中枢神经系统的毒性表现为既兴奋,又抑制的双重作用,但以抑制为主。吗啡不仅抑制大脑皮质的高级中枢,还对延髓呼吸中枢有强大的选择性抑制作用。大剂量吗啡抑制延髓血管运动中枢和释放组胺,使周围血管扩张而导致低血压和心动过缓。

(二)主要中毒表现及临床要点

1. 临床表现

(1)轻度急性中毒患者表现为头晕、头痛、恶心、呕吐、兴奋或抑郁,或有幻觉、失去时间和空间感觉,还可伴便秘、尿潴留及血糖增高。

（2）重度中毒时有昏迷、针尖样瞳孔、高度呼吸抑制三大特征。可先出现短暂兴奋症状,如呕吐、烦躁不安、谵妄、面色潮红、心动过速;但很快进入抑制期,面色苍白、发绀、感觉迟钝、肌肉无力、呼吸缓慢、瞳孔缩小、昏迷,继之出现叹息样呼吸或潮式呼吸,最后呼吸衰竭死亡。

2. 诊断　结合吸毒史及相应临床表现诊断并不困难,采集残留毒物、呕吐物、胃内容物和尿液作化学定性检查有助于明确诊断。

（三）急救处理

治疗原则:清除毒物,使用解毒药物。

特效解毒剂:

（1）烯丙吗啡（纳洛芬,nalorphine）:因化学结构与吗啡相似,故可竞争性拮抗吗啡的药理作用。用法:首剂 5~10mg 静脉注射,于 2min 后仍未见呼吸增快和瞳孔扩大,则可再注射 10mg;当药物显效后,每隔 15~20min 肌内注射 1 次,但总剂量不应超过 40mg。

（2）纳洛酮（naloxone）:是阿片受体专一结合的竞争性的拮抗剂,用药后同样能迅速地逆转阿片碱的中毒症状。用法:0.4~0.8mg,肌内注射或静脉注射,重症患者视病情可隔十几分钟至 3h 重复注射,直至症状改善。

（3）必要时应用呼吸兴奋剂:发现呼吸进行性变浅变慢,血氧饱和度持续下降时,可应用呼吸兴奋剂,必要时,机械通气。

（4）对症支持治疗。

第七节　急性酒精中毒

案例 10-6

患者,男性,33 岁,因一个多小时前饮白酒一斤（具体度数不详）,出现恶心、呕吐伴心慌,呕吐物为胃内容物,无呕血、腹痛、腹泻、大小便失禁等表现,被亲友扶入诊室。患者烦躁不安,可应答,言语含混不清,语无伦次,口唇红润,颈软,双肺呼吸音清晰。心率 100 次/min,律齐,心脏各瓣膜听诊区未闻及病理性杂音。腹部体格检查无特殊。急诊诊断:急性酒精中毒。

思考:该患者属于急性酒精中毒哪一期? 是否需留院观察? 急诊需行哪些检查及处理?

急性酒精中毒是指患者短时间内一次性饮入大量酒精（乙醇）或含酒精饮料后出现的中枢神经系统功能紊乱状态,多表现为行为或意识异常,严重者损伤脏器功能,进而危及生命。

一、病因及发病机制

（一）病因

多因一次摄入过量酒精或酒类饮料所致,中毒剂量有个体差异。

（二）发病机制

饮酒后酒精经胃和小肠在 30min~3h 内完全吸收,中毒量和致死量因人而异。急性酒精中毒的发病机制如下:

1. 中枢神经系统抑制作用　酒精具有脂溶性,可透过脑中神经细胞膜,影响脑神经细胞功能。小剂量酒精具有兴奋作用。随着血中酒精浓度增高,作用于小脑,可引起共济失调,作用于网状结构,引起昏睡或昏迷,极高浓度酒精抑制中枢引起呼吸、循环功能衰竭。

2. 代谢异常　可出现乳酸升高、酮体蓄积,导致代谢性酸中毒,糖异生受阻引起低血糖表现。

3. 低钾血症　可能与短时间内大量饮酒,引起钾盐摄入减少,频繁呕吐及洗胃导致钾丢失,酒精产生的利尿作用导致钾盐排出过多,内源性儿茶酚胺分泌增多,使钾离子向细胞内转移等因素有关。

4. 心脏毒性作用　酒精使心肌细胞膜通透性改变,心肌细胞完整性受破坏。酒精能抑制 Na^+-K^+-ATP 酶及 Ca^{2+}-ATP 酶的活性,导致心肌细胞兴奋性改变。

二、主要中毒表现及临床要点

(一)临床表现

急性酒精中毒临床大致又可分为三期:

1. 兴奋期　由饮酒开始逐渐发生,患者表现为欣快、精力充沛、易激惹;有的则沉默寡言、孤僻。同时伴有面色潮红或苍白、球结膜充血、心率加快、头昏、头痛等,呼气带酒味。血清酒精浓度达 500～1 000mg/L。

2. 共济失调期　患者步态不稳、动作笨拙、言语含糊、语无伦次,可伴有眼球震颤、复视、视物模糊及恶心、呕吐等。血清酒精浓度达 1 500～2 000mg/L。

3. 昏迷期　表现为沉睡,面色苍白、体温下降、皮肤湿冷、瞳孔散大、口唇发绀。患者陷入昏迷,有发生呼吸、循环麻痹而死亡的风险。血清酒精浓度达 2 500～4 000mg/L。

(二)实验室及辅助检查

1. 血清酒精浓度测试　血清酒精浓度与醉酒程度无良好相关性,无酒精成瘾者,血清酒精浓度达 4 000～5 000mg/L 可抑制呼吸致死。酒精成瘾者,血清酒精浓度 4 000mg/L 仅为轻度中毒。

2. 血液生化检查　急性酒精中毒者可出现低血糖、低血钾、低血镁及低血钙。严重者可见肝功能、心肌酶异常,急性酒精中毒可引起肝脏、心肌一过性损害。

3. 动脉血气分析　可有不同程度的代谢性酸中毒。

4. 心电图检查　有时可见心律失常。

(三)诊断及严重程度分级

1. 具备以下两点者,可临床诊断为急性酒精中毒:

(1) 明确的过量酒精或含酒精饮料摄入史。

(2) 有酒精中毒相关的表现,血液或呼出气体酒精检测酒精浓度>500mg/L。

2. 急性酒精中毒程度临床分级

(1) 轻度(单纯性醉酒):仅有情绪、语言兴奋状态的神经系统表现,嗜睡能被唤醒,神经反射正常存在。

(2) 中度:具备下列之一者为中度中毒。

①处于昏睡或昏迷状态或格拉斯哥昏迷量表评分>5 分且≤8 分;②具有经语言或心理疏导不能缓解的狂躁或攻击行为;③意识不清伴神经反射减弱的严重共济失调状态;④具有错幻觉或惊厥发作;⑤血液生化检测有以下代谢紊乱的表现之一者如酸中毒、低血钾、低血糖;⑥在轻度中毒基础上并发脏器功能明显受损表现,如与酒精中毒有关的心律失常,心肌损伤表现或上消化道出血、胰腺炎等。

(3) 重度:具备下列之一者为重度中毒。

①处于昏迷状态或格拉斯哥昏迷量表评分≤5 分;②出现微循环灌注不足表现,血压代偿性升高或下降(低于 90/60mmHg 或收缩压较基础血压下降 30mmHg 以上),昏迷伴有失代偿期临床表现的休克时也称为极重度;③出现代谢紊乱的严重表现,如酸中毒(pH≤7.2)、低血钾(血清钾≤2.5mmol/L)、低血糖(血糖≤2.5mmol/L)之一者;④出现重要脏器,如心、肝、肺、肾等急性功能不全表现。

中毒程度分级以临床表现为主,血中酒精浓度不同种族、不同个体耐受性差异较大,有时与临床表现并不完全一致。

（四）鉴别诊断

1. 复合中毒 酒精中毒后患者情绪失控再次服用其他药物或毒物表现为复合中毒者并不罕见，酒精加重镇静催眠类药物和有机磷农药中毒，减轻甲醇、乙二醇、氟乙酰胺毒性。

2. 诱发病损或并发症 急性酒精中毒后外伤常见，由于患者及陪同人员不能明确叙述病史，容易漏诊。急性酒精中毒能使原本基础疾病恶化。尽可能获得详实的病史，系统、细致的体格检查和必要的辅助检查有利于减少漏诊、误诊。

3. 双硫仑样反应 患者在应用某些药物过程中饮酒或饮酒后应用某些药物(抗生素)出现类似服用戒酒药双硫仑后饮酒的反应，多在饮酒0.5h内发病，主要表现为面色潮红、头痛、胸闷、气短、心率加快、呕吐、视物模糊等，严重者血压下降及呼吸困难，可能出现意识丧失或惊厥，极个别引起死亡。

三、急救处理

（一）急性酒精中毒治疗

1. 急性轻度酒精中毒者不需治疗，居家观察，注意保暖，侧卧防呕吐窒息。

2. 消化道内酒精促排措施 饮酒2h内无呕吐评估病情可能恶化的昏迷患者，或高度怀疑合并其他毒物摄入中毒者，或已留置胃管昏迷伴休克患者，可予以洗胃处理。洗胃时注意气道保护，防止误吸。

3. 药物治疗 ①促酒精代谢药物：美他多辛、乙醛脱氢酶激活剂等，适当补液，补充维生素B_1、维生素B_6、维生素C有利于酒精氧化代谢。②促醒药物：纳洛酮能特异性拮抗内源性吗啡样物质介导的各种效应，能解除酒精中毒的中枢抑制，缩短昏迷时间，建议首剂0.4或0.8mg加生理盐水10~20ml静脉推注，必要时加量重复。重度中毒者，首剂可用至0.8~1.2mg，用药30min后神志未恢复者，可重复给药。③镇静剂的应用：急性酒精中毒时应慎重使用镇静药物，烦躁不安或过度兴奋特别使用攻击行为时可用地西泮，肌内注射较静脉注射安全，注意观察血压、呼吸等生命体征。躁狂者首选氟哌啶醇，避免使用氯丙嗪、吗啡、苯巴比妥类镇静剂。④胃黏膜保护剂：胃黏膜H_2受体拮抗剂或质子泵抑制剂可常规应用于重度中毒尤其是消化道症状明显者。

4. 血液净化疗法与指征 酒精易溶于水，也具有亲脂性，血液灌流对体内酒精的清除作用存在争议，血液透析可直接将酒精和酒精代谢产物迅速从血中清除，需要时建议将血液透析作为首选，病情危重或经常规治疗病情恶化者并具备下列之一者可行血液净化治疗：①血清酒精含量超过4 000mg/L；②呼吸循环严重抑制的深度昏迷；③酸中毒(pH<7.0)伴休克表现；④重度中毒伴急性肾功能不全；⑤复合中毒或高度怀疑合并其他中毒并危及生命，根据毒物特点选择血液净化方式。

5. 抗生素应用 呕吐误吸导致肺部感染者，可使用抗生素治疗，但需注意诱发双硫仑样反应，用药期间宜留院观察。

6. 对症与支持治疗 对昏睡及昏迷患者应评估气道及通气功能，必要时气管插管。做好保护性约束，侧卧体位防窒息。维持酸碱、水和电解质平衡，纠正低血糖，脑水肿者给予脱水剂治疗。

（二）急性酒精中毒的急诊处置

在急性酒精中毒的诊治中，既要避免对病情评估不足延误诊治，又要避免过度医疗浪费资源。

1. 留院观察指征 留院观察或住院治疗适用于中、重度急性酒精中毒者。

2. 辅助检查的合理应用 中、重度中毒应常规行血电解质、葡萄糖浓度检查，有条件者行血气分析、血液或呼出气体酒精浓度测定，有基础疾病或出现并发症者应针对性进行检查。

3. 急性酒精中毒意识不清或不能准确叙述病史者 应常规查心电图，特别是既往有心脏病史或高危因素者，必要时复查。

4. 院前急救应注意的事项 现场救治和转运应严密观察生命体征，将呼吸道通畅作为重点，维持呼吸循环功能，酒后交通事故者应尽可能详细了解受伤史。

四、预后及并发症

不同酒类对人体损伤有所区别,急性酒精中毒经治疗若能生存24h多能恢复,若有心、肺、肝、肾病变,昏迷长达10h以上,或血中酒精浓度>4 000mg/L者,预后较差。并发重症胰腺炎、横纹肌溶解后病程迁延。造成死亡的主要原因为:①酒后外伤,特别是颅内出血,是医院内死亡的常见原因;②急性酒精中毒诱发脑卒中、心肌梗死也是常见致死、致残原因;③中毒后呕吐窒息并不罕见,若不能及时行气管插管等畅通呼吸道,患者可因窒息而死亡。

第八节　工业毒物中毒

案例10-7

患者,男性,41岁,因"被人发现意识障碍一个多小时"入院。一个多小时前患者在清理菜窖过程中被人发现意识障碍,伴呼吸困难,现场有3人共同发病,急救车到达现场时已有1人死亡。现场可闻及臭鸡蛋味,菜窖内可见大量腐败物。

思考:结合目前已有资料,考虑患者为什么疾病可能性大?

工业毒物急性中毒可分为生产性中毒和非生产性中毒两类,前者指生产过程中接触毒物,因毒物溢漏、防护不严、违规作业或意外事故等招致的中毒,后者指非生产需要而接触毒物引起的中毒。

一、硫化氢中毒

(一)病因及病理机制

1. 病因　生产性中毒:鞣制皮革、甜菜制糖、动物胶、造纸制浆,沼气池、下水道、内均可能产生硫化氢。非生产性中毒:硫化氢的火山喷发气,或危及大量人群的硫化氢公害性事故所致。

2. 发病机制　硫化氢是刺激性的窒息性气体,低浓度时与水形成氢硫酸对眼及呼吸道黏膜产生刺激作用;高浓度的硫化氢与细胞色素氧化酶的二硫键作用,抑制其活性,失去传递电子的能力,而阻断细胞的生物氧化还原过程,并与Fe^{3+}结合,使血红蛋白无法携氧,造成组织细胞内窒息缺氧。

(二)主要中毒表现及临床要点

1. 临床表现

(1)急性中毒

轻度中毒:眼和上呼吸道的刺激症状,头痛、头昏、恶心、乏力。眼结膜、鼻、咽黏膜充血,肺可有干啰音。

中度中毒:呼吸困难,呼气有硫化氢臭味,急性气管炎或支气管肺炎表现,眼刺激症状加重伴有视觉障碍,看光源周围有彩色环,角膜糜烂。共济失调及意识障碍。

重度中毒:接触高浓度硫化氢($>700mg/m^3$),中毒症状重,发病急,进展快,以中枢神经损害最为突出,谵妄,抽搐,昏迷,呼吸停止甚至死亡。

(2)亚急性中毒:反复接触低浓度硫化氢可出现局部刺激症状,缓慢产生神经系统症状,如头昏、头痛、记忆力减退等;长时间暴露于硫化氢约$10mg/m^3$以上浓度的环境,可能引起肺部损害(肺纤维化、慢性阻塞性肺疾病)。

2. 诊断及鉴别诊断　根据硫化氢接触史,临床表现及实验室检查:①硫化血红蛋白增多可作为诊断指标,但与严重程度不一致;②尿硫代硫酸盐含量可增高,但可受测定时间及饮食中含硫量等因素干扰;③动脉血气分析,动脉血 PaO_2 下降伴酸碱失衡;④胸片,中度以上中毒时,有相应的肺炎或肺水肿的 X 线影像改变可作出诊断。

本病需与一氧化碳或氰化物等引起的窒息及急性脑血管疾病、急性心肌梗死等相鉴别。

(三)急救处理

1. 脱离中毒环境　急性中毒者应沿上风迅速撤离,移至空气新鲜处,窒息者应立即施人工呼吸、心肺脑复苏术。

2. 解毒治疗　缺乏有明显疗效的解毒药物。

3. 高压氧治疗　争取早期作高压氧治疗。

4. 中毒性肺、脑损害的处理　早期短程大剂量皮质激素,对于严重的 ARDS 考虑机械通气治疗。

5. 对症处理　呼吸支持、控制抽搐、促醒、保护器官功能等。

6. 眼损害的处理　用2%碳酸氢钠溶液或清水冲洗,滴入醋酸可的松点眼液,4 次/d,可防治角膜炎。

急性硫化氢中毒经救治大多数可完全恢复,有少数严重中毒或反复多次中毒,可遗留包括神经症、前庭功能障碍、锥体外系统损害、精神障碍、中毒性心血管病变和中毒性肾损害等。

第九节　摇头丸中毒

一、病因及病理机制

摇头丸为人工合成毒品,一般以苯丙胺、甲基苯丙胺、亚甲二氧基甲基苯丙胺等为其主要成分。长期滥用机体极易产生依赖,其机制可能为大量摄入后导致内源性神经递质耗竭和生成障碍。

二、主要中毒表现及临床要点

(一)临床表现

服摇头丸后往往 30~60min 开始感受到药力作用,表现为主观同情心增强,感情移入,欣快感。

1. 交感神经的兴奋或刺激　可造成多汗、瞳孔扩大、心动过速、血压增高和精神运动冲动增强。5-羟色胺能兴奋,则可引出幻觉如感觉增强、失真、错觉、幻视、幻触等。中毒比较严重者出现严重的神经精神症状,包括昏迷、持续癫痫状态、脑出血、呼吸衰竭等。

2. 常见的心血管并发症　有血压上升、心动过速、心律失常、心悸、房室阻滞。严重者可发生心源性休克伴有血压骤降、肺水肿甚至心停搏等。致死者多由于心律失常加重所致。

3. 对横纹肌的作用　则有肌张力上升、痉挛、抽动及横纹肌溶解引起肾脏衰竭。也可导致多器官功能障碍。

(二)诊断

根据病史确诊不困难,对病史不清、症状可疑的,医护人员应该想到用过摇头丸之类毒品的可能,并注意并发症与合并症的存在。

三、急救处理

1. 保持呼吸道通畅,立即吸氧。

2. 用苯二氮䓬类药物使患者镇静。

3. 控制高血压和心动过速　不宜用 β 受体阻滞药。

4. 体温增高者必须立即降温,静脉补液纠正脱水。一般降温和适量苯二氮䓬类药就可以调整五羟色胺综合征。

5. 摇头丸中毒者常有脱水或高钠血症,所以适量补液是必要的,稳定内环境和电解质,控制抽搐惊厥或脑水肿,就需用苯巴比妥类处理。同时注意监测,预防横纹肌溶解症。

摇头丸中毒的预后尚可,只要及早对症处置抢救不困难。造成死亡者多由于心律失常、高热、脑出血成惊厥治疗不及时,严重者可死于 DIC 或多脏器衰竭。

第十节 急性气体中毒

案例 10-8

患者,女性,35 岁,因于工厂上班时突然出现呼吸困难 1h,头晕 2h 就诊,入院后逐渐出现有胸闷、气急、咳嗽,并有血性泡沫痰,急诊医师根据患者工作类型以及表现,初步诊断为:急性氯气中毒,立即给予呼吸机通气及相关支持治疗后 2 周好转出院。

思考:急性氯气中毒对呼吸道的损伤机制是什么?

一、刺激性气体——氯气中毒

(一)病因及发病机制

氯和组织中的水发生反应形成盐酸和次氯酸同时还有氯元素及氧自由基。氯气对呼吸道黏膜的刺激作用取决于接触的浓度和时间,整个呼吸道均可受累,导致肺水肿,由于刺激作用使局部平滑肌痉挛而加剧通气障碍,加重缺氧。高浓度吸入后还可刺激迷走神经引起心脏骤停。

(二)主要中毒表现及临床要点

1. 临床表现

(1)呼吸道损害:起病及病情变化迅速,可发生咽喉炎、支气管炎、肺炎或肺水肿,表现为咳嗽、咽痛、胸闷、呼吸困难等症状,肺部体格检查有干、湿啰音等阳性体征。重症患者可发展 ARDS,需机械通气治疗。少数患者有类似哮喘样发作,极高浓度时可引起声门痉挛或水肿窒息死亡。

(2)眼损害:氯气可引起急性结膜炎,高浓度时可引起眼灼伤。

(3)皮肤损害:可导致皮肤暴露部位急性皮炎或灼伤。

(4)并发症:主要有肺部继发感染、心肌损害及气胸、纵隔气肿等。

2. 诊断 根据氯气接触史,相关呼吸道黏膜或皮肤损害表现,以及相关的实验室检查结果,可作出诊断。

(三)急救处理

1. 立即脱离现场 将患者转运至通风安全的地方,注意保暖,眼和皮肤接触高浓度液氯时要立即用清水彻底清洗。

2. 轻度中毒者留院观察,如有喉头水肿,根据需要进行气管内插管或气管切开,保持呼吸道通畅。解除支气管痉挛、早期、适量短疗程使用糖皮质激素,机械通气可应用于呼吸衰竭的患者。

3. 积极防治肺部继发感染等并发症发生。

二、窒息性气体——一氧化碳中毒

急性一氧化碳中毒是吸入较高浓度一氧化碳后引起的急性脑缺氧性疾病;少数患者可有迟发的神经精神症状。部分患者亦可有其他脏器的缺氧性改变。

(一)病因与发病机制

一氧化碳与血红蛋白可逆性结合引起缺氧所致,一般认为一氧化碳与血红蛋白的亲和力比氧与血红蛋白的亲和力大230~270倍,形成碳氧血红蛋白,又由于碳氧血红蛋白的离解比氧合血红蛋白慢3 600倍,故碳氧血红蛋白较之氧合血红蛋白更为稳定,于是组织受到双重的缺氧作用。脑组织和脑细胞可发生严重的缺血缺氧性损伤,并导致中枢神经系统功能障碍。多巴胺、5-羟色胺等神经递质在迟发性脑病的发生发展中具有一定作用。

（二）主要中毒表现及临床要点

1. 临床表现　一氧化碳中毒严重程度与空气中的一氧化碳浓度和接触时间有密切相关。皮肤,口唇黏膜及甲床(重度中毒者)可呈樱桃红色。

（1）呼吸系统:胸闷,气促,合并肺部感染时可伴有发热,咳嗽,咳痰症状,肺部感染多为误吸所致。

（2）心血管系统:心悸,心率增快。

（3）中枢神经系统:头痛,恶心,呕吐,神志恍惚及不同程度的意识障碍。

部分急性一氧化碳中毒意识障碍恢复后,经2~60d的"假愈期",又出现下列临床表现之一者:①精神及意识障碍呈痴呆状态,谵妄状态或去大脑皮质状态;②锥体外系神经障碍出现帕金森综合征的表现;③锥体系神经损害(如偏瘫、病理反射阳性或小便失禁等);④大脑皮质局灶性功能障碍(如失语、失明等),或出现继发性癫痫。头部CT检查可发现脑部有病理性密度减低区;脑电图检查可发现中度及高度异常,需考虑迟发型脑病。

2. 诊断　患者有CO接触史,多为密闭空间内的炭火燃烧,有相对应的临床症状及相关实验室检查结果。

（1）血中碳氧血红蛋白测定:血碳氧血红蛋白测定为确诊金指标,正常人血液中含量为5%~10%,11%~20%为轻度升高,30%~40%为中毒,50%以上为重度中毒。

（2）血生化检查:可表现血清谷丙转氨酶一过性升高。乳酸盐及乳酸脱氢酶增高。合并横纹肌溶解症时,CPK明显增高。合并心肌损害心肌酶可有增高。

（3）心电图:部分患者可出现ST-T改变,亦可见室性期前收缩,传导阻滞或一过性窦性心动过速。

（4）脑CT(MRI):一氧化碳中毒典型改变为双侧大脑皮质下白质及苍白球或内囊出现大致对称的密度减低区。MRI早期可见双侧苍白球、侧脑室周围白质T_2加权像呈典型对称性高信号,T_1加权像呈等信号或低信号。

3. 中毒程度分级

（1）轻度中毒:出现剧烈的头痛、头昏、四肢无力、恶心、呕吐。血液碳氧血红蛋白浓度可高于10%。

（2）中度中毒:除有上述症状外,意识障碍表现为浅至中度昏迷,经抢救后恢复且无明显并发症者。血液碳氧血红蛋白浓度可高于30%。

（3）重度中毒:具备以下任何一项者。

1）意识障碍程度达深度昏迷或去大脑皮质状态。

2）患者有意识障碍且并发有下列任何一项表现者:①脑水肿;②休克或严重的心肌损害;③肺水肿;④呼吸衰竭;⑤上消化道出血;⑥脑局灶损害如锥体系或锥体外系损害体征。碳氧血红蛋白浓度可高于50%。

（三）急救处理

1. 应尽快让患者离开中毒环境。

2. 患者应安静休息,避免活动后加重心、肺负担及增加氧的消耗量。

3. 清理口腔及气道内的分泌物。

4. 吸氧　碳氧血红蛋白>25%时应给予高压氧治疗,转运途中及无条件进行高压氧治疗时可给予高浓度吸氧。

5. 急性一氧化碳中毒患者发生昏迷提示有脑水肿的可能性,通常2~4h即可出现脑水肿,24~48h达到高峰,应尽快应用脱水剂。

6. 防治并发症。

（四）并发症及预后

急性一氧化碳中毒时还可出现视神经损害、MODS 等并发症。急性中度以上一氧化碳中毒经过治疗后部分患者可遗留有痴呆、木僵型精神障碍、自主神经功能紊乱、发作性头痛、精神障碍、周围神经炎等后遗症。

第十一节　急性食物中毒

案例 10-9

患者,男性,48 岁,3h 前食用自行采摘的野生菌后出现腹痛、呕吐、腹泻、视物模糊等情况,家中共食者均有类似情况发生。大便为黄色稀水样便,无黏液、脓血。辅助检查提示:肝功能、肾功能轻度损害。急诊诊断:急性毒蕈中毒。

思考:该患者急诊需行哪些处理?

一、毒蕈中毒

毒蕈(noxious mushroom)即毒蘑菇,毒蕈外观与可食用菌种相似,易被误采食中毒,是一种常见的食物中毒。因毒蕈生物成分复杂,含有多种有毒成分,不同蕈种所含毒素各有差异,某一蕈种也可含有多种毒素。

（一）病因

多为误食毒蕈。

（二）主要中毒表现及临床要点

1. 临床表现　毒蕈中毒后临床表现各异,根据所食菌种不同,主要的毒物类型有胃肠毒素、神经毒素、溶血毒素、原浆毒素、肝毒素。根据毒蕈中毒的临床表现大致分为以下四型:

（1）胃肠炎型:主要表现为恶心、呕吐、腹痛、腹泻及流涎等,轻者对症治疗,多可较快好转,重者甚至出现休克、谵妄及昏迷,全身中毒症状严重,预后不良。

（2）溶血出血型:由溶血毒素引起,除胃肠炎症状外,尚有明显溶血,表现血红蛋白尿、溶血性黄疸、肝脾大及溶血性贫血等。严重者导致急性肾损伤。某些毒蕈毒素可引起血小板减少,导致皮肤紫癜、呕血或者黑便等现象发生。

（3）神经精神型:由毒蕈碱引起,临床表现为副交感神经兴奋症状,主要表现为:幻觉、狂躁、抽搐、惊厥、昏迷、呼吸抑制或者头昏、嗜睡、精神错乱,部分患者有迫害妄想类似精神分裂症表现;类似周围神经炎中毒性轴索病,四肢远端对称性感觉和运动障碍等。

（4）肝脏损害型:主要为毒肽和毒伞肽引起,此类毒素毒性极强,可造成肝、肾、心、神经系统等重要脏器严重损害,以中毒性急性肝损害为突出临床表现,可无症状或者仅有轻度乏力,迅速出现黄疸和肝功能异常,伴全身出血倾向,常并发 DIC,同时伴有不同程度的意识障碍,甚至发生急性重型肝炎出现肝性脑病。少数患者因中毒性心肌病变或中毒性脑病发生猝死,而肝损害表现尚不严重。

2. 诊断及鉴别诊断

（1）诊断:有食用毒蕈病史及相应临床表现多可诊断。

（2）鉴别诊断:神志清楚能提供明确进食野生蘑菇病史的患者或是同食者有相似症状时诊断并不困难,但如果患者病情严重,意识障碍不能提供相关病史。根据临床类型不同注意与相应疾病相鉴别,如急性爆发性肝炎、溶血性贫血、急性肾损伤、中枢神经系统疾病等。

（三）急救处理

1. 清除毒物　早期催吐洗胃，洗胃液可用1:2 000或1:5 000高锰酸钾液、1%~4%鞣酸溶液、浓茶或者含碘溶液。洗胃时间不受生理排空时间限制，尽量彻底洗胃。洗胃后予灌入活性炭吸附、硫酸镁导泻。

2. 抗胆碱药　适用于含毒蕈碱的毒蕈中毒，凡出现胆碱能症状，应及早使用。通常使用阿托品1mg皮下或肌内注射，酌情给药。

3. 巯基类络合剂　二巯基丙磺酸钠5ml作肌内注射（成人），2次/d，连用5~7d；二巯丁二钠：成人首剂用1~2g，以注射用水10~20ml稀释后静脉注射，其后每小时注射1g，共4~5g；细胞色素C 30mg/d，可降低毒素与蛋白质结合，加速毒素清除。

4. 糖皮质激素　适用于溶血毒素引起的溶血反应，对中毒性心肌病、中毒性肝病和脑神经病变有一定的治疗作用，其原则是早期、短程、大剂量。

5. 对症与支持治疗　积极纠正水、电解质、酸碱平衡紊乱；碱化尿液，有明显出血倾向者输入新鲜血浆，补充凝血因子、凝血酶原复合物；防治呼吸衰竭，必要时机械通气治疗；对有神经系统症状患者积极控制惊厥、抽搐；血液净化，适用于急性肾损伤患者，或对大多数毒蕈生物碱的清除有一定作用；保护其他脏器功能，预防DIC。

目前，毒蕈中毒仍缺乏理想的治疗方法及特效的解毒剂，临床针对毒蕈中毒后的不同临床表现及类型，分别采取相应的对症治疗措施，因此，加强普通人群的教育，尽量避免毒蕈中毒发生也尤其重要。

二、河豚毒素中毒

河豚毒素（tetrodotoxin，TTX）曾一度被认为是自然界中毒性最强的非蛋白类毒素，化学性质稳定，毒性强，0.5mg可致人死亡。毒素对神经细胞膜的钠通道有高度阻滞作用，可阻断神经冲动的传导，引起中枢神经和末梢神经麻痹，最后出现呼吸中枢和循环运动中枢麻痹而死亡。

（一）病因

多为进食河豚。

（二）临床表现

1. 有进食河豚的病史，起病急，绝大多数食用30min后发病。有明显的地区性和季节性。

2. 神经系统　中毒后首先出现口唇、舌尖麻木，并且有蚁走和辛辣感，继而全身麻木，共济失调，四肢无力、瘫痪，最后进入广泛的肌肉麻痹。其中，咽和喉最先麻痹。

3. 消化系统　胃肠道症状出现较早，主要表现为恶心、呕吐、腹泻和上腹部痛，腹泻多为水样便，偶有便血。

4. 呼吸系统　初为呼吸窘迫、呼吸频率快、呼吸表浅；继而呼吸困难，发绀明显；最后，呼吸肌进行性上行麻痹，为死亡的主要原因。

5. 循环系统　脉细数，出现多种心律失常，重者血压下降，最终导致循环衰竭。

6. 视觉系统　瞳孔先缩小而后散大或者两侧不对称，严重者瞳孔散大。

（三）急救处理

目前无特效解毒剂，主要采取综合对症治疗措施。

1. 早期及时催吐、洗胃、导泻。

2. 肌肉麻痹　可肌内或皮下注射1%盐酸士的宁，2~3ml/次，1~2次/d。

3. 解毒　应用莨菪类药物对抗河豚毒素对横纹肌的抑制作用。

4. 维持呼吸、循环功能、防治休克　应用糖皮质激素、必要时机械通气治疗维持氧合，血管活性药物稳定血流动力学。

三、鱼胆中毒

鱼胆中毒(fish bile poisoning)是因鱼胆汁中含有极具毒性的蛋白分解产物即胆汁毒素,造成细胞损伤,鱼胆中含有多种有毒物质,如氢氰酸、组胺等均可导致多器官损害。

（一）病因

多为进食生鱼胆。

（二）临床表现

1. 有进食鱼胆的病史,潜伏期为 0.5~12h。

2. 消化道症状　腹痛、恶心、呕吐、腹泻、大便呈水样或蛋花样。

3. 肝脏损害表现　肝区痛、黄疸、肝大等。

4. 肾脏损害表现　腰痛、尿少、水肿、蛋白尿、尿镜检有管型和红细胞、急性肾损伤。

5. 神经系统表现　可出现头昏、头痛、烦躁不安,可有末梢型感觉及运动障碍,如唇、舌及四肢远端麻木、双下肢周围神经瘫痪。重者可抽搐、昏迷。

6. 循环系统表现　可有心律失常、心脏扩大、心力衰竭、阿-斯综合征及休克等。

（三）急救处理

1. 清除毒物　催吐、洗胃、导泻、减少毒物吸收。

2. 保护脏器功能,治疗急性肾衰竭　早期进行血液净化治疗。

3. 对症治疗　可予以输液、利尿、碱化尿液、早期应用糖皮质激素等。

四、沙门菌属性食物中毒

沙门菌属(salmonella)为革兰氏阴性杆菌。能引起食物中毒的沙门菌主要是鼠伤寒沙门菌、猪霍乱沙门菌、肠炎沙门菌。

（一）病因及病理机制

中毒发生的原因主要是食品被沙门菌污染。沙门菌属中毒多见于夏秋两季。发病机制主要是沙门菌随食物进入消化道,并在肠道繁殖,之后经肠系膜淋巴组织进入血液循环,出现菌血症,引起全身感染。

（二）主要中毒表现及临床要点

1. 临床表现　潜伏期一般 12~24h,最短约为 6~8h,长者可达 48~72h。起病急,主要有以下五种临床分型:

（1）急性胃肠炎型:最多见,主要有畏寒、发热,体温可达 39℃ 以上,伴有腹痛、呕吐、腹泻,稀水便,深黄色或带绿色,有恶臭。腹泻严重者有酸中毒与休克。病程一般 2~4d,偶有长达 1~2 周者。重症患者可因循环衰竭而死亡。

（2）败血症型:起病多急骤,有发热、寒战、出汗及轻重不一的胃肠道症状,热型不规则或呈弛张热及间歇热,持续 1~3 周不等。败血型的患者多为儿童或兼有慢性疾病的成年人。

（3）类伤寒型:潜伏期比伤寒短,平均为 3~10d,病程也短(10~14d);病情多较轻,很少有肠出血或肠穿孔,但复发率较伤寒为高。

（4）类霍乱型(极重型):起病急,有剧烈的呕吐、腹泻,大便呈米泔水样,高热、畏寒、全身无力,患者可因严重脱水而致循环衰竭。

（5）类感冒型:头痛、头晕、高热、全身酸痛、关节痛、鼻塞、咽峡炎等上呼吸道症状。

2. 诊断及鉴别诊断　我国细菌性食物中毒中以沙门菌食物中毒占首位。确定诊断须对可疑食物、患者粪便和呕吐物进行细菌学检验,分离出病原菌株或菌体抗原凝集效价增高4倍以上有诊断意义。

鉴别诊断详见常见细菌性食物中毒的鉴别要点。

(1)胃肠炎型伤寒应与金黄色葡萄球菌、副溶血弧菌、变形杆菌引起的食物中毒及化学毒物与生物毒物引起的胃肠炎相鉴别。

(2)伤寒型和败血症型应与伤寒及副伤寒相鉴别,典型伤寒有玫瑰疹、相对缓脉、肝脾大,可发生肠穿孔、肠出血等并发症,而伤寒型及败血症型沙门菌感染则罕见或缺血,血清肥达试验及血、尿液、粪便培养有助于鉴别。

(3)局部化脓感染型与其他细菌感染引起的局部感染,临床上很难区别,需通过局部病灶脓液培养以资鉴别。

(三)急救处理

1. 根据不同的临床类型给予不同的治疗方法。

(1)一般胃肠炎型:给予易消化的清淡饮食,多饮水。该型容易出现脱水,及时补充体液并纠正电解质平衡,并短期合理使用抗生素治疗。

(2)类伤寒型、败血症型及严重胃肠炎型:除上述治疗外,应选用抗生素治疗,如已经分离出致病菌型,应根据其药敏试验结果选用药物。

2. 对症治疗

(1)高热时给予物理降温或使用解热镇痛药。

(2)烦躁不安给予镇静剂。

(3)抗休克,稳定血流动力学。

(梁显泉)

学习小结

1. 急性有机磷杀虫药中毒主要通过毒物接触史、典型临床表现,结合胆碱酯酶活力测定即可明确诊断。肟类复能剂和抗胆碱药是目前AOPP的主要特效解毒剂。解毒剂的应用遵循早期、足量、联合、重复应用原则。

2. 急性拟除虫剂菊酯类中毒的潜伏期长短不一,以神经系统和消化系统症状为主,神经系统是急性拟除虫剂菊酯类中毒的主要的靶组织。

3. 氨基甲酸酯类农药毒作用机制主要是抑制胆碱酯酶活性,使酶活性中心丝氨酸的羟基被氨基甲酰化,因而失去酶对乙酰胆碱的水解能力,氨基甲酸酯类农药不需经代谢活化,即可直接与胆碱酯酶形成疏松的复合体。

4. 有机氮农药中毒患者致死的主要机制可能以直接麻痹作用和对心血管的抑制为主或由严重的高铁血红蛋白血症造成的缺氧,加重组织或器官损害。

5. 抗凝血类杀鼠剂进入机体后,竞争性抑制维生素K,影响凝血因子合成,使凝血时间和PT延长。痉挛剂中毒可拮抗 γ-氨基丁酸(GABA)受体,使GABA失去对中枢神经系统的抑制作用,导致中枢神经系统过度兴奋而引起惊厥。

6. 急性百草枯中毒以急性肺损伤为主,伴有严重肝肾损害的全身中毒性疾病,重症患者多死于呼吸衰竭或多器官功能衰竭。百草枯中毒患者忌氧疗,因可加重百草枯引起的肺损伤,只有在严重缺氧,$PaO_2 < 40mmHg$ 或血氧饱和度 < 70% 者,才给予积极氧疗。

7. 吗啡对中枢神经系统的毒性表现为既兴奋,又抑制的双重作用,但以抑制为主。

8. 酒精可透过脑中神经细胞膜,影响脑神经细胞功能。小剂量酒精具有兴奋作用。高浓度酒精抑制延脑中枢引起呼吸、循环功能衰竭。

9. 硫化氢吸收后主要与呼吸链中细胞色素氧化酶结合,影响细胞氧化过程,造成组织缺氧;吸入极高浓度时,强烈刺激颈动脉窦,反射性地引起呼吸停止;也可直接麻痹呼吸中枢而立即引起窒息,产生"电击样"死亡。

10. 摇头丸中毒的临床表现多以神经系统的兴奋

性增高为表现，需要警惕横纹肌溶解症以及多器官功能障碍发生。

11. 一氧化碳与碳氧血红蛋白的亲和力比氧与碳氧血红蛋白的亲和力大 230～270 倍，碳氧血红蛋白的存在还影响氧合血红蛋白的离解，于是组织受到双重的缺氧作用。

12. 氯气对眼睛、黏膜和皮肤有高度刺激性，氯气对呼吸道黏膜的刺激作用是盐酸的 10～30 倍。

13. 毒蕈中毒的临床表现分型：胃肠炎型、溶血出血型、神经精神型、肝脏损害型。 沙门菌属性食物中毒临床分型为：急性胃肠炎型、败血症型、类伤寒型、类霍乱型（极重型）、类感冒型。

复习题

1. 急性中毒的急诊处理原则？

2. 急性有机磷杀虫药中毒的机制是什么？

3. 急性有机磷杀虫药中毒的临床表现？

4. 急性有机磷杀虫药中毒的急诊处理方法？

5. 急性拟除虫剂菊酯类中毒的临床表现有哪些？

6. 急性灭鼠药中毒的紧急处理措施及相关用量？

7. 抗凝血类灭鼠剂中毒有效的首选的治疗药物是？ 监测指标？

8. 痉挛类药物的首选治疗方案？

9. 急性百草枯中毒的主要靶器官是？ 有何临床表现？

10. 急性百草枯中毒时糖皮质激素类型的选择、剂量及使用方法？

11. 镇静催眠药中毒的发病机制？

12. 巴比妥类药物中毒严重程度分度及临床表现？

13. 饮酒同时服用哪些药物可导致双硫仑样反应？ 双硫仑样反应的临床表现？

14. 急性酒精中毒的急诊处理方法？ 洗胃及血液透析的适应证？

15. 急性氯气中毒常见临床表现？

16. 急性氯气中毒抢救措施？

17. 急性一氧化碳中毒的临床表现有哪些特征？

18. 急性一氧化碳中毒的急诊处理方法？

第十一章　环境及理化因素损伤

学习目标	
掌握	各类环境与理化因素损伤性疾病的概念、临床特点、处理原则。
熟悉	各类环境与理化因素损伤性疾病的发病机制。
了解	各类环境与理化因素损伤性疾病的预防。

第一节　淹溺

案例 11-1

患者,男性,10 岁,因在游泳池游泳溺水被紧急救起,现场拍背倒水效果差,5~6min 后急诊来院。体温 37℃,脉搏 130 次/min,呼吸 30 次/min,血压 85/50mmHg,患者意识恍惚,口唇发绀,呼吸浅快,两肺大量湿啰音。心电图示窦性心动过速。诊断:溺水合并吸入性肺炎。入院后给予平卧,鼻导管吸氧,畅通气道,清除呼吸道分泌物,生命体征监测和抗感染,维持水、电解质平衡等基础治疗。患者生命体征逐步平稳,各项化验指标逐渐恢复正常。

思考:对淹溺患者如何进行院前急救?

国际复苏联盟(International Liaison Committee on Resuscitation, ILCOR)将淹溺定义为一种于液态介质中而导致呼吸障碍的过程。淹溺并非时间上某一点的概念,其含义是气道入口形成一道液/气界面,它可阻止人进一步呼吸,在这一过程之后,无论患者存活或死亡都属于淹溺概念的范畴。淹溺(drowning)可分为淹没(submersion)和浸泡(immersion)。淹没指面部位于水平面以下或受到水的覆盖,此时数分钟后即可出现窒息与心脏骤停。浸泡是指头部露出于水平面之上,大多数情况下是借助于救生衣时的表现。

淹溺也可分为淡水淹溺和海水淹溺。淡水淹溺,吸入呼吸道的水属低渗,迅速通过肺泡壁毛细血管进入血循环。肺泡壁上皮细胞受到损害,肺泡表面活性物质减少,引起肺泡塌陷,进一步阻碍气体交换,造成全身严重缺氧。淡水进入血液循环,稀释血液,引起低钠、低氯及低蛋白血症。红细胞在低渗血浆中破坏而发生血管内溶血,引起高钾血症甚至心脏骤停。海水淹溺时,海水对呼吸道和肺泡有化学性刺激作用,肺泡上皮细胞和毛细血管内皮细胞受海水损伤后,大量蛋白质及水分向肺泡腔和肺泡间质渗出,引起肺水肿。高钙血症可引起心动过缓和各种传导阻滞,甚至心脏骤停;高镁血症可抑制中枢神经和周围神经功能,使横纹肌收缩力减弱、血管扩张、血压降低。

一、病因

1. 不会游泳,意外落水。
2. 在游泳过程中,时间过长力气耗尽或受冷水刺激发生肢体抽搐或肢体被植物缠绕等。
3. 在潜水区跳水,头撞硬物,发生颅脑损伤而溺水。
4. 潜水意外或投水自杀。
5. 游泳过程中疾病急性发作。

二、病理生理

当患者被水淹没时之后,淹溺者起初会屏住呼吸,在这一过程中,淹溺者会反复吞水。喉痉挛反射可能会暂时地防止水进入到肺内。然而最终这些反射会逐渐减弱,水被吸入肺内。

无论肺内水量多少,亦或是吸入海水还是淡水,这几种情况共同之处都是缺氧。海水淹溺与淡水淹溺的病理特点比较见表 11-1。

表 11-1　海水淹溺与淡水淹溺的病理特点比较

项目	海水淹溺	淡水淹溺
血液总量	减少	增加
血液形状	浓缩显著	稀释显著
红细胞损害	很少	大量
血浆电解质变化	钠、钙、镁、氯离子增加	钾离子增加、钠、钙、氯离子减少
室颤	极少发生	常见
主要致死原因	急性肺水肿、急性脑水肿、心力衰竭	急性肺水肿、急性脑水肿、心力衰竭、室颤

三、临床表现

淹溺者致心脏骤停后出现神志丧失、呼吸停止或大动脉搏动消失,处于临床死亡状态。近乎淹溺者患者临床表现个体差异较大,与淹溺者的淹溺时间、吸水量多少,吸入介质性质和器官损伤严重程度有关。

1. 症状　近乎淹溺者头痛或者视觉障碍、剧烈咳嗽、胸痛、呼吸困难和咯粉红色泡沫痰肺水肿表现。淹溺介质为海水者,口渴感明显,最初数小时可有寒战和发热。

2. 体征　淹溺者口腔鼻腔内充满泡沫或者污泥、皮肤发绀、颜面肿胀、球结膜充血和肌张力增加;精神和神志状态改变包括烦躁不安、抽搐、昏睡和昏迷;呼吸表浅、急促或停止,肺部可闻及干、湿啰音;心律失常、心动过缓或心搏停止;四肢厥冷。

跳水和潜水淹溺者可伴有头或颈椎损伤。

四、诊断

1. 有涉水及被淹史。

2. 血常规、尿常规　淹溺者常有白细胞轻度增高。吸入淡水较多时,可出现血液稀释,甚至红细胞溶解,血钾升高、血和尿中出现游离血红蛋白。吸入海水较多时,出现短暂性血液浓缩,轻度高钠血症或高氯血症。幸存者,10～30min 后恢复正常血容量和电解质浓度。无论淡水或海水淹溺,罕见致命性电解质紊乱,但溶血或急性肾衰竭时可有严重高钾血症。重者出现 DIC 的实验室监测指标异常。

3. 动脉血气分析　多数病例有明显混合性酸中毒;几乎所有患者都有不同程度的低氧血症。

4. 胸部 X 线检查　常显示斑片状浸润,有时出现典型肺水肿征象。住院 12～24h 吸收好转或发展恶化。疑有颈椎损伤时,应进行颈椎 X 线检查。

五、急诊处理

（一）院前急救

1. **现场急救** 尽快将溺水者从水中救出；迅速清除口鼻腔中污水、分泌物及其他异物；拍打背部促使气道液体排出，保持呼吸道通畅。

2. **心肺复苏** 心搏呼吸停止者，立即现场实施心肺复苏，气管插管和吸氧。复苏期间注意误吸。现场营救应尽一切可能。一旦将患者救出，除非有明显的不可逆死亡证据（尸僵、腐烂、断头、尸斑等），均应立即复苏，并在能够保持按压质量的前提下尽量转送到急诊室进一步治疗。患者转运过程中，不应停止心肺复苏。

（二）院内急救

进入医院后的处理包括进一步生命支持。所有近乎淹溺者应收住监护病房观察24~48h，预防发生ARDS。

1. **一般治疗** 包括：①供氧，吸入高浓度氧或高压氧治疗。有条件可使用人工呼吸机。②复温及保温，如患者体温过低，据情可采用体外或体内复温措施。③心电监护，溺水者容易发生心律失常，故心电监护不可或缺。④护脑措施，有颅内压升高者静脉输注甘露醇降低颅内压、缓解脑水肿。⑤易消化饮食，给予高营养的半流食。

2. **低渗溺水的治疗** 包括：①利尿排水，可用3%高渗盐水静脉滴注，同时应用利尿剂如呋塞米静脉注射等；②碱化尿液，目的是减轻溶血的伤害，保护肾脏，可用5%碳酸氢钠注射液静脉滴注；③降低血钾，对高血钾患者应紧紧采取降血钾措施，如应用钙剂、碱性药物、葡萄糖及胰岛素等。

3. **高渗溺水的治疗**。

4. **心脏骤停后综合征的治疗**。

六、预后

淹溺所致肺损伤和脑缺氧的严重程度与淹溺者吸水量、淹溺时间相关，与吸入淡水或者海水性质无关。治疗1h恢复神志的淹溺者预后好。由水中救出后到自主循环恢复的时间越短淹溺者的预后越好。约20%的淹溺者预后留有不同程度脑功能障碍、中枢性四肢瘫痪、锥体外系综合征和外周神经或肌肉损伤。近年来，淹溺病死率已明显下降。

第二节　中暑

案例 11-2

患者，男性，26岁，电焊工，因连续焊接作业6h，自感头晕，浑身发热，独自前往医院就诊，途中突发意识丧失，30min后被人发现，求救急救车送至当地医院救治。入院体格检查：神志不清，全身皮肤干烫，体温39℃，脉搏86次/min，血压80/50mmHg，呈轻度昏迷，颈项强硬可疑，双侧瞳孔等大，对光反射迟钝，两肺呼吸音粗，可闻及干、湿啰音，心率86次/min，心律齐，未闻及病理性杂音，腹软，肝脾肋下未及，移动性浊音阴性，双下肢无水肿，肌力检查不合作，肌张力增高，双侧巴宾斯基征阴性，四肢抽搐。辅助检查：颅脑平扫诊断为双侧筛窦右侧额窦炎症，脑内平扫未见异常；脑脊液常规及生化大致正常；肺部平扫诊断为两肺感染。经对症治疗半月后，仍处于植物状态，有不自主睁眼。经高压氧舱治疗1个月后有所好转，意识有时清楚，但四肢活动能力不协调，仍无法握笔坐起站立，大小便失禁，生活无法自理，语言能力明显减退，脑功能未能恢复。

思考：患者神志不清的原因是什么？

中暑(heat illness)是指人体在暑热天气、湿度大和无风的环境条件下,由于水和电解质丢失过多、散热功能障碍,引起的以中枢神经系统和心血管功能障碍为主要表现的热损伤性疾病。

根据发病机制和临床表现不同,通常将中暑分为热痉挛(heat cramp)、热衰竭(heat exhaustion)和热(日)射病(heatstroke,sunstroke)。上述三种情况可顺序发展,也可交叉重叠。热射病是一种致命性疾病,病死率较高。

一、病因及诱因

患者对高温环境适应能力减退,体内产热和吸收热量超过散热量是致病的主要原因。

1. 气候和环境的原因 大气温度升高(>32℃)、湿度较大(>60%)。

2. 自身原因 平时运动量小,尤其在室外活动少,对疾病的抵抗力和热耐受力较差。

3. 其他 有时气温虽未达到高温,但由于湿度较高和通风不良,亦可发生中暑。老年、体弱、疲劳、肥胖、饮酒、饥饿、失水、失盐、穿着紧身、不透风的衣裤以及发热、甲状腺功能亢进、糖尿病、心血管病、广泛皮肤损害、先天性汗腺缺乏症和应用阿托品或其他抗胆碱药而影响汗腺分泌等常为中暑的发病因素。如果机体产热大于散热或散热受阻,则体内就有过量的热蓄积,引起器官功能和组织的损害致中暑。

二、发病机制

热射病的发病机制是由于人体受外界环境中热原的作用和体内热量不能通过正常的生理性散热以达到热平衡,致使体内热蓄积,引起体温升高。

热痉挛的发生机制是高温环境中,人的散热方式主要依赖出汗。一般认为一个工作日的最高生理限度的出汗量为6L,但在高温中劳动者的出汗量可在10L以上。汗中含氯化钠0.3%~0.5%。因此,大量出汗使水和盐过多丢失,肌肉痉挛并引起疼痛。

热衰竭的发病机制主要是由于人体对热环境不适应引起周围血管扩张、循环血量不足、发生虚脱,热衰竭亦可伴有过多的出汗、失水和失盐。

三、临床表现

根据临床表现的轻重程度分为:先兆中暑、轻症中暑和重症中暑。

(一)先兆中暑

先兆中暑患者在高温环境工作或生活一定时间后,出现口渴、乏力、多汗、头晕、目眩、耳鸣、头痛、恶心、胸闷、心悸、注意力不集中,体温正常或略高,不超过38℃。

(二)轻症中暑

轻症中暑患者出现早期循环功能紊乱,包括面色潮红、苍白、烦躁不安、表情淡漠、恶心、呕吐、大汗淋漓、皮肤湿冷、脉搏细数、血压偏低、心率加快、体温轻度升高。

(三)重症中暑

重症中暑出现高热、痉挛、惊厥、休克、昏迷等症状。重症中暑按表现的轻重不同可分为三型。

1. 热痉挛 临床表现为四肢肌肉、腹部、背部肌肉的肌痉挛和收缩疼痛,尤以腓肠肌为特征,常呈对称性和阵发性。也可出现肠痉挛性剧痛。意识清楚,体温一般正常。热痉挛可以是热射病的早期表现,常发生于高温环境下强体力作业或运动时。

2. 热衰竭 表现为头晕、眩晕、头痛、恶心、呕吐、脸色苍白、皮肤湿冷、大汗淋漓、呼吸增快、脉搏细数、心律失常、晕厥、肌痉挛、血压下降甚至休克。中枢神经系统损害不明显,病情轻而短暂者也称为热晕厥(heat syncope),可发展为热射病。常发生于老年人、儿童和慢性疾病患者。

3. 热射病　可分为劳力性和非劳力性,前者常见于在高温、高湿或强烈的太阳照射环境中进行强体力劳动或剧烈运动的年轻人,后者多见于体温调节能力下降的老年人或体弱、有慢性疾病者,热应激机制失代偿,使中心体温骤升,导致中枢神经系统和循环功能障碍。

（1）劳力性热射病患者可发生横纹肌溶解、急性肾衰竭、急性肝衰竭、DIC或多器官功能衰竭,病死率较高。

（2）非劳力性热射病多发生于高温环境下居住于拥挤、通风不良的老年体弱人群,或有精神分裂症、帕金森病等慢性疾病患者。患者皮肤干热、发红、无汗,体温高达40~42℃甚至更高,可出现癫痫、谵妄、昏迷和瞳孔对称缩小,严重者出现休克、心力衰竭、肺水肿和脑水肿、ARDS、急性肾衰竭、DIC,常在发病后24h左右死亡。

四、实验室检查

可出现白细胞总数增加,中性粒细胞占比增高,血小板减少,凝血功能异常,尿常规异常,血清谷草转氨酶、谷丙转氨酶、乳酸脱氢酶(LDH)、肌酸激酶(CK)升高,电解质紊乱,呼吸性和代谢性酸中毒,心电图改变。怀疑颅内出血或感染时,应作颅脑CT和脑脊液检查。

五、诊断与鉴别诊断

在炎热夏季或高温环境中,遇有体温过高伴有昏迷的患者,尤其是发生于强体力劳动或剧烈运动之后,应首先考虑中暑诊断。诊断中暑前,须注意排除流行性乙型脑炎、细菌性脑膜炎、中毒性细菌性痢疾、脑型疟疾、脑血管意外、脓毒症、甲状腺危象、伤寒、抗胆碱药中毒等原因引起的高温综合征。

六、急救处理

（一）先兆及轻症中暑

先兆中暑患者应立即转移到阴凉、通风环境,口服淡盐水或含盐清凉饮料,休息后即可恢复。轻症者除口服淡盐水或含盐清凉饮料并休息外,对有循环功能紊乱者,可经静脉补充5%葡萄糖盐水。

（二）重症中暑

1. 热痉挛　主要为补充氯化钠,静脉滴注5%葡萄糖盐水或生理盐水1 000~2 000ml。

2. 热衰竭　及时补足血容量,防止血压下降。可用5%葡萄糖盐水或生理盐水静脉滴注,适当补充血浆。必要时监测中心静脉压指导补液。

3. 热射病

（1）将患者转移到通风良好的低温环境,使用电风扇、空调。

（2）给予吸氧。

（3）降温:降温速度与预后直接相关,体温越高,持续时间越长,组织损害越严重,预后也越差。应在1h内使直肠温度降至37.8~38.9℃。

体外降温:头部降温可采用冰帽、电子冰帽,或用装满冰块的塑料袋紧贴两侧颈动脉处及双侧腹股沟区。全身降温可使用冰毯,或用冷水擦拭皮肤。

体内降温:体外降温无效者,用冰盐水200ml进行胃或直肠灌洗;或用冰5%葡萄糖盐水1 000~2 000ml静脉滴注;用低温透析液进行血液透析。

（4）补钠和补液,维持水、电解质平衡,纠正酸中毒。低血压时应首先及时输液补足血容量,必要时应用升压药。

（5）防治脑水肿和抽搐:应用甘露醇。糖皮质激素有一定的降温、改善机体的反应性、降低颅内压作用,可用地塞米松。可酌情应用白蛋白。有抽搐发作者,可静脉注射地西泮。

（6）综合与对症治疗:保持呼吸道通畅,昏迷或呼吸衰竭者行气管插管,用人工呼吸机辅助通气;肺水肿时可给予毛花苷C、呋塞米、糖皮质激素和镇静剂;应及时发现和治疗肾功能不全;防治肝功能不全和心功能不全;控制心律失常;给予质子泵抑制剂预防上消化道出血;适当应用抗生素预防感染等。

第三节　电击伤

案例 11-3

　　患者,男性,13岁,因不慎被2万V高压电击后致伤2h,未发生心跳呼吸骤停,120救护车送入医院,途中输入林格液500ml。体格检查:血压100/60mmHg,心率120次/min,呼吸24次/min,意识清楚,双侧瞳孔等大,直径3.5mm,对光反射存在。双肺呼吸音粗,腹平,无明显压痛及反跳痛。创面分布于头部、颜面、颈部、躯干、四肢、臀部,估计面积60%(TBSA);电击入口位于双手,出口于双臀部、腹部、背部及双足多处,伤口局部皮肤炭化、爆裂,可见脂肪组织,以腹部、背部及双臀部为著;双上肢表皮脱落,基底苍白,呈皮革状,尺桡动脉搏动减弱,双手麻木,运动功能减退。入院诊断:严重电击伤,受伤面积60%(三度)。入院后予以气管切开,双上肢环形焦痂切开减张,股静脉穿刺置管,抗休克,抗感染等综合抢救治疗。第3天开始深部坏死组织开始溶解,脂肪液化,坏死肌肉外露,分泌物增多,臭味明显。因伤情特别严重,患者于第六天死亡。

　　思考:该例电击伤患者的死亡原因是什么?

　　电击伤(electrical injury)也称触电(electrical shock),是指一定量电流或电能(静电)通过人体引起损伤或功能障碍,甚至死亡。雷电即闪电引起一种特殊电击伤。

　　电击包括低压电(≤380V)、高压电(>1 000V)和超高压电或雷击(lightning injury,电压10 000万V,或电流30万A)三种电击类型。引起电击伤的原因主要有:缺乏安全用电知识,违规操作;风暴、地震或火灾等意外事故中电线断落到人体;抢救触电者时,营救者用手直接触拉等致电击伤;雷雨发生时在户外、旷野;使用起搏器等仪器时发生漏电等。

一、临床表现

（一）全身表现

　　受电击后轻者仅出现惊恐、痛性肌肉收缩、头痛、头晕、心悸、面色苍白等。重者可发生意识丧失、休克、心跳呼吸骤停。部分患者出现严重室性心律失常。直接肾脏损伤、肌肉坏死能导致急性肾衰竭发生。有些患者当时症状虽不重,1h后却可突然恶化。应注意伤者可能有多重损伤,包括强直性肌肉损伤、内脏器官损伤和体内外烧伤。

（二）局部表现

　　严重烧伤常见于电流进出部位,皮肤入口灼伤比出口严重,进口与出口可能都不止一个,烧伤部位组织焦化或炭化。闪电损伤时皮肤上出现的微红的树枝样或细条状条纹,是由电流沿着或穿过皮肤所致的Ⅰ度或Ⅱ度烧伤。伤者佩带指环、手表、项链或腰带处可以有较深的烧伤。如有衣服点燃可出现与触电部位无关的大面积烧伤。

　　电击创面的最突出特点为皮肤的创面很小,而皮肤下的深度组织损伤却很广泛。触电的肢体因屈肌收缩关节而处于屈曲位,在肘关节、腋下、腘窝部及腹股沟部,其相互接触的近关节皮肤可因电流经过产生间断性创面。

血管病变为多发性栓塞、坏死;胸壁电击伤可深达肋骨及肋间肌并致气胸;腹壁损伤可致内脏坏死或中空脏器穿孔、坏死。因肌肉组织损伤、水肿和坏死,使肢体肌肉筋膜下组织压力增加,出现神经、血管受压体征,脉搏减弱,感觉及痛觉消失,可发生间隙综合征(compartment syndrome)。肢体严重损伤可表现为肢体水肿,触之紧张发硬,被动伸展手指或足部时疼痛,肢体固定收缩,触不到搏动,远端发绀,毛细血管再充盈差。大约半数电击者有单侧或双侧鼓膜破裂、视力障碍、单侧或双侧白内障。

（三）并发症和后遗症

电击后大量组织损伤和溶血可引起高钾血症。低血压、水和电解质紊乱、严重的肌球蛋白尿可引起急性肾衰竭。肌肉强烈收缩和抽搐可使四肢关节脱位和骨折,脊柱旁肌肉强烈收缩甚至引起脊柱压缩性骨折。

神经系统后遗症有失明、耳聋、多发性神经炎、上升或横断性脊髓病变和瘫痪等。

少数受高压电损伤患者可发生胃肠道功能紊乱、肠穿孔、胆囊局部坏死、胰腺灶性坏死、肝脏损害伴凝血机制障碍、白内障和短期精神异常。

电击烧伤处易继发细菌感染。孕妇受电击后,常发生流产、死胎或宫内发育迟缓。

二、实验室检查

心电图可见各种心律失常、急性心肌损伤变化、非特异性 ST 段降低;X 线可有骨折;血钾升高,心肌生化标记物升高,血淀粉酶升高,血肌酐、尿素升高,出现肌红蛋白、血红蛋白尿,动脉血气分析显示酸中毒、低氧血症等。

三、诊断与鉴别诊断

根据患者触电或雷击史和现场情况,即可作出诊断。应了解有无从高处坠落或被电击抛开的情节。注意颈髓损伤、骨折和内脏损伤的可能性。测定血乳酸脱氢酶、肌酸激酶及淀粉酶、检测尿肌红蛋白、血红蛋白,可辅助判断组织损伤程度。

有些患者触电后,心跳和呼吸极其微弱,甚至暂时停止,处于"假死状态",要认真鉴别,不能轻易放弃抢救。

四、急救处理

现场急救

1. 脱离电源 在确保现场救助者自身安全的条件下,立即切断现场电源,或应用绝缘物使触电者与电源隔离。

2. 心肺复苏 对心跳呼吸骤停者立即心肺复苏,不可轻易终止。发生室颤伤者先注射肾上腺素 1mg,室颤波粗大,即行电除颤。

对所有受电击患者,应连续进行 48h 心电监测,以便发现电击后迟发性心律失常,及时选用抗心律失常药。

3. 补液 对低容量性休克和组织严重电烧伤患者,应迅速静脉补液,补液量较同等面积烧伤者要多。输液量应依据患者对输液治疗效果来决定,包括每小时尿量、周围循环情况及中心静脉压监测。

4. 防治急性肾衰竭 静脉输注乳酸钠林格液,迅速恢复循环容量,维持适当尿量(50~75ml/h)。出现肌球蛋白尿时,维持尿量在 100~150ml/h。同时静脉输注碳酸氢钠(50mmol/L)碱化尿液,使血液 pH 维持在 7.45 以上,预防急性肾衰竭。热灼伤者,常有严重血容量不足,未恢复有效循环容量前,避免静脉输注甘露醇。急性肾衰竭者,有指征进行血液透析。

5. 对症治疗 监测和防治高钾血症,纠正心功能不全,防治脑水肿,治疗急性肾功能不全,维持酸碱平衡等。

6. 创伤和烧伤处理　清除电击创面坏死组织,有助于预防感染,减少继续释放肌红蛋白的来源。因深部组织的损伤、坏死,伤口采取开放治疗。预防性注射破伤风抗毒素。

对于广泛组织烧伤、肢体坏死和骨折者,应由有经验的专业医师给予相应处置,包括对坏死组织进行清创术;间隙综合征患者按需行筋膜切开减压术;对肢体电击伤后深部组织损伤情况不明者应用动脉血管造影或放射性核素检查;对继发感染给予抗生素治疗等。

第四节　高原病

案例 11-4

患者,男性,50岁,平素体健,由长期居住地南京飞往成都(海拔约 500m),12h 后飞往甘孜亚丁机场(海拔 4 411m)。离机后步行 300m 即感头昏、头晕、胸闷、气促、呼吸困难、心悸、全身乏力,随即不能前行,坐在地上。接机者发现后,迅速抱其入车内用氧气袋吸氧,并含服复方丹参滴丸 10 粒。约 5min 后症状稍缓解,但仍感难受。随后乘车 2h(途中间断吸氧)到达海拔 3 600m 的宿营地医疗所就诊。体格检查:体温 36.3℃,脉搏 115 次/min,呼吸 24 次/min,血压 130/82mmHg;一般情况差,急性痛苦面容,神志清晰,对答自如,面色苍白,口唇青紫,四肢乏力;颈软,无抵抗;双肺呼吸音粗,未闻及湿啰音,心律规整,心率 115 次/min。诊断为急性高原病(急性高原反应)。立即给予静卧、持续低流量吸氧 2h,缺氧症状即缓解。嘱密切观察和休息 1 晚;严格控制体力活动,缺氧症状发作时给予吸氧;做好心理疏导,高原反应消失。

思考:该患者需考虑高原肺水肿吗?

海拔 3 000m 以上的地区称为高原。由平原移居到高原或短期在高原逗留的人,因对高原环境适应能力不足引起以缺氧为突出表现的一组疾病称为高原病(disease of high altitude),或称高原适应不全症(unacclimatization to high altitude),又称高山病(mountain sickness)。高原病也可发生于海拔 3 000m 以下地区。

一、病因

高原地区由于大气压和氧分压降低,进入高原地区后人体发生缺氧。随着海拔升高,吸入气氧分压明显下降,氧供发生严重障碍。低压性低氧血症是急性高原病的主要原因。海拔 2 400~2 700m 时,动脉血氧饱和度仅轻度降低;海拔 3 500~4 000m 时,动脉血氧饱和度降低到 90% 以下;海拔 5 000m 时,动脉血氧饱和度降低到 75%;海拔 5 500m 以上时,出现严重低氧血症和低碳酸血症,高原适应需要数周或数月或完全不能适应;海拔 7 000m 时,动脉血氧饱和度降低到 60%;海拔上升到 8 000m 高度时,大气压 268mmHg(35.62kPa)约为海平面(760mmHg)的 1/3,吸入气氧分压仅为 56mmHg(7.46kPa)。

二、病理生理学改变

人从平原进入高原,为适应低氧环境,身体需要适应性改变,以维持毛细血管内血液与组织间必要的压力阶差。每个人对高原缺氧的适应能力有一定限度,过度缺氧时易发生适应不全。

（一）神经系统

大脑皮质对缺氧的耐受性最低,是由于大脑代谢旺盛,耗氧量大。急性缺氧时,最初发生脑血管扩张、血流量增加和颅内压升高,大脑皮质兴奋性增强,出现头痛、多言、失眠和步态不稳。随着缺氧加重,脑细胞无氧代谢加强,ATP 生成减少,脑细胞膜钠泵功能障碍,细胞内钠、水潴留,发生高原脑水肿。

（二）呼吸系统

进入高原后,动脉血氧分压降低,刺激颈动脉窦和主动脉体化学感受器,出现反射性呼吸加深、加快,使肺泡通气量和动脉血氧分压增加。过度换气呼出 CO_2 增多,导致呼吸性碱中毒。适应能力强者,肾脏代偿性排出 HCO_3^- 增多,以纠正呼吸性碱中毒。肺泡壁和肺毛细血管损伤、表面活性物质减少和血管活性物质(花生四烯酸、前列腺素、血栓素 A_2)释放,肺毛细血管内皮损伤和渗漏,促使肺水肿发生,出现痰中带血。长期处于低氧环境可引起肺小动脉平滑肌肥厚及内膜纤维化导致肺动脉高压,最终发展为慢性高原病。

(三)心血管系统

高原缺氧刺激颈动脉窦和主动脉体化学感受器引起心率增快是机体最早的代偿性反应,心率增快,心输出量增加。急性缺氧时,体内血液重新分布,如皮肤及腹腔器官(特别是肾脏)血管收缩,使血供减少;心及脑血管扩张,血流量增加。冠状动脉血管代偿性扩张有一定限度,严重和持久性缺氧将引起心肌损伤。长期移居高原者,肺动脉阻力持续增加导致肺动脉高压。肺动脉压持续增高使右心负担加重,出现右心室肥大,即高原性心脏病,高原性心脏病属于肺心病。缺氧刺激血儿茶酚胺、垂体加压素和肾上腺皮质激素分泌增加,肾素-血管紧张素-醛固酮系统活性增强使血压升高,进一步加重高原性心脏病。长期缺氧损伤心肌和肾上腺皮质功能,也可出现收缩压降低和脉压变小。

(四)造血系统

进入高原后,出现代偿性红细胞增多和血红蛋白增加也是缺氧适应反应。急性缺氧时,主要是刺激外周化学感受器,反射性引起交感神经兴奋性增强,使储血器官释放红细胞,糖无氧酵解增强,血乳酸增多,血 pH 下降,氧解离曲线右移,还原血红蛋白增多,2,3-二磷酸甘油酯(2,3-DPG)合成增加,氧与血红蛋白亲和力降低,使氧易于释放给组织。低氧血症还能刺激红细胞生成素(erythropoietin,EPO)生成,红细胞生成素促进骨髓红细胞系统增生,使红细胞数增多及红细胞内血红蛋白含量增加,增强血液携氧能力。

三、病理学改变

(一)急性高原反应

没有特征性病理学变化。

(二)高原肺水肿

两肺重量明显增加、充血和水肿。在小气道和肺泡内有纤维蛋白渗出和透明膜形成,肺泡壁与毛细血管壁细胞膜变性,血管明显扩张、充血和通透性增强。肺中、小动脉和肺毛细血管有散在血栓形成。

(三)高原脑水肿

肉眼可见大脑皮质和软脑膜充血,可有脑病形成。镜下可见脑细胞及其间质水肿、脑组织点状出血,局部有毛细血管损害、红细胞淤滞和血小板聚集,部分脑细胞变性或坏死。

(四)慢性高原病

右心室增大、室壁增厚和室腔扩张。镜下可见心肌细胞浊肿、心肌坏死灶、心肌纤维断裂和间质增生、水肿。右肺下动脉干扩张,肺动脉干弹性纤维消失,肺小动脉中层肌纤维肥大、结缔组织增生和肺细小动脉硬化。

四、临床表现

1. 急性高原反应(acute high-altitude reaction) 很常见。未适应者一天内进入高原地区后 6~24h 发病,出现双额部疼痛、心悸、胸闷、气短、厌食、恶心和呕吐等。中枢神经系统症状与饮酒过量时表现相似。有些病例出现口唇和甲床发绀。通常在高原停留 24~48h 后症状缓解,数天后症状消失。少数可发展成高原肺水肿和/或高原脑水肿。

2. 高原肺水肿(high-altitude pulmonary edema) 是常见且致命的高原病。通常在快速进入高原地区 2~4d 内发病,先有急性高原反应表现,继而心动过速、呼吸困难、干咳加重、端坐呼吸、咯白色或粉红色泡沫样痰,肺部可闻及干、湿啰音。摄盐过多、快速攀登、过劳、寒冷、呼吸道感染、服用催眠药和有高原肺水肿既往史者较易发病。

3. 高原脑水肿(high-altitude cerebral edema) 又称神经性高山病(nervous puna),是罕见且严重的急性高原病。大多数进入高原地区 1~3d 后发病,表现剧烈头痛伴呕吐、精神错乱、共济失调、幻听、幻视、言语和定向力障碍,随着病情发展,出现步态不稳、嗜睡、木僵或昏迷,有的发生惊厥。

五、实验室检查

1. 血液学检查 急性高原病患者可有轻度白细胞增多;慢性者红细胞计数超过 $7.0×10^{12}$/L,血红蛋白浓度超过 180g/L,血细胞比容超过 60%。

2. 心电图检查 慢性高原心脏病患者表现电轴右偏、肺型 P 波、右心室肥大劳损、T 波倒置和/或右束支阻滞。

3. 胸部 X 线检查 高原肺水肿患者胸片显示双侧肺野弥散性斑片或云絮状模糊阴影。高原心脏病者表现肺动脉明显突出,右下肺动脉干横径≥15mm,右心室增大。

4. 肺功能检查 动脉血气分析:高原肺水肿患者表现低氧血症、低碳酸血症和呼吸性碱中毒;高原心脏病者表现 $PaCO_2$ 增高和低氧血症。慢性高原病患者肺活量减少,峰值呼气流速降低,每分通气量下降。右心导管检查肺动脉压、右房和右室压升高,肺动脉楔压正常。

六、诊断及鉴别诊断

(一)诊断
1. 进入海拔较高或高原地区后发病。
2. 其症状与海拔高度、攀登速度及有无适应明显相关。
3. 除外类似高原病表现的相关疾病。
4. 氧疗或易地治疗明显有效。

(二)鉴别诊断
1. 急性高原反应 应与晕车和急性胃肠炎等鉴别。
2. 高原肺水肿 应与肺炎、高原支气管炎、肺栓塞或梗死或气胸鉴别。如果出现肺水肿或 ARDS,应与心源性或其他非心源性肺水肿(如药物或神经源肺水肿)鉴别。
3. 高原脑水肿 应与代谢或中毒脑病、脑血管意外和颅脑创伤鉴别。
4. 高原红细胞增多症 主要与真性红细胞增多症鉴别,后者常见于中老年人,脾大明显,除红细胞增多外尚有白细胞和血小板增多,对氧疗和易地治疗无效。

七、治疗

(一)急性高原反应
1. 休息 一旦考虑急性高原反应,症状未改善前,应终止攀登,卧床休息和补充液体。
2. 氧疗 经鼻管或面罩吸氧(1~2L/min)后,几乎全部病例症状缓解。
3. 药物治疗 头痛者应用阿司匹林、对乙酰氨基酚、布洛芬或普鲁氯哌嗪;恶心呕吐时,肌内注射丙氯拉嗪(或甲哌氯丙嗪);严重病例,口服地塞米松(4mg,每 6h 1 次),或联合应用地塞米松(4mg,每 12h 1 次)和乙酰唑胺(500mg,午后顿服)。
4. 易地治疗 症状不缓解甚至恶化者,应尽快将患者转送到海拔较低的地区,即令海拔高度下降 300m,症状也会明显改善。

(二)高原肺水肿
1. 休息 绝对卧床休息,采取半坐位或高枕卧位,注意保暖。

2. 氧疗 应用通气面罩吸入 40%~50% 氧气(6~12L/min)可有效缓解呼吸急促和心动过速。有条件者应用便携式高压(Gamow)气囊治疗。

3. 易地治疗 氧疗无效时,应立即转送到海拔较低的地区。大多数病例降低到海拔 3000m 以下地区 2d 后即可恢复。

4. 药物治疗 不能及时转运的患者,舌下含化或口服硝苯地平(10mg,4h 1 次)降低肺动脉压和改善氧合作用减轻症状。出现快速房颤时,应用洋地黄和抗血小板药物(阿司匹林、双嘧达莫、噻氯匹定或西洛他唑)。通常经上述治疗后,24~48h 内恢复。

八、预后

急性高原病经及时诊断和积极治疗,一般预后良好。高原肺水肿和高原脑水肿,延误诊断和治疗常可致死。高原肺水肿恢复者,再次进入相同高原环境时容易复发。慢性高原病患者转移到平原后,多在 1~2 个月内恢复,高原心脏病伴有肺动脉高压和右心室肥大者,一般不易恢复。

第五节　减压病

案例 11-5

患者,男性,21 岁,潜水工龄 1 年,无减压病史。患者在某单位加压舱内进行加压锻炼,采用我国制定的 60m 水下阶段减压潜水减压表,减压方案为:压力 4ata(1ata=760mmHg),高压停留 40min,总时间 73min。于 14:00 进舱,15:13 出舱。17:20 自感左膝关节发胀,17:50 伴疼痛、屈曲受限,19:30 右膝关节胀痛,伴屈曲受限。次日 13:40 患者自述在高压停留到减压移行至第一停留站 1.9ata 期间,双腿上部一直被左侧一名潜水员双上肢压迫。体格检查:体温 36.6℃,脉搏 76 次/min,呼吸 16 次/min,血压 126/76mmHg。无红、肿、压痛,双膝关节屈曲受限,一般情况良好。当日 14:00 给予鉴别性加压治疗。当压力升至 2.8ata 时,自述右膝关节疼痛消失,屈伸自如。治疗方案采用我国空气潜水减压病加压治疗表中Ⅰ氧方案。患者在 2.8ata 下吸氧 30min 后,自述左膝关节疼痛消失,屈伸自如。为巩固疗效,按原方案继续治疗,于 16:34 时减压完毕出舱。出舱后,双膝关节屈伸自如,活动灵活,感觉正常。患者休息 1 周,经观察,无任何不适,痊愈。

思考:患者诊断减压病的诊断依据是什么?

减压病是由于高压环境作业后减压不当,体内原已溶解的气体超过了过饱和界限,在血管内外及组织中形成气泡所致的全身性疾病。

一、病因

(一)减压症病因

1. 潜水员急速上浮,或在长时间深潜后没有进行减压停留。

2. 未有加压设施的飞机升空时。

3. 飞机因蒙皮受损或机械故障导致座舱增压失效时。

4. 潜水员于潜水后马上搭乘飞机。纵然飞机有进行加压,但座舱压力若未能维持在海平面的压力时亦会出现。

5. 工程人员从加压后排除地下水的沉箱或坑道出来时。

6. 太空人进行太空漫步,或舱外活动,而宇航服内的压力较舱内压力低时。

这些状况都会使溶在身体组织内的气体(主要是氮气)溶出,在体内形成气泡致病的。

(二)减压病发生的高危因素

1. 减压的幅度 压力大幅下降会有较高出现减压症的可能。例如,周边压力在潜水上升10m后或从海平面飞行上升5 000m后会减半。在潜水不久后飞行亦会扩大压力的下降。

2. 重复暴露 在短时间内(约数小时)重复潜水或上升超过海拔5 400m以上亦会增加患上减压症的风险。

3. 上升的程度 上升越快,患上减压症的风险亦越高。

4. 高海拔的滞留时间 飞到6 000m以上的时间愈久,愈容易得到减压症。

5. 年龄 有多篇研究报告指出随着年纪增加罹患减压症的风险也愈高。

6. 之前受伤病史 曾有关节或肢体损伤者较易加重减压症的发生。

7. 环境温度 有些证据指出低温环境中更易造成减压症的发生。

8. 身体型态 一个有较高身体脂肪的人会较易患上减压症。这是由于不健康的血液供应,氮会较多储存于脂肪组织之内。虽然脂肪只占成人身体的15%,它却储存了超过一半的氮。

9. 运动 在飞上约6 000m以上高空前或潜水前后曾经从事激烈运动中,都有较高的风险得到减压症。

10. 饮用酒精 饮酒后从事会有减压状况的活动有较高的风险得病。

11. 心房中隔缺损 胎儿心脏心房间的孔洞,在出生后的第一口呼吸会靠垂下物来遮盖。约有20%的成人这个垂下物并没有完全封死这个孔洞,因咳嗽或其他提升胸部压力的活动会使血液流过这个孔洞。在潜水时,静脉内的血液及微气泡会经此孔直接进入动脉,而非经过可排放气泡的肺部。

二、病理

机体在高气压环境下,肺泡内各种气体分压随之增高,并立即与吸入压缩空气中各种气体的分压相平衡。因肺泡内气体分压高于血液中气体压力,气体便按照波义耳定律,相应地增加了气体在血液中的溶解量,再经血循环运送至各组织。

当人体由高气压环境逐步转向正常气压时,体内多余的氮便由组织中释放而进入血液;并经肺泡逐渐缓慢地排出体外。当减压过速,超过外界总气压过多时,就无法继续维持溶解状态,于是在几秒至几分钟内以气泡形式聚积于组织和血液中;减压愈快,产生气泡愈速,聚积量也愈多。氮可长期以气泡状态存在。在脂肪较多而血循环较少的组织中,如脂肪组织、外周神经髓鞘、中枢神经白质、肌腱和关节囊的结缔组织等,脱氮困难。除了血管内的气泡外,氮气泡往往聚积于血管壁外,挤压周围组织和血管,并刺激神经末梢,甚至压迫、撕裂组织,造成局部出血等症状。在脂肪少而血流通畅的组织中,氮气泡多在血管内形成栓塞,阻碍血液循环。气泡并可引起血管痉挛,导致远端组织缺血、水肿及出血。此外,由于血管内外气泡继续形成,造成组织缺氧及损伤,细胞释放出钾离子、肽、组胺类物质及蛋白水解酶等,后者又可刺激产生组胺及5-羟色胺。这类物质主要作用于微循环系统,致使血管平滑肌麻痹,微循环血管阻塞等,进而减低组织与体液内氮的脱饱和速度。所以,在减压病的发病机制中,气泡形成是原发因素。

三、临床表现

气泡可以在身体任何一个部分形成,但在肩膀、手肘、膝盖及脚跟上就经常见到具有症状的感觉。表11-2就不同的减压症列出了不同的症状。关节痛就占有当中的60%~70%,而肩膀是最普遍感到痛楚的地方,这种类在医学上分类为DCS I。神经症状就占有10%~15%,最普遍的有头痛及视觉障碍,这就是DCS II分类。栓塞的情况较小出现,只占少于2%。皮肤表现就占有10%~15%。

减压症的症状有皮肤皮疹、虚脱、关节痛、视觉障碍、平衡障碍、呼吸困难、乏力、麻痹、瘫痪、人事不省及死亡。中央神经系统损害的症状就显示有严重的创伤（表11-2）。

表 11-2 减压症的症状

种类	气泡位置	症状
关节痛	通常是身体的大关节（手肘、肩膀、臀部、手腕、膝盖、脚跟）	• 局部深层痛楚，程度由轻微至严重。有时是隐隐作痛，但很小是刺痛 • 关节主动或被动的活动加剧疼痛 • 将关节弯曲至舒适位置可舒缓痛楚 • 若是由上升造成，疼痛可以即时或几小时后出现
神经	脑部	• 混乱或失忆 • 头痛 • 视觉出现暗点、隧道视觉、复视或视觉模糊 • 不能解释的虚脱或行为失常 • 主要因内耳炎而引起的癫痫、头昏眼花、眩晕、反胃、呕吐及人事不省
	脊髓	• 在下胸或背部不正常的感觉如灼烫、刺痛及发麻 • 症状由脚掌向上伸延，可能会有上升的虚弱或瘫痪 • 下腹或胸痛
	周围神经	• 失禁 • 不正常的感觉如麻痹、灼烫、刺痛及发麻（感觉错乱） • 肌肉虚弱或颤抖
窒息	肺部	• 胸口（胸骨以下）灼痛 • 呼吸加剧痛楚 • 呼吸困难 • 持续的干咳
皮肤病变	皮肤	• 在耳朵、面部、颈部、手臂及上身的发痒 • 感觉像细小昆虫在皮肤上爬行 • 在肩膀、上胸及下腹有大理石色皮及发痒 • 皮肤肿胀及凹陷性水肿

四、实验室检查

采用多普勒气泡检测仪能在症状未发生前，就及时在心前区大血管内发现流动气泡，称为"超声监视"。MRI 检查可见到脊髓损害的部位。

对减压性骨坏死的常规诊断用 X 线检查，根据骨骼 X 线改变分为三期。还可用 ^{99m} 锝进行闪烁骨扫描显影或 γ 照相摄影，可较早发现一些在 X 线片上未能查到的病灶，但不能显示囊变与钙化病灶。

五、治疗

1. 特殊治疗　及时送入高压舱中加压治疗。加压治疗使部分慢性减压病患者症状明显减轻。加压治疗愈早愈好，以免时间过久招致组织严重损害而产生持久的后遗症。在升压、高压停留时间、减压过程中，必要时尚需辅以其他对症治疗措施，如补液或注射血浆以治疗休克等。患者出舱后，应在舱旁观察 6 ~ 24h；如症状复发，应立即再次加压治疗。

2. 药物治疗　对严重病例，加压治疗只能排除气泡的栓塞作用，有时难以解决继发的生化变化及功能障碍。药物作为辅助疗法，一般应在减压病例刚发病时立即给药。常用药物有血液扩容剂如低分子右旋糖酐、血浆和生理盐水，除了使血液扩容外，尚可抑制血小板黏附和聚集，减少血小板因子的活性，从而阻止血凝，改善症状和体征。如小剂量阿司匹林可抑制血小板的聚集和释放作用。肾上腺皮质激素类药物可恢复血管的正常通透性，减少血浆渗出，缓解脑和脊髓水肿。根据病情可用多巴胺、氨茶碱、地西泮等对症处理。

3. 其他治疗　如有肌肉关节痛，在再加压后，可进行全身热水浴，并可用按摩及理疗等。有气急者，除再加压外，须保持安静，适量给氧吸入等。

第六节　强酸强碱所致损伤

案例 11-6

患者,男性,3 岁 10 个月,因误服硫酸一口,出现呕吐、口腔糜烂,即送往当地医院予清水洗胃,洗出 50~60ml 咖啡色样物,再次洗胃时出现昏迷,相继出现呕吐,病情不好转入院治疗。入院后继续出现呕血,量较多,予扩容、输血、抗炎、抑酸治疗,临床诊断:硫酸灼伤,腐蚀性口腔炎、食管炎、胃炎。予抗炎、抑酸、静脉营养治疗 12d 及地塞米松治疗 3d 后,呕吐无好转,上消化道造影提示胃窦部梗阻,转外科行剖腹探查+胃大部切除术+胃空肠吻合术后无呕吐,门诊随访。

思考:急性硫酸损伤可以洗胃吗?

强酸、强碱所致损伤是指强酸或强碱类物质接触皮肤黏膜后造成的腐蚀性烧伤,以及进入血液后造成的全身中毒损伤。

一、临床特点

(一)强酸损伤

1. 常见强酸损伤的特点

(1)浓硫酸损伤:浓硫酸吸水性强,作用于组织时,能使有机物质炭化;浓硫酸所含的三氧化硫,吸入后对肺组织有强烈的刺激和腐蚀作用,可致严重肺水肿。

(2)浓盐酸损伤:浓盐酸遇空气呈白色烟雾,具有强烈的刺激气味,可引起口腔、鼻、支气管黏膜充血、水肿、坏死、溃疡,眼睑痉挛或角膜溃疡。

(3)硝酸损伤:硝酸吸收入血后,逐步变为亚硝酸盐和硝酸盐,前者能使血红蛋白变为正铁血红蛋白,引起中毒性肾病。硝酸烟雾与空气接触,释出二氧化氮,吸入后刺激支气管黏膜和肺泡细胞,可致肺水肿。

(4)氢氟酸损伤:氢氟酸可溶解脂肪,使组织脱钙,造成持久的局部组织坏死,损害可深达骨膜甚至骨骼。高浓度氢氟酸可伴发急性氟中毒。

(5)草酸损伤:草酸可使皮肤、黏膜产生粉白色顽固溃烂;草酸结合钙质,可引起低血钙、手足搐搦。

(6)铬酸损伤:皮肤、黏膜接触铬酸可引起溃烂及水疱,如不及时处理,铬离子从创面吸收,可导致全身中毒。铬酸雾反复吸入接触后可发生鼻中隔穿孔。

2. 各部位强酸损伤的表现

(1)皮肤接触:强酸接触部位皮肤组织的特点是局部灼痛,创面干燥,边界分明,坏死可深入到皮下组织。受损皮肤呈暗褐色,严重者糜烂、溃疡、坏死,迅速结痂,一般不起水疱。皮肤大面积烧伤时,可致休克。烧伤痂皮或焦痂色泽:硫酸为黑色或棕黑色,盐酸为灰棕色,硝酸为黄色,氢氟酸为灰白色。

(2)眼部接触:可致眼睑水肿、结膜炎、角膜浑浊、穿孔,甚至全眼炎,重者失明。

(3)吸入强酸类的烟雾:可致咳嗽,咳泡沫状痰或血痰,气促,喉或支气管痉挛,喉头水肿,胸部压迫感,呼吸困难,窒息。

(4)口服:口服强酸后,立即出现消化道损伤处的剧烈烧灼样疼痛,继而发生难以抑制的呕吐,呕吐物中混杂血液和黏膜组织。口腔、咽喉部等易见处黏膜充血、糜烂、溃疡。重者发生胃穿孔、休克。酸类吸收入血,可引起代谢性酸中毒、肝肾功能受损、昏迷、呼吸抑制。幸存者常形成食管和胃部瘢痕收缩、狭窄,腹膜粘连,消化道功能减退等后遗症。

(二)强碱损伤

1. 常见强碱损伤的特点

（1）氢氧化钠和氢氧化钾损伤：这两种碱刺激性和腐蚀性很强，和组织蛋白结合形成复合物后，使脂肪组织皂化，产生的热量继续损伤组织。烧伤后疼痛剧烈，创面较深，愈合慢。

（2）生石灰损伤：生石灰遇水产生氢氧化钙同时释放大量热能，产生化学烧伤和热灼伤双重作用，皮肤受化学刺激、腐蚀和热能损伤，组织烧伤程度较深，创面较干燥。

（3）氨水损伤：氨水的主要成分氢氧化氨挥发后释放出氨，对呼吸道有强烈刺激性，可致黏膜充血、水肿、分泌物增多，严重者发生喉头水肿、支气管肺炎和肺水肿。

2. 各部位强碱损伤的表现

（1）皮肤接触：局部充血、水肿、糜烂、溃疡，起水疱，灼痛，可形成白色痂皮。其周围红肿，可出现红斑、丘疹等皮炎样改变。皮肤烧伤可达Ⅱ度以上。

（2）眼部接触：结膜充血、水肿，角膜溃疡、浑浊、穿孔，甚至失明。

（3）吸入强碱：主要为吸入高浓度气体氨，表现为刺激性咳嗽、咳痰，可咳出溶解坏死组织碎片，喉头水肿、痉挛，窒息，呼吸困难，肺水肿，可迅速发生休克和昏迷。

（4）口服：口腔、咽部及食管剧烈灼痛，腹部绞痛，恶心、呕吐，可并发消化道出血，呕出血性黏液和黏膜组织坏死碎片，便血。固体碱颗粒可黏附在口咽和食管黏膜表面，引起环形烧伤，导致局部穿孔。口服液体碱可对消化道黏膜产生快速、严重的腐蚀损伤。强碱吸收入血后可引起代谢性碱中毒、手足痉挛、肝肾功能损伤，重者昏迷、休克，危及生命。幸存者常遗留食管狭窄。

二、诊断与鉴别诊断

根据强酸、强碱损伤史和损伤后的临床表现即可作出诊断。尽可能了解损伤化学物的种类、接触途径、浓度剂量及接触时间。痂皮等损伤特征有助于分析损伤物的种类。了解皮肤接触的面积，了解有关症状发生的时间。在现场处理时，应注意收集患者的呕吐物、排泄物等标本用作化学毒物分析。

三、急救处理

（一）局部处理

抢救者首先要做好自身防护，如穿戴防护衣、防护手套、防护眼镜、防护面罩等。立即将伤者救离现场。

1. 皮肤损伤的处理　迅速脱除污染衣物，清洗毛发皮肤。

对强酸损伤者，可先用大量清水冲洗 10～30min，再用 2%～4% 碳酸氢钠溶液冲洗 10～20min，或用 1% 氨水、肥皂水或石灰水等冲洗，然后用 0.1% 苯扎溴铵、生理盐水或清水冲洗创面，直到冲洗干净。

对强碱损伤者，用清水反复持续冲洗 1h 以上，直至创面无滑腻感，然后选用 1% 醋酸、3% 硼酸、5% 氯化钠或 10% 枸橼酸钠等中和，或用 2% 醋酸湿敷皮肤损伤处。皮肤烧伤应及时处理。

2. 眼损伤处理　立即用大量清水冲洗眼部 10min，再以生理盐水冲洗 10min，滴入 1% 阿托品眼液、可的松和抗生素眼药水。但生石灰烧伤禁用生理盐水冲洗，以免产生更强的氢氧化钠。

强碱所致的眼损伤，勿用酸性液体冲洗眼，以免产热造成眼睛热力灼伤。眼内有石灰粒者可用 1%～2% 氯化铵溶液冲洗，使之溶解，禁用酸性液中和。

眼部剧痛者，可用 2% 丁卡因滴眼。

（二）吸入性损伤处理

气管内给药：异丙基肾上腺素、麻黄碱、普鲁卡因、地塞米松及抗生素气管内间断滴入或雾化吸入。

保护呼吸道通畅，防止坏死黏膜脱落窒息：吸氧，镇咳，必要时行气管切开术，呼吸机辅助呼吸。

（三）口服损伤处理

抢救原则：迅速清除、稀释、中和腐蚀剂，保护食管、胃肠黏膜；减轻炎症反应，防止瘢痕形成；镇痛、抗休克等对症治疗。

立即口服清水 1 000~1 500ml,以稀释强酸或强碱的浓度,保护消化道黏膜。一般禁忌催吐和洗胃,避免发生消化道穿孔及反流的胃液再度腐蚀食管黏膜。

对口服强酸的患者,先口服蛋清、牛奶或豆浆 200ml 稀释强酸,然后口服氢氧化铝凝胶、2.5%氧化镁或 7.5%氢氧化镁 60ml,或石灰水 200ml 中和强酸。禁服碳酸氢钠、碳酸钠等碳酸盐类中和,以免产生大量二氧化碳至胃肠胀气、穿孔。

对口服强碱的患者,可先口服生牛奶 200ml,然后口服食醋、1%~5%醋酸或柠檬水,但碳酸盐(如碳酸钠、碳酸钾)中毒时需改用口服硫酸镁,以免产生过多二氧化碳放导致胃肠胀气、穿孔。

(四)对症及综合治疗

疼痛剧烈者,可予以镇痛剂。对有昏迷、抽搐、呼吸困难等症状的危重患者应立即给氧,建立静脉通道,组织抢救,防治肺水肿和休克;对吞咽困难患者应加强支持疗法;维持酸碱、水和电解质平衡;保护肝、肾功能,防治急性肾衰竭等严重并发症。

第七节　毒蛇咬伤

案例 11-7

患者,女性,34 岁,农民。傍晚不慎被蛇咬伤右侧足背部,当时挤出少许咬伤处血液,随后出现右小腿疼痛肿胀,伴高热、意识模糊,送当地医院急诊。即予抗蛇毒血清、抗感染等对症治疗。病情较前好转,体温恢复正常,右下肢局部坏死溃疡,遂转院治疗。体格检查:体温正常,精神萎靡,两肺呼吸音清,心率 66 次/min,律齐,腹平软,肝脾肋下未及。右下肢肿胀,右胫前、腘窝、内踝、足跟等处多发性皮肤溃烂,伴渗液及色素沉着,张力性多个水疱形成,右足背局部皮肤及皮下组织坏死缺损深达肌腱,创面大小约 15cm×16cm,少量渗出,创面不规则,边缘不清楚,肌腱呈白色。血常规检查:白细胞 15.82×10⁹/L,中性粒细胞 93.04%,淋巴细胞 2.54%;心电图见窦性心动过缓。临床诊断:蛇咬伤并右下肢感染。

思考:该患者蛇毒类型是哪一种?

蛇害在我国南方的农村和山区较常见,以两广地区最为严重,夏、秋两季多见,每年蛇咬伤的发病率约为 25/10 000。我国已发现毒蛇约 50 种。蛇毒的毒性化学成分主要是具有酶活性的多肽和蛋白质。不同蛇的毒性成分不同,一种蛇可含多种有毒成分,但常以一种成分为主。

一、蛇毒致伤机制

(一)蛇毒性质和毒理

根据毒理作用蛇毒大致可分成三类:

1. **神经毒素**　是蛇毒中毒性最强的一种,可麻痹感觉神经末梢引起肢体麻木,阻断运动神经与横纹肌之间的神经传导,引起横纹肌弛缓性瘫痪和呼吸衰竭。主要存在于眼镜蛇科和海蛇科的毒液中,如金环蛇、银环蛇及海蛇等。

2. **血液循环毒素**　种类多且成分复杂,主要影响人体血液和心血管系统,引起溶血、出血、凝血及心脏衰竭等。主要存在于竹叶青、蝰蛇、五步蛇和烙铁头等毒蛇的毒液中。蝮蛇、眼镜王蛇和眼镜蛇等毒蛇的毒液兼有神经毒和血液循环毒素的两种毒性。

3. **蛇毒酶**　蛇毒中含有几十种酶,使致病作用更为复杂,如卵磷脂酶 A_2(PLA₂)、蛋白水解酶、透明质酸酶和胶原酶等。卵磷脂酶 A_2 可有神经毒、细胞毒、心脏毒、溶血、出血、促凝、抗凝等不同活性作用;蛋白水解酶可溶解破坏肌肉组织、血管壁和细胞间基质,引起出血、局部肌肉坏死、水肿,并加速蛇毒吸收和向全身扩散;透明质酸酶能水解透明质酸,使组织通透性增加,局部炎症扩展,并促使蛇毒从咬伤局部扩散和吸收。

(二)蛇毒的毒性强度

各种毒蛇毒液的毒性强度互不相同,有的毒蛇伤人后死亡率高,有的仅引起症状。表 11-3 为几种毒蛇一次放毒量与致死量的比较。

表 11-3　不同毒蛇放毒量与致死量比较

毒蛇名称	一次排毒量/mg	致死量/mg	主要毒素类型
金环蛇	27.5	10	神经毒
银环蛇	4.6	1	神经毒
眼镜蛇	79.1	15	混合毒(神经毒居多)
眼镜王蛇	56.1~153.7	12	混合毒(神经毒居多)
蝮蛇	20.8~41.4	25	混合毒(血液循环毒素居多)
竹叶青	5.1	100	混合毒(血液循环毒素居多)
圆斑蝰	44.4	42	混合毒(血液循环毒素居多)
青环海蛇	不详	3.5	神经毒

二、临床特点

根据蛇毒的主要毒性作用,毒蛇咬伤的临床表现可归纳为以下几种:

(一)神经毒损伤

常见于金环蛇、银环蛇、眼镜蛇和海蛇等咬伤。蛇毒吸收快,伤口反应较轻。因局部症状不明显,咬伤后不易引起重视,一旦出现全身中毒症状,则病情进展迅速和危重。

1. 局部症状　表现轻微,仅有微痒和轻微麻木,无明显红肿,疼痛较轻或感觉消失,出血少,齿痕小,无渗透液。

2. 全身症状　一般在咬伤后 1~4h 开始出现全身中毒症状,病情发展迅速,主要为横纹肌弛缓性瘫痪,首先出现视物模糊、眼睑下垂、声音嘶哑、言语及吞咽困难、牙关紧闭,继而向肢体发展,四肢无力,如呼吸肌受累可致呼吸困难,重者呼吸衰竭、昏迷。

呼吸衰竭是主要死因。病程较短,危险期在 1~2d 内,幸存者常无后遗症。神经毒引起的骨骼肌弛缓性麻痹,以头颈部为先,扩展至胸部,最后到膈肌,好转时以反方向恢复。

(二)血液循环毒素损伤

常见于蝰蛇、五步蛇、蝮蛇、竹叶青、烙铁头、眼镜蛇、眼镜王蛇等咬伤。局部症状较明显。

1. 局部症状　局部肿胀、剧痛,伴有水疱、出血、皮下瘀斑和局部组织坏死。肿胀迅速向整个伤肢蔓延,引起淋巴管炎或淋巴结炎、局部淋巴结肿痛,伤口不易愈合。

2. 全身症状　多在咬伤后 2~3h 出现,可有恶心、呕吐、口干、出汗、发热、心悸等,重者皮肤黏膜及内脏广泛出血,溶血,导致贫血、血红蛋白尿、黄疸,甚至发生循环衰竭、急性肾衰竭、DIC。

由于局部症状出现较早,一般能够及时救治。但由于发病急,病程较持久,所以危险期也较长。脏器出血、循环衰竭是主要死因。幸存者常留有局部及相关系统的后遗症。

(三)混合毒素损伤

眼镜蛇、眼镜王蛇、蝮蛇等咬伤常可同时出现神经毒、血液循环毒素的临床表现。临床特点为发病急,局部与全身症状均较明显。

三、诊断与鉴别诊断

首先要明确是否有蛇咬伤史,鉴别是否为毒蛇及何种毒蛇。用免疫学方法可测定特异蛇毒抗原。

1. 明确是否为蛇咬伤 其他动物也能使人致伤,如蜈蚣咬伤、黄蜂蜇伤,但后者致伤的局部均无典型的蛇伤牙痕,且留有各自的特点,如蜈蚣咬伤后局部有横行排列的两个点状牙痕,伤口较小且无明显的全身症状;黄蜂或蝎子蜇伤后局部为单个散在的伤痕。

2. 鉴别是否为毒蛇咬伤 主要靠特殊的牙痕局部伤情及全身表现来区别。毒蛇咬伤的伤口表皮常有一对大而深的牙痕或两列小牙痕上方有一对大牙痕,有的大牙痕里甚至留有断牙。伤口周围明显肿胀、疼痛或麻木感,局部有瘀斑、水疱或血疱。全身症状较明显。无毒蛇咬伤则无牙痕或有两列对称的细小牙痕。如果蛇咬伤发生在夜间无法看清蛇形,从伤口上也无法分辨是否为毒蛇所伤时,必须按毒蛇咬伤进行处理,不可等待以防延误治疗时机。

3. 判断毒蛇及蛇毒类型 准确判断何种毒蛇致伤比较困难,但从局部伤口的特点,可初步将神经毒蛇伤和血液毒蛇伤区别开,再根据临床表现、牙距及牙痕形态进一步判断毒蛇的种类(表11-4)。眼镜蛇咬伤的患者瞳孔常常缩小,蝰蛇咬伤后30min内可出现血尿,蝮蛇咬伤后可出现复视。

表11-4 几种主要毒蛇牙距和牙痕形态比较

毒蛇名称	毒蛇牙间距/cm	牙痕形态
竹叶青	0.5~1.2	呈八字形
蝮蛇	0.6~1.2	牙距小
金环蛇	0.8~1.6	品字形,伤口周围皮肤常呈荔枝皮样外观
银环蛇	0.8~1.4	品字形,伤口皮肤常有撕裂
蝰斑蛇	1.0~1.5	伤部组织呈深色
眼镜蛇	1.1~1.9	伤口周围瘀斑和肿胀明显
眼镜王蛇	1.5~3.0	伤口周围明显肿胀
五步蛇	1.5~3.5	牙距大、出血多,局部常有水疱和血疱

4. 蛇毒抗原测定 用酶联免疫吸附测定法测定伤口渗液、血清、脑脊液和其他体液中的特异蛇毒抗原,15~30min即可测得是何种蛇毒。

四、急救处理

(一)急救原则

尽可能减少蛇毒继续吸收、增加排泄,尽早足量使用抗蛇毒血清,保护器官功能。

(二)现场急救

保持安静和镇定,如一时鉴别不清是否为毒蛇咬伤,应先按毒蛇咬伤进行初步处理和密切观察。

1. 阻止毒液吸收 被咬伤后,蛇毒在3~5min内就迅速进入体内。应尽早采取有效措施,防止毒液吸收。

(1)绑扎法:在被毒蛇咬伤后,伤者应立即坐下或卧下,自行或呼唤别人来帮助。迅速用可以找到的鞋带、裤带之类的绳子绑扎伤口近心端。绑扎的目的在于阻断毒液经静脉和淋巴回流入心,而不妨碍动脉血的供应,与止血的目的不同,故绑扎无须过紧,松紧度掌握在能够使被绑扎的伤肢远端动脉搏动稍微减弱为宜。绑扎后每隔30min左右松解一次,1~2min/次,以免影响血液循环造成组织坏死。在到达医院进行有效治疗(如注射抗蛇毒血清、伤口处理)10~20min后可去除绑扎。

(2)冰敷法:有条件时,在绑扎的同时用冰块敷于伤肢,使血管及淋巴管收缩,减慢蛇毒的吸收。也可将伤肢或伤指浸入中4~7℃的冷水中,3~4h后再改用冰袋冷敷,持续24~36h即可。局部降温的同时要注意全身保暖。

（3）伤肢制动：被毒蛇咬伤后，不要奔跑走动，否则会促使毒液快速向全身扩散。最好将伤肢临时制动后放于低位，送往医院。必要时可给适量的镇静剂，使患者保持安静。

（三）院内急诊处理

1. 伤口处理　及时冲洗伤口可以起到破坏、中和、减少蛇毒的目的。可选用1∶5 000高锰酸钾溶液、3%过氧化氢、生理盐水、肥皂水或1∶5 000呋喃西林溶液，冲洗后可行局部温敷。冲洗时可用负压吸引。

可作局部皮肤切开排毒，即以牙痕为中心作十字形或纵形切口，长2～3cm，深达皮下但不伤及肌膜，使淋巴液及血液外渗。创口冲洗并用负压吸引。伤口较深并污染或有坏死时，应及时予以切开清创。伤口扩大后，仍可用各种药物作局部冲洗或温敷。

2. 局部解毒

（1）胰蛋白酶2 000～4 000IU以0.5%普鲁卡因（皮试后）稀释，在伤口及其周围做皮下浸润注射或环形封闭。宜早用，并可酌情重复使用。可用糜蛋白酶代替胰蛋白酶。

（2）依地酸钙钠能与蛇毒蛋白水解酶中的金属离子整合。尽早用2%～5%依地酸二钠注射液25ml冲洗伤口，可加1%普鲁卡因做伤口及周围皮下浸润注射。

（3）用相应的抗蛇毒血清1/4～1/2支、地塞米松5～10mg、2%利多卡因5ml加入0.9%生理盐水20ml中，于绑扎上沿或伤口周围做环形浸润封闭。

（4）选用蛇药制剂，将药片以水溶化后涂于伤口周围。

3. 抗蛇毒血清　为特效解毒药，用药后见效迅速，目前已成为治疗毒蛇咬伤的首选药物。在进行伤口处理的同时，要尽早足量应用抗蛇毒血清治疗。

抗蛇毒血清应在毒蛇咬伤后24h内（最好6～8h内）应用，如患者病情进行性加重，应重复应用抗蛇毒血清，或重新评估毒蛇的种类，必要时联用多种抗蛇毒血清。

4. 中医中药治疗　中医中药治疗要点是清热解毒。我国各地有针对常见毒蛇为主的中成药制剂，如南通蛇药、上海蛇药、广东蛇药、群生蛇药、吴江蛇药等，均可及早选用。口服剂量一般首次加倍，以后每隔4～6h再服，3～5d为一疗程。

5. 对症与支持治疗　包括注射呋塞米或甘露醇利尿，必要时应用血液净化疗法加速蛇毒排出；及时行气管插管或气管切开，正确应用呼吸机抢救呼吸衰竭；常规注射破伤风抗毒素1 500～3 000IU，酌情应用抗生素防治感染；肾上腺皮质激素大剂量及短疗程应用，对抗毒血症、组织损伤、炎性反应、变态反应和溶血；救治重要脏器出血；纠正低血压、抗休克；输液、输血、补充血容量；纠正酸中毒和高钾血症；抗心律失常；防止急性肾衰竭、心力衰竭、肝衰竭、DIC等。

第八节　动物咬伤

案例 11-8

患者，女性，23岁，在村路上行走时被一条犬咬伤右脚面，伤口出血。到村卫生所就诊，用碘酒、酒精涂擦伤口，未接种狂犬疫苗，3d后伤口愈合（当时怀孕4个月）。11月6日来入院产房待产，夜晚右侧腿疼、整夜兴奋，无睡意。11月7日上午8∶30急诊剖宫产一男婴，重2.5kg，各项新生儿健康指标检测均正常。患者生产过程抖动明显，查血压120/80mmHg，意识清醒。下午17∶00出现口渴、头痛、恐惧、胸闷、多汗症状，喝水下咽困难，给予镇静治疗。11月8日出现怕水、呕吐、狂躁、吞咽困难、多汗、恐惧等临床症状，初步诊断为狂犬病，11月9日24∶00因呼吸衰竭死亡。

思考：如何接种狂犬病疫苗能有效预防狂犬病？

狂犬病(rabies)乃狂犬病毒所致的急性传染病,人兽共患,多见于犬、狼、猫等肉食动物,人多因被病兽咬伤而感染。临床表现为特有的恐水、怕风、咽肌痉挛、进行性瘫痪等。因恐水症状比较突出,故本病又名恐水症(hydrophobia)。狂犬病毒属于弹状病毒科狂犬病毒属,单股RNA病毒,动物通过互相间的撕咬而传播病毒。我国的狂犬病主要由犬传播,家犬可以成为无症状携带者,所以,表面"健康"的犬对人的健康危害很大。对于狂犬病尚缺乏有效的治疗手段,人患狂犬病后的病死率几近100%,故应加强预防措施。

一、病因

主要是由狂犬病毒通过动物传播给人而致。狂犬病毒的糖蛋白能与乙酰胆碱结合,决定了狂犬病毒的嗜神经性。传染源主要为病犬,其次为病猫及病狼等。人被患病动物咬伤后,动物唾液中的病毒通过伤口进入人体而引发疾病,少数患者也可因眼结膜被病兽唾液污染而患病。

人对狂犬病普遍易感,狩猎者、兽医、饲养动物者更易感。狂犬病毒进入人体后首先感染肌细胞,于伤口附近肌细胞内小量增殖,再侵入近处的末梢神经。而后病毒沿周围神经的轴索向中枢神经做向心性扩散,并不随血液扩散,主要侵犯脑干和小脑等处的神经元。病毒在灰质内大量复制,沿神经下行到达唾液腺、角膜、鼻黏膜、肺、皮肤等部位。狂犬病病毒对宿主主要的损害来自内基小体,即为其废弃的蛋白质外壳在细胞内聚集形成的嗜酸性颗粒,内基小体广泛分布在患者的中枢神经细胞中,也是本疾病实验室诊断的一个指标。

人受感染后并非全部发病,被病犬咬伤而未作预防注射者15%~20%发病,被病狼咬伤者50%~60%发病,其发病因素与咬伤部位、创伤程度、伤口处理情况、衣着薄厚及注射疫苗与否有关。

二、临床表现

临床表现可分为四期。

1. 潜伏期(平均1~3个月)　在潜伏期中感染者没有任何症状。

2. 前驱期　感染者开始出现全身不适、发热、疲倦、不安、被咬部位疼痛、感觉异常等症状。

3. 兴奋期　患者各种症状达到顶峰,出现精神紧张、全身痉挛、幻觉、谵妄、怕光、怕声、怕水、怕风等症状,因此狂犬病又被称为恐水症,患者常常因为咽喉部的痉挛而窒息身亡。

4. 昏迷期　如果患者能够渡过兴奋期而侥幸活下来,就会进入昏迷期,本期患者深度昏迷,但狂犬病的各种症状均不再明显,大多数进入此期的患者最终衰竭而死。

三、实验室检查

1. 血、尿常规及脑脊液检查　周围血白细胞总数(12~30)×10^9/L,中性粒细胞一般占80%以上,尿常规检查可发现轻度蛋白尿,偶有透明管型,脑脊液压力可稍增高,细胞数稍微增多,一般不超过200×10^6/L,主要为淋巴细胞,蛋白质增高,可达2.0g/L以上,糖及氯化物正常。

2. 病毒分离　唾液及脑脊液常用来分离病毒,唾液的分离率较高。

3. 抗原检查　采用皮肤或脑活检行免疫荧光检查。

4. 核酸测定　采用聚合酶链反应测定RNA,唾液、脑脊液或颈后带毛囊的皮肤组织标本检查的阳性率较高。

5. 动物接种　标本接种于小鼠后取脑组织做免疫荧光试验检测病原体,做病理切片检查内氏小体。

6. 抗体检查　用于检测早期的IgM,病后8d,50%血清为阳性,15d时全部阳性。血清中和抗体于病后6d测得,细胞疫苗注射后,中和抗体效价可达数千,接种疫苗后不超过1:1 000,而患者可达1:10 000

以上。

四、诊断及鉴别诊断

（一）诊断

早期易误诊,儿童及咬伤史不明确者尤其易被误诊。已在发作阶段的患者,根据被咬伤史、突出的临床表现,即可初步诊断。免疫荧光试验阳性则可确立诊断。

（二）鉴别诊断

1. 类狂犬病性癔症 由于狂犬病是一种非常恐怖的疾病,一些癔症患者在暴露后想象自己患有此病。表现为被动物咬伤后不定时出现喉紧缩感,饮水困难且兴奋,但无怕风、流涎、发热和瘫痪。通过暗示、说服、对症治疗后,患者的病情不再发展。

2. 破伤风 破伤风的早期症状是牙关紧闭,以后出现苦笑面容及角弓反张,但不恐水。破伤风受累的肌群在痉挛的间歇期仍保持较高的肌张力,而狂犬病患者的这些肌群在间歇期却是完全松弛的。

3. 病毒性脑膜脑炎 有明显的颅内高压和脑膜刺激征,神志改变明显,脑脊液检查有助于鉴别。

4. 脊髓灰质炎 麻痹型脊髓灰质炎易与麻痹型狂犬病混淆。此病呈双向热型起病,双侧肢体出现不对称弛缓性瘫痪,无恐水症状,肌痛较明显。

五、治疗

（一）急救处理

1. 伤口处理 立即用肥皂水或清水彻底清洗伤口,>15min。伤口深而大者放置引流条,以利于污染物及分泌物的排除。伤及大动脉、气管等重要部位或创伤过重时,须迅速给予生命支持措施。

2. 狂犬病疫苗接种程序 一般咬伤者于当天、3d、7d、14d、28d各注射狂犬病疫苗一个剂量(儿童用量相同)。注射部位:上臂三角肌肌内注射。婴幼儿可在大腿前外侧肌内注射。禁止臀部注射。

（二）发病后处理

1. 单室严格隔离,专人护理 安静卧床休息,防止一切音、光、风等刺激,大静脉插管行高营养疗法,医护人员须戴口罩及手套、穿隔离衣。患者的分泌物、排泄物及其污染物,均须严格消毒。

2. 积极做好对症处理,防治各种并发症

（1）神经系统:有恐水现象者应禁食禁饮,尽量减少各种刺激。痉挛发作可予苯妥英、地西泮等。脑水肿可予甘露醇及呋塞米等脱水剂,无效时可予侧脑室引流。

（2）垂体功能障碍:抗利尿激素过多者应限制水分摄入,尿崩症者予静脉补液,用垂体后叶升压素。

（3）呼吸系统:吸气困难者予气管切开,发绀、缺氧、肺萎陷不张者给氧、人工呼吸,并发肺炎者予物理疗法及抗菌药物。气胸者,施行肺复张术。注意防止误吸性肺炎。

（4）心血管系统:心律失常多数为室上性,与低氧血症有关者应给氧,与病毒性心肌炎有关者按心肌炎处理。低血压者予血管收缩剂及扩容补液。心力衰竭者限制水分,应用地高辛等强心剂。动脉或静脉血栓形成者,可换静脉插管;如有上腔静脉阻塞现象,应拔除静脉插管。心动骤停者施行复苏术。

（5）其他:贫血者输血,胃肠出血者输血、补液。高热者用冷褥,体温过低者予热毯,血容量过低或过高者,应及时予以调整。

六、预防措施

（一）管理传染源

对家庭饲养动物进行免疫接种,管理流浪动物。对可疑因狂犬病死亡的动物,应取其脑组织进行检

查,并将其焚毁或深埋,切不可剥皮或食用

(二)正确处理伤口

被动物咬伤或抓伤后,应立即用20%的肥皂水反复冲洗伤口,伤口较深者需用导管伸入,以肥皂水持续灌注清洗,力求去除狗涎,挤出污血。一般不缝合包扎伤口,必要时使用抗菌药物,伤口深时还要使用破伤风抗毒素。

(三)接种狂犬病疫苗

预防接种对防止发病有肯定价值,包括主动免疫和被动免疫。人一旦被咬伤,疫苗注射至关重要,严重者还需注射狂犬病血清。

1. 主动免疫　①暴露后免疫接种:一般被咬伤者 0d(第一天,当天)、3d(第四天,以下类推)、7d、14d、28d 各注射狂犬病疫苗 1 针,共 5 针。成人和儿童剂量相同。严重咬伤者(头面、颈、手指、多部位 3 处咬伤者或咬伤舔触黏膜者),除按上述方法注射狂犬病疫苗外,应于 0d、3d 注射加倍量。②暴露前预防接种:对未咬伤的健康者预防接种狂犬病疫苗,可按 0d、7d、28d 注射 3 针,一年后加强一次,然后每隔 1～3 年再加强一次。

2. 被动免疫　创伤深广、严重或发生在头、面、颈、手等处,同时咬人动物确有患狂犬病的可能性,则应立即注射狂犬病血清,该血清含有高效价抗狂犬病免疫球蛋白,可直接中和狂犬病病毒,应及早应用,伤后即用,伤后一周再用几乎无效。

(陈　锋)

学习小结

1. 淹溺为一种于液态介质中而导致呼吸障碍的过程。其含义是气道入口形成一道液/气界面,它可阻止人进一步呼吸,在这一过程之后,无论患者存活或死亡都属于淹溺概念的范畴。

2. 中暑是引起的以中枢神经系统和心血管功能障碍为主要表现的热损伤性疾病。通常将中暑分为热痉挛、热衰竭和热射病。热射病是一种致命性疾病,病死率较高。

3. 电击创面的最突出特点为皮肤的创面很小,而皮肤下的深度组织损伤却很广泛。严重者可发生意识丧失、休克、心跳呼吸骤停。急救首先要在保证救助者本身的安全,立即切断电源。

4. 海拔 3 000m 以上的地区称为高原。由平原移居到高原或短期在高原逗留的人,因对高原环境适应能力不足引起以缺氧为突出表现的一组疾病称为高原病。

5. 减压病是由于高压环境作业后减压不当,体内原已溶解的气体超过了过饱和界限,在血管内外及组织中形成气泡所致的全身性疾病。在减压后短时间内或减压过程中发病者为急性减压病。

6. 强酸或强碱损伤的临床表现、严重程度与损伤物的种类、接触途径、浓度剂量及接触时间有关。口服强酸或强碱患者的抢救时禁忌催吐和洗胃,避免发生消化道穿孔及反流的胃液再度腐蚀食管黏膜。

7. 毒蛇咬伤的临床表现为有神经毒、血液循环毒素及混合毒损害。抗蛇毒血清为特效解毒药。

8. 狂犬病(rabies)乃狂犬病毒所致的急性传染病,人兽共患,多见于犬、狼、猫等肉食动物,人多因被病兽咬伤而感染。临床表现为特有的恐水、怕风、咽肌痉挛、进行性瘫痪等。

复习题

1. 淹溺类型有哪些?病理特点是什么?淹溺如何给予高级生命支持?

2. 中暑类型有哪些?临床特点是什么?重症中暑如何治疗?

3. 电击伤的概念是什么?简述电击伤的临床表现和治疗。

4. 高原病的临床表现分型是什么，如何治疗？

5. 减压病的病理生理机制是什么？ 减压病如何治疗？

6. 试述强酸损伤的临床表现及强酸强碱损伤的急救处理。

7. 根据蛇毒的主要毒性作用，毒蛇咬伤的临床表现可归纳为几种？ 具体特点是什么？ 简述毒蛇咬伤的急诊处理。

8. 狂犬病的治疗措施和预防措施是什么？

第十二章　急　性　感　染

学习目标

掌握	急性感染性疾病的临床特点。
熟悉	常见急性感染性疾病诊断与鉴别诊断的临床思维。
了解	急性感染性疾病的病情评估方法及急诊处理原则。

案例 12-1

患者,男性,58 岁,以"发热 2d"为主诉来诊,体温最高 39.5℃,不伴寒战,无咳嗽、咳痰,无尿频、尿急,无腹痛、腹泻,无恶心、呕吐,无呼吸困难。口服布洛芬混悬液可退热。既往糖尿病史 15 年,口服降糖药控制血糖。体格检查:血压 135/78mmHg,脉搏 118 次/min,体温 38.7℃,呼吸 25 次/min,神志清楚,周身皮肤黏膜未见出血点和皮疹,浅表淋巴结未触及,颈软,双肺呼吸音清晰,未闻及干湿啰音,心音低钝,节律齐,各瓣膜听诊区未闻及病理性杂音,腹平软,肝脾不大,肝区叩击痛,墨菲征阴性,全腹无压痛。实验室检查:白细胞 $11×10^9$/L,中性粒细胞 87%,杆状核 8%;谷丙转氨酶 145IU/L,降钙素原明显增高。X 线胸片见肺纹理增强,彩超见肝脏混合密度影,边界不清。

思考:患者的诊断是什么? 如何评估患者的病情? 急诊如何处理?

第一节　脓毒症

感染(infection)是指病原体侵入人体并在体内繁殖,人体对病原体产生免疫应答并引起组织损伤的过程。临床上诊断急性感染的线索有:发热或低体温,心动过速,呼吸急促,白细胞增加或减少。脓毒症(sepsis)是指由感染引起的全身炎症反应综合征(systemic inflammatory response syndrome,SIRS),但有部分脓毒症患者却不能获得确切的感染灶和病原学证据。脓毒症也不依赖病菌或毒素的存在而发展变化,其发病机制一旦启动即遵循自身的病理生理过程和发展规律,其严重程度取决于机体反应性和免疫状态的变化,如病情进展加重可导致 MODS。

2017 年 1 月 17 日 *Critical Care Medicine* 在线发布了 2016 版脓毒症和脓毒性休克国际处理指南,将脓毒症的定义更新为针对感染的失调的宿主反应引起的危及生命的器官功能障碍,脓毒症是急诊的常见病和多发病,可以由任何部位的感染引起,临床上常见于肺炎、腹膜炎、胆管炎、泌尿系统感染、蜂窝织炎、脑膜炎、脓肿等。脓毒症的病原微生物包括细菌、真菌、病毒及寄生虫等,但仅约 45%的脓毒性休克患者可获得阳性血培养结果。脓毒症常常发生在有严重疾病或有慢性疾病的患者中,如严重烧伤、多发伤、外科手术后、糖尿病、慢性阻塞性支气管炎、白血病等。

一、临床特点

脓毒症患者临床表现没有特异性,个体差异大,可有发热、寒战、心率快、呼吸促、发绀、肢体末端凉、尿量减少等,血常规白细胞计数和分类改变、血小板减少,尿素氮或者肌酐升高、胆红素升高、血糖升高等表现,急诊通常从一般情况、炎症反应、血流动力学、器官功能障碍和组织灌注共 5 个主要方面对脓毒症进行综合评估和判断(表 12-1)。

表 12-1　脓毒症患者的临床表现

项　　目	具体表现
一般情况	已经明确或者疑似的感染,出现下列表现: 发热,体温>38℃ 或 <36℃ 心率>90 次/min 呼吸频率>30 次/min 神志改变 血糖升高
炎症反应指标	白细胞计数>12×10⁹/L 或 <4.0×10⁹/L,未成熟粒细胞>10% C 反应蛋白和降钙素原升高
血流动力学	动脉低血压,即收缩压<90mmHg(12kPa),平均动脉压<65mmHg 或血压下降超过基础值 40mmHg
器官功能障碍	肺:低氧血症(氧合指数<300mmHg) 肾:急性少尿[尿量<0.5ml/(kg·h)]超过 2h,肌酐增加≥ 44.2μmol/L 凝血异常:国际标准化比率>1.5 或活化部分凝血激酶时间>60s 胃肠:腹胀(肠鸣音消失)、消化道出血 血小板减少:血小板计数<100×10⁹/L 高胆红素血症:总胆红素>70mmol/L
组织灌注	高乳酸血症(动脉血乳酸值≥ 2mmol/L); 毛细血管再充盈时间延长>2s 或皮肤出现花斑

二、诊断与鉴别诊断

(一)脓毒症

由于认为既往"感染+SIRS 表现"的诊断指标过于敏感,目前临床上诊断脓毒症要求有明确感染或可疑感染加上以下指标:

1. 全身情况　发热(>38.3℃)或低体温(<36℃);心率增快(>90 次/min);呼吸增快(>30 次/min);意识改变;明显水肿或液体正平衡>20ml/kg,持续时间超过 24h;高血糖症(血糖>7.7mmol/L)而无糖尿病史。

2. 炎症指标　白细胞增多(>12×10⁹/L 或白细胞减少(<4×10⁹/L)或白细胞正常但杆状核细胞>10%;血浆 C 反应蛋白>正常值 2 个标准差;血浆降钙素原>正常值 2 个标准差。

3. 血流动力学指标　低血压(收缩压<90mmHg,平均动脉压<70mmHg 或成人收缩压下降>40mmHg);混合静脉血氧饱和度>70%;心脏指数(CI)>3.5L/(min·m²)。

4. 器官功能障碍参数　氧合指数(PaO₂/FiO₂)<300mmHg;急性少尿(尿量<0.5ml/(kg·h));肌酐增加≥44.2μmol/L;凝血功能异常(国际标准化比值)1.5 或 APTT>60s;肠麻痹:肠鸣音消失;血小板减少(<100×10⁹/L);高胆红素血症(总胆红素>70mmol/L)。

5. 组织灌注参数　高乳酸血症(>3mmol/L);毛细血管再充盈时间延长或皮肤出现花斑。

(二)严重脓毒症

严重脓毒症是指合并出现器官功能障碍表现的脓毒症,器官功能障碍判别参数同上。

（三） 脓毒性休克

脓毒性休克是严重脓毒症的一种特殊类型,是指积极液体复苏不能纠正的低血压状态,其他诊断要点还包括:

1. 收缩压<90mmHg 或收缩压较原基础值减少>40mmHg 至少 1h,或依赖输液及药物维持血压,平均动脉压<60mmHg。

2. 毛细血管再充盈时间>2s。

3. 四肢厥冷或皮肤花斑。

4. 高乳酸血症。

5. 尿量减少。

三、病情分层及预后评估

脓毒症早期是以 SIRS 为主要表现的,而 SIRS 表现不特异,易被临床医师所忽视,因此对 SIRS 患者早期筛查、仔细甄别、及早干预可能有助于降低脓毒症死亡率。

目前常用的评估急诊脓毒症患者病情和预后的评分系统有:

（一） 急性生理学和慢性健康评估系统

急性生理学和慢性健康评估系统 Ⅱ（acute physiology and chronic health evaluation,APACHE Ⅱ）是由急性生理学评分（APS）、年龄评分和慢性健康评分（CHS）三部分组成。APS 由常用的最能体现急性生理改变的 12 项参数构成,每项 0~4 分,均取患者 24h 之内的最差值（高或低值）,如果既有高值又有低值,则按高分计算,不累计积分,各项分值之和即为 APS,最低 0 分,最高 60 分。APS、年龄评分和 CHS 三部分共同组成 APACHE Ⅱ 的总分值,其范围为 0~71 分。分值越高,病情越重,死亡危险性越大,动态分值可以反映病情演变和治疗效果。

（二） 序贯器官衰竭评分系统

序贯器官衰竭评分系统（sequential organ failure assessment,SOFA）是描述 MODS 的发生、发展和评价发生率的评分系统,更侧重于早期、动态监测 MODS 病程的变化和演变过程,其评分标准包含了呼吸、血液、肝脏、心血管、神经和肾脏 6 个器官系统,每个器官系统含 1~2 个变量,按照功能损害程度分别计 0~4 分,评估时按照各器官系统当日的最差情况各自评分,总分为 0~24 分。

新近提出在临床上应用快速序贯器官衰竭评分系统（qSOFA）早期预警是否存在脓毒症,qSOFA 主要包括三项指标:格拉斯哥昏迷量表评分 ≤13 分,收缩压 ≤100mmHg,呼吸频率 ≥22 次/min。qSOFA 与 SOFA 对脓毒症患者有同样的预测价值。

（三） 急诊脓毒症病死率评分

急诊脓毒症病死率评分（mortality in emergency department sepsis,MEDS）共有 9 项指标参与评分,包括年龄大于 65 岁,来自家庭病房,存在快速进展的终末期疾病,下呼吸道感染,外周血杆状核细胞大于 5%,呼吸困难或者低氧血症,脓毒性休克,血小板低于 15 万和意识状态改变,达到每一项指标分别得到 2~6 分,总分 27 分。根据评分来预测患者病死率,MEDS 越高,患者 28d 病死率越高。

（四） CURB-65 评分

CURB-65 是关于老年人感染肺炎后的预后和死亡危险性的评估方法,其中 C 代表患者意识状态,如出现对人、地点、时间和空间认识障碍时加 1 分。U 代表血液中尿素氮含量,如超过 7mmol/L 加 1 分。R 为呼吸数,如每分钟超过 30 次加 1 分。B 代表血压,如收缩压低于 90mmHg 或舒张压低于 60mmHg 也加 1 分,65 代表年龄,65 岁以上加 1 分。以上各项均为 1 分。如果累计在 3 分以上,其死亡率可高达 22%,必须住院治疗。CURB-65 评分方法简便易行,所需参数容易获得,因此得到了广泛的应用。

（五）早期预警评分

早期预警评分（early warning score，EWS），评分应用 5 个简单的生理指标（意识状态、脉搏、收缩压、呼吸频率和体温）来评价患者病情的潜在危险性，评分时每个参数 0~3 分，各项参数所得分值之和为总分，总分 15 分。EWS 3~4 分常常是一个病情恶化、需要提高监护级别的扳机点，动态的评分能展示患者病情的演变过程，比孤立的一次评分更有信息价值。

四、急诊治疗

脓毒症患者的治疗主要是根据病情的严重程度采取稳定生命体征、积极液体复苏、维持血流动力学稳定，抗感染，监测并支持脏器功能和对症治疗。关于脓毒性（感染性）休克的急救参见感染性休克一节。

（一）稳定生命体征

对于脓毒症患者，应该采取合适的氧疗方式维持脉搏氧饱和度（SPO_2）>92%，根据患者病情可选择鼻导管、面罩、储囊面罩、高流量加温加湿氧疗、无创通气等氧疗方式，对于明显意识障碍的患者以及无创通气不能纠正的缺氧状态，应进行气管插管机械通气。早期开通静脉通路，必要时建立中心静脉通路，有利于快速补充液体，也可以监测中心静脉压和中心静脉血氧饱和度。

（二）早期目标导向治疗（EGDT）

1. 液体复苏　对于严重脓毒症和脓毒性休克患者早期治疗的重要措施是液体复苏，其目的是恢复有效循环血容量，增加心排血量和组织氧供应，改善组织低灌注。目标是在最初 6h 内达到下列标准：①中心静脉压 8~12mmHg；②平均动脉压（MAP）≥65mmHg；③尿量 ≥0.5ml/（kg·h）；④中心静脉或混合静脉氧饱和度 ≥70%。

复苏液体可以选择晶体或胶体液，临床上多数选择生理盐水，严重低蛋白血症患者（白蛋白 ≤25g/L），可以考虑应用人血白蛋白或者血浆。具体方法在 30min 内给予晶体液 500~1 000ml，液体复苏并不等于持续输入液体，应动态观察血压（平均动脉压）、心率、中心静脉压、血乳酸值、尿量、皮肤末梢灌注和意识状态以评价是否达到液体复苏的目标，判断患者对液体复苏的反应（血压增高、心率减慢、尿量增多）和耐受性（有无血管内容量负荷过多的证据），有条件时结合无创心排量监测（NICOM）指标、被动抬腿试验结果等，确定是否需要继续扩容。

如果经液体复苏，中心静脉压达到 8~12mmHg，但中心静脉血氧饱和度<65%或混合静脉血氧饱和度<70%，血红蛋白<70g/L，为增加血液携氧能力，应输注红细胞使血细胞比容>30%，血红蛋白升至 70~90g/L。血小板<20×10^9/L 时，应立即给予预约血小板悬液治疗。血小板在（20~50）×10^9/L，有明显出血倾向时，应考虑输注血小板。

2. 血管活性药物　经过充分液体复苏后，动脉血压和组织灌注仍不能改善时，应考虑使用血管活性药物，以维持血压和改善组织灌注。首选去甲肾上腺素和多巴胺。多巴胺通过增加每搏量和心率来提高平均动脉压和心输出量。不推荐应用小剂量多巴胺来保护肾功能，心率过快患者应用时需慎重。去甲肾上腺素通过强烈的收缩血管作用来升高血压，对心率和心输出量影响较小，用量为 0.2~1.3μg/（kg·min），初始可从 0.01μg/（kg·min）开始，最大量可达 5μg/（kg·min）。多巴酚丁胺使用剂量为 2.5~20μg/（kg·min），可增加心肌收缩力，增加心输出量，增加心率并降低肺动脉楔压。

（三）抗感染治疗

脓毒症主要由革兰氏阴性菌引起，感染的常见部位是肺部、腹部、尿道、皮肤和软组织。脓毒症的抗感染治疗包括抗生素的应用和感染灶的控制。应该于明确脓毒症诊断 1h 内给予静脉应用抗生素，治疗前应留取血液等体液或者穿刺引流液等标本做微生物培养和药物试验。经验性抗感染治疗后，应根据临床反应、病原学培养结果选择针对性抗生素进行目标治疗。应该积极寻找感染灶，清除感染坏死组织，脓肿或局部感染灶需切开引流，去除可能成为微生物污染源的植入体内的器械或导管，以达控制感染灶的目的。

（四） 糖皮质激素

在应用强有力的抗生素的基础上,中剂量的氢化可的松治疗有利于早期高动力循环脓毒症休克的逆转,可静脉给予氢化可的松 200~300mg/d,分 3~4 次给药,连续 7d。

（五） 器官功能监测和支持

为了早期发现和治疗患者器官功能障碍及指导脓毒症的治疗,应常规监测患者血流动力学和呼吸功能;监测血小板数量和凝血功能;监测肠鸣音和胃内容物或粪便隐血;监测肝功能情况、尿量、血肌酐、尿素氮;格拉斯哥昏迷量表是临床上较实用的监测患者意识状态的方法。

脓毒症常诱导急性肺损伤及 ARDS 发生,往往需要机械通气治疗。目前主张采取保护性通气策略即采用低潮气量通气,潮气量 6~8ml/kg,平台压<30cmH$_2$O,调整吸入气体氧浓度和呼气末正压(PEEP)以保证 PaO$_2$>60mmHg 或血氧饱和度>90%。除有禁忌证外,机械通气的患者应保持半卧位,以防止误吸引发或加重肺炎。当患者病情基本控制,神志清楚、血流动力学稳定,应尽早进行自主呼吸功能锻炼来评价能否停止呼吸机的使用。

（六） 对症治疗

1. 一般治疗　高热患者首先给予物理降温,效果不明显可考虑药物降温治疗。镇静药和镇痛药用于消除疼痛等引起的应激反应,对机械通气患者一般选择起效快、作用时间短的药物,如地西泮、丙泊酚等,以便在用药间歇期让患者清醒,观察神志变化。应用神经肌肉阻滞剂时,一定要给予恰当的镇静治疗,以避免患者恐惧。

2. 控制血糖　通过持续静脉输注胰岛素和葡萄糖来维持血糖水平<150mg/L。

3. 肾脏替代治疗　并发急性肾衰竭时,可采用持续静脉血液滤过或间断血液透析;对于血流动力学不稳定的患者,持续血液滤过更易于控制液体平衡。

4. 碳酸氢钠治疗　当 pH≥7.15 时,不建议应用碳酸氢钠。碳酸氢钠主要用于改善血管对儿茶酚胺类药物的敏感性,从而改善血流动力学,或减少升压药的使用。

5. 预防并发症　脓毒症的并发症实质是脓毒症病理生理各阶段过程中的临床表现,常见的并发症包括休克、急性肺损伤/ARDS、DVT 形成、应激性溃疡、代谢性酸中毒、DIC 直至多器官功能不全。对有血栓形成倾向的严重脓毒症患者,应用小剂量肝素或低分子肝素预防 DVT 形成,如无禁忌,可以考虑采取将双侧下肢抬高并穿弹力袜等措施。对于所有脓毒症患者均应该给予 H$_2$ 受体拮抗剂或质子泵阻滞剂,保护胃黏膜,预防应激性溃疡。

学习小结

1. 感染是指病原体侵入人体并在体内繁殖,人体对病原体产生免疫应答并引起组织损伤的过程;脓毒症是指由感染引起的 SIRS;严重脓毒症是指合并出现器官功能障碍表现的脓毒症;脓毒性休克是指经积极液体复苏仍不能纠正低血压的脓毒症。

2. 目前常用的脓毒症病情和预后的评分系统有急性生理学和慢性健康评估系统（APACHE Ⅱ）、序贯器官衰竭评分系统（SOFA）、急诊脓毒症病死率评分（MEDS）、CURB-65 评分、早期预警评分（EWS）。

3. 急性感染性疾病的治疗主要是稳定生命体征、积极液体复苏、维持血流动力学稳定,抗感染,监测并支持脏器功能和对症治疗。

复习题

1. 脓毒症、严重脓毒症和脓毒性休克的概念和诊断标准。

2. 常见急性感染性疾病的病情评估方法。

3. 急性感染性疾病的急诊救治原则。

第二节 急性呼吸系统感染

案例12-2

患者,男性,48岁,淋雨后出现发热、咳嗽,咳少量铁锈色痰。体温最高39℃,无呼吸困难。既往体健。体格检查:体温38.7℃,呼吸频率25次/min,双肺听诊呼吸音粗糙,右侧可闻及少许湿啰音。实验室检查:白细胞计数$11×10^9$/L,中性粒细胞占比0.85。X线胸片见肺纹理增强,右肺上叶可见少量斑片状影像。

思考:患者诊断的诊断? 引起该病的常见病原体是? 急诊如何处理?

人体呼吸道分为上、下呼吸道。上呼吸道是指环状软骨以上的气道,包括鼻腔、口咽及咽喉,有湿化、净化空气等作用。下呼吸道包括气管、各级支气管及肺泡,呼吸性细支气管以下直到肺泡为气体交换的场所。因此,急性呼吸系统感染包括急性上呼吸道感染、急性气管-支气管炎及急性肺炎。

一、急性上呼吸道感染

(一) 概述

上呼吸道感染(acute upper respiration infection, AURTI)简称"上感",是包括鼻腔、咽或喉部急性炎症的总称,主要由病毒引起,少数由细菌引起。细菌感染可直接感染或继发于病毒感染之后。本病属常见病,多发病,所有人群均可发病,以小儿、老年和免疫功能低下或患有慢性呼吸道疾病的患者多见。秋冬为本病多发季节,寒冷地区多见,在流感流行时,本病的发生率更高。在人群之间,病原体主要通过飞沫、雾滴或经污染的用具进行传播。该病预后良好,有自限性,一般5~7d痊愈。

(二) 临床特点

1. 症状　根据病变范围不同而表现不同的症状,主要有鼻部症状,如喷嚏、鼻塞、清水样鼻涕;咽喉部症状,如咽干、痒、痛,声音嘶哑,咳嗽。严重者可以出现畏寒、发热及头痛等全身症状。

2. 体征　体格检查可见病变部位充血、水肿,有分泌物;软腭、悬雍垂(腭垂)及咽表面有灰白色疱疹及浅表溃疡,周围有红晕,以后形成疱疹。喉部可闻及喉部的喘鸣音。局部淋巴结轻度肿大和触痛,胸部无异常体征。

3. 辅助检查

(1) 血常规:病毒性感染时,白细胞计数多正常或偏低,淋巴细胞比例升高;细菌感染时,白细胞计数常增多,有中性粒细胞增多或核左移现象。

(2) 病原学检查:一般无须明确病原学检查。必要时可用免疫荧光法、酶联免疫吸附测定、病毒分离鉴定、病毒血清学检查等确定病毒类型。细菌培养可判断细菌类型并做药物敏感试验以指导临床用药。

(三) 诊断与鉴别诊断

根据病史、流行病学、鼻咽部的症状体征,结合周围血象和阴性胸部影像学检查可作出临床诊断,一般无须病因诊断。特殊情况下可行细菌培养或病毒分离,或病毒血清学检查等确定病原体。本病须与初期表现为感冒样症状的其他疾病鉴别,如过敏性鼻炎、流行性感冒、急性传染病(如麻疹、流行性出血热、流行性脑脊髓膜炎、脊髓灰质炎、伤寒、斑疹伤寒)等。

(四) 急诊处理

1. 对症治疗　休息、多饮水;可选用解热镇痛药,如对乙酰氨基酚、布洛芬等退热、镇痛治疗;盐酸伪麻黄碱可减轻鼻塞症状;打喷嚏、流鼻涕,可选用马来酸氯苯那敏或苯海拉明等抗组胺药;咳嗽症状较明显者,可给予右美沙芬、喷托维林等镇咳药。

2. 病因治疗

（1）抗菌药物治疗：单纯病毒感染无须使用抗菌药物，有白细胞计数升高、咽部脓苔、咳黄痰等细菌感染证据时，可酌情使用青霉素、第一代头孢菌素、大环内酯类或喹诺酮类。极少需要根据病原菌选用敏感的抗菌药物。

（2）抗病毒药物治疗：常规无须使用抗病毒治疗，免疫缺陷患者可早期使用。神经氨酸酶抑制剂奥司他韦对流感病毒、副流感病毒和呼吸道合胞病毒等有较强的抑制作用，可缩短病程。流行性感冒应尽量在发病48h内应用抗病毒药物。

（3）小柴胡冲剂、板蓝根冲剂等中药具有清热解毒和抗病毒作用，临床已广泛应用。

二、急性气管支气管炎

（一）概述

急性气管支气管炎（acute tracheobronchitis）是支气管黏膜急性炎症，可以由病毒、细菌直接感染，也可因急性上呼吸道感染的病毒或细菌蔓延引起本病。多为病毒感染引起，也可在病毒感染的基础上继发细菌感染。本病属常见病，多发病，尤以小儿和老年多见，受凉为主要原因，秋冬为本病多发季节，寒冷地区多见。

（二）临床特点

1. 症状及体征　全身症状一般较轻，体温38℃左右，多于3~5d降至正常。呼吸道症状首先为干咳或少量黏液痰，随后痰量增多，咳嗽加剧，偶咳痰中带血。如出现支气管痉挛，可出现程度不等的胸闷，伴胸骨后发紧感。咳嗽可延续2~3周才消失，如迁延不愈，可演变成慢性支气管炎。双肺呼吸音多数正常，可以在两肺听到散在的干、湿啰音，部位不固定，咳嗽后可减少或消失。

2. 实验室和其他辅助检查　外周血白细胞计数和分类无明显改变。细菌感染较重时，白细胞总数和中性粒细胞增高，痰培养可发现致病菌。X线胸片检查大多数表现正常或仅有肺纹理增强。

（三）诊断与鉴别诊断

急性支气管炎的诊断并不困难，通常根据症状、体征、X线表现、血常规检查即可作出临床诊断。相关实验室检查则可作出病原学诊断。重症患者可将下呼吸道分泌物送检流感病毒、肺炎支原体和百日咳杆菌等。

（四）急诊处理

1. 控制感染　由病毒引起者一般用抗病毒药物。一般未能得到病原菌阳性结果前，可以选用青霉素、头孢菌素类、大环内酯类和喹诺酮类等药物。多数患者口服抗菌药物即可，症状较重者可用肌内注射或静脉滴注。

2. 对症治疗　休息、保暖、多饮水、补充足够的热量。咳嗽无痰，可用右美沙芬、喷托维林或可待因。咳嗽有痰而不易咳出，可选用盐酸氨溴索、溴己新等，也可雾化帮助祛痰。中成药止咳祛痰药也可选用。发生支气管痉挛，可用平喘药物如茶碱类、β受体激动剂等。发热可用对乙酰氨基酚、布洛芬等解热镇痛药。

三、肺炎

（一）概述

肺炎（pneumonia）是指终末气道、肺泡和肺间质的炎症。为了有便于指导经验性治疗，根据肺炎获得的环境分为社区获得性肺炎（community acquired pneumonia, CAP）和医院获得性肺炎（hospital acquired pneumonia, HAP）。社区获得性肺炎是指在医院外发生的肺实质（含肺泡壁即广义上的肺间质）炎症，包括具有明确潜伏期的病原体感染而在入院后平均潜伏期内发病的肺炎。医院获得性肺炎亦称医院内肺炎（nosocomial pneumonia，NP），是指入院 48h 后发生的肺实质炎症。根据引起肺炎的病原体不同，肺炎分为细菌性肺炎、军团菌肺炎、支原体肺炎、衣原体肺炎、病毒性肺炎、真菌性肺炎、寄生虫性肺炎。其中细菌性肺炎最为常见，肺炎链球菌居首位。根据临床表现不同又分为典型肺炎和非典型肺炎，非典型肺炎（atypical pneumonias）指全身症状比呼吸道症状更明显的肺炎，通常指嗜肺军团菌、肺炎支原体和肺炎衣原体引起的肺炎。

（二）临床特点

1. 症状　最常出现的症状为咳嗽，咳痰及呼吸困难，一部分人会出现胸痛，但发生率会随年龄增长而下降。少量患者会出现咯血症状。绝大多数患者都会不同程度地出现全身毒血症样症状，如畏寒、寒战、发热、头昏、头痛、全身肌肉和关节酸痛、乏力，少数患者出现厌食、恶心、呕吐、腹胀、腹泻等胃肠道症状。重症患者还可出现神志障碍或精神症状，如嗜睡、意识障碍、惊厥等神经系统症状。

患者的症状因宿主的状态及感染的病原体不同而有所不同。年轻人发作时常表现为典型的急性症状；老年或重症患者肺炎的症状常不典型，呼吸道症状少，而精神症状、心血管方面改变较多。相对来说支原体、病毒性肺炎患者全身较重，细菌性肺炎的呼吸系统症状较重。支原体肺炎突出表现为干咳，为阵发性刺激性咳嗽，重者伴胸骨后疼痛；病毒性肺炎咳嗽可逐渐加重，但胸痛和呼吸困难较少见。典型肺炎链球菌肺炎可咳铁锈色痰，葡萄球菌肺炎时有咳脓血痰，肺炎克雷伯菌肺炎患者咳痰可呈砖红色黏冻样痰，铜绿假单胞菌肺炎脓痰中可带淡绿色，厌氧菌肺炎患者可咳脓性恶臭痰。

2. 体征　患者多呈急性病容，早期胸部体征可无异常发现或仅有少量湿啰音。随疾病发展，渐出现典型体征。可有患侧呼吸运动减弱、叩诊音浊、呼吸音降低和湿啰音。并发胸腔积液者，患侧胸部叩诊浊音、触觉语颤减弱、呼吸音减弱。此外，不同病原体所致肺炎可表现不同的肺外症状。肺炎链球菌肺炎常伴口唇单纯疱疹；支原体肺炎可有颈部淋巴结肿大、皮疹；相对缓脉见于军团菌、支原体肺炎。重症患者可有呼吸频率增快、发绀、心动过速及神志改变。少数可出现血压骤降至 90/60mmHg 以下甚至测不出，伴烦躁、面色苍白、四肢厥冷、少尿、心动过速和心音减弱等休克的临床表现，多见于老年人。

3. 辅助检查

（1）实验室检查

1）血细胞计数：细菌性肺炎、军团菌肺炎外周血白细胞计数常升高，中性粒细胞多在 80% 以上，并伴有核左移，细胞内可见中毒颗粒。老年体弱、酗酒、免疫功能低下者白细胞计数可不增高，但中性粒细胞的百分比仍高。病毒性肺炎白细胞正常或降低。支原体或衣原体肺炎白细胞正常或稍高。

2）血清学检查：采集间隔 2~4 周急性期及恢复期的双份血清标本，血清中病原特异性 IgM 抗体升高，或恢复期抗体效价比急性期有 4 倍或以上升高者即可作出病原学诊断，主要用于支原体、鹦鹉热衣原体、病毒和军团菌等的诊断。

3）病原学检查：轻、中度患者不必普遍进行病原学检查，只有当初始经验性治疗无效及住院患者时才需考虑进行常规血培养、呼吸道分泌物和胸腔积液病原学检查。包括：痰涂片及培养、血培养、胸腔积液培养、肺泡灌洗、非典型病原体筛查、呼吸道病毒筛查、嗜肺军团菌 1 型尿抗原及肺炎链球菌尿抗原等。聚合酶链反应直接快速检测病原的特异性核酸序列。

4）其他检查：血气分析常显示动脉血 PaO_2 下降。细菌性感染时降钙素原（PCT）升高可达正常人的 5 倍，病毒感染的 2 倍，并与感染的严重程度和预后密切相关。军团菌肺炎可有肝酶升高、血钠降低。有时伴有肾功能损害和 DIC。

（2）胸部影像学检查

1）细菌性肺炎：肺炎链球菌性肺炎 X 线表现为大片炎症浸润阴影或实变影，在实变阴影中可见到支气管充气征。金黄色葡萄球菌感染表现为肺段或小叶状的浸润，其中有单个或多个液气囊腔，而且具有易变性，可引起明显的肺组织坏死、肺气囊、肺脓肿和脓胸。革兰氏阴性杆菌肺炎常呈下叶支气管肺炎型，易形成多发性小脓腔。

2）病毒性肺炎的致病原不同,胸部影像学检查亦有不同的特征。检查可见肺纹理增多,斑点状、小片状浸润或广泛浸润,病情严重者显示双肺弥漫性结节性浸润,多见于两下 2/3 肺野。但大叶实变及胸腔积液者均不多见。

3）军团菌肺炎 X 线显示片状肺泡浸润,继而肺实变,尤其多数见于下叶,单侧或双侧。病变进展迅速,还可伴有胸腔积液。免疫功能低下的严重患者可出现空洞或肺脓肿。肺部病变的吸收常较一般肺炎为慢,临床治疗有效时,其 X 线表现病变仍呈进展状况。20% 患者 2 周后病变始明显吸收,1~2 个月阴影才完全消散,少数患者可延迟至数月。

4）支原体肺炎,患者体征轻微而胸片阴影显著,是本病特征之一。胸部影像学多表现为单侧病变,多种形态浸润影,多数呈不整齐云雾状肺浸润,从肺门向外延至肺野,尤以两肺下叶为常见,少数为大叶性实变影。可见肺不张。约 1/5 有少量胸腔积液。往往一处消散而他处有新的浸润发生,病变常经 3~4 周后自行消散。

（三） 诊断和鉴别诊断

1. 诊断　新近出现咳嗽、咳痰、呼吸困难的患者,尤其是伴有发热、双肺呼吸音改变或出现啰音的患者,结合实验室和影像学检查可以诊断为肺炎。肺部革兰氏阳性菌感染的特点为全身症状重,畏寒、发热,外周血白血病显著增高,肺部病变短期内变化大,进展快,血培养阳性率高。肺部革兰氏阴性菌感染的共同特点为肺实变或病变融合,组织坏死后容易形成多发性脓肿,常累及双肺下叶;若波及胸膜可引起胸膜渗液或脓胸。

2. 病情评估　目前肺炎的病情评估方法有很多,如肺炎严重指数（PSI）分级,临床肺部感染评分（CPIS）、CURB-65 评分,其中 CURB-65 评分简单方便,更适用于急诊患者。

（1）CURB-65 评分系统包括:①意识障碍;②血尿素氮>7mmol/L;③呼吸频率>30 次/min;④收缩压<90mmHg 或舒张压<60mmHg;⑤年龄>65 岁。满足一项得 1 分,0~1 分为低危,2 分为中危,3~5 分为高危。高危患者需要入住监护病房治疗且患者死亡率明显增加。

（2）目前多采用美国感染疾病学会/美国胸科学会制定的重症肺炎判定标准。主要标准:①气管插管需要机械通气;②感染性休克积极液体复苏后仍需要血管活性药物。次要标准:①呼吸频率≥30 次/min;②PaO_2/FiO_2≤250mmHg;③多肺叶浸润;④意识障碍和/或定向障碍;⑤血尿素氮≥7mmol/L;⑥白细胞减少症（<4×10^9/L）;⑦血小板减少症（<100×10^9/L）;⑧体温降低（中心体温<36℃）;⑨低血压需要液体复苏。符合 1 项主要标准或≥3 项次要标准者即可诊断。

3. 鉴别诊断　肺部的特殊病原体感染、非感染性疾病可有肺炎类似表现,如肺结核、肺孢子菌肺炎（PCP）、ARDS、充血性心力衰竭、肺栓塞、化学气体吸入、过敏性肺泡炎、药物性肺炎、放射性肺炎、结缔组织疾病累及肺部、白血病或其他恶性肿瘤肺内浸润或转移等,应注意鉴别,必要时可采用诊断性治疗方法以明确诊断。

（四） 急诊处理治疗

1. 一般性治疗　卧床休息,进易消化富含蛋白质、电解质、维生素的食物,注意水分的补充。高热者给予物理降温,必要时给解热药物。促进排痰鼓励患者咳嗽、翻身,或拍背促进排痰。给予祛痰解痉药,必要时生理盐水雾化吸入。

2. 抗感染治疗　肺炎治疗的最主要环节是抗感染,是决定肺炎预后的关键。应根据患者的年龄、基础疾病、疾病严重程度、是否有误吸等因素,疾病严重程度、可能的病原体感染情况,选择合理抗感染药物和给药途径。

（1）选择合理抗感染药物

1）细菌性肺炎:社区获得性肺炎病原体,主要是由革兰氏阳性菌所致,以肺炎链球菌最为常见,其次为结核分枝杆菌及金黄色葡萄球菌。选用青霉素类、第一代头孢菌素类等抗生素,对耐药肺炎链球菌可使用对呼吸道感染有特效的氟喹诺酮类;一些60岁以上老年人、有基础疾病者,病原体较大比例为革兰氏阴性杆菌,应选用第二代头孢菌素(头孢呋辛);对免疫失调者、住过院并接受了革兰氏阳性菌抗生素治疗者,可一开始即使用更广谱抗生素治疗,如第三代头孢菌素,头孢哌酮或用亚胺培南/西司他丁钠;医院获得性肺炎多由革兰氏阴性菌所致,可选用第二/三代头孢菌素、β-内酰胺类/β-内酰胺酶抑制剂、氟喹诺酮类或碳青霉烯类。

2)支原体、衣原体、军团菌肺炎:首选大环内酯类如红霉素、阿奇霉素和罗红霉素等,或氟喹诺酮类,如左氧氟沙星、莫西沙星等。四环素类、利福平等也有效。

3)病毒性肺炎:较有效的病毒抑制药物有利巴韦林、阿昔洛韦、更昔洛韦、奥司他韦、金刚烷胺。呼吸道合胞病毒、腺病毒、副流感病毒和流感病毒可先用利巴韦林;疱疹病毒、水痘病毒多选用阿昔洛韦、更昔洛韦;巨细胞病毒多选用更昔洛韦;奥司他韦对甲、乙型流感病毒均有很好作用,耐药发生率低。

(2)给药途径和疗程:抗感染治疗应尽早进行,病情稳定后可从静脉途径转为口服治疗。传统的疗程是7~14d,但疗程视病原体不同、病情严重程度不同而异,不能把肺部阴影完全吸收作为停用抗菌药物的指征。对于普通细菌性感染,如肺炎链球菌,用药至患者热退后72h,或疗程7~10d。对于金黄色葡萄球菌、铜绿假单胞菌、克雷伯菌属或厌氧菌等容易导致肺组织坏死的致病菌所致的感染,建议抗菌药物疗程大于2周。对于非典型病原体治疗反应较慢者疗程可延长至10~14d。军团菌属感染的疗程建议为10~21d。

3. 免疫治疗　免疫球蛋白、转移因子、胸腺肽等免疫调节剂可辅助治疗。

4. 并发症治疗　根据病情选用相应的治疗,合并呼吸衰竭给予氧疗及呼吸支持。如有休克给予抗休克治疗。有电解质紊乱,肝、肾功能损害者给予相应治疗。脓胸应予引流或外科处理。详见第一节。

学习小结

1. 急性上呼吸道感染中常见病原体是病毒,常规无须使用抗病毒治疗。流行性感冒应尽量在发病48h内应用抗病毒药物。

2. 单纯病毒感染无须使用抗菌药物,有白细胞计数升高、咽部脓苔、咳黄痰等细菌感染证据时,可酌情使用抗生素。

3. 急性肺炎的临床诊断和病原学诊断,常见病原体及处理原则。

复习题

1. 急性上呼吸道感染中常见病原体。

2. 急性肺炎的病原学分类及各自常见病原体。

3. 针对不同病原体所致肺炎的经验性抗感染治疗。

第三节　尿路感染

案例12-3

患者,女性,30岁,尿频、尿急、尿痛1d,肉眼血尿2h来诊,心率90次/min,血压114/70mmHg。尿常规:白细胞200/HP,红细胞150/HP。给予抗生素治疗3d后症状完全消失。

思考:患者诊断考虑什么?引起疾病的常见病原体是什么?急诊治疗的时首选哪类抗生素?疗程多长时间?

尿路感染(urinary tract infection,UTI)是指致病微生物在尿中繁殖并侵犯泌尿系统的任何部位,包括肾脏、肾盂、输尿管、膀胱、尿道及前列腺。按部位可分为上尿路感染和下尿路感染。上尿路感染主要指肾盂肾炎、肾脓肿及肾周脓肿;下尿路感染主要指膀胱炎、尿道炎及前列腺炎。引起尿路感染的病原体主要为细菌,也可为真菌、病毒、支原体和寄生虫。急性尿路感染是感染导致死亡的主要原因之一,因此是急诊医学中的一个重要课题。

一、急性肾盂肾炎

(一)概述

急性肾盂肾炎(pyelonephritis)是指肾盂黏膜及肾实质的急性感染性疾病,主要致病菌为大肠埃希菌,另外,还有变形杆菌、葡萄球菌、粪链球菌及铜绿假单胞菌等引起。感染途径有两种:①上行性感染,细菌由输尿管进入肾盂,再侵入肾实质,70%的急性肾盂肾炎是源于此途径;②血行性感染,细菌由血流进入肾小管,从肾小管侵入肾盂,约占30%,多为葡萄球菌感染。尿路梗阻和尿流停滞是急性肾盂肾炎最常见的原因,单纯的肾盂肾炎很少见。

(二)临床特点

1. 症状和体征 急性肾盂肾炎起病急骤,典型的症状为寒战、高热、腰痛,可以伴尿频、尿急、尿痛及排尿不适等下尿路感染的症状,肾区叩击痛明显,血白细胞计数增高,有血尿及脓尿,尿中可发现白细胞管型。除上述表现外常有恶心、呕吐,部分患者可有夜尿增多。

2. 实验室检查

(1)血常规检查:急性期白细胞计数和中性粒细胞计数可增高。

(2)尿常规检查:40%~60%患者有镜下血尿,多数患者红细胞2~10个/HP(高倍视野),少数见镜下多量红细胞。常见白细胞尿(脓尿),离心后尿沉渣镜下>5/HP,急性期常呈白细胞满视野,若见到白细胞管型则为肾盂肾炎的诊断提供了一个重要的依据。

(3)尿蛋白含量:肾盂肾炎时尿蛋白定性检查为微量,定量检查24h尿蛋白一般不超过2g。

(4)尿细菌定量培养:是确定有无尿路感染的重要指标,只要条件许可,均应采集中段尿做细菌定量培养。

3. 影像学检查

(1)X线检查:腹部平片可因肾周围脓肿而肾外形显示不清,静脉尿路造影可发现肾盏显影延缓和肾盂显影减弱,可显示尿路梗阻,肾或输尿管畸形,结石,异物,肿瘤等原发病变。

(2)CT和超声检查:CT检查患侧肾外形肿大,并可见楔形强化降低区,从集合系统向肾包膜放射,病灶可单发或多发。

(3)超声检查:显示肾皮质髓质境界不清,并有比正常回声偏低的区域,还可确定有无梗阻,结石等。

(三)诊断与鉴别诊断

根据病史和体征,结合相应的辅助检查能够诊断急性肾盂肾炎,但需与急性膀胱炎、肾皮质化脓性感染或肾周围炎、急性胰腺炎、急性胆囊炎、肺底部炎症相鉴别。急性肾盂肾炎最严重的并发症是感染中毒性休克。

(四)急诊治疗

1. 全身支持治疗 急性肾盂肾炎患者有高热,需卧床休息,给予足够液体和营养,保持体内水、电解质平衡,维持每日尿量在1 500ml以上,以促进体内毒素排泄。

2. 抗菌药物治疗 治疗前应常规作清洁中段尿培养,然后立即静脉给予广谱抗生素。有效的治疗不仅需要尿中抗生素有较高的浓度,同时也需要较高的血药浓度。治疗分为两步:首先静脉使用广谱抗生素迅速控制感染中毒症状,然后口服复方磺胺甲噁唑(TMP-SMZ)或氟喹诺酮类抗生素以清除感染灶及肠道和阴道内的致病菌。可供选择的抗生素很多,如喹诺酮类,第二代或三代头孢菌素,β-内酰胺/β-内酰胺酶抑制剂,亚胺培南等,但目前尚无资料显示哪种广谱抗生素的疗效更好。体温正常24h后,改为口服TMP-

SMZ 或氟喹诺酮类,疗程 14d。

二、肾周围炎与肾周脓肿

（一）概述

肾周围炎(perinephritis)是指炎症位于肾包膜与肾周围筋膜之间的脂肪组织,若感染未能及时控制则可发展成为肾周围脓肿(perinephretic abscess)。致病菌可能来自肾脏本身或肾脏外病源。以单侧多见,双侧少见,右侧多于左侧,男性较多。可由多种致病菌引起,主要致病菌为大肠埃希菌,其次为金黄色葡萄球菌,还包括克雷伯菌、假单胞菌和铜绿假单胞菌等。感染途径包括:①肾内感染蔓延至肾周间隙,多数肾周脓肿由此途径感染;②血源性感染体内其他部位感染灶,经血液侵入肾周间隙,如皮肤感染、上呼吸道感染等;③经腹膜后淋巴结侵入;④肾脏邻近组织感染包括肝脏、胆囊、胰腺、高位阑尾炎等。

（二）临床特点

1. 症状和体征　肾周围炎进展缓慢,患侧肾区有叩痛。2 周后当肾周围脓肿开始形成时,全身感染症状明显,寒战、高热、食欲缺乏、贫血。患侧腰部和上腹部疼痛,腰部饱满,患侧肋脊角叩痛,腰肌紧张和皮肤水肿,可触及肿块。腰大肌刺激征明显,当患侧下肢屈伸及躯干向健侧弯曲时,均可引起剧痛。

2. 实验室检查　血常规可见白细胞升高并有核左移现象,有不同程度的贫血,红细胞沉降率上升。如患者有其他肾脏疾病或是双侧病变,才有可能出现血清肌酐和血尿素氮升高。尿液分析有脓尿和蛋白尿,但无血尿。30%的患者尿液分析正常,40%尿培养阴性,仅有 40%在血培养时出现阳性结果。

3. 影像学检查

（1）X 线检查:胸部 X 线检查可能发现同侧膈肌抬高和固定、胸膜渗出、肺下叶炎性浸润和不张等表现。腹部 X 线检查可能发现脊柱侧凸(凹向患侧)、肿块、肾结石、肾及腰大肌失去正常轮廓、肾或肾周出现气体或肾脏固定。

（2）CT 和超声检查:超声检查是肾周脓肿的一种诊断性检查方法,但 CT 扫描更能反映病变的全貌。CT 的表现有软组织肿块,其中 CT 值下降至 0~20H 单位,在无造影剂增强的情况下,炎性脓肿壁 CT 值下降稍多;注射造影剂后,脓肿壁密度增强,周围组织结构层次消失,病侧肾脏或腰大肌扩大,肾周筋膜增厚,病灶内出现气体或气液平面。在 CT 引导下经皮穿刺可确定诊断并可行脓汁细菌涂片及培养以明确致病菌。

（三）诊断与鉴别诊断

肾周围脓肿与急性肾盂肾炎的区别在于后者经抗生素治疗后,病程较短,CT 和超声检查可以区别肾内和肾周感染。肾周脓肿有时容易误诊为胸膜炎、膈下脓肿、腹膜炎和腰椎结核引起腰大肌脓肿等。

（四）急诊治疗

1. 早期肾周围炎在脓肿未形成前,若能及时应用合适的抗生素和局部理疗,炎症可以吸收。

2. 一旦脓肿形成,自行吸收而愈合的机会较少,应行切开引流术。也有学者认为对小于 5cm 肾周脓肿,应首先考虑严格的抗生素治疗,如临床疗效不满意再考虑手术引流。

3. 可在超声或 CT 指引下置管引流,引流术后继续配合有效的抗菌药物。肾周脓肿位于肾周围疏松脂肪组织中,感染不易局限且常呈分隔的多房脓肿,因此,早期确切充分的手术切开引流是治疗成功的关键。肾周围脓肿若继发于尿路结石而引起脓肾,或者继发于感染的肾积水,该侧肾功能严重损害,应考虑做肾切除术。

三、急性膀胱炎

（一）概述

急性膀胱炎（cystitis）是非特异性细菌感染引起的膀胱壁急性炎症性疾病，为泌尿系常见病。其致病菌多数为大肠埃希菌，多发生于女性。引起急性膀胱炎的因素包括：结石、异物、肿瘤、留置导尿管、尿路梗阻、神经系统损害。

（二）临床特点

1. 症状和体征　起病突然，有明显尿频、尿急、尿痛等尿路刺激征，可出现膀胱、尿道痉挛，严重时类似尿失禁。排尿期尿道烧灼感，排尿终末期疼痛加剧并可出现血尿。会阴部、耻骨上区疼痛、膀胱区轻压痛。急性单纯性膀胱炎，无全身症状，不发热。急性膀胱炎病程较短，如及时治疗，症状多在一周左右消失。

2. 实验室检查　血液中白细胞增多。尿液检查可见红细胞和白细胞增多，同时应行尿液细菌培养。如有尿道脓性分泌物，应行涂片检查以排除淋病奈瑟球菌感染。

3. 影像学检查　发病后可行超声、X线检查排除尿路结石等病因或诱发和并发因素。急性膀胱炎时忌行膀胱镜检查。

（三）诊断与鉴别诊断

急性膀胱炎需与下列疾病鉴别：

①急性肾盂肾炎：主要表现为尿频、尿急、尿痛等尿路刺激症状，尿液检查可有脓细胞和红细胞，但常伴有发热等全身感染症状，有腰痛及肾区叩压痛。②急性前列腺炎：主要表现为尿频、尿急、尿痛等尿路刺激症状，并有耻骨上疼痛。常伴有不同程度的排尿困难，且直肠指检可发现前列腺肿大伴压痛。③间质性膀胱炎：主要表现为尿频、尿急、尿痛等尿路刺激症状，并有耻骨上疼痛。耻骨上膀胱区疼痛与压痛尤其明显，膀胱充盈时加剧。尿常规检查多数正常，极少脓细胞。④输尿管下段结石：输尿管结石降至膀胱壁间段时也可产生膀胱刺激症状。如同时合并感染，则不易与膀胱炎鉴别。通过肾-输尿管-膀胱平片（KUB）及静脉泌尿系统成像（IVU）可以显示结石的部位并判断有无合并梗阻。

（四）急诊治疗

1. 卧床休息，多饮水，避免刺激性食物，热水坐浴或耻骨上热敷可改善局部血液循环，减轻症状。口服碳酸氢钠或枸橼酸钾碱化尿液，缓解膀胱痉挛。黄酮哌酯盐（泌尿灵）可解除痉挛，减轻排尿刺激症状。

2. 根据致病菌属，选用合适的抗菌药物　在药敏试验结果之前，可选用复方磺胺甲噁唑、头孢菌素类、喹诺酮类药物。经治疗后，病情一般可迅速好转，尿中脓细胞消失，细胞培养转阴。单纯性膀胱炎提倡单次剂量或3d短程疗法，避免不必要的长期用药，以免产生耐药性或增加副作用，但要加强预防复发的措施。若症状不消失，尿脓细胞继续存在，培养仍为阳性，应考虑细菌耐药和有感染诱因，要及时调整更合适的抗菌药物，延长应用时间以期达到彻底治愈。

四、急性尿道炎

（一）概述

尿道炎（urethritis）是指尿道黏膜的炎症，女性好发。临床上可分为细菌性尿道炎、淋菌性尿道炎和非淋菌性尿道炎。细菌性尿道炎最常见致病菌为大肠埃希菌，淋菌性尿道炎为淋病奈瑟球菌，非淋菌性尿道炎常见致病微生物为支原体或衣原体。多为致病菌逆行侵入尿道引起。常见的原因包括尿道损伤、尿道内异物、尿道梗阻、邻近器官炎症及不洁性生活等。

（二）临床特点

1. 症状和体征　尿频、尿痛、尿急和血尿，急性期男性可有尿道分泌物，初始为黏液性，后多有脓性分泌物；女性则少有分泌物，转为慢性时表现为尿道刺痛和排尿不适，尿道分泌物减少，呈稀薄浆液状，急性发作时耻骨上区和会阴部有钝痛,可见尿道口发红,有分泌物。

2. 实验室检查　尿常规检查见白细胞计数增多或呈脓尿,伴有红细胞增多,少数呈肉眼血尿。

(三) 诊断与鉴别诊断

常需与以下疾病鉴别:

1. 急性膀胱炎　主要表现为尿频、尿急、尿痛等膀胱刺激症状,但膀胱炎患者主要以排尿终末疼痛为主,中段尿培养有细菌生长;

2. 急性肾盂肾炎　主要表现为突发性尿频、尿急、尿痛等尿路刺激症状,常伴腰痛及畏寒,发热等症状,体格检查有肾区叩击痛,尿液常规检查有脓细胞;

3. 急性前列腺炎　表现为尿频、尿急与尿痛,但前列腺炎有会阴部不适,排尿困难及发热等,直肠指检发现前列腺增大伴压痛。

(四) 急诊治疗

急性期应多饮水,以增加尿量,对尿道有冲洗作用。有尿频、尿急及尿痛时,可服用解痉药物,并除去引起尿道炎的各种诱因。在明确病原菌之前,喹诺酮类药物可作为首选。根据病原菌的种类及对药物的敏感性,有针对性地选用抗菌药物治疗。患者尿路刺激征经常规抗菌治疗无效,且除外有复杂因素存在时,应考虑为支原体、衣原体或病毒感染,可首先使用四环素治疗。对四环素若有耐药性,则可改用红霉素、甲基红霉素或罗红霉素等。

学习小结

1. 急性尿路感染是感染导致死亡的主要原因之一。

2. 尿路感染按部位可分为上尿路感染和下尿路感染。上尿路感染主要指肾盂肾炎、肾脓肿及肾周脓肿;下尿路感染主要指膀胱炎、尿道炎及前列腺炎。

3. 急性尿路感染的诊断需要依据临床表现、体征结合实验室和物理检查进行确诊。选择合适的抗生素是治疗尿路感染的关键,不同类型的尿路感染抗菌治疗的时间不同。

4. 肾脏脓肿、肾周脓肿及复杂性尿路感染,通常需要外科干预。

复习题

1. 简述急性肾盂肾炎的临床表现及抗生素选择和应用疗程。

2. 肾周围脓肿的治疗原则。

3. 急性膀胱炎需与哪些疾病相鉴别?

第四节　特殊类型感染

一、皮肤软组织感染

(一) 概述

皮肤软组织感染(skin soft-tissue infection)是由化脓性致病菌侵犯表皮、真皮和皮下组织引起的炎症性疾病。该病临床常见,涉及范围从浅表的局限性感染到深部组织坏死性感染,严重者致残致死。浅表的局限性皮肤软组织感染,病原菌主要是金黄色葡萄球菌和化脓性链球菌。在糖尿病、中性粒细胞缺乏、药瘾、术后伤口感染、艾滋病及动物或人咬伤等情况下,条件性或少见致病菌成为主要致病菌,甚至存在多种细菌混合感染。

(二) 诊断

1. 病情评估的依据

（1）意识状态和生命体征。

（2）感染灶的性质、状态及坏死的程度。

（3）是否存在并发症。

（4）是否需要早期外科处理。

2. 病情分级

Ⅰ级：无发热，一般状态良好，无蜂窝织炎。

Ⅱ级：发热，一般状态较差，无并发症。

Ⅲ级：中毒症状重，或存在至少一个并发症，或致残风险。

Ⅳ级：脓毒症或感染灶可直接危及生命。

3. 辅助检查

（1）实验室检查：有关炎症反应和脏器、系统功能的指标。

（2）影像学检查：感染灶的超声、CT 或 MRI。

（3）病原学检查：涂片、培养及药敏试验。标本来源：溃疡或创面分泌物、活检组织、穿刺组织及血液。

（三）急诊治疗

1. 总体原则　分级、分类治疗；局部外用药物和全身系统用药结合；药物治疗和手术治疗相结合。

2. 发生脓毒症时的处理参见本章第一节。

3. 外用抗生素治疗　传统的外用抗生素如红霉素软膏、新霉素软膏或氧氟沙星乳膏，因渗透性差、容易产生交叉或多重耐药，不宜选择或不作为首选。莫匹罗星软膏为首选的外用抗菌药物。

（四）全身系统抗菌治疗

1. 经验性抗菌治疗　根据病情分级，选择针对常见或可疑致病菌的抗菌药物1~2种。

2. 坏死性皮肤软组织感染　如疑为梭状芽孢杆菌感染，首选青霉素，其他可考虑选择第三代头孢菌素，并注意兼顾抗厌氧菌药物的选择如甲硝唑等。

3. 金黄色葡萄球菌感染　甲氧西林敏感的金黄色葡萄球菌感染，可选择半合成的青霉素，如新青霉素、双氯西林等，或头孢氨苄、克林霉素等。耐甲氧西林金黄色葡萄球菌感染，可选择万古霉素、利奈唑胺、达托霉素等，也可选择米诺环素或复方磺胺甲噁唑等。

4. 特殊情况　糖尿病足感染、手术切口感染或动物咬伤后感染，其致病菌比较复杂，应根据分离的致病菌种类，结合药物敏感试验选择适合的抗生素，并注意对抗生素耐药性进行监测。

（五）外科治疗

包括切开引流、手术切除病灶等。

（六）高压氧治疗

适用于坏死性软组织感染。

二、肾综合征出血热

（一）概述

肾综合征出血热(hemorrhagic fever with renal syndrome, HFRS)以往称为流行性出血热，主要是由汉坦病毒引起的自然疫源性疾病，鼠是病毒的贮存宿主和传染源。本病流行广泛，四季均能发病，但有明显高峰季节，其中姬鼠传播者以 11~次年 1 月为高峰，5~7 月为小高峰。家鼠传播者以 3~5 月为高峰。病毒可以通过虫媒、接触、呼吸道、消化道及鼠咬伤等多种途径传播。人类主要是通过与感染动物的排泄物和分泌物的接触而感染。人群普遍易感，一般青壮年发病率高，病后有持久免疫力。病毒感染导致感染细胞功能和结构的损害，同时诱发人体的免疫应答和各种细胞因子的释放，引起了机体组织损伤，出现了休克、出血、急性肾衰竭。基本病理变化是小血管（包括小动脉、小静脉和毛细血管）内皮细胞肿胀、变性和坏死。

肾脏病变最明显,其次为心、肝、脑等脏器。

（二）临床特点

1. 症状和体征　潜伏期一般为7~14d。主要临床表现为发热、出血、充血、渗出、休克及肾脏损害。病程分为发热期、低血压休克期、少尿期、多尿期和恢复期。非典型或早期合理治疗可不出现少尿期或低血压休克期,而重症患者则出现发热期、休克和少尿期之间的重叠。

（1）发热期:多数突然起病,畏寒、发热,体温38~40℃,以稽留热和弛张热多见,热程多数为3~7d;"三痛"（头痛、腰痛、眼眶痛）及恶心、呕吐、胸闷、腹痛、腹泻、全身关节痛等症状;严重者可出现神经精神症状。毛细血管损害征,表现为"三红"（脸、颈和上胸部发红）,眼结膜充血,重者似酒醉貌。口腔软腭及咽部、胸背、腋下出现大小不等的出血点或瘀斑,或呈条索状、抓痕样的出血点。少数患者可出现鼻出血、咯血、便血或血尿等出血症状。还可有球结膜、眼睑、面部水肿的渗出水肿表现。

（2）低血压休克期:一般发生于第4~6病日,迟者可于第9病日左右出现。多数患者在发热末期或热退同时出现血压下降。少数在热退后发生休克,这是与细菌性感染的不同之处。少数顽固性休克患者出现呼吸急促,昏迷,抽搐和广泛出血等表现。

（3）少尿期:与低血压休克期常无明显界限,24h尿量少于400ml,一般发生于第5~8病日,持续时间短者1d,长者十余天,一般为2~5d。

（4）多尿期:尿量可达4 000~8 000ml/d,少数可达15 000ml/d以上,此期易出现继发性休克及水、电解质紊乱。

（5）恢复期:经多尿期后,尿量恢复为2 000ml/d左右,精神、食欲基本恢复。

2. 辅助检查

（1）血常规:白细胞计数升高,中性粒细胞增多,核左移,有中毒颗粒。重症患者可见幼稚细胞呈类白血病反应;淋巴细胞增多,并出现较多的异型淋巴细胞;血液浓缩,血红蛋白和红细胞数升高;血小板减少,并可见异型血小板。

（2）尿常规可见红细胞、白细胞、管型和大量尿蛋白。尿沉渣中可发现巨大的融合细胞,这些融合细胞中能检出流行性出血热病毒抗原。

（3）血液生化检查:多数患者尿素氮和肌酸酐开始升高;约50%左右患者血清丙氨酸转氨酶升高,少数患者血清胆红素升高;发热期多出现呼吸性碱中毒,休克期和少尿期以代谢性酸中毒为主;出现各种离子紊乱,凝血功能出现异常。

（4）特殊检查:患者的血清和尿液可检出病毒特异性抗原;血清中特异性IgM（1∶20）或IgG（1∶40）抗体阳性,1周后效价上升4倍有诊断价值。

（三）诊断及鉴别诊断

患者发热、三红、三痛的特征性症状和体征,结合实验室检查,参考流行病学史,进行综合性诊断。按病情轻重可将肾综合征出血热分为5型:

1. 轻型　体温39℃以下,中毒症状轻,除出血点外无其他出血现象。肾损害轻,无休克和少尿。

2. 中型　体温39~40℃,中毒症状较重,有明显球结膜水肿,病程中收缩压<12kPa（90mmHg）或脉压<3.5kPa（26mmHg）。有明显出血及少尿期,尿蛋白+++。

3. 重型　体温≥40℃,中毒症及渗出征严重,可出现中毒性精神症状,并出现休克,有皮肤瘀斑和腔道出血。少尿持续5d以内或无尿2d以内。

4. 危重型　在重型基础上出现以下之一情况者,如难治性休克,有重要脏器出血,少尿超出5d或无尿2d以上,血尿素氮>42.84mmol/L,心力衰竭、肺水肿,出现脑水肿、脑出血或脑疝等中枢神经系统并发症,严重继发感染。

5. 非典型　发热38℃以下,皮肤黏膜可有散在出血点,尿蛋白±,血、尿特异性抗原或抗体阳性者。

发热期应与上呼吸道感染、败血症、急性胃肠炎和细菌性痢疾等鉴别。腹痛为主要体征者应与外科急腹症鉴别。休克期应与其他感染性休克鉴别。少尿期则与急性肾炎及其他原因引起的急性肾衰竭相鉴别。出血明显者需与消化性溃疡出血、血小板减少性紫癜和其他原因所致 DIC 鉴别。

（四）急诊治疗

肾综合征出血热以综合疗法为主,给予高糖类、高维生素和低蛋白质饮食,防治休克、肾衰竭、出血和继发感染。要早期发现、早期休息、早期治疗和就地隔离治疗,按乙类传染病上报。

1. 抗病毒治疗　发病 4d 以内患者,利巴韦林 1g/d 加入 10% 葡萄糖注射液中静脉滴注,持续 3~5d 进行抗病毒治疗。

2. 对症治疗

（1）退热以物理降温为主,忌用强烈发汗退热药,以防大汗而进一步丧失血容量;可给予地塞米松 5~10mg 或氢化可的松 100~2 000mg 静脉滴注。

（2）稳定机体内环境,维持水和电解质平衡,可用 5% 碳酸氢钠来纠正酸中毒。低血压休克时应补充血容量,经补液、纠酸血压仍不稳定者,可应用血管活性药物如多巴胺、间羟胺等。

（3）用利尿药物呋塞米促进利尿,少尿持续 4d 以上或无尿 24h 以上,并存在以下情况之一者可行透析治疗:尿素氮>28.56mmol/L;高分解状态,尿素氮每日升高>7.14mmol/L;血钾>6mmol/L,心电图有高耸 T 波的高钾表现;高血容量综合征或伴肺水肿者;极度烦躁不安或伴脑水肿者。

（4）定期检测凝血时间,对合并有 DIC 者,可用肝素等抗凝药物治疗,必要时补充凝血因子和血小板,积极治疗如消化道出血、脑水肿、心力衰竭、ARDS 等并发症。

三、急性病毒性肝炎

（一）概述

病毒性肝炎的病原学分型有甲、乙、丙、丁、戊 5 种肝炎病毒,英文缩写分别为 HAV、HBV、HCV、HDV、HEV,除乙型肝炎病毒为 DNA 病毒外,其余均为 RNA 病毒。

（二）临床特点

1. 症状和体征

（1）急性肝炎:分为急性黄疸型肝炎和急性无黄疸型肝炎,潜伏期在 15~45d 之间,平均 25d,总病程 2~4 个月。

1）黄疸前期有畏寒、发热、乏力、食欲缺乏、恶心、厌油、腹部不适、肝区痛、尿色逐渐加深,本期持续平均 5~7d。

2）黄疸期热退,巩膜、皮肤黄染,黄疸出现而自觉症状有所好转,肝大伴压痛、叩击痛,部分患者轻度脾大,本期 2~6 周。

3）恢复期黄疸逐渐消退,症状减轻以至消失,肝脾恢复正常,肝功能逐渐恢复,本期持续 2 周至 4 个月,平均 1 个月。

（2）急性重型肝炎:又称暴发型肝炎。急性起病,10d 内出现意识障碍、出血、黄疸及肝脏缩小。病程不超过 3 周。暴发型肝炎发病早期临床表现与急性黄疸型肝炎相似,但迅速出现神经精神症状,出血倾向明显并可出现肝臭、腹腔积液、肝肾综合征、凝血酶原活动度低于 40% 而排除其他原因者,胆固醇低,肝功能明显异常。病情进展迅速。

2. 辅助检查

（1）肝功能检测

1）血清酶学检测:以谷丙转氨酶升高为主,若血清谷草转氨酶明显增高,常表示肝细胞严重坏死。线粒体中谷草转氨酶释放入血,血清转氨酶增高的程度大致与病变严重程度相平行,但重症肝炎时,可出现胆红素不断增高,而转氨酶反而下降,即胆酶分离,提示肝细胞坏死严重。

2)血清白蛋白检测:临床上常把血清白蛋白作为肝脏蛋白代谢的生化指标,慢性肝炎肝硬化时,常有血清白蛋白下降,球蛋白水平升高,且以 γ-球蛋白升高为主。

3)血清胆红素检测:肝脏在胆红素代谢中有摄取转运,结合排泄的功能,肝功损伤致胆红素水平升高,除淤胆型肝炎外,胆红素水平与肝损伤严重程度成正比。

4)PT:能敏感反映肝脏合成凝血因子 II、VII、IX、X 的情况,肝病时 PT 长短与肝损伤程度呈正相关。

（2）肝炎病毒标志检测

1)甲型肝炎:急性肝炎患者血清抗-HAV IgM 阳性可确诊为 HAV 近期感染,抗-HAV-IgG 阳性提示既往感染且已有免疫力。

2)乙型肝炎:HBsAg 阳性示 HBV 目前处于感染阶段,HBsAb 阳性提示已产生对 HBV 的免疫力。HBeAg 阳性为 HBV 活跃复制及传染性强的指标,从 HBeAg 阳性转变为 HBeAb 阳性表示疾病有缓解且传染性减弱。HBcAg 阳性提示存在完整的 HBV 颗粒直接反应。HBcAb-IgM 阳性提示处于感染早期,体内有病毒复制。血清中 HBV DNA 阳性反应 HBV 活跃复制具有传染性。

3)丙型肝炎:由于血中抗原量太少无法测出,故只能检测抗体抗-HCV 为 HCV 感染标记,不是保护性抗体。用套式反转录聚合酶链反应检测,血清 HCV-RNA 阳性示病毒活跃复制具有传染性。

4)丁型肝炎:HDV 为缺陷病毒,依赖 HBsAg 才能复制,可表现为 HDV-HBV 同时感染,HDAg 仅在血中出现数天,随之出现 IgM 型抗-HD、慢性 HDV 感染抗-HD IgG 持续升高,自血清中检出 HDV-RNA 则是更直接、更特异的诊断方法。

5)戊型肝炎急性肝炎患者,血清中检出抗-HEV IgM 抗体,恢复期血清中 IgG 抗体效价很低,抗-HEV IgG 在血清中持续时间短于 1 年,故抗-HEV IgM、抗-HEV IgG 均可作为 HEV 近期感染指标。

（三）诊断与鉴别诊断

根据以上症状、体征、实验室检查可作出诊断。

（四）急诊治疗

1. 一般治疗　卧床休息、合理营养、保证热量、蛋白质、维生素供给,严禁饮酒,恢复期应逐渐增加活动。重型肝炎要绝对卧床,尽量减少饮食中蛋白质,保证热量、维生素,可输入血白蛋白或新鲜血浆,维持水、电解质平稳。

2. 抗病毒治疗　急性肝炎一般不用抗病毒治疗。仅在急性丙型肝炎时提倡早期应用干扰素防止慢性化,而慢性病毒性肝炎需要抗病毒治疗。

3. 免疫调节剂　如胸腺素 α_1、免疫核糖核酸等。

4. 导向治疗　促肝细胞生长素、水飞蓟宾、甘草酸二铵、腺苷蛋氨酸等。

四、颅内感染

颅内感染主要包括脑膜炎和脑炎。病原体可为细菌、病毒、寄生虫、支原体、衣原体、霉菌、立克次体等。病原主要来自自身菌丛,也可来自外环境。临床上疑诊颅内感染的线索有:发热,颈项强直,神志状态改变,畏光,头痛,喷射样呕吐、视神经乳头水肿等颅内压增高表现和脑脊液的异常改变。

（一）急性化脓性脑膜炎

1. 概述　急性化脓性脑膜炎是指化脓性细菌所致的软脑膜、蛛网膜、脑脊液及脑室的急性炎症反应,脑及脊髓表面可轻度受累。化脓性脑膜炎最常见的致病菌是脑膜炎双球菌、肺炎球菌和 B 型流感嗜血杆菌,其次为金黄色葡萄球菌、链球菌、大肠埃希菌、变形杆菌、厌氧杆菌、沙门菌、铜绿假单胞菌等。

2. 临床特点

（1）症状和体征:急性期常表现为发热、剧烈头痛、呕吐、全身抽搐、意识障碍或颈项强直等。病前可有上呼吸道感染史。新生儿与婴儿常有高热、易激惹、嗜睡、呼吸困难、黄疸等,进而可有抽搐、角弓反张及呼吸暂停等症状,而神经系统表现甚少。体格检查早期可出现脑膜刺激征,如颈项强直及克尼格征阳性、巴宾斯基征阳性。

（2）实验室检查:急性期周围血象白细胞计数明显增高,以中性粒细胞为主,可出现不成熟细胞。脑脊液检查压力增高,外观浑浊、脓样,白细胞计数在 $1\,000 \times 10^6 \sim 10\,000 \times 10^6/L$,少数病例更高,以中性粒细胞为主,可占白细胞总数的 90% 以上。有时脓细胞集积呈块状物,此时涂片及致病菌培养多呈阳性。偶有首次腰穿正常,数小时后复查变为脓性。蛋白升高,可达 1.0g/L 以上。糖含量降低,可低于 0.5mmol/L 以下。氯化物含量亦降低。

（3）影像学检查:病变早期颅脑 CT 或 MRI 检查可正常,有神经系统并发症时可见脑室扩大、脑沟变窄、脑肿胀、脑移位等异常表现。并可发现室管膜炎、硬膜下积液及局限性脑脓肿。磁共振增强扫描对诊断脑膜炎比增强 CT 扫描敏感。磁共振增强扫描时能显示脑膜渗出和皮质反应。

3. 诊断与鉴别诊断　依据患者的症状、体征、实验室检查和影像学检查,诊断急性化脓性脑膜炎并不困难。其鉴别诊断主要依赖脑脊液相关化验检查（表 12-2）。

表 12-2　颅内感染性疾病的脑脊液鉴别要点

指标	参考范围	细菌性脑膜炎	病毒性脑膜炎	真菌性脑膜炎	结核性脑膜炎	脑脓肿
白细胞×10⁶/L	0~5	>1 000	<1 000	100~500	100~500	10~1 000
分叶核细胞/%	0~15	>80	<50	<50	<50	<50
淋巴细胞	>50%	<50%	>50%	>80%	单核细胞增多	—
葡萄糖/（mg·dl⁻¹）	45~65	<40	45~65	30~45	30~45	45~60
脑脊液/血液葡萄糖比值	0.6	<0.4	0.6	<0.4	<0.4	0.6
蛋白质/（g·L⁻¹）	20~45	>150	50~100	100~500	100~500	>50
压力/mmH₂O	6~20	>25~30	—	>20	>20	—

4. 急诊治疗

（1）应在维持血压、纠正休克基础上,根据年龄、季节特点,有针对性地选择易透过血-脑脊液屏障的有效抗生素,然后根据细菌培养和药敏试验结果调整抗菌药物。三代头孢是治疗化脓性脑膜炎的首选药物。其中头孢曲松（头孢三嗪）、头孢噻肟和头孢呋辛（头孢呋肟）效果较好。

（2）一般均采用静脉给药途径,一般为 10~14d。

（3）暴发性感染患者,如伴有颅内高压、严重菌血症及急性肾上腺功能不全,也应使用类固醇皮质激素。

（二）脑炎

1. 概述　脑炎是指脑实质受病原体侵袭导致的炎症性病变。绝大多数的病因是病毒,也可由细菌、霉菌、螺旋体、立克次氏体、寄生虫等感染引起。

临床上以高热、头痛、呕吐、惊厥、乏力等全身毒血症状。意识障碍,脑膜刺激征,可出现颈肌及肩胛肌弛缓性瘫痪,以致头下垂及手臂不能上举等神经系统症状。脑脊液压力正常或增高,白细胞增加至（10~500）×10⁶/L,少数可达（1 000~1 500）×10⁶/L,以淋巴细胞为主。

2. 急诊治疗　病毒性脑炎无特效疗法。需保持呼吸道通畅。脱水利尿控制颅内压、降温、抗精神病及抗病毒等对症治疗。

（刘　志）

1. 浅表的局限性皮肤软组织感染，病原菌主要是金黄色葡萄球菌和化脓性链球菌。

2. 肾综合征出血热主要表现为发热、出血、充血、渗出、休克及肾脏损害。临床表现为发热、三痛（头痛、腰痛、眼眶痛）、三红（脸、颈和上胸部发红）。以综合疗法为主，防治休克、肾衰竭、出血和继发感染。

3. 病毒性肝炎分为甲、乙、丙、丁、戊五种类型，诊断需要依据临床表现、体征、结合实验室检查进行确诊。

4. 颅内感染主要包括脑膜炎及脑炎；化脓性脑膜炎最常见的致病菌是脑膜炎双球菌，脑炎的致病菌常见是病毒；治疗首先应在维持血压、纠正休克基础上，有针对性地选择易透过血-脑脊液屏障的有效抗生素。

1. 浅表的局限性皮肤软组织感染的主要病原菌有哪些？

2. 肾综合征出血热患者表现为发热、三痛及三红，三痛及三红是哪些症状和体征？

3. 急性病毒性肝炎的常见临床分型及各自的特点是什么？

4. 颅内感染性疾病的脑脊液变化特点有哪些？

第十三章　　休　　克

学习目标	
掌握	休克的定义，临床常见休克类型的诊断与治疗。
熟悉	休克的血流动力学分类。
了解	休克的病因。

第一节　总论

休克(shock)是指机体在各种致病因素作用下，发生威胁生命的急性循环衰竭，伴细胞氧利用障碍，导致组织缺氧，细胞代谢紊乱及器官功能受损乃至发生功能障碍的临床综合征。

一、分类

休克分类方法有两种，按病因分类和根据血流动力学特点的分类。前一种分类方法虽常见，但不同病因引起的休克可能属于同一种血流动力学类型，故病因分类无法反映其共同特点；而后者几乎概括了临床所有类型的休克，与治疗原则基本一致。

（一）病因分类

低血容量性休克（失血性、烧伤性、创伤性）、感染性休克、心源性休克、神经源性休克、过敏性休克和内分泌性休克等。

（二）血流动力学分类

1. 低血容量性休克　以心脏前负荷降低为主，即心室舒张压力和容积减少，心指数和每搏输出量指数也随之下降。低血容量是休克最常见的病因，下列因素常导致循环血量不足：失血（外伤、胃肠道出血），体液损失（腹泻、烧伤、热射病）和第三间隙液体积聚（肠梗阻、胰腺炎）。

2. 心源性休克　主要特点为心肌收缩力减低，心室前负荷增加（心室容积、中心静脉压增加）。

（1）心肌疾病：急性心肌梗死或者缺血、心肌病、心肌炎、严重心瓣膜病。其中急性心肌梗死是心源性休克最常见的原因。

（2）心律失常：快速性心律失常或严重缓慢性心律失常。其中室性比室上性心律失常更常见。

（3）瓣膜疾病：急性主动脉瓣反流，严重主动脉狭窄，乳头肌或者腱索断裂导致二尖瓣反流，室间隔缺损。

3. 分布性休克　由体循环阻力降低引起，早期心输出量和血容量并无显著降低。常见于严重感染导致的脓毒性休克；大脑或者脊髓损伤后的神经源性休克，导致血管舒缩功能障碍，血管张力降低，以及心动过缓;过敏性反应和药物反应(药物或血制品,如青霉素、静脉中成药;虫、蛇、蜂咬伤等);肾上腺衰竭、甲减危象;与周围性分流形成有关的罕见疾病,例如慢性肝衰竭和佩吉特病。

4. 梗阻性休克　心脏流出道梗阻,导致心肌舒张受限,心输出量下降。见于大面积肺栓塞、张力性气胸、缩窄性心包炎、心脏压塞及主动脉夹层等。

二、病理生理机制

休克基本病理生理变化是有效循环血容量减少致组织器官灌注减少,氧输送和氧消耗失衡,细胞缺氧,细胞代谢紊乱及器官功能受损甚至障碍,其主要特征如下:

(一)微循环改变

1. 休克早期　有效循环血容量降低,通过主动脉弓、颈动脉窦压力感受器和交感神经-肾上腺轴及肾素-血管紧张素系统的调节,使心率加快、心肌收缩力增强、外周血管收缩,血压维持正常或升高。此阶段微循环血流特征为"少灌少流,灌少于流"。

2. 休克进展期　此期组织缺氧加重,无氧酵解增加,致使酸性代谢产物堆积,舒血管物质增多,导致毛细血管前括约肌舒张,而同时毛细血管后括约肌对这些物质反应低下,处于相对收缩状态,加上微血栓形成、血液正常层流状态改变等因素,此阶段微循环血流特征为"多灌少流,灌大于流"。微循环内静水压和渗透压增高,血浆外渗,回心血量进一步减少,休克渐发展至不可逆状态。

3. DIC 期　由于微循环血管内皮细胞损伤、创伤及实质器官坏死释放大量组织因子等因素,启动内外源性凝血系统,导致微循环内广泛微血栓形成,此期微循环血流特征为"不灌不流"。同时由于 DIC 早期高凝状态消耗大量的凝血因子和血小板,后期常出现继发性出血。

(二)体液及代谢改变

1. 大量儿茶酚胺释放,胰高血糖素生成,使血糖升高。机体无氧酵解生成大量乳酸,同时乳酸在灌注不良的肝脏不能正常代谢,发生乳酸性酸中毒。蛋白质分解代谢增加,血中尿素、肌酐及尿酸增加。

2. 有效循环血量减少及体内重新分布,导致肾血流量减少,醛固酮及抗利尿激素分泌增加,以保留水分、增加血容量。

3. 细胞缺氧　细胞膜的钠泵功能障碍,导致线粒体肿胀,溶酶体破裂,甚至细胞死亡。

4. 休克时缺氧　使 ATP 生成减少,代谢性酸中毒导致组织蛋白分解为具有生物活性的强烈扩张血管物质生成过多,微循环障碍更为显著。线粒体功能障碍,细胞死亡。

(三)过度炎症反应和缺血再灌注损伤

1. 休克时介导血管收缩的体液和细胞因子　有儿茶酚胺、血管紧张素、抗利尿激素、血栓素 A_2、内皮素、心肌抑制因子、白三烯等。

2. 介导血管扩张的体液和细胞因子　有组胺、缓激肽、腺苷、乳酸、前列腺素 I_2、内啡肽,肿瘤坏死因子、一氧化氮等。

3. 介导血管通透性增高、血浆外渗的体液和细胞因子　有组胺、激肽、心肌抑制因子、血小板活化因子、白三烯、活化补体等。

(四)器官功能损害

1. 心脏　血压明显降低使冠状动脉的血流减少,心肌血供不足;心脏功能抑制;最终发生心功能不全。

2. 肺　微循环障碍,肺泡表面活性物质减少,肺泡塌陷,产生肺不张;通气血流比例失调和弥散功能障碍导致动脉血 PaO_2 进行性下降,出现急性呼吸衰竭。

3. 脑　脑灌注不足,脑缺氧、脑水肿。

4. 肾脏　早期肾血管痉挛,随缺血时间延长,可致急性肾衰竭。

5. 肝脏　肝细胞缺血缺氧,代谢过程延缓或停顿,通过肠道吸收的毒素不能在肝脏解毒。

6. 胃肠道　胃肠血管痉挛,黏膜细胞缺氧、坏死,最终形成胃肠功能障碍甚至衰竭。

7. 血液系统　血液有形细胞破坏增多,严重时出现骨髓造血功能受抑;肾脏分泌促红细胞生成素减少;肝脏凝血因子合成障碍。

三、临床特点

休克病理发生发展过程的阶段,有着不同的临床表现:

（一）休克代偿期

此期又称隐匿性休克,无明确器官功能障碍。临床表现为:精神兴奋,心率快,脉搏细弱,血压正常、稍低或升高,脉压小;尿量减少,体温可降低,面色苍白,皮肤湿冷等。

（二）休克进展期

进入此期,出现器官功能障碍。患者临床表现进一步加重,皮肤发绀或出现花斑;患者神志淡漠并渐意识不清,尿量进一步减少或无尿。

（三）休克失代偿期（难治期）

出现明确器官障碍表现。临床可出现DIC。一旦发生DIC,则临床预后不佳。但有些休克并不一定到晚期才出现DIC,由严重创伤和严重感染引起的休克,可通过不同途径在早期即出现DIC。同时,并非所有休克患者都会发生DIC,一旦发生DIC后病情必然更为严重。

（四）多脏器功能障碍期

合并终末器官衰竭表现。病因直接损伤加上缺血再灌注损伤的共同作用,导致MODS。

1. 呼吸功能障碍　患者出现进行性低氧血症难以纠正,最终进展为ARDS。

2. 肾脏功能障碍　急性肾小管坏死,肾功能受损,患者表现为少尿和血肌酐进行性升高。

3. 心脏功能障碍　可出现心输出量下降,心肌和体循环血供进一步减少,如此恶性循环加重预后不良。

4. 胃肠道功能障碍　可出现肠梗阻和黏膜下出血;肝脏血流量下降,致局灶性或广泛性肝细胞坏死,胆红素及转氨酶水平升高,凝血因子减少加重出血。

5. 血液系统功能障碍　骨髓造血功能可表现为抑制,有形细胞破坏增多,渐进性贫血加重,血小板下降。

6. 中枢神经功能障碍　患者可出现不同程度意识障碍,抽搐。

四、实验室及辅助检查

（一）实验室检查

1. 血常规及血细胞比容　红细胞计数及血红蛋白测定有助于对失血性休克的诊断,白细胞计数及分类则是感染性休克诊断的重要依据之一。

2. 尿及肾功能检查　尿量<30ml/h,提示肾灌流不足。尿钠>40mmol/L,尿/血肌酐比值<10,尿/血渗透浓度<1.1,尿比重<1.015且比重固定,提示急性肾小管坏死。但上述指标受利尿剂、高渗药物治疗影响。

3. 血生化检查　丙酮酸、乳酸、血pH及二氧化碳结合力有助于了解酸中毒的程度;尤其是高乳酸血症,正常血乳酸水平约1mmol/L,而急性循环功能衰竭时,乳酸水平增高>1.5mmol/L,提示细胞氧代谢异常。持续动态的动脉血乳酸以及乳酸清除率监测对休克的早期诊断、判定组织缺氧情况、指导液体复苏及预后评估具有重要意义。尿素氮及肌酐反映肾功能,肝功能检查了解肝功能;心肌标记物和B型尿钠肽检测有助于判断休克对心肌影响及明确心源性休克的诊断。

4. 出、凝血功能检测　血小板计数、出凝血时间、PT、纤维蛋白原及纤维蛋白降解产物(FDP)的测定有助于判断休克的进展及 DIC 的发生。

5. 动脉血气分析　应成为指导休克治疗所必须。常表现为 pH 降低(代酸)，PaO_2，$PaCO_2$ 正常或略低。发生 ARDS 后，早期表现为 PaO_2 进行性下降(常<70mmHg)，$PaCO_2$ 降低(常<35mmHg)，呈呼吸性碱中毒；后期除 PaO_2 降低外，$PaCO_2$ 升高(常>45mmHg)，呈呼吸性酸中毒。

(二)辅助检查

1. X 线检查　对判断休克病因有一定意义。

2. 心电图　有利于心源性休克的诊断，并能了解休克时心肌供血及心律失常情况。

(三)监测指标

1. 无创指标

(1) 意识状态：反映脑组织的灌注状态。

(2) 生命体征(vital signs)：①脉搏或心率。心率加快常先于血压降低；血压降低而心率不加快，提示预后差；血压正常，心率逐渐恢复正常，表示休克得到纠正。②呼吸频率。呼吸频率增快，出现呼吸性碱中毒，常提示病情进展；呼吸频率逐渐恢复正常，表明休克的好转。③血压。早期血压升高、正常；病情进展出现血压下降，血压<90mmHg，脉压<20mmHg；血压回升和脉压增大，表示休克好转。尽管维持血压稳定是抗休克的重要指标，但血压正常并不完全代表休克的纠正。④皮肤温度与色泽。四肢转暖、皮肤干燥表明休克好转。⑤尿量。记录每小时尿量，尿量<25ml/h 表明灌注压不足或肾衰竭；>30ml/h 表明休克有所纠正；但是，必须排除复苏时应用高渗液体或应激状态高血糖引起的利尿；尿少需排除尿管堵塞和尿道损伤外漏。⑥动脉血乳酸。血乳酸水平的上限通常为 2mmol/L，当动脉血乳酸>2mmol/L，则提示组织缺氧。

2. 有创血流动力学监测

(1) 混合静脉血氧饱和度、中心静脉血氧饱和度及其他灌注指标，用于监测组织灌注状态。对留置中心静脉导管的患者，中心静脉血氧饱和度可提供关于氧输送和氧需求平衡的重要信息。中心静脉血氧饱和度偏低提示氧输送不足，尤其是合并高乳酸血症时。混合静脉或中心静脉血与动脉 CO_2 分压差($PaCO_2$ 间隙)也可作为监测复苏患者的指标。即使中心静脉血氧饱和度>70%时，若 $PaCO_2$ 间隙>6mmHg，仍提示血流量不足。

(2) 中心静脉压、肺动脉楔压是反映右室和左室前负荷的常用指标，用于监测前负荷及输液反应性。通过跨肺热稀释法或心脏超声检查获得的容量指标也可用于评价心脏前负荷。其他多种动态监测指标，包括脉压变异(pulse pressure variation，PPV)和每搏量变异(stroke volume variation，SVV)，有助于鉴别前负荷对血流动力学指标的影响。

(3) 监测心功能和心输出量指标

1) 心脏超声检查无创、便捷易得，可反复测量，是对休克患者实施床旁心功能评价的最佳方法。该检查可通过测量主动脉根部的速度时间积分(VTI)，以及相应的横截面积估计每搏输出量、左室射血分数，用于评价左室收缩功能及后负荷情况；利用二尖瓣血流的脉冲多普勒图像判断左室充盈压，通过测定 VTI 的呼吸变异率判断心脏前负荷反应性，还可通过比较右心室/左心室舒张末面积评价右心功能。

2) 肺动脉导管(PAC)：可评价肺动脉楔压(PAWP)及右房压力，并可测定心输出量，还可间断或连续监测混合静脉血氧饱和度，间断测定静脉血 PCO_2。但该技术缺点是创伤较大。

3) 跨肺热稀释法：通过热稀释法可测量心输出量，反映前负荷的全心舒张末容积，反映心脏收缩功能的心指数，以及定量反映肺水肿的血管外肺水等。跨肺热稀释法还可通过脉搏波形描记连续监测心输出量，从而更早地发现心输出量的下降。该项技术创伤较肺动脉导管小。

五、诊断与鉴别诊断

（一）诊断标准

1. 有诱发休克的病因。

2. 一般伴有组织灌注不足的临床体征 以下 3 个器官能够较为容易地进行组织灌注的临床评价：皮肤（表皮灌注程度，包括皮肤冷、湿、发绀、苍白）；肾脏［尿量减少<0.5ml/（kg·h）］；脑（意识状态改变，烦躁、迟钝、模糊、意识不清）。

3. 血压 动脉低血压（定义为收缩压<90mmHg，或平均动脉压<65mmHg，或较基线下降>40mmHg）。但低血压并非诊断休克的必备条件，休克早期由于机体生理代偿机制，可以通过血管收缩维持血压在正常甚至偏高。

4. 血乳酸水平 组织缺氧是血乳酸升高的重要原因，休克时血乳酸水平通常>2mmol/L。

（二）鉴别诊断

1. 与低血压状态鉴别 一般认为正常成年人肱动脉血压<90/60mmHg 为低血压。低血压状态与休克有着本质的区别，是没有休克病理变化，缺乏休克全身表现的病理生理状态。临床常见于：

（1）生理性低血压状态：主要包括体质性低血压、直立性低血压。

（2）症状性低血压状态：①无脉症，是由于主动脉弓的分支受累以致上肢缺血，桡动脉搏动消失，血压甚至测不到，常见于大动脉炎、动脉粥样硬化；②脊髓空洞症、严重二尖瓣或主动脉瓣狭窄；③内分泌功能减退，主要表现为肾上腺素和去甲肾上腺素分泌不足。

2. 不同休克类型之间的鉴别 各型休克有各自的特点，由于治疗侧重有所不同，因此分清休克类型对处理急诊患者很重要。对于多数休克患者而言，根据病史（创伤、感染或胸痛等）及临床评估（皮肤灌注、颈静脉充盈程度）即可确定休克类型。但对于病情复杂或有合并症，需要根据血流动力学指标来鉴别（表 13-1）。

表 13-1 不同类型休克的鉴别

类型	体格检查	心输出量	肺动脉楔压	体循环阻力	混合静脉血氧饱和度/%	可能的实验室检查
低血容量性休克	四肢末梢冷、湿，皮肤苍白，甚至发绀；颈静脉塌陷	降低	降低	增高	<65	动脉血乳酸升高
心源性休克	四肢末梢冷；下肢水肿；双肺湿啰音；颈静脉怒张	降低	增高	增高	<65	动脉血乳酸升高；肌钙蛋白升高；脑钠肽升高
分布性休克	四肢末梢暖；可有发热	降低	降低	降低	>65	动脉血乳酸升高；可有白细胞数升高、降钙素原升高及培养阳性
梗阻性休克	四肢末梢冷；可有呼吸音消失；心音遥远；颈静脉怒张	降低	不定	升高	<65	动脉血乳酸升高

六、治疗

治疗目的是恢复对组织细胞的供氧、促进有效氧利用，重新建立氧供-氧需平衡，保持正常细胞功能。由于休克病理生理过程极其复杂，逆转休克的关键在于早期诊断和积极防治病情进一步向恶性循环发展。休克治疗原则首先是稳定生命体征，保持重要器官的微循环灌注，改善细胞代谢，并在此前提下进行病因治疗。

（一）液体复苏

通过液体复苏（fluid resuscitation）改善微循环血流、增加心输出量，在任何类型休克治疗中均十分重要。由于过多的液体亦会造成水肿可能增加,并带来不良后果,因此,液体复苏过程必须严密监测。液体复苏的关键在于早期,早期充分液体复苏能最大限度地减少组织缺血缺氧,保护脏器功能,降低致残、病死率。复苏液体首选晶体液,大量输注晶体液复苏的患者可酌情补充白蛋白等胶体。应避免大量液体输注引起代谢紊乱及组织水肿,恶化患者器官功能,增加病死率。故应结合动态观察组织灌注指标与血流动力学参数判断复苏终点。

(二)通气支持

应在休克患者中尽早进行氧疗,以增加氧输送。必要时进行无创甚至有创机械通气。

(三)血管活性药物

如存在严重低血压,或在输液后低血压仍持续存在,则应当使用缩血管药物。以尽快提升平均动脉压并恢复全身血流。

1. 去甲肾上腺素　主要效应是增加外周阻力来提高血压。首选去甲肾上腺素,尽可能通过中心静脉通路输注,其主要激动 α 受体,同时具有适度 β 受体激动作用,因而有助于维持心输出量、增加血管阻力,有利于提高血压。常用剂量为 $0.1 \sim 2.0 \mu g/(kg \cdot min)$

2. 肾上腺素　主要应用于过敏性休克和神经源性休克。

3. 多巴胺　不同剂量多巴胺对血流动力学影响不同:$1 \sim 3 \mu g/(kg \cdot min)$ 时主要作用于脑、肾和肠系膜血管,使血管扩张,增加尿量;$2 \sim 10 \mu g/(kg \cdot min)$ 时主要作用于 β 受体,通过增强心肌收缩能力而增加心输出量,同时也增加心肌氧耗;$>10 \mu g/(kg \cdot min)$ 时以血管 α-受体兴奋为主,收缩血管,升高血压。

4. 多巴酚丁胺　多巴酚丁胺作为 β_1、β_2 受体激动剂可使心肌收缩力增强,同时存在血管扩张和减少后负荷作用。失血性休克患者如进行充分液体复苏后仍然存在低心输出量,应使用多巴酚丁胺增加心输出量。

(四)病因治疗

病因治疗是休克治疗的基础,各病因的具体治疗措施各异。

1. 中毒性休克　祛除残余毒物(通过洗胃、导泻、清洗皮肤等措施),并使用解毒剂治疗。吸毒患者有疑似生命危险或与阿片类药物相关的紧急情况,应给予纳洛酮。

2. 过敏性休克　祛除变应原,使用肾上腺素静脉注射治疗。

3. 神经源性休克　祛除致病因素,维持呼吸循环功能,使用肾上腺素、糖皮质激素静脉注射治疗。

4. 心源性休克　因心肌梗死、冠心病引起,应紧急进行血运重建治疗。

5. 梗阻性休克　肺栓塞引起者,使用抗凝治疗、肺动脉血栓摘除术。

第二节　低血容量性休克

案例 13-1

患者,女性,63 岁,因"呕血黑便 3 周,腹胀伴双下肢水肿 1 周"入住消化内科。体格检查:心率 140 次/min,房颤律,血压 80/40mmHg;腹膨隆,肝肋下未及,脾肋下 5cm,肝区叩痛(+),移动性浊音(+)。因观察患者腹围呈进行性增大,虽经积极输血治疗患者血红蛋白仍渐进性下降,考虑腹腔内出血。急行经皮经脾穿刺门静脉造影+食管胃底静脉栓塞术,术中血压进一步下降,行脾动脉造影见脾脏外缘见造影剂外溢征象。既往有胆囊切除术,胆管结石行胆管切开取石术;肝右叶切除术和内镜逆行胰胆管造影手术史。

思考:

1. 该患者属于什么类型休克?

2. 休克的病因是什么?

一、概述

低血容量性休克的主要死因是组织低灌注及大出血、感染和再灌注损伤等原因导致的 MODS。因此，提高其救治成功率的关键在于尽早去除休克病因，同时尽快恢复有效的组织灌注，以改善组织细胞的氧供，重建氧的供需平衡和恢复正常的细胞功能。

二、病因

①失血：骨折、挤压伤、消化道大出血、动脉瘤破裂等；妇产科疾病如异位妊娠破裂等。②脱水：中暑、DKA、严重吐泻、肠梗阻、胃肠道瘘、重症急性胰腺炎、腹膜炎等。③大面积烧伤。④严重创伤、大手术等。

三、诊断和鉴别诊断

（一）诊断

低血容量性休克的早期诊断对预后至关重要。传统的诊断主要依据：

1. 病史　低血容量性休克通常存在容量丢失、补充不足的病史。

2. 症状和体征　精神改变、皮肤湿冷，尿量减少<0.5ml/(kg·h)，心率>100 次/min，收缩压下降（<90mmHg）或较基础血压下降 40mmHg 以上，或脉压减小（<20mmHg）。

3. 血流动力学特征　心输出量减少，前负荷减小，充盈压降低；体循环阻力增大。

4. 组织灌注和氧代谢指标　血乳酸是反映休克与组织灌注状态较好的生化指标。

（二）鉴别诊断

需与低血压状态，直立性低血压，无脉症等相鉴别。

四、治疗

（一）病因治疗

低血容量性休克组织器官损害程度与容量丢失量和休克持续时间直接相关。如果休克病因持续存在，组织缺氧不能缓解，休克的病理生理状态将进一步加重。所以，尽快纠正引起容量丢失的病因，如控制出血，是治疗低血容量性休克的基本措施。

（二）液体复苏

液体复苏治疗时可以选择晶体溶液和胶体溶液。由于5%葡萄糖溶液很快分布到细胞间隙，因此不推荐用于液体复苏治疗。

1. 血容量丢失的估计　成人平均估计血容量占体重的 7%（或 70ml/kg），70kg 体重的人约有 5L 的血液。血容量随着年龄和生理状况而改变，以占体重的百分比为参考指数时，高龄者的血容量较少（占体重的 6%左右），儿童的血容量占体重的 8%～9%，新生儿估计血容量占体重的 8%～10%。可根据失血量等指标将失血分成四级。大量失血指 24h 内失血超过患者的估计血容量，或 3h 内失血量超过估计血容量的一半。

2. 液体复苏类型

（1）晶体液：常用的晶体液为生理盐水和乳酸林格液。一般情况下，晶体液进入体内会进行血管内外再分布，约有 25%存留在血管内，其余 75%则分布于血管外间隙。故低血容量性休克时若以大量晶体液进行复苏，可以引起血浆蛋白的稀释致胶体渗透压的下降，出现组织水肿。另外，生理盐水的特点是等渗但含氯高，大量输注可引起高氯性代谢性酸中毒；大量输注乳酸林格液应考虑其对血乳酸水平的影响。

（2）胶体液：临床上低血容量性休克复苏治疗中应用的胶体液主要有羟乙基淀粉和白蛋白。

1）羟乙基淀粉（HES）：人工合成胶体，常用的为 6%的羟乙基淀粉氯化钠溶液，渗透压约为 773.4kPa

（300mOsm/L）。输注 1L 的羟乙基淀粉能够使循环容量增加 700~1 000ml。使用时应密切监测对肾功能、凝血的影响以及可能的变态反应。

2）白蛋白：天然血浆蛋白质，构成人体 75%~80% 的血浆胶体渗透压。白蛋白的分子质量 66~69kD。但天然胶体白蛋白价格昂贵，并有传播血源性疾病的潜在风险。

3）输血及血制品：输注血制品在低血容量性休克中应用广泛，尤其是失血性休克时丧失的主要是血液，但是，在补充血液、容量的同时，不仅需要补充血细胞成分，也应考虑到凝血因子的补充。同时，输血也可能带来的一些不良反应甚至严重并发症，不良反应包括：血源传播疾病、免疫抑制、红细胞脆性增加、残留的白细胞分泌促炎和细胞毒性介质等。

①浓缩红细胞作为携氧工具，血红蛋白下降≤70g/L 时应考虑输血。②血小板，主要适用于血小板数量减少或功能异常伴有出血倾向，尤其对需要手术去除病因的休克患者可考虑输注。③新鲜冰冻血浆，输注新鲜冰冻血浆的目的是补充凝血因子的不足，新鲜冰冻血浆含有纤维蛋白原与其他凝血因子，对于失血性休克患者如凝血功能障碍，可通过输注新鲜冰冻血浆改善凝血功能。④冷沉淀内含凝血因子 V、Ⅷ、Ⅻ、纤维蛋白原等，适用于特定凝血因子缺乏所引起的疾病、肝移植围术期以及肝硬化食管静脉曲张等出血。对大量输血后并发凝血异常的患者及时输注冷沉淀可提高血液循环中凝血因子及纤维蛋白原等凝血物质的含量，缩短凝血时间、纠正凝血异常。

（三）收缩血管

血管活性药物如存在严重低血压，或在输液后低血压仍持续存在，则应当应用缩血管药物。去甲肾上腺素可作为首选血管收缩剂。

1. 去甲肾上腺素、肾上腺素　主要效应是增加外周阻力来提高血压。

2. 多巴胺　不同剂量多巴胺对血流动力学影响不同：1~3μg/（kg·min）时主要作用于脑、肾和肠系膜血管，使血管扩张，增加尿量；2~10μg/（kg·min）时主要作用于 β 受体，通过增强心肌收缩能力而增加心输出量，同时也增加心肌氧耗；>10μg/（kg·min）时以血管 α 受体兴奋为主，收缩血管，升高血压。

3. 多巴酚丁胺　多巴酚丁胺作为 β_1、β_2 受体激动剂可使心肌收缩力增强，同时存在血管扩张和减少后负荷作用。低血容量性休克患者如进行充分液体复苏后仍然存在低心输出量，应使用多巴酚丁胺增加心输出量。

（四）纠正酸中毒

严重代谢性酸中毒可以引起难以纠治的严重低血压、心律失常和心脏骤停。临床上使用碳酸氢钠能短暂改善酸中毒，但过度血液碱化使氧解离曲线左移，不利于组织供氧。故在失血性休克的治疗中，碳酸氢盐的治疗只用于紧急情况或 pH<7.20，不建议常规使用。

（五）控制体温

失血性休克合并低体温（<35℃）可影响血小板的功能、降低凝血因子的活性、影响纤维蛋白的形成；低体温增加创伤患者严重出血的危险性，是出血和病死率增加的独立危险因素。严重低血容量性休克常伴有顽固性低体温、严重酸中毒、凝血障碍，应给予保暖和酌情升温治疗。但对于合并颅脑损伤患者，治疗性低温可通过降低脑细胞代谢率，减轻脑水肿，抑制兴奋性神经递质释放及减少钙超载等保护机制，降低病死率，促进神经功能的恢复。

（六）未控制出血的失血性休克复苏

对于创伤后存在进行性失血需要急诊手术的患者，应尽可能缩短创伤至接受决定性手术的时间以改善预后，提高存活率。

1. 未控制出血的失血性休克　常见于严重创伤（贯通伤、血管伤、实质性脏器损伤、长骨和骨盆骨折、胸部创伤、腹膜后血肿等）、消化道出血、妇产科出血等。死亡原因主要是大量出血导致严重持续的低血容量性休克甚至心脏骤停。

2. 对于存在失血性休克又无法确定出血部位的患者　早期发现、早期诊断才能早期进行处理。床边超声可以明确出血部位，CT检查比超声有更好的特异性和敏感性。

3. 控制性液体复苏　指在活动性出血控制前给予小容量液体复苏，在短期允许的低血压范围内维持重要脏器的灌注和氧供。失血性休克未控制出血时，早期积极复苏可引起：①稀释性凝血功能障碍。②血压升高后，血管内已形成的凝血块脱落，造成再出血。③血液过度稀释，血红蛋白降低，减少组织氧供；限制性液体复苏可降低病死率、减少再出血率及并发症。

（七）伴颅脑损伤的失血性休克复苏

合适的灌注压是保证中枢神经组织氧供的关键。颅脑损伤后颅内压增高，此时若机体血压降低，则会因脑血流灌注不足而继发脑组织缺血性损害，进一步加重颅脑损伤。因此，一般认为，对于合并颅脑损伤的严重失血性休克患者，宜早期输液以维持血压，必要时合用血管活性药物，将收缩压维持在正常水平，以保证脑灌注压，而不宜延迟复苏。

第三节　心源性休克

案例 13-2

患者，女性，85岁。恶心呕吐2d，呕血1次。既往史有高血压病史50余年，冠心病病史10年余，糖尿病病史10年余。入院后拟诊断"上消化道出血"，予积极抑酸、止血、补液等对症治疗。次日患者如厕用力排便后突发胸闷，大汗，神清，端坐呼吸，双肺满布湿啰音，心率150次/min，血压下降至86/34mmHg，立即予以抢救。急诊心电图示：Ⅱ、Ⅲ、aVF、$V_4 \sim V_6$导联ST段压低>0.05mV。心脏彩超示：室间隔增厚；左室前间隔前壁心尖部阶段性运动异常。

思考：

1. 该患者的诊断是什么？

2. 休克的原因考虑什么？

一、概述

心源性休克是急性心脏泵功能衰竭，心脏射血或充盈发生严重障碍。心源性休克时静脉压升高，体循环阻力增加或增加不明显，心输出量减少。

二、病因

引起心室射血障碍最具代表性者为急性心肌梗死所致心源性休克（梗死面积往往>左室面积40%），此外还有心肌病、严重心律失常、心瓣膜病（严重主动脉瓣狭窄或肺动脉瓣狭窄伴心动过速）。引起心室充盈障碍常见病因有：急性心脏压塞，张力性气胸，心室率过速，严重二尖瓣狭窄或三尖瓣狭窄伴心动过速，血栓或黏液瘤嵌顿二尖瓣口。

三、诊断和鉴别诊断

1. 病史　有急性心肌梗死、急性心肌炎、严重心律失常等病史。

2. 症状和体征　精神改变、面色苍白，发绀。严重者渐出现神志不清甚至昏迷。尿量减少<0.5ml/（kg·h），心率>100次/min，收缩压下降（<90mmHg或较基础血压下降40mmHg以上，或脉压减小

（<20mmHg）。严重者血压测不出。休克晚期可出现广泛皮肤、黏膜及内脏出血,还可出现多脏器功能衰竭对应的临床表现。

3. 血流动力学特征　心输出量减少,心脏指数降低;左室舒张末压增大。

四、治疗

（一）针对基础疾病的治疗

1. 急性心肌梗死　急性 STEMI 患者应紧急进行血运重建治疗,如溶栓、经皮冠脉成形术、冠状动脉旁路移植术;急性心肌梗死合并室间隔穿孔或乳头肌断裂的急诊手术治疗。如果需要暂时的循环支持,可使用体外膜氧合技术。

2. 恶性心律失常　二~三度房室传导阻滞植入起搏器;血流动力学不稳定的快速心律失常,如室速、室颤使用电复律治疗。心源性休克合并房颤,积极恢复窦性心律或者控制心室率,可改善预后。

3. 心肌病变　慢性心脏疾病（如心肌病）使用内科保守治疗。

4. 心瓣膜病　成人发生严重的主动脉瓣狭窄相关的心源性休克时,应解决主动脉瓣狭窄问题,可给予瓣膜成形术。主动脉瓣或二尖瓣功能不全所致的心源性休克,应及时更换瓣膜不可拖延。对于室间隔缺损导致心源性休克患者,应该考虑外科修补手术。

（二）针对休克的治疗

1. 对没有急性肺水肿征象及右心过负荷体征的心源性休克患者,可慎重进行液体复苏。补液治疗（生理盐水或林格液）是推荐的一线治疗。左心衰竭、全心力衰竭需控制补液量,右心衰竭可能需加大补液量。

2. 血管活性药物使用　应使用正性肌力药或血管加压药使≥65mmHg,首选去甲肾上腺素,肾上腺素可能会增加心律失常、心动过速和高乳酸血症的风险。前负荷良好而心输出量仍不足时可考虑给予正性肌力药物,首选多巴酚丁胺,起始剂量 2~3μg/（kg·min）,可增加心输出量,改善外周灌注。如果需要暂时的循环支持,最好用体外膜氧合（ECMO）技术。

（三）其他治疗

心源性休克时,宜停用硝酸类血管扩张剂,避免使用 β 受体阻滞剂。当并发肺水肿时,可以使用利尿剂。如果有指征,可以使用抗栓药物,但是需要注意出血风险。

应对血清乳酸水平需要反复评估,以判断是否休克及治疗反应性。对于常规治疗不能纠正的顽固性心源性休克患者,需要进行连续性心输出量以及混合静脉氧饱和度监测。顽固性的心源性休克及右心衰竭的患者,可考虑置放肺动脉导管或经肺热稀释法或脉搏波分析法监测。

第四节　感染性休克

案例 13-3

患者因腹痛伴寒战发热 1d 入院。急诊腹部平片示:不全性肠梗阻;上腹部 CT 示:胆总管下段可疑结石。予胃肠减压、抗感染等治疗。病程中患者渐出现神志模糊,小便量减少,入院前12h无尿。既往史:因胆囊结石行腹腔镜胆囊切除术,高血压病史。体格检查:体温38.2℃,心率110 次/min,呼吸25 次/min,血压 86/55mmHg,神志模糊,皮肤巩膜黄染,腹部膨隆,上腹部有压痛,无反跳痛。辅助检查:白细胞26.31×10^9/L,中性粒细胞96.20%,降钙素原35.68ng/ml,血乳酸12.42mmol/L。腹部 CT:胆总管结石术后改变;右肝内胆管稍高密度影,腹腔积液。急行内镜逆行胰胆管造影术,术中发现:急性化脓性胆管炎,胆总管结石伴嵌顿。

思考：

1. 该患者是什么类型休克？

2. 休克的病因？

一、概述

严重细菌感染导致的休克,其中革兰氏阴性菌感染较常见:如肠杆菌科(大肠埃希菌、肺炎杆菌、变形杆菌)、铜绿假单胞菌、脑膜炎球菌等;革兰氏阳性菌感染也可引起感染性休克,常见金黄色葡萄球菌、链球菌、肺炎球菌引起的败血症、肺炎、流行性脑脊髓膜炎、细菌性痢疾、化脓性胆管炎、腹腔感染等;病毒感染:如禽流感、流行性出血热等。感染性休克血流动力学特征为体循环阻力下降同时伴有心输出量正常或增加,肺循环阻力通常略有升高。体循环阻力下降被认为是感染性休克的首要血流动力学改变,这种状态通常被称之为高动力型血流动力学状态。严重感染常导致左右心室的功能受到明显抑制,可表现为心室射血分数下降。

二、病因

病原微生物感染,导致严重的循环衰竭。

三、诊断和鉴别诊断

1. 病因。

2. 临床特征　主要为低血压和组织低灌注的迹象,如少尿、精神状态改变、周围灌注不良、高乳酸血症。

3. 辅助检查　可有白细胞、C 反应蛋白、降钙素原异常;X 线、超声、CT 等有助于发现感染灶;血液及分泌物培养可发现致病的病原体。

四、治疗

（一）液体治疗

液体治疗是感染性休克重要的循环支持手段之一。对感染性休克发生机制和病理生理的深入认识,发现静脉血管扩张和毛细血管通透性增加是严重感染和感染性休克重要的病理生理特征。静脉血管的扩张使容量血管的容积明显增加,毛细血管通透性增加使大量的血管内液体渗漏到血管外组织间隙和第三间隙,使有效循环血量急剧降低。因此,在严重感染和感染性休克早期,往往需大容量的液体复苏。早期目标导向治疗(early goal-directed therapy, EGDT)明显降低严重感染和感染性休克的病死率。但是感染性休克不同时期的病理生理特征不同,液体的管理策略也不同。早期强调及时有效地进行液体复苏,后期则采用限制性液体复苏策略。要将组织灌注指标与血流动力学参数结合起来判断液体复苏的终点。

1. 早期液体复苏　一旦临床诊断为严重感染,应尽快进行积极液体复苏,6h 内达到复苏目标:

（1）中心静脉压 8~12mmHg。

（2）平均动脉压≥65mmHg。

（3）尿量≥0.5ml/(kg·h)。

（4）中心静脉或混合静脉血氧饱和度≥0.70。

在完成初始液体复苏后,需要反复进行评估血流动力学状态指导进一步的液体使用。如果临床检查无法得出明确的诊断,应进一步行血流动力学评估(例如评价心功能),并判断是否混合其他类型休克。

2. 复苏液体选择　复苏液体包括天然的或人工合成的晶体液或胶体液,晶体液可自由进出血管,但易引起组织水肿;胶体液保留在血管内时间较长,容量储备效果好,但不良反应大。尚无证据表明某种液体的复苏效果优于其他液体。对于感染性休克患者,不建议使用羟乙基淀粉进行血容量的扩充,以免增加急性肾损伤的风险。感染性休克血制品的输注需严格适应证。当感染性休克患者血红蛋白降至<70g/L时,可予输注红细胞,但是需要找有无导致低血色素的病因,如心肌缺血,严重低氧血症,或者急性出血,同时给予积极的干预。对于没有活动性出血或者侵入性操作时,不建议使用新鲜冰冻血浆纠正凝血功能。当血小板下降计数<10 000/mm³(10×10⁹/L)同时无明显出血征象,或者<20 000/mm³(20×10⁹/L)同时患者存在出血高风险,可预防性进行血小板输注。但是对于有活动性出血,或需外科手术及侵入性操作,可考虑输注使血小板计数≥50 000/mm³(50×10⁹/L)。

3. 容量负荷评估　快速补液试验能够评估患者对容量负荷的反应,评价血容量减少的程度,从而指导液体治疗。对于疑有低容量状态的严重感染患者,应行快速补液试验,即在30min内输入500~1 000ml晶体液或300~500ml胶体液,同时,根据患者反应性(血压升高和尿量增加)和耐受性(血管内容量负荷过多)来决定是否再次给予快速补液。

4. 组织灌注指标指导液体复苏　目前尚无直接准确评价组织灌注的方法。混合静脉血氧饱和度和血乳酸浓度作为间接反应组织灌注的指标,临床应用最多。以血乳酸水平为指导进行治疗,可明显降低休克患者病死率。与静态血乳酸浓度比较,动态监测乳酸水平的变化更能实时反映疾病的转归。

(1) 混合静脉血氧饱和度的变化可反映全身氧摄取,在理论上能表达氧供和氧摄取的平衡状态。以此作为感染性休克复苏的指标,使病死率明显下降。

(2) 血乳酸的水平、持续时间与低血容量性休克患者的预后密切相关,持续高水平的血乳酸(>4mmol/L)预示患者的预后不佳。血乳酸清除率比单纯的血乳酸值能更好地反映患者的预后。以乳酸清除率正常化作为复苏终点优于平均动脉压和尿量,也优于以 DO₂、VO₂ 和心脏指数。以达到血乳酸浓度正常(≤2mmol/L)为标准,复苏的第一个 24h 血乳酸浓度恢复正常(≤2mmol/L)极为关键,在此时间内血乳酸降至正常的患者,在病因消除的情况下,患者的存活率明显增加。

5. 血流动力学参数指导液体复苏　组织灌注指标受影响因素较多,评估液体复苏的终点尚需血流动力学方面的指标做参考。血流动力学指导液体复苏首要是判断容量反应性。目前,临床上常用评估容量反应性的指标及方法有:

(1) 静态前负荷指标,静态指标包括压力参数与容积参数,受影响因素较多,准确性差,如中心静脉压预测容量反应性远不如动态前负荷指标准确,液体复苏过程中动态观测中心静脉压更有意义。

(2) 心肺相互作用动态前负荷指标,心肺相互作用动态前负荷指标主要包括:动脉收缩压变异(SPV)、每搏量变异(SVV)、脉压变异(PPV)等。

(3) 广义动态指标与方法,广义动态指标包括容量负荷试验、被动抬腿试验、呼气末阻断法等。前者临床上常用,主要是观察补液后心输出量的变化来评估机体容量状态;被动抬腿试验通过抬高下肢快速增加回心血量 150~300ml,类似容量负荷试验,优点是简单、可重复操作,不额外增加容量,可用于自主呼吸患者预测容量反应性,但在下肢外伤、血栓及腹高压患者,被动抬腿试验无法精确预测容量反应性。

6. 氧输送与氧消耗可作为一个预测预后的指标,而非复苏终点目标。

(二)血管活性药物

应以去甲肾上腺素作为首先的血管活性药物,常用剂量为 0.1~0.2μg/(kg·min),同时可以加用血管升压素(最大剂量 0.03IU/min)或者肾上腺素以达到目标平均动脉压,或者加用血管升压素

（最大剂量 0.03IU/min）以降低去甲肾上腺素的剂量。必要时可以多巴胺作为去甲肾上腺素的替代血管活性药物（例如快速性心律失常以及绝对或者相对心动过缓低风险）。在经过充分的液体负荷及使用血管活性药物之后，仍然存在持续的低灌注者，可使用多巴酚丁胺。尤其当患者测量或疑似低心输出量且存在足够的左心室充盈压力（或足够的液体复苏的临床评估）和足够的平均动脉压，多巴酚丁胺是强心药的首选，作为强心药物，用于增加心输出量。应根据个体情况调整血管活性药物剂量，以保证合适的组织灌注。

（三）感染源的控制

感染性休克治疗中感染源控制的原则，包括感染部位特异性的快速诊断，以及确定感染部位是否存在可针对感染源进行控制的措施，例如脓肿引流，受感染坏死组织清创，去除潜在感染的装置，并最终控制持续微生物感染的来源等。感染灶的控制包括腹腔脓肿、胃肠道穿孔、肠缺血或肠扭转、胆管炎、胆囊炎、肾盂肾炎伴有梗阻或脓肿，坏死性软组织感染，其他深间隙感染（如脓胸或脓毒症关节炎）和植入装置感染。一旦怀疑引起感染性休克的感染灶，应该在成功进行初始复苏后尽快控制。

（四）抗生素的应用

一旦识别感染性休克后 1h 内应尽快启动静脉使用抗生素。每延迟 1h 使用抗生素，死亡率就会逐渐攀升。对于怀疑脓毒症或者脓毒性休克的患者，宜在合理地，常规在使用抗生素之前，进行微生物培养（包括血液、脑脊液、尿液、伤口、呼吸道分泌物及其他液体）。但不因培养延迟启动抗生素治疗。

感染性休克最常见的病原体是革兰氏阴性菌，革兰氏阳性菌，及混合感染。在一部分患者还需要考虑侵袭性念珠菌、中毒性休克综合征及其他少见病原体的可能。一些特殊的情况。如中性粒细胞减少的患者，感染不典型或耐药病原体的危险较高，包括耐药的革兰氏阴性杆菌及假丝酵母菌属。医院获得性感染的患者易于发生抗甲氧西林金黄色葡萄球菌和耐万古肠球菌感染而导致脓毒症。

初始抗感染方案宜经验性使用一种或者几种广谱抗生素进行治疗，以期覆盖所有可能的病原体（包括细菌以及潜在的真菌或者病毒）。抗生素选择不恰当则存活率可能降低好几倍。经验性抗生素的使用需要考虑的因素很多，包括患者的既往病史，临床现状，当地的流行病学因素。患者方面，重要的因素包括症状、感染部位、合并症、慢性器官功能障碍、慢性内科疾病、体内植入物、免疫抑制、近期感染病史、特殊病原体定植、近三个月内使用过的抗生素等。此外，还要了解患者感染所处在的场所（如社区还是医院），当地病原体流行特征等。

一旦可以确认微生物，药敏试验结果已经明确，和/或充分的临床症状体征改善，需要将经验性抗生素治疗转化为窄谱，即针对性用药。

抗生素的使用剂量应该基于目前公认的药效学/药代动力学原则及每种药物的特性进行最优化。抗生素治疗疗程为 7~10d，对于大多数感染性休克是足够的；但是，对临床改善缓慢，感染源难以控制，金黄色葡萄球菌相关菌血症，一些真菌及病毒感染，或者免疫缺陷，包括中性粒细胞减少症患者，应考虑使用长时程治疗。每日评估降阶梯使用抗生素治疗，同时测量降钙素原（PCT）的水平，可以用于缩短脓毒症患者使用抗生素的疗程。

（五）糖皮质激素

如果充分的液体复苏及血管活性药物治疗后，患者能够恢复血流动力学稳定，不建议使用静脉氢化可的松。如果无法达到血流动力学稳定，可以静脉使用氢化可的松，剂量为 200mg/d。

（六）营养支持

对于感染性休克患者，如果早期肠内营养不可行，在前 7d 可考虑使用静脉葡萄糖结合可耐受的肠内营养，而不是早期使用肠外营养或者联合使用肠内肠外营养。可以耐受肠内营养的患者，我们建议早期启动肠内营养，而不是单独的，快速的静脉补充葡萄糖。

第五节　过敏性休克

案例 13-4

患者,女性,84岁,不慎跌倒后左髋着地,当时即感疼痛伴活动受限,急诊至当地医院摄片示:左股骨颈骨折。拟"左股骨颈骨折"收住骨科。择日在全麻下行"左髋人工股骨头置换术"于术中应用骨水泥,观察患者迅速出现血压骤降,手术及麻醉医师考虑骨水泥过敏,立即给予大剂量血管活性药物,及补充晶体、胶体扩容、抗过敏等对症治疗,后转入重症监护病房,急行床旁脉搏指示连续心输出量(PiCCO)监测,结果提示:高排低阻型血流动力学改变。

思考:

1. 该患者的诊断是什么?

2. 针对性治疗是什么?

一、概述

过敏性休克指机体对某些生物制品、药物、动植物等致敏原发生变态反应,引起严重血流动力学不稳定。机体在致敏原的作用下产生特异的 IgE,并与肥大细胞表面结合,当再次与致敏原接触时,发生变态反应,使肥大细胞脱颗粒,释放大量 5-羟色胺、组胺和缓激肽等血管活性物质,导致毛细血管通透性增加、血管床容积扩张、有效循环血量相对不足,出现组织灌流及回心血量减少,常伴有喉头水肿、支气管痉挛和急性肺水肿。

二、病因

抗生素(如青霉素)、异种血清(如破伤风抗毒素、白喉类毒素),局麻药、激素、解热药、毒液、植物等。

三、诊断和鉴别诊断

1. 变应原接触史。

2. 临床特征　主要为低血压。可有过敏性皮肤表现皮疹,呼吸系统症状(胸闷、喉头水肿堵塞感、支气管哮喘、呼吸困难、发绀、濒死感等),可有消化系统症状(肠绞痛、恶心、呕吐和腹泻),意识障碍,抽搐等。

四、治疗

凡遇药物过敏性休克的患者,必须立即停用致敏药物。

1. 肾上腺素　发现过敏性休克时,立即给予肾上腺素 0.5～1mg 深部肌内注射或皮下注射,必要时 15～20min 再注射 1 次。当皮肤血管收缩严重时,深部肌内注射更有利于药物平稳吸收入血液。过敏性休克时应避免直接静脉注射肾上腺素,直接静脉注射肾上腺素有可能引起血压骤然升高和心动过速,严重可导致恶性心律失常发生。

2. 钙剂和抗组织胺药　如 10% 葡萄糖酸钙 10ml 稀释后静脉注射,异丙嗪(非那根)25～50mg 肌内注射或苯海拉明 20mg 肌内注射。

3. 肾上腺皮质激素　如地塞米松 5～10mg、氢化可的松 100～200mg、甲泼尼松龙 40～80mg 等静脉注射。

4. 血管活性药物　如以上述治疗后血压仍不回升者,可以用去甲肾上腺素。

5. 补液　由于外周血管麻痹扩张、血容量不足,补液量应加大加快,具有改善全身及局部微循环的作用,同时促进过敏物质的排泄。如患者有肺水肿表现应减慢输液速度,以免加重病情。

6. 其他　积极处理喉头水肿、肺水肿及脑水肿,使用正性肌力药等。

第六节　神经源性休克

案例 13-5

患者,女性,9岁,因误服氯丙嗪100片(每片25mg)后昏迷不醒2h,被家人发现送至医院。体格检查:体温35.5℃,脉搏130次/min,呼吸12次/min,血压75/45mmHg。急诊心电图示:窦性心动过速。

思考:

1. 该患者的诊断?

2. 氯丙嗪中毒导致血压下降的原因?

一、概述

神经源性休克是指由于强烈的神经刺激,如创伤、剧烈疼痛等引起缓激肽、5-羟色胺等舒血管活性物质释放增加,导致周围血管扩张,大量血液淤滞于扩张的血管中,有效循环血量突然减少而引起的休克。

神经本身的损害可以为器质性,也可以是功能性;可以是继发性,也可能为原发性损害所致。其休克的发生常极为迅速,且具有很快逆转的倾向,但也有难以逆转的顽固性休克。

二、病因

1. 严重创伤、剧烈疼痛刺激　如行胸腹腔或心包穿刺操作时,通过神经反射,引起血管舒缩中枢抑制,周围血管扩张,大量血液淤积于扩张的微循环血管内,导致有效血容量突然减少而引起休克。

2. 血管舒缓中枢受损　包括脑干梗死、外伤、炎症等各种病因导致的脑干功能衰竭;高位脊髓麻醉或损伤(因为交感神经传出径路被阻断);脑死亡;脑疝。

3. 药物作用　许多药物可破坏循环反射功能而引起低血压休克如氯丙嗪、安宁、降血压药物(神经节阻滞剂、肾上腺素能神经元阻滞剂和肾上腺受体阻滞剂),麻醉药物(包括全麻、腰麻、硬膜外麻醉),均可阻断自主神经,使周围血管扩张,血液淤积,发生低血压休克。尤其当患者已有循环功能障碍时,应用上述药物更易出现血压下降及休克。

三、诊断和鉴别诊断

诊断主要依据为病史、症状、体征,包括头晕、面色苍白、出汗、疼痛、恶心;胸闷、心悸、呼吸困难;脉搏细速、血压下降。进而出现表情淡漠、反应迟钝、意识模糊或昏迷。体格检查:末梢循环差,皮肤苍白、发绀或花斑状改变,四肢湿冷,轻压指甲或口唇,转红缓慢;心率增快,休克早期血压可正常或接近正常,进而血压下降,收缩压<90mmHg,脉压<20mmHg;尿量减少。

脑干功能衰竭引起神经源性休克常伴有中枢性呼吸衰竭或呼吸停止,需靠机械通气维持。其心率不增快,尿量不减少,反而增多,这一点有别于其他类型休克。

四、治疗

（一）肾上腺素

可肌内或皮下注射 0.1% 肾上腺素 0.5~1ml；严重病例可以将药稀释于 50% 葡萄糖液 40ml 中静脉注射，也可用 1~2mg 加入 5% 葡萄糖液 100~200ml 中静脉滴注。

（二）液体复苏

晶体液为生理盐水、平衡液。必要时加用胶体液血浆和白蛋白等，以尽快恢复循环血量。老年人或心功能不全者在输液过程中要密切观察，避免发生左心衰竭和肺水肿。

（三）镇痛、镇静药物

由于剧烈疼痛引起的神经源性休克需要应用镇痛药物，可用吗啡 5~10mg 静脉滴注或肌内注射，哌替啶 50~100mg 肌内注射；情绪紧张患者应给予镇静药物如地西泮 10mg 肌内注射或苯巴比妥钠 0.1~0.2g 肌内注射。

（四）糖皮质激素

能改善微循环，提高机体应激能力。可给予地塞米松 5~10mg 静脉注射，或氢化可的松 200~300mg 溶于 5% 葡萄糖液 500ml 中静脉滴注。

（五）血管活性药物的使用

血管活性药物的应用一般应建立在充分液体复苏的基础上。

1. 去甲肾上腺素 尽可能通过中心静脉通路输注，其主要激动 α 受体，同时具有适度 β 受体激动作用，因而有助于维持心输出量、增加血管阻力，有利于提高血压。常用剂量为 0.1~2.0μg/（kg·min）

2. 肾上腺素 主要应用神经源性休克。

（六）对因治疗

针对神经源性休克的不同病因，进行相应处理。

（七）给氧及呼吸支持

应用鼻塞或面罩吸氧，保证患者各脏器充分的氧供。如脑干功能衰竭伴有呼吸停止者给予机械通气辅助治疗。

（八）祛因治疗

根据导致患者神经源性休克的不同病因进行相应处理。

第七节 梗阻性休克

案例 13-6

患者，女性，65 岁；因"胸闷 2d，加重伴胸痛 30min"入院。1 个月前因跌倒导致右侧髌骨及左侧桡骨骨折，石膏固定后长期卧床；家属紧急将患者送至急诊抢救室，测血压 145/116mmHg，SPO_2 64%。体格检查：口唇发绀，呼吸音粗，双肺可闻及湿啰音，右下肢及左手腕石膏固定。急诊血气分析示：pH 7.371，$PaCO_2$ 23.5mmHg，PaO_2 31mmHg，乳酸 7.82mmol/L。考虑诊断：肺栓塞？Ⅰ型呼衰，右髌骨骨折，左桡骨骨折。拟行 CT 肺动脉造影检查，患者突然出现烦躁不安，心率 146 次/min，血压 86/45mmHg。

思考：

1. 该患者的诊断是什么？

2. 该类型休克的治疗原则？

一、概述

梗阻性休克的基本发病机制为血流的主要通道受阻。根据梗阻部位的不同可分为心内梗阻和心外梗阻性休克。

二、病因

腔静脉梗阻、心脏压塞、肺动脉栓塞、张力性气胸等，引起心脏内外流出道的梗阻，心输出量减少。

三、诊断和鉴别诊断

1. 病史 有腔静脉梗阻、心包积液及心脏压塞、肺动脉栓塞和张力性气胸等病史。

2. 症状和体征 腔静脉梗阻可见水肿，肺动脉栓塞可有胸痛、咳嗽和呼吸困难，张力性气胸有胸闷、呼吸困难，胸部叩诊呈鼓音，患侧呼吸音消失。严重者渐出现神志不清甚至昏迷。可出现休克的一般表现：尿量减少<0.5ml/（kg·h），心率>100 次/min，收缩压下降（<90mmHg）或较基础血压下降 40mmHg 以上，或脉压减小（<20mmHg）。严重者血压测不出。

3. 血流动力学特征 心输出量减少，体循环阻力代偿性增高，前负荷及充盈压随病因不同而不同。

四、治疗

1. 梗阻性休克的治疗原则 迅速解除导致梗阻的原因。
（1）急性肺动脉栓塞，急诊静脉溶栓或肺动脉血栓摘除术。
（2）急性心脏压塞，急诊心包穿刺引流。
（3）张力性气胸，于积气最高部位放置胸膜腔引流管。
2. 快速液体复苏及酌情使用血管活性药物有一定辅助疗效。

相关链接

《急性循环衰竭中国急诊临床实践专家共识》

2016 年中国医师协会急诊分会制定了急性循环衰竭中国急诊临床实践专家共识。该共识全面介绍了急性循环衰竭（休克）的概念、病理生理、早期识别及诊断、治疗原则等方面内容。详见中华急诊医学杂志，2016,25（2）:143-149。

（张　泓）

学习小结

1. 休克是指机体在各种致病因素作用下，发生威胁生命的急性循环衰竭，伴细胞氧利用障碍，导致组织缺氧，细胞代谢紊乱及器官功能受损乃至发生功能障碍的临床综合征。

2. 依据血流动力学特点的将休克分为低血容量性休克、心源性休克、分布性休克和梗阻性休克。

3. 休克的主要监测 包括传统监测方法（神志、皮温、血压、脉搏、尿量等）。

4. 特殊监测方法 包括中心静脉压、肺动脉楔压、心输出量、心脏指数、血清乳酸浓度、动脉血气分析、DIC 等。

5. 休克的临床诊断 病因+器官低灌注表现+血压下降+血乳酸升高。

6. 休克的治疗原则 一般紧急处理；积极处理原发病；液体复苏，血管活性药物的应用；纠正酸碱平衡失调，治疗 DIC，改善微循环等。

1. 休克的定义和分类是什么?

2. 各型休克的血流动力学特点有哪些?

3. 休克的主要治疗措施包括哪些?

第十四章　水、电解质与酸碱平衡紊乱

第一节　水与电解质失衡

一、水与电解质平衡调节

水和电解质是维持生命所必需的,人体总体液占体重的55%~66%。机体的调节机制可使细胞内、外水的容量、电解质浓度、渗透压等在一定的范围内,并维持水与电解质平衡。这种平衡是细胞正常代谢所必需的条件,但受到手术、创伤、感染等因素或不当治疗的影响,如果机体不能行调节或超过了机体代偿程度,将发生水与电解质紊乱。水与电解质紊乱并非疾病特征性的表现,而常常是疾病的结果或伴随症状。纠正水与电解质平衡紊乱需处理原发疾病,使水与电解质紊乱不至成为威胁生命的因素,这对救治危重患者十分重要。

水、电解质是体液的主要成分。体液分为细胞内液和细胞外液体,与性别、年龄、体重有关。肌肉组织含水量较多(75%~80%),脂肪组织含水量较少(10%~30%)。因为成年男性体液量为体重60%左右,女性体液量占体重50%左右。小儿的脂肪较少,故体液量所占体重的比例较高,新生儿可达体重80%左右,随年龄的增大,脂肪含量逐渐增加,14岁后与成人所占比例相似。

细胞内液大部分存在于骨骼肌中,男性占体重40%左右,女性肌肉没有男性发达,故占体重35%左右。细胞外液男、女性均占体重的20%。细胞外液分为血浆和组织液两部分。血浆占体重的5%,组织液占15%。绝大部分组织间液能迅速与血管内液体或者细胞内液体进行交换并取得平衡,这部分体液在维持机体的水和电解质平衡方面有重要作用,称为功能性细胞外液。还有一小部分组织间液仅有部分交换和取得平衡的功能,他们有各自功能,但在维持体液平衡方面作用甚小,称为无功能性细胞外液,如脑脊液、关节液、消化液等。这些细胞外液的变化导致水、电解质、酸碱平衡失调却十分显著。最常见的为胃肠液的丢失导致的机体酸碱平衡的失调。无功能性细胞外液占体重的1%~2%,占组织间液的10%左右。细胞外液主要的阳离子为Na^+,主要的阴离子为Cl^-、HCO_3^-。细胞内液主要的阳离子为K^+和Mg^{2+},主要的阴离子为HPO_4^-。细胞内液与细胞外液的渗透压相同,为290~310mmol/L。

按体重计算,成人每日需水量为30~40ml/kg,60kg 体重者每日需水量很少超过 3 000ml。儿童的需水量相对要大得多,每日需水 50~90ml/kg(体重)。水排泄的途径有:①肾脏。每日排尿量 1 000~2 000ml,最少为 500ml,否则会影响代谢产物的清除。②肠道。粪便中水分每日 50~200ml。③皮肤分泌。在气温较低时每日有 350~700ml 未被觉察的汗分泌,高温情况下,汗液的排出每日可高达数千毫升。④肺脏。正常人每日呼出 250~350ml 水分。

细胞内、外的水分调节主要取决于细胞内、外电解质含量及渗透压变化。半透膜是渗透压存在的基本条件之一,其只能由溶剂通过而溶质不通过,当水和溶液被半透膜分隔时,只有水通过半透膜进入溶液的渗透作用。这种渗透作用对于调节不同体液间隙之间水的分布是很重要的,尽管细胞内、外液电解质组成不同,但这两个体液间隙的总的电解质浓度大致上相等。水、电解质平衡受抗利尿激素(ADH)和醛固酮的调节,前者调节细胞外液的渗透压,后者调节细胞内、外液的电解质含量,两者都受血容量的影响。两个调节系统共同作用于肾脏,调节水、电解质的吸收与排泄,从而达到维持体液平衡内环境的稳定。失水时血容量下降,血浆渗透压升高,通过刺激渗透压受体,产生口渴,机体主动增加饮食,同时抗利尿激素的分泌增多,作用于远端肾小管及集合管,加强了水分的再吸收,尿量下降,减少水分丢失。反之,体内水分增多时,细胞外液渗透压降低,口渴感被抑制,抗利尿激素分泌减少,使远曲小管和集合管对水分的吸收减少,排出体内多余的水分。此外体内肾小球旁细胞分泌的肾素和肾上腺皮质分泌的醛固酮也参与体液平衡调节。当血容量减少血压下降时,可刺激肾素分泌增加,进而刺激肾上腺皮质增加醛固酮的分泌,作用于远曲小管对 Na^+ 再吸收和 K^+、H^+ 的排泄,随着钠再吸收增加,水的再吸收也增加。这样就可以使降低的细胞外液增加至正常水平。

二、电解质正常含量、分布和需要量

钠、钾、钙、镁是人体液中四种重要的基本离子。

(一)钠

正常人体钠总量 37~41mmol/kg,其中大部分在细胞外液和骨骼中。钠是细胞外液中的主要阳离子,只有约 10% 存在于细胞内液中,它是调节体液渗透压和容量的主要离子,并可加强神经肌肉和心肌的兴奋性。其正常值平均为 142mmol/L(137~148mmol/L)。一般正常成人每日需钠量为 100~170mmol(6~10g),随气温变化,劳动强度等而变化。钠主要在胃肠道吸收,可能通过激活 Na^+-K^+-ATP 酶系统来实施。钠主要由尿、汗、粪中排出,其中肾脏是主要的调节器官,约 2/3 从肾小球滤出的钠在近侧肾小管回吸收。

(二)钾

正常人体内钾的总量为 34~45mmol/kg,其极大部分(98%)在细胞内,正常人血浆钾含量 3.5~5.5mmol/L,细胞内含钾平均 146mmol/L,可自由渗透。每日钾的来源主要为食物,一般为 3~4g。钾的主要生理功能有:①钾参与糖、蛋白质和能量代谢;②参与维持细胞内、外液的渗透压和酸碱平衡;③维持神经肌肉的兴奋性;④维持心肌细胞膜的电位变化的主要动力。正常情况下,钾从尿和汗液中丢失。体内钾主要由肾脏来调节,15% 钾从尿中排出,如服大量钾剂,尿中排出量可达肾小球滤过液的两倍以上。从肾小球滤过的钾 60%~80% 自近侧肾小管回吸。在肾脏调节方面,醛固酮起着重要作用,其作用于远侧肾小管,可通过改变小管腔膜对钠的通透性,增加腔内钾与细胞内钠的交换。

(三)镁

正常人体内镁的总量 500~1 000mmol,其中仅 1% 的镁在血浆中,正常为 0.7~1.2mmol/L,每日摄入镁在 5~12.5mmol 之间。血清镁含量主要由肾调节,肾脏排镁和排钾相仿,即虽有血清镁浓度降低,肾脏排镁并不停止。甲状旁腺加强肾小管对滤液中的镁回吸收,甚至可以全部回吸收。镁的主要作用是激活 ATP 酶和其他多种酶的金属辅酶,镁在糖原分解过程中起着很重要的作用。镁缺乏可能与洋地黄抑制 ATP 酶起协同作用,其结果为加大细胞内钾离子丢失,导致心肌对洋地黄敏感,加大对它的吸收,以致通常是非中毒剂量即可诱发洋地黄中毒。此外,酶缺乏可以加强神经肌肉的兴奋性,故急性低镁血症时,常见患者有抽搐。

(四)钙

正常机体内钙绝大部分以磷酸钙和碳酸钙形式存在骨骼中。细胞外钙仅是总钙量 0.1%。血钙浓度为 2.25~2.75mmol/L,约有半数为蛋白结合钙,5% 为与有机酸结合钙,这两部分为非离子钙。其余 45% 为离子钙,这部分钙维持神经肌肉稳定性。离子钙与非离子钙受 pH 影响。pH 降低使离子钙增加,pH 上升使离子钙减少。

三、水和钠代谢紊乱

临床上水和钠的不平衡常同时发生,常见的失水和钠的程度可以不等,因此,脱水可以分为等渗、高渗和低渗三种类型。水和钠按正常比例丢失时,血浆渗透压维持在正常范围为等渗性脱水。如果钠和水同时丢失,水丢失比例更多时,钠含量 >150mmol/L 以上(渗透压 >310mmol/L)为高渗性脱水。如果水和钠同时丢失,钠离子丢失较水多,其含量在 130mmol/L 以下(渗透压 <280mmol/L)为低渗性脱水。临床上常见的水、钠代谢紊乱有两类,脱水和低钠,但更常见的是混合性的紊乱,偶尔可遇到水过多和高钠。

(一)高钠血症

1. **定义和病因**　高钠血症(hypernatremia)指血钠过高(>145mmol/L)并伴血渗透压过高的情况,绝大多数是因脱水或水摄入不足造成。单纯脱水更常见是正常丢失而摄入不足,长期不能进食的患者,更多见为混合性丢失。脱水的常见原因有大量出汗、高热、DKA 等。脱水初期,血容量减少,尿量变少;继续加重,尿钠和氯的含量明显降低,细胞外液的渗透压上升,出现少尿或无尿,血内氮质代谢废物增多;脱水再加重,由于细胞外液的渗透压超过细胞内的,引起细胞内脱水。最后,由于脑细胞缺水而导致脑功能障碍。

2. **临床表现**　高钠血症主要引起神经系统的症状。急性高钠血症起病急骤,主要表现为淡漠、嗜睡、进行性肌肉张力增加、颤抖、运动失调、惊厥、癫痫发作,甚至昏迷而死亡。婴幼儿可表现为呕吐、发热和呼吸困难。慢性高钠血症症状较轻,初期可不明显,严重时主要表现为烦躁或淡漠、肌张力增高、深腱反射亢进、抽搐或惊厥等。

(1)血液化验

1)血清钠浓度升高,大于 145mmol/L。多伴有高氯血症,且两者上升的程度一般一致。

2)血浆晶体渗透压常升高。

3)红细胞体积缩小,红细胞平均血红蛋白浓度升高。

(2)尿液化验

1)尿钠浓度明显升高,但在应激反应早期的患者多有所下降;在内分泌紊乱者,尿钠浓度多降低。

2)尿氯浓度与尿钠浓度的变化一致。

3)尿渗透压和尿相对密度与尿钠浓度的变化一致,多数患者由于氯化钠排出增多,水分吸收增多,渗透压和相对密度皆明显升高;在内分泌紊乱者,尿渗透压和相对密度较低。

3. **诊断**　根据病史、临床表现和实验室检查可以作出诊断。

4. **急诊治疗**

(1)首先是尽可能去除病因或针对病因进行治疗。如缺水应立即让患者饮水即可纠正高钠血症。对于失水过多性和钠排泄障碍所引起者则采取不同的方法治疗。失水过多性高钠血症除病因治疗外,主要是纠正失水。

(2)补充液体的溶液首选等渗盐水与 5% 葡萄糖液,按 1/4∶3/4 或 1∶1 比例混合配制。葡萄糖进入体内后很快被代谢掉,故混合配制的溶液相当于低渗溶液。也可选用 0.45% 氯化钠溶液或 5% 葡萄糖溶液。

（3）补液途径有经口饮入，不能自饮者可经鼻胃管注入，一般用于轻症患者，此途径安全可靠。症较重特别是有中枢神经系统临床表现者则需采取静脉途径。在采取静脉补液时应当注意的是：补液速度不宜过快，并密切监测血钠浓度，以每小时血钠浓度下降不超过 0.5mmol/L 为宜，否则会导致脑细胞渗透压不平衡而引起脑水肿。

（4）对钠排泄障碍所致的高钠血症的治疗主要是排除体内过多的钠，可输 5% 葡萄糖液，同时用排钠利尿药以增加排钠，可用呋塞米（速尿）或依他尼酸钠（利尿酸钠）。这些利尿药排水作用强于排钠，故使用时必须同时补液。如果患者有肾衰竭，则可采用血液或腹膜透析治疗。透析液以含高渗葡萄糖为宜。同样应监测血钠下降速度，以免下降过快而引起脑水肿。

（二）低钠血症

1. 病因　低钠血症（hyponatremia）临床常见病因为大量胃肠液丢失，例如反复的呕吐，长期的胃肠减压或者慢性肠梗阻导致大量钠随消化液排出。肾小管再吸收钠的功能损坏（慢性失盐性肾炎），在限制钠盐的情况下，使用强利尿剂，多次大量抽放腹水等。血清钠降低致细胞外液渗透压降低，水分进入细胞内，引起细胞肿胀，同时有效血容量明显降低，可以引起循环衰竭和急性肾衰竭。

2. 临床表现　低钠初期患者常无自觉症状，进一步发展为：①缺钠 0.5g/kg，可发生疲乏、眩晕甚至昏厥等；②缺钠 0.5~0.75g/kg 时，发生厌食、恶心、呕吐、视物模糊、脉搏细速、血压降低；③缺钠 0.75~1.25g/kg 时发生神情淡漠、木僵、昏迷，并有休克表现，有时可以发生肌肉痉挛性疼痛、阵挛性腹痛。

3. 诊断　①病史有无失钠情况；②周围循环衰竭表现；③血钠降低、尿素氮增高。

4. 急诊处理　低钠血症的治疗应根据病因、低钠血症的类型、低钠血症发生的急慢及伴随症状而采取不同处理方法，故低钠血症的治疗应强调个性化，但总的治疗措施包括：

（1）祛除病因。

（2）纠正低钠血症。

（3）对症处理。

（4）治疗合并症。

1）急性低钠血症的治疗：急性低钠血症是指在 48h 内发生的低钠血症，血清钠<110~115mmol/L，并伴有明显的中枢神经系统症状时，多应迅速治疗，否则会引发脑水肿，甚至死亡。治疗目标：在短时间内（4~6h）内将血钠升高近 10mmol/L 或升高至 120~125mmol/L。随后 24~48h 或更长的时间，逐渐将血清钠浓度恢复正常。可静脉滴注 3% 氯化钠溶液，同时注射利尿药以加速游离水的排泄，使血钠更快得到恢复，并避免容量过多。

2）慢性低钠血症的治疗：应根据症状的有无而采取不同方法。慢性无症状的低钠血症首先应寻找引起低钠血症的病因，然后针对病因进行治疗。病因祛除后有些患者低钠血症也随之解除。对病因暂时不能祛除的患者，可采用限制水的摄入和抑制抗利尿激素释放，增加溶质摄入或排泄的措施。慢性有症状的低钠血症的治疗措施为补充钠和利尿药，增加自由水的排泄。

3）失钠性低钠血症的治疗：常见于胃肠道和肾脏丢失钠。此种情况同时有水丢失，但钠丢失多于水丢失，故引起失钠性低渗状态而导致血容量不足和末梢循环衰竭。这种情况因水和钠都丢失，因此不会导致脑细胞内外渗透压不平衡，故无神经受损和颅内高压症状。治疗主要是补钠。轻度者只口服盐水或氯化钠片即可，同时饮水，使血容量得到恢复。严重者则静脉补充生理盐水或高浓度盐水。应当注意此类患者不可输葡萄糖水，否则会加重低钠血症。

4）稀释性低钠血症的治疗：本症主要原因是肾脏排泄功能障碍和心、肝、肾功能受损而导致水钠在体内潴留，故治疗措施主要是限制水的摄入和利尿以排除自由水。症状轻者只要适当限制水摄入量。心、肝、肾功能受损的患者稀释性低钠血症的发病机制是多因素的，患者总体钠不减少，往往是过多，其总体水也过多，常有水肿、胸腔积液或腹水，但总体水大于总体钠。这类患者治疗比较困难。纠正低钠血症，给予钠盐可加重水肿;纠正总体水过多,用利尿药则可加重低钠血症,而过分限水患者不易接受。原则上每日摄入水量应少于每日尿量和不显性失水量之和。可适当使用袢利尿药以增加水的排泄,因为袢利尿药可抑制抗利尿激素对集合管的作用,使水重吸收减少;但用过多袢利尿药可加重钠的丢失。这类患者除限水外,同时也要限钠摄入量。抗利尿激素分泌失调综合征(syndrome of inappropriate antidiuretic hormone secretion,SIADH)的治疗主要是严格限制水的摄入和使用袢利尿药,还可用高选择性血管升压素 V_2 受体拮抗剂托伐普坦治疗。

四、钾代谢紊乱

(一)低钾血症

1. 发生低钾血症(hypokalemia)的常见原因　①摄入不足;②消化道丢失:呕吐、腹泻、滥用泻药、肠瘘、绒毛膜腺瘤;肾性丢失:药物(利尿剂、庆大霉素、两性霉素 B、羟苄西林)、盐皮质激素过多(库欣综合征、醛固酮增多症)、先天性(Gitelman 和 Liddle 综合征)、高血糖(渗透性利尿)、低镁血症;③细胞内转运:碱中毒(代谢性和呼吸性)、胰岛素增加、低钾性周期性瘫痪、β受体激动剂等。

2. 临床症状　低钾时,最常见为肌无力,先是四肢软弱无力,以后可延及躯干和呼吸肌,一旦呼吸肌受累,可致呼吸困难窒息。患者可有厌食、恶心、呕吐、肠麻痹等表现。心脏受累时,可出现心律失常,早期出现 T 波降低、变平或者倒置,随后出现 ST 降低、QT 间期延长和 U 波。因此,当临床高度怀疑患者有低钾血症时,可用心电图作出初步判断和立即进行补钾治疗。当患者伴随严重的细胞外液减少时,低钾临床表现很不典型。当缺水被纠正后,钾浓度进一步被稀释,低钾症状将会表现出来。此外低钾血症可导致代谢性碱中毒,一方面由于 K^+ 由细胞内移出,与 Na^+、H^+ 交换增加,使细胞外液 H^+ 浓度降低,另一方面,远曲小管 Na^+、K^+ 交换增加,H^+ 排出增多,引起反常性酸性尿。

3. 诊断确定低钾血症　①血清钾低于 3.5mmol/L;②心电图检查有低钾表现;③临床表现符合低钾血症。寻找低钾的病因:①详细询问病史如摄食情况,胃肠道症状,排尿及夜尿情况和利尿剂,导泄药,饮酒,甲状腺功能亢进症史等;②实验室检查除钾、钠、氯外,还应检查血钙、镁,低钙,低镁和酸中毒可加重低钾血症。

4. 急诊治疗　口服补钾是最安全的补钾方式,对于进食和消化道功能正常的患者首选口服补钾,可将氯化钾片或 10%氯化钾溶液用水或饮料稀释后口服。对不能口服补钾者可采用静脉补钾,一般用 3~5g 氯化钾(10%或 15%溶液),加于 5%葡萄糖 1 000~1 500ml,静脉点滴,每小时不超过 1g 氯化钾。静脉补钾需注意钾有浓度及速度限制,每升液体不超过 3g 钾,输注钾量应控制在 20~40mmol/h。补钾的原则是见尿补钾,如果患者伴有休克,应输注胶体液及晶体液恢复血容量,待患者尿量超过 40ml/h,再补充钾。严重的病例每日须补充氯化钾 8~10g(100~130mmol)。低钾多伴有碱中毒,治疗上应注意。补钾时要同时补充镁离子。

(二)高钾血症

1. 高钾血症(hyperkalemia)病因

(1)肾排钾减少的常见原因有:①急性肾衰竭少尿期或慢性肾衰竭晚期。②肾上腺皮质激素合成分泌不足:如肾上腺皮质功能减退症、低醛固酮症。③保钾利尿剂:长期应用氯苯蝶啶、螺内酯(安体舒通)、阿米洛利(氨氯吡咪)。

(2)细胞内的钾移出至细胞外的常见原因有:①溶血、组织损伤、肿瘤或炎症细胞大量坏死,组织缺氧、休克、烧伤、肌肉过度挛缩等。②酸中毒。③高血钾周期性瘫痪。④注射高渗盐水及甘露醇后,由于细胞内脱水,改变细胞膜的渗透性或细胞代谢,使细胞内钾移出。

(3)钾进入体内过多的常见原因有:①肾功能不全患者摄入含钾量过多的食物如浓汤、腌制食品等或含钾药物;②静脉输入含钾药物过多如大剂量青霉素钾盐(每 100 万 IU 含钾 1.5mmol)等;③输入库存血过多。

2. 临床表现 心血管系统和神经肌肉系统症状的严重性取决于血钾升高的程度和速度,以及有无其他血浆电解质和水代谢紊乱合并存在。

(1) 心血管症状:高钾使心肌受抑,心肌张力减低,故有心动徐缓和心脏扩大,心音减弱,易发生心律失常,但不发生心力衰竭。心电图有特征性改变,且与血钾升高的程度相关。当血钾大于 5.5mmol/L 时心电图表现为 QT 间期缩短。T 波高尖对称,基底狭窄而呈帐篷状;血钾为 7~8mmol/L 时 P 波振幅降低,PR 间期延长以至 P 波消失。

(2) 神经肌肉症状:早期常有四肢及口周感觉麻木,极度疲乏,肌肉酸疼,肢体苍白湿冷。血钾浓度达 7mmol/L 时四肢麻木软瘫,先为躯干后为四肢,最后影响到呼吸肌,发生窒息。中枢神经系统可表现为烦躁不安或神志不清。

(3) 其他症状:由于高钾血症引起乙酰胆碱释放增加,故可引起恶心、呕吐和腹痛。由于高钾对肌肉的毒性作用可引起四肢瘫痪和呼吸停止。所有高钾血症均有不同程度的氮质血症和代谢性酸中毒。后者可加重高钾血症。

(4) 心电图的表现:高钾血症几乎各种心律失常皆可发生,主要表现为窦性心动过缓,传导阻滞和异位心律失常,如心室期前收缩和室颤,一般早期出现 T 波高尖,QT 间期缩短。随着高钾血症的进一步加重,出现 QRS 波增宽,幅度下降,P 波形态逐渐消失。

3. 诊断 血钾高于 5.5mmol/L 称为高钾血症,>7.0mmol/L 则为严重高钾血症。诊断高钾血症须除外假性高钾血症,即指血清钾浓度测量值升高,通常是由血液样本采集期间或之后钾离子移出细胞所致的情况。在没有高钾血症心电图表现的无症状患者中,如果没有明显的高钾血症病因,应怀疑可能存在假性高钾血症。高钾血症有急性与慢性两类,急性发生者为急症,应及时抢救,否则可能导致心脏骤停。

4. 急诊处理

(1) 高钾血症首先应停止使用含钾的药物和摄入含钾高的食物,停止使用诱发血钾升高的药物如:螺内脂、ACEI 和 ARB 类药物等。

(2) 去除高钾血症的病因或治疗引起高钾血症的疾病。

(3) 将血浆与细胞外钾暂时移入细胞内可静脉滴注高渗葡萄糖及胰岛素,每 4~6g 葡萄糖加入 1IU 胰岛素。如遇心力衰竭或肾脏患者,输注速度宜慢。在滴注过程中密切监测血钾变化及低血糖反应。亦可静脉应用 5% 碳酸氢钠溶液。此方法对有代谢性酸中毒患者更为适宜。既可使细胞外钾移入细胞内,又可纠正代谢性酸中毒。对用透析维持生命的终末期肾衰患者效果则不理想。

(4) 利尿剂:增加肾分泌钾,可用髓袢或噻嗪类利尿剂。

(5) 钙剂:高血钾可使心肌细胞静息电位降低而阈电位不变,使两者差距减小,从而使心肌细胞兴奋性增加。钙离子可能使心肌细胞膜静息电位与阈电位差距拉大,使心肌兴奋性趋于稳定。紧急措施为立即静脉推注 10% 葡萄糖酸钙 10ml,于 5~10min 注完,如果需要,可在 1~2min 后再静脉注射 1 次,可迅速消除室性心律不齐。因钙的作用维持时间短,故在静脉推注后,接着应持续静脉滴注。钙对血钾浓度无影响。

(6) 透析:可采用腹膜透析或血液透析降低血清钾浓度。

五、镁代谢紊乱

(一)低镁血症

1. 病因 低镁血症发生的原因为摄入不足,吸收不良和丢失过多。长期禁食、长期输入无镁液体的患者,可因摄入不足发病。肾小管酸中毒、原发性醛固酮增多症、糖尿病酮症经治疗后,镁在尿中的排出亦增多。各种原因引起的血钙过高,镁在尿中的排出也增多。

2. 临床症状　主要为肌肉震颤、手足搐搦、反射亢进等类似低钙的表现,严重时可出现谵妄、精神失常、定向丧失、幻觉、惊厥、昏迷等。出现心律失常,尤其是心动过速。

3. 诊断　血清镁<0.75mmol/L时即称为低镁血症。但缺镁的诊断有时比较困难,有时血清镁正常,仍不能否定低镁血症,因其受酸碱度、蛋白和其他因素变化的影响。对有诱发因素而又出现低镁血症的一些患者,其症状很难与低钾血症区别,如在补钾后情况仍无改善时,应考虑有低镁血症。此外,遇有发生搐搦并怀疑与缺钙有关的患者,注射钙剂后,不能解除搐搦时,也应疑有镁缺乏。

4. 急诊处理　严重低镁血症且有症状,特别是各种类型的心律失常时必须及时补镁。对于缺镁引起的严重心律失常,其他疗法往往都无效果。可用10%硫酸镁10ml加于5%葡萄糖液500ml中,缓慢静脉点滴,严重病例可加10%硫酸镁20~30ml,静脉点滴12~24h。需静脉点滴时,用门冬氨酸钾镁(潘南金)较安全有效,以门冬氨酸钾镁20ml加于5%葡萄糖液500ml中静脉点滴。每20ml门冬氨酸钾镁内含门冬氨酸镁33.7mg,门冬氨酸钾103.3mg。肾功能受损患者静脉内补镁要谨慎。在补镁过程中要常常测定血清镁浓度,必须防止因补镁过快而转变为高镁血症。小儿静脉内补镁时还应特别注意防止低血压的发生,因为镁可使外周小动脉等血管扩张。对于较轻的低镁血症,也可通过肌内注射的途径补镁。补镁的剂量须视缺镁的程度和症状的轻重而定。

(二)高镁血症

1. 病因　体内镁过多主要发生在肾功能不全,偶见医源性因素导致进入体内镁过多。血镁的水平与血钾浓度平行。烧伤早期、广泛性外伤或者外科应激反应、严重细胞外液不足和严重的酸中毒也可引起血镁升高。

2. 临床表现　高镁血症的临床表现与血清镁升高的幅度及速度有关,短时间内迅速升高者临床症状较重,一般早期表现为食欲缺乏,恶心,呕吐,皮肤潮红,头痛,头晕等,因缺乏特异性,容易忽视,当血清镁浓度达2~4mmoL/L,可出现神经-肌肉及循环系统的明显改变。

(1)对神经-肌肉的影响:血清镁离子升高可抑制神经-肌肉接头及中枢神经乙酰胆碱的释放,故表现为呼吸肌无力和中枢抑制状态,一般情况下血清镁浓度与临床表现有一定关系,即血清镁浓度>3mmol/L时,腱反射减弱或消失;>4.8mmol/L时,发生肌无力,四肢肌肉软瘫,影响呼吸肌时,可发生呼吸衰竭,呼吸停止;>6mmol/L时,可发生严重的中枢抑制,如昏睡、木僵、昏迷等。

(2)对心血管系统的影响:对心脏的影响主要表现为自律性细胞的抑制作用,表现为窦性心动过缓,各种情况的传导阻滞组织,由于高位正常细胞的自律性降低,低位自律性细胞兴奋,可发生各种心律失常。对血管的影响主要表现为高血镁可抑制交感神经节前纤维乙酰胆碱的释放,相应去甲肾上腺素释放减少;当然也抑制副交感神经释放乙酰胆碱,但由于前者的作用更强,故表现为血管平滑肌舒张,皮肤潮红,血压下降。

(3)对消化系统的影响:高血镁抑制自主神经递质的释放,并直接抑制胃肠道平滑肌,患者可表现有腹胀、便秘、恶心、呕吐等。

(4)对呼吸系统的影响:严重高血镁可使呼吸中枢兴奋性降低和呼吸肌麻痹,导致呼吸停止。

3. 诊断　血清镁>1.25mmol/L为高镁血症。

4. 急诊处理

(1)对症处理

1)使用钙离子:由于钙对镁有拮抗作用,静脉注射10%葡萄糖酸钙或10%氯化钙常能缓解症状。

2)一般对症处理:根据需要可采用呼吸支持治疗、升压药治疗、抗心律失常治疗等。

3)胆碱酯酶抑制剂:高镁血症可使神经末梢释放乙酰胆碱减少,应用胆碱酯酶抑制剂(如新斯的明等)可使乙酰胆碱破坏减少,从而减轻高镁血症引起的神经-肌肉接头兴奋性的降低。

(2)降低血镁浓度

1）增加尿镁的排出：肾功能正常患者可适当补充生理盐水或葡萄糖液纠正脱水，增加肾小球滤过量，加速镁的排出。在补充血容量的基础上，使用利尿药可增加尿镁排出。可将噻嗪类利尿药和袢利尿药合用。但对于明显肾功能不全者来说，应用利尿药是无效的。

2）血液透析：肾功能不全时发生高镁血症是应用透析疗法的指征，因为肾功能不全时高镁血症，高钙血症常合并存在，这时应用钙治疗是不合适的。注意透析时要使用无镁液。

3）严格控制镁的摄取：必须停用一切含镁药物。

六、钙代谢紊乱

（一）低钙血症

低钙血症是血钙低于正常值的现象。由于钙发挥生理作用取决于游离钙（即离子钙），所以低钙血症一般也指低离子钙，也称游离钙低于正常值（<1.1mmol/L）。

1. 发病原因及机制

（1）甲状旁腺功能减退：包括原发性、继发性及假性甲状旁腺功能减退。

（2）维生素D代谢障碍：①维生素D缺乏。多见于营养不良，特别是接触阳光过少时；此外还见于慢性腹泻、脂肪泻、慢性胰腺炎、囊性纤维化及胃切除术后等。②维生素D羟化障碍。见于肾衰竭、肝病、遗传性1α羟化酶缺陷、维生素D依赖性骨质软化症Ⅰ型等疾病。③维生素D分解代谢加速。长期应用抗癫痫药苯巴比妥能有效地增强肝微粒体酶的活性，使维生素D及$25(OH)D_3$在肝脏的分解代谢加速。

（3）肾衰竭：各种原因导致的肾衰竭，$1,25(OH)_2D_3$的生成减少，使肠道钙吸收减少。

（4）药物：①用于治疗高钙血症及骨吸收过多的药物，如二膦酸盐、普卡霉素（光辉霉素）、降钙素、磷酸盐等；②抗惊厥药，如苯巴比妥能通过改变维生素D代谢导致低钙血症；③钙螯合剂，常用的有乙二胺四乙酸、枸橼酸等。

（5）恶性肿瘤伴发的低钙血症：前列腺癌或乳腺癌成骨细胞转移，能加速骨的形成导致低钙血症。另外，淋巴瘤、白血病化疗时大量组织破坏，使磷酸盐释放入血，血钙可明显下降，称为肿瘤溶解综合征。

（6）其他：急性出血坏死性胰腺炎时，脂肪坏死可使大量钙沉淀形成皂钙；横纹肌溶解也可产生类似的症状。

2. 临床表现　低钙血症经常没有明显的临床症状。临床症状的轻重与血钙降低的程度不完全一致，而与血钙降低的速度、持续时间有关。血钙的快速下降，即使血钙水平在2mmol/L，也会引起临床症状。低血钙的临床表现主要和神经肌肉的兴奋性增高有关。

（1）神经肌肉系统：由于钙离子可降低神经肌肉的兴奋性，低钙血症时神经肌肉的兴奋性升高，可出现肌痉挛，周围神经系统早期为指/趾麻木。

（2）心血管系统：主要为传导阻滞等心律失常，严重时可出现心室纤颤等，心力衰竭时对洋地黄反应不良。心电图典型表现为QT间期和ST段明显延长。

（3）骨骼与皮肤、软组织：慢性低钙血症可表现为骨痛、病理性骨折、骨骼畸形等。

（4）低血钙危象：当血钙低于0.88mmol/L（3.5mg/dl）时，可发生严重的随意肌及平滑肌痉挛，导致惊厥，癫痫发作，严重哮喘，症状严重时可引起喉肌痉挛致窒息，心功能不全，心脏骤停。

3. 诊断　根据病史、体格检查、实验室检查和心电图等可作出低钙血症的诊断，同时综合其他检查进行病因诊断。

4. 急诊治疗　严重的低血钙可出现低钙血症危象，从而危及生命，需积极治疗。

（1）10%氯化钙或10%葡萄糖酸钙10~20ml（10ml葡萄糖酸钙含90mg元素钙），静脉缓慢推注。必要时可在1~2h内重复一次。

（2）若抽搐不止，可10%氯化钙或10%葡萄糖酸钙20~30ml，加入5%~10%的葡萄糖溶液1 000ml

中,持续静脉点滴。速度小于元素钙 4mg/(kg·h),2~3h 后查血钙,到 2.22mmol/L(9mg/dl)左右,不宜过高。

（3）补钙效果不佳,应注意有无低血镁,必要时可补充镁。

（二）高钙血症

1. 高钙血症的常见原因　原发性甲状旁腺功能亢进:甲状旁腺腺瘤最为常见;良性肿瘤:分泌甲状旁腺激素相关肽(如肺癌、肾癌、胰腺癌等),直接骨破坏(骨髓瘤,淋巴瘤和转移癌);肉芽肿性疾病:结节病;噻嗪类利尿剂;维生素 D 中毒;乳碱综合征;佩吉特病;甲状腺功能亢进;制动(特别是青壮年);家族性低尿钙性高钙血症;锂中毒;慢性肾衰:散发性甲状旁腺功能亢进等。

2. 临床表现　症状表现在消化、运动、神经、泌尿等系统。患者可有厌食、恶心、呕吐、便秘;乏力、肌肉疲劳、肌张力减低,烦渴,多尿;嗜睡,神志不清,甚至昏迷。病程长时,可以发生组织内钙沉积,如结膜、关节周围沉积及肾结石。高钙血症的临床表现与血钙升高幅度和速度有关。心电图可见 QT 间期缩短、ST-T 改变、房室传导阻滞和低血钾性 U 波,如未及时治疗,可引起致命性心律不齐。

3. 诊断　根据病史、体格检查、心电图等和血钙浓度高于 2.75mmol/L 可作出高钙血症的诊断,同时综合其他检查进行病因诊断。高钙血症分度:轻度是指血钙 2.75~3.0mmol/L;中度指血钙浓度 3.0~3.4mmol/L;重度指血钙在 3.75mmol/L(13.5mg/dl)以上,即高钙危象。

4. 急诊治疗

（1）静脉补液以增加细胞外容积,随后用钠利尿药,如依他尼酸钠、呋塞米,可增加尿钠排出,则尿钙排出亦相应增加,从而纠正高钙血症。但有肾功能不足、充血性心力衰竭的患者禁忌。

（2）静脉磷酸盐治疗,使钙同磷酸盐结合,形成磷酸钙,并沉积在软组织中,可用二磷酸盐抑制骨吸收,抑制肠道钙吸收:90mg 静脉注射每 24h 1 次(Ca>13.5mmol/L),1~2d 内起效,副作用有降镁、降磷和低热。

（3）降钙素及肾上腺皮质激素,降钙素可以抑制骨吸收,增加尿钙排出,可用降钙素(密钙息)100IU 肌内注射,每 6~12h 1 次,起效快但作用时间短;皮质激素可以抑制肠钙吸收,并可以增强降钙素的作用。

第二节　酸碱平衡失调

一、酸碱平衡的调节机制

人机体代谢过程中不断产生酸或碱性物质,却在体液中保持 pH 在 7.35~7.45 范围,主要通过 4 个方面来调节其稳定状态。①缓冲系统:通过碳酸氢盐(H_2CO_3-BH_2CO_3)、磷酸盐(NaH_2PO_4-Na_2HPO_4)和血红蛋白、血浆蛋白系统;②肺脏调节:缓冲系统须通过肺呼出 CO_2 调节;③肾脏调节:通过 $NaHCO_3$ 再吸收、排泌可滴定酸、生成和排泌氨、离子交换和排泌 4 种方式调节;④离子交换:还有通过离子交换这一机制来调节的。体内酸碱平衡调节是以体液缓冲系统反应最迅速,可立即将强酸、强碱迅速转变为弱酸、弱碱,但只起短暂的调节作用;肺调节略缓慢,其反应较体液缓冲系统慢 10~30min;离子交换更缓慢,2~4h 起作用;肾脏调节开始最迟,往往需 5~6h 以后,但可持续达数天,作用亦最强。

二、酸碱平衡监测指标

（一）pH

为 H^+ 浓度的负对数值。pH 受呼吸和代谢因素的影响,pH<7.35 表示酸中毒(acidosis),>7.45 为碱中毒;pH 在 7.35~7.45 范围亦可是酸碱平衡、酸碱失衡代偿期和相抵消的混合型酸碱失衡;低于 6.8 或超出 7.8 都会有生命危险。

（二）二氧化碳分压（$PaCO_2$）

为溶解的 CO_2 所产生的张力。动脉血 $PaCO_2$ 正常范围为 $35 \sim 45mmHg$，基本上反映肺泡中 CO_2 情况，为监测呼吸性酸碱平衡的重要指标。其升高代表通气不足，反映呼吸性酸中毒；降低时通气增强，为呼吸性碱中毒；代谢性酸碱失衡时，则酸中毒时 $PaCO_2$ 降低，碱中毒时 $PaCO_2$ 升高。

（三）标准碳酸氢盐（SB）

为标准条件下所测得 HCO_3^- 含量。SB 正常值范围为 $22 \sim 26mmol/L$，因不受呼吸的影响，反映 HCO_3^- 的储备量，是监测代谢性酸碱平衡的指标。实际碳酸氢盐（AB）是实际条件下测得 HCO_3^- 的真实含量，可受呼吸影响。AB 与 SB 的差值反映了呼吸因素对 HCO_3^- 的影响，AB>SB 表示 CO_2 潴留，AB<SB 代表 CO_2 排出增多；AB 与 SB 均降低并相等，表示尚未代偿的代谢性酸中毒，AB<SB 可能为代偿的代谢性酸中毒或代偿的呼吸性碱中毒，或两者并存；AB 与 SB 均升高并相等，代表尚未代偿的代谢性碱中毒，而 AB>SB 则可能为代偿的代谢性碱中毒或代偿的呼吸性酸中毒，或两者并存。

（四）缓冲碱（BB）

指起缓冲作用的碳酸氢盐、磷酸盐和血红蛋白、血浆蛋白全部碱量的总和，总量为 $45 \sim 55mmol/L$。不受呼吸影响，BB 减少表示酸中毒，增加表示碱中毒。

（五）碱剩余（BE）或碱缺乏（BD）

标准条件下，滴定至 pH 7.4 时所消耗的酸量（称 BE）或碱量（称 BD），正常值为 $0 \pm 2.3mmol/L$。BE 代表代谢性碱中毒，BD 表示代谢性酸中毒。

（六）二氧化碳结合力（CO_2CP）

表示来自碳酸氢盐与碳酸的 CO_2 的总量，受代谢性与呼吸性两个因素的影响，正常值范围 $22 \sim 29mmol/L$。其受代谢和呼吸双重影响，减少为代谢性酸中毒或代偿后呼吸性碱中毒，增加为代谢性碱中毒或代偿后呼吸性酸中毒。

（七）阴离子间隙（AG）

血浆中未测定的阴离子（UA）与未测定的阳离子（UC）的差值，即 AG=UA-UC。AG 波动范围在 12 ± 2。AG 可以增高也可以降低，可以区分代谢性酸中毒的类型。AG 增高见于磷酸盐和硫酸盐潴留，乳酸堆积，酮体过多及水杨酸中毒，甲醇中毒等。AG 正常型酸中毒，见于 HCO_3^- 浓度降低，同时伴有 Cl^- 代偿性增高，如消化道直接丢失 HCO_3^- 等。AG 需要根据低白蛋白血症调整：低白蛋白血症时 AG 的正常范围（12 ± 2）相应降低，因为白蛋白是血浆内重要的阴离子来源，血浆白蛋白每减少 1g/dl，AG 减少 2.5mmol/l。如果存在 AG 升高，应计算渗透压，可将鉴别诊断集中在增加的阴离子性质上。

三、酸碱平衡分析

1. 诊断依据　血气分析、电解质、尿素氮、肌酐、血糖、阴离子间隙（AG）。
2. 确定原发的酸碱紊乱类型（表 14-1）。

表 14-1　酸碱平衡紊乱的血气表现

紊乱类型	pH	$PaCO_2$/mmHg	HCO_3^-/（$mmol \cdot L^{-1}$）
呼吸性碱中毒	>7.40	<40	—
呼吸性酸中毒	<7.40	>40	—
代谢性碱中毒	>7.40	—	>24
代谢性酸中毒	<7.40	—	<24

四、酸碱平衡失调的诊断及治疗

如酸碱平衡失调节则可在临床上表现为四种类型的异常：

（一）代谢性酸中毒

1. 病因 ①酮症:酮体是机体正常代谢的产物,产生后便会被氧化,正常血浓度为 $5\sim20mg/L$ 以下。发生糖代谢障碍时,无论是肝糖原合成不足或是分解增加,均导致糖原异生作用加强,出现脂肪分解加速,产生大量酮体。血酮体超过机体氧化或排出能力,储积增加超过 $0.05g/L$ 出现在尿中为尿酮体。糖尿病酮症和饥饿引起的酮症是常见的病因。②乳酸酸中毒:乳酸是正常糖代谢的中间产物,正常血乳酸浓度为 $2mmol/L$,其在肝内部分转化为糖原,部分经三羧循环终生成 CO_2 和 H_2O。当组织严重缺 O_2,如休克、心脏骤停,或无氧代谢条件下不能进行三羧酸循环,同时因肝、肾功能受损,致乳酸大量储积,达 $10\sim35mmol/L$ 以上,即发生乳酸中毒。③慢性肾衰竭:多种酸性代谢产物不能排出,滞积于体内;回吸收 $NaHCO_3$、产生 NH_3 等能力亦发生障碍,Na^+、K^+ 等阳离子大量随固定酸排出体外,体内大量碱(H_2CO_3)丢失,发生酸中毒。④大量碱性物质丢失:重度腹泻、长期肠引流、肠瘘等丢失大量消化液,损失过多的 Na^+、K^+,常伴以 H_2CO_3 丢失,发生失碱代谢性酸中毒。

2. 临床表现与诊断 一般代谢性酸中毒多继发于某种疾病,代偿期可无临床症状,血气检查有所改变。代谢性酸中毒主要引起心血管系统和中枢神经系统的功能障碍和呼吸代偿性的增强。对心血管系统的作用主要表现为致死性的心律失常、心肌收缩能力减弱和血管对儿茶酚胺的反应降低。对中枢神经系统的表现主要为意识障碍、昏迷,最后可使呼吸中枢和血管运动中枢麻痹而死亡。诊断依赖实验室检查:反映代谢性因素的指标(如 SB、AB、BB)均降低,BE 负值增大;反映呼吸因素的指标 $PaCO_2$ 可因机体的代偿活动而减小;$pH<7.35$(机体失代偿)或在正常范围(酸中毒得到机体的完全代偿)。二氧化碳结合力可作为代谢性酸中毒程度判断指标,低于 $8mmol/L$,为重度,$8\sim15mmol/L$ 为中度,$>15mmol/L$ 为轻度。

3. 急诊处理 代谢性酸中毒由于不同病因,病情起病,轻重缓急各不相同,且常伴水、电解质紊乱,处理内容也各异。由急性循环衰竭所致乳酸性酸中毒,原则治疗原发病,纠正休克和缺氧,应补碳酸氢钠,忌用乳酸钠;DKA 患者主要补充液体和应用胰岛素,严重者适当补充碳酸氢钠;饥饿需补糖,严重脱水补液,酒精性酸中毒迅速补等渗盐水和葡萄糖。对呼吸无明显变化,可采取一般处理,治疗原发病,并补以适当液体,不一定需要补碱性液,即可纠正。目前,临床应用补充的碱性液有两种:

(1) 碳酸氢钠:作用迅速,疗效可靠,常用 5% 的溶液。如病情重,不能等待化验结果,例如在抢救心停搏或严重糖尿病酸中毒昏迷患者时,可先给 $5\%NaHCO_3$($2\sim4ml/kg$ 体重)。然后重复血气分析结果,再进一步调整测量。

(2) 乳酸钠:须在有氧条件下,经肝脏乳酸脱氢酶作用转化为丙酮酸,再经三羧循环生成 CO_2 并转为 HCO_3^-,才能发挥它的纠正酸中毒作用。如缺氧、肝功能损坏等就无效,反而不利。在代谢性酸中毒中使用 $NaHCO_3$ 需注意 $NaHCO_3$ 可暂时纠正血 pH,但代价是加重细胞内酸中毒(CO_2 向细胞内转移);使用 $NaHCO_3$ 所生成的 CO_2 可引起呼吸性酸中毒(特别是呼吸衰竭时,如 ARDS),会进一步降低血 pH;对水负荷过量的患者,再给予大的钠负荷是不利的。

（二）代谢性碱中毒

1. 病因 常见的如胃液丢失过多(幽门梗阻、高位肠梗阻)。由于 Cl^- 丢失过多,Cl^- 降低,Na^+ 和 K^+ 与 HCO_3^- 结合增多,因而血碱性增高。纠正酸中毒时碱性药物服用过多也可发生代谢性碱中毒。缺钾时常伴有代谢性碱中毒,这由于:

(1) 细胞内缺 K^+,细胞外 Na^+、H^+ 进入细胞内,形成细胞内酸中毒,细胞外碱中毒。

(2) 血钾降低时,肾小管细胞内缺 K^+,与 H^+ 交换的能力减弱,于是 H^+ 与 Na^+ 交换,使尿酸化,机体大量回收 $NaHCO_3$,发生碱中毒,但尿呈酸性,为反常性酸性尿。

(3) Barttle 综合征也常发生代谢性碱中毒。

(4) 利尿剂应用,抑制近曲小管对钠氯的再吸收,并不影响远曲小管 Na^+-H^+ 交换,随尿排出的 Cl^- 比 Na^+ 多,回入血液的 Na^+ 及 HCO_3^- 增多,发生低氯性碱中毒。代谢性碱中毒时,氧合血红蛋白解离曲线左移,使氧不易从氧合血红蛋白中释放,因此造成组织缺氧的风险,需积极纠正。

2. 诊断　临床表现除原发病的症状,严重的代谢性碱中毒可使中枢神经系统功能改变,患者常有烦躁不安、谵妄、意识障碍等。也可以使神经肌肉的应激性增高,出现面部或者肢体肌肉的抽动。代谢性碱中毒常伴有低钾血症。应根据化验室测定 pH、CO_2 结合力等来判定。一般来说,除呼吸性酸中毒的情况下,CO_2 结合力升高是诊断指标,但应进行血气分析:BB 增加,BE 负值,AB 和 SB 均增加。

3. 急诊治疗　积极治疗原发病,去除能引起代谢性碱中毒的原因。轻症只需输入生理盐水或葡萄糖盐水即可得以纠正。对于严重的碱中毒可给予一定量的弱酸性药物或酸性药物,如可用盐酸的稀释液或盐酸精氨酸溶液来迅速排除过多的 HCO_3^-。盐皮质激素过多的患者应尽量少用髓袢或噻嗪类利尿剂,可给予碳酸酐酶抑制剂乙酰唑胺等治疗;低钾血症引起者,则需同时补充氯化钾促进碱中毒的纠正。

（三）呼吸性酸中毒

1. 发生原因　最常见呼吸中枢抑制(鸦片,吗啡)、神经肌肉疾病(吉兰-巴雷综合征、重症肌无力、低钾血症)、胸壁疾病、气道阻塞、慢性肺部疾病如慢性阻塞性肺疾病等;CO_2 潴留后,$PaCO_2$ 升高,H_2CO_3 浓度加大,血 pH 降低。

2. 临床表现和诊断　除原发病的诊断,呼吸性酸中毒主要为 CO_2 升高对血管有舒张作用。常引起脑血管扩张,颅内压力增高,头痛和球结膜水肿。高碳酸血症对中枢神经系统造成影响,引起不安、焦虑、嗜睡等,称为肺性脑病。诊断主要依靠血气分析,$PaCO_2$ 常升高,CO_2 结合力也增高。但若 pH 仍正常或接近正常,即为代偿性呼吸性酸中毒,BE 为正值,BB 不变或升高,AB 和 SB 增多。如 $PaCO_2$ 明显升高,达 9.3～11.3kPa(70～85mmHg)以上,机体的代偿能力失效,高浓度的 CO_2 又抑制了呼吸中枢,pH 下降,到了失代偿的阶段。

3. 急诊处理　首先要积极治疗原发病,尽可能地增加肺泡通气,恢复弥散功能。初期可使用呼吸兴奋剂尼可刹米(可拉明)兴奋呼吸中枢。如患者反应不佳,应及早使用辅助通气,应用有创或者无创呼吸机辅助呼吸,加大交换量后,"呼酸"可较快控制。对于慢性呼吸性酸中毒,重在治疗原发病,机械通气疗法宜保守使用。谨慎使用碱性药物对严重呼吸性酸中毒的患者,必须保证足够通气的情况下才能应用碳酸氢钠,因为 $NaHCO_3$ 与 H^+ 起缓冲作用后可产生 H_2CO_3,使 $PaCO_2$ 进一步增高,反而加重呼吸性酸中毒的危害。

（四）呼吸性碱中毒

1. 发生原因　临床上常见原因为癔症,呼吸大而深。其他各种原因引起的换气增强,均可导致呼吸性碱中毒。

2. 诊断　根据病史和临床表现,常出现呼吸深长快速,有时短促不规则,手足搐搦、严重时可昏迷。除有代谢性酸中毒,检测 CO_2 结合力降低。血气分析 $PaCO_2$ 下降,pH 升高,BB 不变,AB 和 SB 均减少。临床上常见并不单纯的一项酸碱平衡失调,而是混合性的,如呼吸性酸中毒合并代谢性酸中毒或碱中毒,需用血气分析方能了解复杂的情况。

3. 急诊处理　防治原发病,去除引起通气过度的原因。急性呼吸性碱中毒可吸入 5% CO_2 的混合气体或用口罩罩于患者口鼻,使吸入自己呼出的气体,提高 $PaCO_2$ 和 H_2CO_3。对癔症病例用静脉注射 10% 葡萄糖酸钙,同时给予暗示疗法。应用呼吸抑制药及人工通气需慎重。

（五）各种酸碱失衡的鉴别诊断要点

1. 呼吸性碱中毒　常见原因为癔症,还可见于中枢神经系统疾病、低氧、肺感受器刺激(哮喘、肺炎、肺水肿、肺栓塞)、药物(水杨酸,茶碱)、肝衰竭、全身性感染等。

2. 呼吸性酸中毒　常见原因为呼吸中枢抑制(鸦片,吗啡)、神经肌肉疾病(吉兰-巴雷综合征、重症肌无力、低钾血症)、胸壁疾病、气道阻塞、慢性阻塞性肺疾病等。

3. 代谢性碱中毒

（1）用生理盐水治疗有效的代谢性碱中毒(尿氯<10mmol/L,常常容量不足):常见原因为呕吐、胃管

引流、利尿剂、高碳酸血症、肠道绒毛膜腺瘤、先天性氯相关性腹泻等。

（2）用生理盐水治疗无效的代谢性碱中毒（尿氯>20mmol/L,常常容量过多）：常见原因为低钾血症、原发性醛固酮增多症、继发性醛固酮增多症（心力衰竭、肝硬化、腹水）、库欣综合征、Bartter 综合征、Gitelman 综合征、利德尔综合征等。

（3）混合型：常见原因为难以重吸收的离子（高剂量羧苄西林或其他青霉素衍生物）、碱性药物（例如在治疗酸中毒过程中过度应用碱如大量输注枸橼酸抗凝剂）等。

4. 代谢性酸中毒

（1）AG 增加的酸中毒：常见原因为存在无法测量的阴离子（如甲醛、酒精、乙二醇、异烟肼、水杨酸等）：尿毒症、DKA、饥饿或酒精性酮症酸中毒、乳酸酸中毒、横纹肌溶解等。

（2）AG 正常的酸中毒

1）非肾性原因：常见原因为消化道病因（腹泻、肠梗阻、瘘、绒腺瘤）、尿道改路（输尿管乙状结肠/回肠管吻合术）、氯化物应用、高氯性酸中毒等。

2）肾性原因：常见原因为肾小管酸中毒。

（于学忠）

学习小结

1. 人体通过缓冲系统、肺脏调节、肾脏调节和离子交换四种方式维持酸碱平衡。

2. pH 在 7.35～7.45 范围内可见于酸碱平衡、酸碱失衡代偿期和相互抵消的混合型酸碱失衡。

3. 单纯的酸碱失衡紊乱分为代谢性酸中毒、呼吸性酸中毒、代谢性碱中毒、呼吸性碱中毒四种。

复习题

1. 水、电解质平衡的调节机制有几种？

2. 低钠血症的分类及治疗原则是什么？

3. 低钾血症补钾的注意事项有哪些？

4. 在代谢性酸中毒合并低血钾时为什么必须注意呼吸？

5. 高钾血症的处理原则有哪些？

6. 如何根据血气分析得出酸碱平衡的紊乱情况？

第十五章　心肺脑复苏

学习目标

掌握	成人和小儿基础生命支持和高级生命支持。
熟悉	心脏骤停的常见病因、电击除颤的适应证及操作流程。
了解	气道异物阻塞与处理，特殊情况下的心肺复苏。

第一节　心脏骤停与复苏

案例 15-1

2012 年 3 月 17 日,博尔顿队 24 岁的中场球员姆万巴在比赛中突然昏厥倒地,现场队医立刻冲进球场施以急救,在球场上立刻对其进行了心脏电除颤,随后送往医院急救,在经过多达 15 次电击后姆万巴奇迹般地醒了过来。

2017 年 6 月 5 日,效力中甲北京北控足球队的 30 岁外援蒂奥特在训练中突然倒地不起,队医马上开始对其展开急救,为其做心肺复苏,但最终还是未能挽救其生命。蒂奥特身高 1.80m,体重 76kg,平素身体健康。蒂奥特的突然死亡引起了社会对猝死的广泛关注。

思考:2 名运动员突然倒地的原因是什么? 现场如何进行急救?

心脏骤停(cardiac arrest,CA)是指由不同原因引起的心脏射血功能突然停止,表现为意识丧失,动脉搏动消失,呼吸停止。心脏骤停最常见于室颤及室速,其次为心动过缓或心室停顿。若能在几分钟内实施有效的心肺复苏,部分患者可获存活。心脏骤停是心脏性猝死最常见的直接原因。

由于心脏骤停,脑血流的突然中断,10s 左右即可出现意识丧失,继而发生大脑缺血缺氧性损害。如果心肺复苏成功,自主循环恢复,患者由于全身缺血再灌注损伤,还有可能相继出现心脏、呼吸、肾脏及大脑等重要器官功能不全,称之为复苏后综合征(post-resuscitation syndrome)。

心脏性猝死(sudden cardiac death,SCD)指未能预料的突发心脏急性症状,发病 1h 内由心脏原因导致的自然死亡。美国每年发生心脏性猝死超过 30 万人;我国流行病学调查资料显示每年至少 54 万人发生心脏性猝死。男性较女性多见。

心肺复苏(cardiopulmonary resuscitation,CPR)是抢救心脏骤停患者生命最基本的临床技术和方法。20 世纪 60 年代把 Pater safar 发明的口对口人工呼吸、Kouwenhoven 发明的胸外按压术、Lown 发明的同步电除颤术等三项技术统称为现代心肺复苏术。经 50 多年的临床实践总结,把心肺复苏分为基础生命支持(basic life support,BLS),即初级 A、B、C、D 和高级生命支持(advanced life support,

ALS)。现代心肺复苏的核心就是突出一个"早"字,及早发现、及早诊断、及早抢救、及早脑保护。其目的是尽快恢复患者的自主循环和自主呼吸。心肺复苏操作步骤已经形成国际公认的九步法:A,开放气道(airway);B,人工呼吸(breathing);C,人工循环(circulation);D,电击除颤(defibrillation)或药物治疗(drug);E,心电监护;F,电除颤(fibrillation);G,评估分析(gauge);H,低温脑保护(hypothermia);I,重症监护(intensive care unit)。

一、心脏骤停的常见病因

多数心脏性猝死患者存在有器质性心脏病,80%左右由冠心病及其并发症引起,5%~15%由各种心肌病引起。熟悉掌握心脏骤停常见病因将有助于指导心肺复苏及相关辅助检查,非创伤性心脏骤停常见原因见表15-1。

表15-1　非创伤性心脏骤停常见原因

分类	原因	疾病或致病因素
心源性	心肌缺血等	冠状动脉疾病;心肌病 心脏结构异常;瓣膜功能不全
呼吸性	通气不足	中枢神经系统疾病;神经肌肉接头病病;中毒性或代谢性脑病
	上呼吸道梗阻	中枢神经系统疾病;气道异物梗阻;感染;创伤;赘生物
	呼吸衰竭	哮喘;慢性阻塞性肺疾病 肺水肿;肺栓塞
循环性	机械性梗阻	张力性气胸;心脏压塞;肺栓塞
	有效循环血容量过低	出血;脓毒症;神经源性
代谢性	电解质紊乱	低钾血症;高钾血症;低镁血症 高镁血症;低钙血症
中毒性	药物	抗心律失常药物;洋地黄类药物 β受体阻滞剂;钙通道阻抗剂 三环类抗抑郁药
	毒品滥用	可卡因;海洛因
	中毒	一氧化碳;氰化物
外部环境		雷击;触电;低温/高温;淹溺

二、临床表现及诊断要点

心脏骤停的临床表现为意识突然丧失,动脉搏动消失,呼吸停止,发绀,血压不能测出,心音消失等。诊断要点:

1. 意识突然丧失,皮肤苍白或发绀。

2. 大动脉(颈、股动脉)搏动消失。

3. 叹息样或痉挛性呼吸,随之停止。

4. 双侧瞳孔散大。

5. 肢体抽搐,二便失禁。

6. 心电图显示室颤或无脉性室速,心室静止或无脉心电活动。

其临床经过可分为四个时期:

骤停前期:发生在猝死前数日至数月,表现为胸痛、心悸、呼吸困难、无力等;

骤停期:心脏骤停导致脑血流量急剧减少至中断,在数秒钟内导致脑组织缺氧和有氧代谢的停顿。表现为意识突然丧失伴局部或全身抽搐;呼吸断续,叹息样或痉挛性呼吸,随之呼吸停止;

复苏期:有效的心肺复苏过程中心输出量可达正常窦性心律时的10%~25%,此时属于低流量灌注。

复苏后期:自主循环恢复后由于全身缺血再灌注损伤,还可能相继出现心脏、呼吸、肾脏及大脑等重要器官功能不全。

非心源性心脏骤停一般有原发病表现,如低钾血症先有肢体无力或晕厥;窒息所致心脏骤停先有气道堵塞、发绀及"三凹征"等表现;不同毒物中毒有相应的中毒临床症状等。

三、心肺复苏的有效指标及终止复苏标准

心肺复苏是否有效及是否终止抢救,应以患者对心肺复苏有无心血管效应为依据,而不应以复苏持续时间的长短为依据。

(一)心肺复苏有效指标

1. 颈动脉搏动　心肺复苏过程中,停止按压后脉搏仍然跳动,说明患者自主心跳已恢复。如心电图显示窦性心律、房性或交界性心律,提示自主循环恢复。

2. 面色　复苏有效时,面色、口唇由发绀转为红润;如面色仍为灰白,说明复苏无效。

3. 瞳孔　复苏有效时,可见瞳孔由大变小。如瞳孔由小变大、固定、角膜浑浊,说明复苏无效。如患者随后出现腱反射、眼泪、吞咽动作、咳嗽反射、角膜反射、痛觉反应,说明复苏有效。

4. 神志与自主呼吸　如自主呼吸微弱,仍需呼吸支持;如患者恢复正常呼吸或大呼吸挣扎或有意识反应,说明复苏预后良好。

(二)终止心肺复苏的标准

1. 脑死亡的判断　脑死亡是脑血液循环、脑脊液循环均中止,全脑功能完全消失。当疑有脑死亡时,应从临床与电生理活动作出判断并加以证实。脑死亡应作为终止心肺复苏的主要标准,但对诊断脑死亡须慎重。

(1) 在病史中应排除药物、酒精中毒或低温所致的深度昏迷。

(2) 意识完全消失。

(3) 所有感觉、运动、反射活动消失。

(4) 自主呼吸消失(靠机械通气维持)。

(5) 脑电图检查、脑生物电活动消失,呈电静息状态、证实脑血流停止。

2. 现场抢救人员停止心肺复苏的条件

(1) 自主呼吸和心跳已恢复。

(2) 抢救现场存在危险迫使抢救人员必须立即离开现场。

(3) 确定患者已死亡。

3. 院内心脏骤停患者的抢救　如持续抢救 60min 仍无生命体征者,或对非目击的心脏骤停患者的抢救,开始心肺复苏的时间在心脏骤停 15min 以后,持续心肺复苏 30min 仍无效者,可终止复苏。

第二节　成人基础生命支持

案例 15-2

患者,男性,53 岁,外科医师,连续工作十多个小时后回家吃晚饭,饭后与家人讨论关心的热门话题,谈话中出现胸闷不适,步入卧室休息,入房间后突然无语。家人顿觉得奇怪,入房发现患者倒在地板上,呼之不应、呼吸停止、颈动脉搏动消失,立即实施人工心脏按压、呼救,6min120 救护车到达,心电图显示室颤,电击除颤恢复自主循环后心电图显示急性前壁心肌梗死伴室性心律失常。送到医院心脏介入室,行经皮冠状动脉介入治疗。一周后康复出院。患者平素健康,不嗜烟酒,无高血压病史。

思考:在医院外发现有人突发神志不清、心脏骤停,应当如何实施急救?

基础生命支持(basic life support,BLS)包括胸外按压、人工呼吸和早期电除颤等基本抢救技术和方法，其顺序归纳为初级C、A、B、D。基础生命支持包含生存链"早期识别和求救；早期实施心肺复苏；早期电除颤、早期高级生命支持和复苏后综合治疗"中的前三个环节。基础生命支持包括一系列的病情评估和干预(图15-1)。

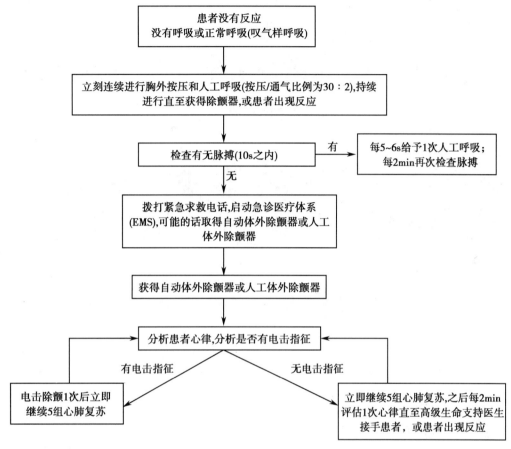

图15-1　成人基础生命支持流程图

由于心脏骤停事件的突发性，美国心脏协会(AHA)采用"生存链"表明对心脏骤停患者紧急抢救的时间紧迫性。由于获得救治的途径不同，AHA成人生存链分为两链：一链为院内急救体系，另一链为院外急救体系。

1. 院内急救体系　包括：①心脏骤停的监测和预防；②立即识别心脏骤停并启动急诊医疗体系(EMS)；③即时高质量心肺复苏；④快速电击除颤；⑤高级生命支持治疗和综合的心脏骤停后治疗(图15-2)。

2. 院外急救体系　①立即识别心脏骤停并启动EMS；②尽早实施心肺复苏，即刻的心肺复苏能使室颤导致的心脏骤停患者存活机会提高2~3倍；③快速电击除颤：心脏骤停事件发生3~5min内实施心肺复苏同时电击除颤，能把生存率提高到49%~75%；④有效的高级生命支持治疗；⑤心脏骤停后综合治疗(图15-3)。

生存链的前三个环节构成了基础生命支持的主要内容。基础生命支持的核心包括：C,人工循环(circulation)；A,开放气道(airway)；B,人工呼吸(breathing)；D,电击除颤(defibrillation)。在很多国家和地区，从启动急诊医疗服务到急救人员到达现场的时间往往需要7~8min或者更长时间，这意味着在发生心脏性猝死的最初几分钟，患者的存活希望主要掌握在现场的急救人员手中，也就是基础生命支持是否得到有效执行。与2005年或以前指南单纯强调早期除颤的重要性不同,2010年和2015年指南已不单强调早期除

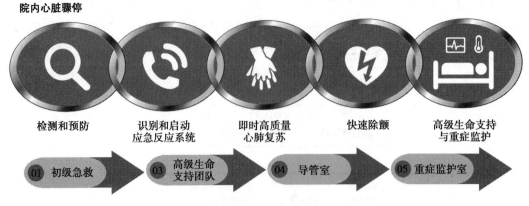

院内心脏骤停

检测和预防　识别和启动应急反应系统　即时高质量心肺复苏　快速除颤　高级生命支持与重症监护

01 初级急救　→　03 高级生命支持团队　04 导管室　05 重症监护室

图 15-2　院内心脏骤停生存链

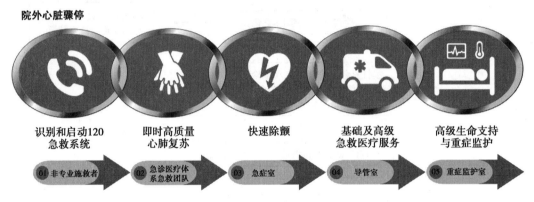

院外心脏骤停

识别和启动120急救系统　即时高质量心肺复苏　快速除颤　基础及高级急救医疗服务　高级生命支持与重症监护

01 非专业施救者　02 急诊医疗体系急救团队　03 急症室　04 导管室　05 重症监护室

图 15-3　院外心脏骤停生存链

颤的重要性,同时强调早期高质量的心肺复苏,尤其强调了紧密整合除颤和心肺复苏的重要性。基础生命支持包括一系列的病情评估和干预,医务人员基础生命支持流程图见图 15-4。

一、检查患者的反应和呼吸运动

一旦急救人员确定急救场所的安全性后,应该立刻检查患者的反应性。轻拍患者的肩膀问:"你还好吗?"假如患者有反应但是明显受伤了或者需要医疗救援,离开患者去拨打急救电话,然后尽快回到患者身边,反复检查患者的病情。

检查呼吸时,暴露胸腹部皮肤并直接注视其胸部及上腹部,看有无呼吸引起的起伏,历时 5~10s。不推荐将耳朵靠近患者口鼻听呼吸气流声音及感觉呼气情况,即将传统的"一看二听三感觉"精简为"一看"。需要注意的是,心脏骤停的早期叹息样呼吸(濒死呼吸)不是有效的呼吸。当没有发现呼吸,或仅有叹息样呼吸时,应启动 EMS 并立即进行胸外按压。

二、启动急诊医疗体系

1. 当单个急救人员发现患者没有活动或对刺激没有反应,同时出现呼吸运动异常(无呼吸或叹气样呼吸),应该拨打急救电话启动 EMS,可能的话,取得自动体外除颤器(AED),然后立刻回到患者身边进行心肺复苏(胸外按压和人工呼吸),需要时进行除颤。

2. 当有两个或以上的急救人员在场,一个急救人员应该立刻进行心肺复苏而另外一个急救人员启动 EMS 并取得 AED。

3. 专业急救人员可判断心脏骤停最可能的原发病因决定急救的程序。当急救人员看到患者突然倒下没有反应,可能的病因是心源性时,急救人员应该立刻拨打急救电话,取得 AED,然后立刻回到患者身边进

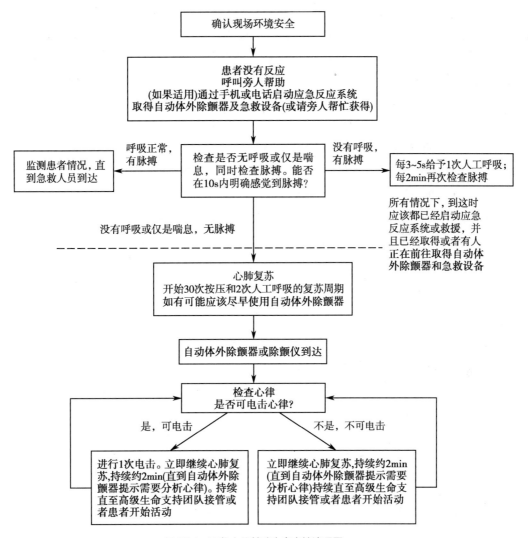

```
                    ┌─────────────────┐
                    │  确认现场环境安全  │
                    └─────────────────┘
                             │
          ┌──────────────────────────────────────────┐
          │             患者没有反应                   │
          │             呼叫旁人帮助                   │
          │ (如果适用)通过手机或电话启动应急反应系统     │
          │ 取得自动体外除颤器及急救设备(或请旁人帮忙获得)│
          └──────────────────────────────────────────┘
                             │
  呼吸正常,             ┌──────────────────┐        没有呼吸,
  有脉搏               │ 检查是否无呼吸或仅是喘│        有脉搏
┌──────────┐          │ 息,同时检查脉搏。能否│      ┌──────────────┐
│监测患者情况,直│◄───────│ 在10s内明确感觉到脉搏?│─────►│每3~5s给予1次人工呼吸;│
│到急救人员到达│          └──────────────────┘      │每2min再次检查脉搏  │
└──────────┘                                      └──────────────┘
```

没有呼吸或仅是喘息,无脉搏

所有情况下,到这时应该都已经启动应急反应系统或救援,并且已经取得或者有人正在前往取得自动体外除颤器和急救设备

```
          ┌──────────────────────────────────────┐
          │               心肺复苏                 │
          │ 开始30次按压和2次人工呼吸的复苏周期      │
          │ 如有可能应该尽早使用自动体外除颤器       │
          └──────────────────────────────────────┘
                             │
                ┌────────────────────────┐
                │  自动体外除颤器或除颤仪到达  │
                └────────────────────────┘
                             │
                ┌────────────────────────┐
                │        检查心律          │
                │     是否可电击心律?       │
                └────────────────────────┘
          是,可电击                    不是,不可电击
  ┌──────────────────────┐    ┌──────────────────────┐
  │进行1次电击。立即继续心肺复 │    │立即继续心肺复苏,持续约2min │
  │苏,持续约2min(直到自动体外 │    │(直到自动体外除颤器提示需要 │
  │除颤器提示需要分析心律)。持续│    │分析心律)持续直至高级生命支 │
  │直至高级生命支持团队接管或  │    │持团队接管或者患者开始活动  │
  │者患者开始活动           │    └──────────────────────┘
  └──────────────────────┘
```

图 15-4 医务人员基础生命支持流程图

行心肺复苏和使用 AED;当单个急救人员急救溺水或其他可能窒息引起的紧急事件时,应该先进行 5 轮的心肺复苏(大约 2min),然后再离开患者去拨打电话启动 EMS。

4. 当拨打急救电话时,急救人员应该向调度员说明突发现场的位置,事情经过,患者人数及相应的病情,已经采用的急救措施等。呼叫者需等调度员询问完问题后方可放下电话,并应该立刻回到患者身边继续心肺复苏。

5. 调度员可通过询问识别患者是否为心脏骤停,如果是心脏骤停可通过电话指导报警人员实施心肺复苏术。

三、检查脉搏

医务人员用手指触诊颈动脉,而非医务人员可不必触诊脉搏。方法:用示指、中指指腹触及喉结,然后向外侧轻轻滑动 2~3cm 即可触及颈动脉搏动,触诊应在 10s 内完成。由于研究表明检查脉搏的特异性和灵敏性低,急救人员往往花很长时间检查脉搏并且不能确定其存在与否。目前不再强调检查脉搏的重要性。假如在 10s 内急救人员不能明确触摸到脉搏,立即开始胸外按压。

四、胸外按压

胸外按压通过增加胸腔内压力和直接按压心脏驱动血流,正确的胸外按压能产生动脉收缩压

60～80mmHg，但是舒张压低，颈动脉的平均压很少超过 40mmHg。有效的胸外按压产生的前向血流尽管量少，但是给心脑带来了很重要的氧供和代谢底物。心脏骤停最初心电大多表现为室颤，电击除颤是主要治疗手段，但除颤前作胸外按压，可改善心肌氧供给，能明显提高电击除颤的成功率，对于那些室颤时间超过 4min 的患者在首次电击除颤前胸外按压尤其重要。除颤终止室颤后的最初阶段，尽管心脏恢复了有节律的心电活动，但此时心脏往往表现为无灌流或低灌流状态，电击除颤后立刻胸外按压可使无灌注心律转为有灌注心律。指南强调高质量的胸外按压应该"用力按压、快速按压"（按压频率 100～120 次/min，按压深度 5～6cm），并保证按压间期胸廓充分回弹。尽量减少因分析心律、检查脉搏和进行其他治疗措施引起的胸外按压中断，在给予干预措施诸如气管插管、除颤时候，中断胸外按压的时间不应超过 10s。

1. 患者的体位　准备心肺复苏时，放置患者仰卧位平躺于坚实平面上。

2. 按压位置胸骨下半部，也即是双乳头连线与胸骨交界处（图 15-5）。

3. 按压手法　急救人员跪于患者胸旁，一个手掌根部置于乳头连线与胸骨交界处，另一手掌根部平行放于第一手掌之上，双手紧扣进行按压，按压深度为 5～6cm（图 15-6）。

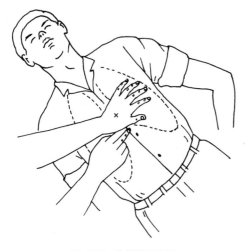

图 15-5　胸外按压位置

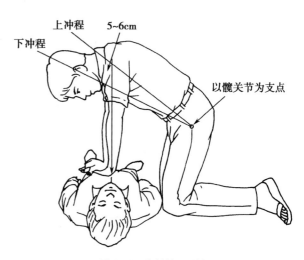

图 15-6　胸外按压手法

胸外按压和人工呼吸比例：目前推荐人工气道建立前使用按压/通气为 30：2 的比例；双人心肺复苏时，一旦人工气道（如气管内导管、食管气管联合气道、喉罩气道）建立，则胸外按压不应被人工呼吸所中断，应该做的是：一名急救人员进行连续的、频率 100～120 次/min 的胸外按压，另一名急救人员给予 8～10 次/min 的人工通气，注意避免通气频率过高和过度通气。每隔 2min，负责胸外按压和负责人工通气的急救人员应当交替轮换位置以避免胸外按压者疲劳以及按压的质量下降。多名急救人员在场时，应每隔 2min 轮流进行胸外按压。轮换时要求动作尽可能快（最好不超 5s），以避免中断胸外按压。基础生命支持中成人高质量的胸外按压的注意事项见表 15-2。

表 15-2　基础生命支持中成人高质量的胸外按压的注意事项

施救者应该	施救者不应该
按压频率：100～120 次/min	以少于 100 次/min 或大于 120 次/min 的速率按压
成人按压幅度至少为 5～6cm，婴儿和儿童至少为胸廓前后径的 1/3	按压深度小于 5cm 或大于 6cm
每次按压后让胸部完全回弹	按压间隙倚靠在患者胸部
尽可能减少胸外按压中断（比例至少 60%）	按压中断时间大于 10s
避免过度通气，给予患者足够的通气（每 30 次按压 2 次人工呼吸，每次呼吸超过 1s，每次须使胸部隆起）	给予过量通气（即呼吸次数大多或呼吸用力过度）

五、开放气道和人工呼吸

1. 开放气道　假如患者没有明显的头部或颈部受伤的话,使用仰头抬颏法(图15-7);当怀疑患者有颈椎受伤时,使用托颌法(图15-8),避免牵拉头部。

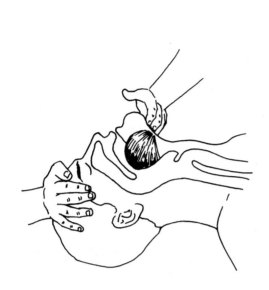

图 15-7　仰头抬颏法

2. 不管是口对口人工呼吸、气囊面罩辅助呼吸、还是建立人工气道后的辅助呼吸,急救者每次人工通气时应持续1s,并且应该产生明显的胸廓起伏。理想的潮气量为500~600ml(6~7ml/kg)。

3. 在人工气道建立前的人工呼吸,呼吸频率为10~12次/min,胸外按压和人工通气的比率为30:2;在建立人工气道后呼吸频率为8~10次/min,胸外按压保持在100~120次/min水平,这时候不要求胸外按压和人工呼吸同步进行。

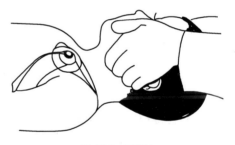

图 15-8　托颌法

4. 在室颤导致的心脏骤停的最初几分钟内,由于血氧水平还保持一定的高度,心脑的氧供更多是血流下降程度决定,所以早期的心脏骤停胸外按压比人工通气相对更加重要,急救人员应确保高质量的胸外按压和尽量避免中断胸外按压。

5. 在经历长时间的室颤后,由于血氧耗尽,这时候人工呼吸和胸外按压同样重要。

6. 心肺复苏过程中,由于流经肺的血流明显减少(为正常的25%~33%),此时为了维持通气/血流比例,要求的潮气量和呼吸频率均较正常生理状态低。急救人员应该避免过度通气(包括潮气量和呼吸频率)。过度通气不仅没必要,而且由于增加胸腔内压,减少静脉回心血量从而减少心输出量,导致生存率下降。

7. 避免急速、太大潮气量的人工呼吸,以免引起胃胀气导致膈肌上抬引起肺顺应性下降。

8. 对于还有自主循环(可触摸到脉搏)的患者,人工呼吸保持在10~12次/min,也就是每5~6s给予1次人工呼吸。

六、电击除颤

突发心脏骤停时的初始心律最常见的是室颤,随着时间的消逝,室颤往往在几分钟内恶化为心室静止。单纯心肺复苏一般不可能终止室颤和恢复有效血流灌注,电击除颤是终止室颤的有效治疗方法。早期电击除颤是决定心脏骤停患者存活的关键。

1. 当院外心脏骤停事件被目击或者发生院内心脏骤停事件,假如 AED 或人工除颤器在现场可以立刻获得的话,急救人员应当立刻进行心肺复苏和尽早使用除颤器。

2. 当院外心脏骤停事件发生时候未被急救人员目击时,尤其是从呼叫至到达现场的时间超过 5min 时,先进行 5 轮的心肺复苏(大约 2min),每轮心肺复苏包括 30 次胸外按压和 2 次人工呼吸。

3. 由于研究表明双向波除颤器首次除颤效能至少能达到 90%,当室颤或无脉性室速发生时,急救人员应当电击除颤 1 次,然后立刻进行 5 轮的心肺复苏(大约 2min),之后再进行检查心律和脉搏,需要的话再进行另外一次的电击除颤。

4. 已经证明双向波除颤器的除颤效能和安全性比单向波除颤器好。单相波除颤器首次电击能量选择 360J。目前市场上的双向波除颤器其波形和能量略有差别,没有证据表明何种最佳。双相波除颤器首次电击能量选择应根据除颤仪的品牌或型号推荐,一般为 120J 或 150J。随后的除颤能量选择可使用第一次的能量或更高的能量,依据具体除颤器推荐应用。

理论与实践

1. 据统计,院外发生目击的,原发性心脏骤停患者中,以室颤或无脉性室速的患者存活率最高,这很大程度上得益于尽早开始的胸外按压和电除颤。任何延迟开始或中断胸外按压的急救措施无疑会降低心脏骤停患者的复苏成功率;

2. 2010 年和 2015 年 AHA 发布的心肺复苏与心血管急救指南均建议将成人、儿童和婴儿的基础生命支持程序从 A—B—C(开放气道、人工呼吸、胸外按压)更改为 C—A—B(胸外按压、开放气道、人工呼吸),简化触摸、判断脉搏等可能延误胸外按压的环节,建议立即启动急救系统并尽快开始心肺复苏和使用 AED。

3. 对于因溺水等窒息性心脏骤停的患者,应首先进行胸外按压并进行人工呼吸,5 个周期以后再启动急救系统。

第三节 小儿基础生命支持

小儿心肺复苏(pediatric cardiopulmonary resuscitation,PCPR)与成人心肺复苏比较,有其自身的特点。复苏应强调保持气道通畅并保证有效通气。根据儿童年龄段划分:1 个月以内为新生儿,1 岁以内为婴儿,1~8 岁为小儿。8 岁以上儿童心肺复苏程序及方法基本同于成人。

一、概述

1. 解剖学特点 小儿的解剖生理结构与成人相比有较大差异:婴儿头部与身体所占比例较成人大,无意识时头部前屈造成气道阻塞;颈部短而圆胖,不易触及颈动脉搏动;咽喉部软组织松弛,舌根后坠是气道阻塞最常见原因;气道狭小,炎症水肿时易阻塞。

2. 心跳呼吸骤停的特点 成人心脏骤停多因突发心脏原因所致,小儿心脏骤停是大多数继发于呼吸衰竭和休克,室颤并不常见。因此,对非原发性心脏骤停患儿,复苏早期更要注重呼吸支持,改善缺氧,心脏复苏较成人复苏的时间更长。

3. 生存链的特点 小儿心肺复苏生存链的顺序是:①预防心脏骤停;②早期有效心肺复苏;③快速求救 EMS;④早期高级生命支持。在院外发现心跳呼吸骤停患儿时,对 8 岁以下的患儿应先给基础生命支持 1min,再求救,8 岁以上儿童则同成人,先求救、再急救。

与成人基础生命支持相同,2015年指南强调了小儿早期高质量心肺复苏的重要性。基础生命支持包括一系列的病情评估和干预,儿童基础生命支持流程图如图15-9所示。

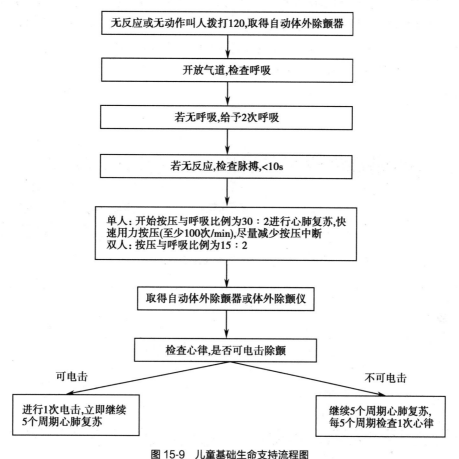

图 15-9　儿童基础生命支持流程图

二、小儿基础生命支持方法

(一)检查反应

发现者应迅速判断患儿有无意识和有无创伤存在及其范围。用轻拍和大声呼唤患儿看其反应水平。对有头或颈部创伤的小儿不要移动或摇动以免加重脊髓损伤。

(二)循环支持

1. 摸脉搏　2015年指南提出先为婴儿和儿童进行胸外按压而不是人工呼吸开始的心肺复苏(顺序为C—A—B,而不是A—B—C)。不再强调脉搏的检查,如果婴儿或儿童无反应且不呼吸或仅仅是喘息,医务人员可最多用10s触摸脉搏(婴儿的肱动脉,儿童的颈动脉或股动脉)。如果在10s之内没有触摸到脉搏或不确定已触摸到脉搏,即开始胸外按压。

2. 胸外按压　胸外按压是连续有节奏地按压胸部,迫使血液流向心肺脑等生命器官。有效的胸外按压可提供器官正常血流量的20%～25%,平均动脉压可达50mmHg。按压幅度至少为胸部前后径的1/3:对于大多数儿童,这相当于大约5cm;对于大多数婴儿,这相当于大约4cm。按压频率至少为100次/min。胸外按压必须与人工呼吸交替进行,小儿心脏按压与人工通气比值,单人复苏时同成人为30:2,双人时为15:2。

具体方法:

(1) 8岁以上儿童胸外按压:按压方法基本和成人相同,用双掌按压法。急救者将手掌重叠置于患儿胸骨下1/2交界处,操作者肘关节伸直,肩臂力量垂直作用向患儿脊柱方向挤压。按压与放松时间相等,挤压时手指不触及胸壁,避免压力致使肋骨骨折。放松时手掌不离开患儿胸骨,以免按压处移位。

（2）1~8岁的小儿胸外按压:单掌按压法。仅用一手掌按压,方法同上。

（3）婴儿胸外按压:有两种方法,即双指按压法(图15-10)和双手环抱按压法(图15-11)。双指按压法适合于1位施救者操作,一手施行胸外按压的同时,另一只手可用于固定头部,或胸后轻轻抬起胸廓,使头部处于自然位置。双手环抱按压适合于2位施救者同时操作,1位胸外按压,1位人工呼吸。用双手围绕患儿胸部,双拇指并列或重叠压迫胸骨下1/2处,两手手指置患儿后背相对方向按压。

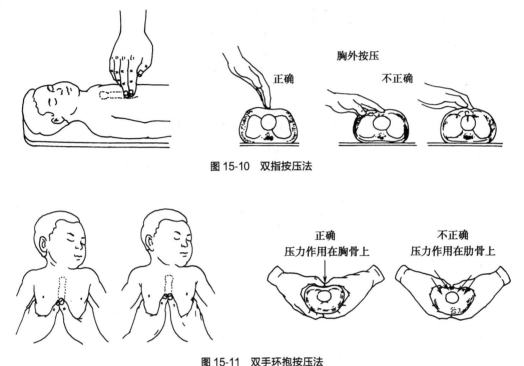

图15-10 双指按压法

图15-11 双手环抱按压法

（三）气道管理和呼吸支持

小儿意识丧失后,舌根后坠是导致气道阻塞的最常见原因。应立即采用仰头提颏法和推下颌法开放气道。仰头提颏法将一只手放在小儿前额并轻柔地使头部后仰,同时将另一只手的示指放在颌骨的弓部下面,轻轻用力使下颌向上向外抬起,避免使嘴闭上或推下颌下部的软组织,以免进一步阻塞气道。若怀疑头颈部损伤,应避免头颈后仰,此时可用推下颌法。方法是使患儿处于仰卧位,用双手的2或3个手指分别放在患儿下颌骨的两侧下颌角处,轻轻用力推下颌向上向外,开放气道。新指南已取消了开放气道后"看、听和感觉呼吸"。

对1~8岁的小儿可采用口对口方法,经口吹气的同时,应保持气道通畅并用拇指与示指捏住鼻子。对1岁以下婴儿可采用口对口-鼻人工方法,通过婴儿口鼻吹气体,使胸廓抬起。如果急救者口较小,可采用口对鼻方法。先吹气2次,每次约1s。最基本原则是吹气可使胸廓抬起但又不引起胃膨胀。若吹气时阻力大或胸廓不能抬起,提示气道阻塞。气道阻塞最常见的原因是未正确开放气道,需要进行调整,保证头后仰、下颌抬高,并使患儿嘴张开。若头位置正确并用力吹气仍无胸廓起伏,应考虑气道内有异物阻塞。

（四）解除气道异物

当气道异物引起气道阻塞时,应设法尽快解除梗阻。若患儿咳嗽有力,应鼓励其连续自主咳嗽,以咳出异物;如咳嗽无力或呼吸困难明显,尤其出现意识丧失的患儿,应立即采取解除气道阻塞措施。婴儿推荐使用拍背和胸部冲击法;1岁以上儿童使用海姆利希手法及卧位腹部冲压法。

1. 拍背和胸部冲击法 急救者取坐位,将患儿俯卧位置于前臂上,前臂放于大腿上,手指张开托住患儿下颌并固定头部,保持头低位;用另一只手的掌根部在婴儿背部肩胛区用力叩击5次;拍背后将空闲的手放于婴儿背部,手指托住其头颈部,小心地将婴儿翻转过来,使其仰卧于另一只手的前臂上,前臂置于大腿上,仍维持头低位。实施5次快速胸部冲压,位置与胸外按压相同。冲压与按压的不同之处在于冲压时间短促,利用肺内压力突然增高将异物冲出。如能看到患儿口或鼻中异物,可将其取出;不能看到异物,则继续重复上述动作,直到异物排除。

2. 海姆利希手法及卧位腹部冲击法 同成人。

上呼吸道阻塞在儿童心脏骤停中占有很大比例,尤其是幼小婴儿。气道通畅后,应立即施行口对口-鼻吹气供氧。

(五)电击除颤

对于婴儿,应首选使用手动除颤器而不是AED进行除颤。如果没有手动除颤器,则优先使用装有儿科剂量衰减器的AED。如果两者都没有,可以使用不带儿科剂量衰减器的AED。

第四节　高级心血管生命支持

广义的高级心血管生命支持(advanced cardiovascular life support,ACLS)涉及预防心脏骤停发生、处理已发生心脏骤停及改善恢复自主循环患者预后等多个环节。本节主要讨论在基础生命支持基础上由专业急救人员通过利用辅助设备、特殊技术和药物等手段进一步提供更为有效的循环、呼吸支持以恢复心脏骤停患者自主循环或维持其循环和呼吸功能的复苏措施。

高级心血管生命支持内容可概括为高级A、B、C、D:A气道(airway),人工气道;B呼吸(breathing),机械通气;C循环(circulation),建立液体通道,使用血管加压药物及抗心律失常药物等;D鉴别(differential diagnosis),寻找心脏骤停病因。

在基础生命支持阶段通过手法开放气道及球囊面罩通气支持下,若患者自主呼吸仍未恢复,或虽恢复自主呼吸但不能满足机体需要,应考虑进一步的气道管理和通气支持方式,建立人工气道并进行机械通气,以维持血液充分氧合及清除二氧化碳潴留。

一、人工气道

人工气道指通过气道导管等辅助装置在生理气道和供气管道之间建立连接的气道管理方式。建立人工气道的目的在于保持呼吸道通畅,建立、维持、监测有效通气及引流气道分泌物。

人工气道主要包括食管气道联合导管(esophageal-tracheal combitube,ETC)、喉罩导管(laryngeal Mask Airway,LMA)、气管内导管等。

(一)食管气道联合导管

ETC是一种双腔通气导管,置入时操作者将导管经口插入,直至标志线达到门齿后,将蓝色咽气囊注入100ml空气,白色远端气囊注入15ml气体。分别通过导管的两个腔进行通气,观察有无呼吸音及胸廓起伏来确定管腔位置,选择进入气管内的管腔进行通气。ETC可取得和气管内插管相当的通气效果,而且更容易培训和掌握,可作为心肺复苏过程气管插管的替代措施。ETC置入后管腔位置判断错误导致食管通气是最为严重的发症,其他可能的并发症包括食管损伤及皮下气肿。

(二)喉罩导管

LMA由通气密封罩和通气导管组成。操作者由口腔将LMA插入至患者喉的后方,然后通过气囊充气封闭声门,观察通气效果验证其位置是否适当。LMA较面罩密封性好,通气更为可靠。LMA通气成功率为71.5%~97%,与气管内导管通气效果相当。置入LMA不需要使用喉镜和直视声带,因此培训和操作较气管插管简单。尤其对于不稳定颈部损伤和体位受限的患者,LMA比气管插管更为合适。LMA可作为气管插管的备选方案用于心肺复苏的气道管理。LMA 成功置入后仍有小部分患者不能成功通气,此时应考虑置入气管内导管。

(三) 气管内导管

气管内导管直接置入到气管内,保持气道通畅和通气支持的效果更为确切,所以又称为确定性人工气道。其优点在于:能长时间维持气道开放;方便抽吸气道分泌物;可进行高浓度供氧和潮气量可调的通气;提供了备选的药物输入途径;避免误吸发生。通过气管插管置入气管内导管的指征是:①无意识患者不能经球囊面罩进行足够的通气;②患者失去气管保护性反射(昏迷或心脏骤停);③患者清醒但自主清理气管和排出分泌物能力不够、可疑误吸或需长时间机械通气时。

气管插管主要有经口、经鼻和经环甲膜三种途径。其中以经口气管插管最为常用。

1. 经口气管插管 操作简便、有效,是急诊抢救中最为常用的气道管理方式,也是急诊医师需要掌握的基本技能之一。经口气管插管主要禁忌证:①喉头水肿、喉头黏膜下血肿或脓肿者;②主动脉瘤压迫气管者;③咽喉部烧伤、肿瘤或异物残留者;④颈椎骨折,头部不能后仰者;⑤张口严重受限者。

经口气管插管并发症主要因操作者不熟练及对导管位置监测不力引起,包括口咽损伤、较长时间中断胸外按压和通气等,长时间插管或未认识到的气管导管位置错误导致的低氧血症。心肺复苏过程应避免长时间中断胸外按压,因此尝试气管插管的次数应尽可能少,插管时间应控制在 10s 以内,如果一次插管失败,应该先予以通气和按压再进行下一次尝试。

2. 经鼻气管插管 适合于下颌活动受限,张口困难或头部后仰受限(颈椎骨折)等情况。患者对经鼻插管较易耐受,长期插管通气时可考虑经鼻插管。经鼻气管插管禁忌证与经口插管基本相同。此外,严重鼻或颌面骨折、凝血功能障碍、鼻或鼻咽部梗阻和颅底骨折的患者也不宜进行经鼻气管插管。

3. 经环甲膜气管插管 又称逆行气管插管,是指先行环甲膜穿刺,将导丝经环甲膜送入气管,通过喉部,到达口咽部,由口腔或鼻腔引出,再将气管导管沿导丝插入气管。经环甲膜气管插管适应证:①因上呼吸道解剖因素或病理条件无法暴露声带甚至会厌,不能完成经口或经鼻气管插管者;②头后仰受限(颈椎骨折等)不能经口气管插管者。

禁忌证包括:①甲状腺肿大;②口腔完全无法张开;③穿刺部位感染;④凝血功能障碍;⑤患者不合作又无法控制。

特殊的气管内插管技术还有光导管芯(lighted stylet)引导气管插管及支气管纤维镜、喉镜引导气管插管。此外还可通过环甲膜穿刺/造口术、气管造口术等有创技术建立人工气道。

二、人工气道建立后的管理

人工气道建立后必须采取恰当的气道监测和护理措施以保持和维护气道通畅和有效通气的进行。主要措施包括:

1. 气管导管位置确认和固定 气管内导管一经建立应立即确认导管位置,在患者搬动后也需对导管位置再次进行确认。导管位置判断方法包括临床征象评估和使用装置检查。导管位置正确的临床征象为通气时可见胸廓起伏,腹部听诊无呼吸音,肺部听诊呼吸音正常,双侧对称。呼气末 CO_2 浓度监测仪判断气管导管位置极为准确,不仅可持续指示气管导管位置,还可对心肺复苏质量进行持续监测,具有很高的临床应用价值。

导管位置正确后应采用系带或专用固定装置对导管进行固定,然后以上切牙为起点测量和记录导管置入的深度。如果可能,应在固定导管后进行胸部 X 线检查确认导管前端在隆突上方。

2. 通气效果监测 通过密切观察患者呼吸状况、监测血气分析、呼气末 CO_2 以及脉搏氧等通气指标分析置入气管导管方式、导管位置等是否适当、患者是否耐受,根据情况及时调整气道管理措施。

3. 保持气管导管通畅 气管导管应定期滴入生理盐水、α 糜蛋白酶、庆大霉素等以维持气道湿化、稀释气道分泌物和预防感染。应及时抽吸和引流气道分泌物以保持导管通畅。气管导管定期予以更换。

4. 拔管　患者病情好转后考虑拔管,拔管指征包括:①咳嗽、吞咽反射活跃;②自主呼吸良好,呼吸规则有力,低浓度吸氧即可维持血气指标正常;③循环功能稳定。拔管前应先给予纯氧通气,充分抽吸口腔和气管内分泌物,轻柔拔出气管导管同时吸出口咽中残存的分泌物。拔管后继续面罩给氧通气一段时间,观察患者呼吸和循环状况,情况稳定后改用鼻导管吸氧。拔管后如情况不稳定可考虑重新插管。

三、复苏药物

(一)给药途径的选择

1. 静脉途径　是临床心肺复苏过程最为常用的给药途径。应注意的是药物经由外周静脉需要 $1 \sim 2min$ 的时间到达中心循环,因此应尽可能选择近心的血管建立静脉通道,静脉推注药物后应给予 20ml 的液体,并且抬高肢体以有利于药物进入中心循环。

2. 经骨途径　骨髓内具有不会塌陷的血管丛,经骨给药途径提供了另外一种给药途径选择,其给药效果相当于中心静脉通道。假如建立静脉通道有困难的话,急救人员可以建立经骨给药通道。

3. 经气管内途径　部分复苏药物如利多卡因、肾上腺素和血管升压素能经由气管吸收。和经血管途径相比较,相同剂量的药物经气管给药的血浓度低。一般来说,气管内给药剂量是经静脉推荐给药剂量的 $2 \sim 2.5$ 倍。急救人员应当用 $5 \sim 10ml$ 的注射用水或生理盐水稀释后注射到气管内。

(二)给药时机

在 $1 \sim 2$ 次的电击除颤和心肺复苏后室颤或室速持续存在,推荐给予血管加压药物。谨记不能因为给药而中断心肺复苏。应当在进行心肺复苏过程和在心律检查后尽可能快给药,它的流程为心肺复苏-检查心律-给药-除颤。药物准备应在心律检查前完成,以便在其后迅速给药,可以在随后的心肺复苏中到达血液循环。

当 $2 \sim 3$ 个循环的电击除颤、心肺复苏和应用血管收缩药物后,室颤和无脉性室速仍然持续,考虑应用抗心律失常药物,对于长 QT 间期的尖端扭转形室速,考虑应用镁剂。

(三)复苏药物选择

1. 血管加压药物　迄今为止,没有任何安慰剂对照临床试验表明在室颤、室速、无脉性心电活动或心室静止的任何阶段中,某种血管加压药物能提高具备完整神经功能的出院存活率。然而有证据表明应用血管加压药物有助于初始的自主循环恢复。血管加压药物主要使用肾上腺素。血管升压素和肾上腺素比较无明显获益,目前不再推荐用于心肺复苏。

肾上腺素主要通过激动 α 受体,提高复苏过程心脏和脑的灌注压。目前推荐成人患者肾上腺素使用剂量为 1mg/次,3~5min/次。

2. 抗心律失常药物　当进行心肺复苏、2 次电除颤及给予血管升压素后,如室颤/无脉性室速仍持续时,应考虑给予抗心律失常药物,优先选用胺碘酮静脉注射;若无胺碘酮时,可使用利多卡因 75mg 静脉注射。

(1)胺碘酮:胺碘酮影响钠、钾和钙通道,具有 α 和 β 肾上腺能阻滞特性,具有广泛的抗心律失常作用。胺碘酮可考虑用于治疗对 2 次电击除颤和心肺复苏无反应的室颤或无脉性室速。有研究表明与安慰剂和利多卡因相比较,胺碘酮能提高心脏骤停患者存活入院率。胺碘酮初始剂量为 300mg 静脉注射,无效可以追加 150mg。

(2)利多卡因:利多卡因目前作为胺碘酮代替药物使用。在没有胺碘酮时可使用利多卡因,初始剂量为 $1 \sim 1.5mg/kg$ 静脉注射。假如室颤或无脉性室速持续,可以给予额外的剂量 $0.5 \sim 0.75mg/kg$,每隔 5~

10min 静脉推注,最大剂量为 3mg/kg。

（3）镁剂:能有效中止尖端扭转性室速。剂量为将 1~2g 硫酸镁溶于 5% 葡萄糖 10ml 中缓慢静脉注射。随后可将同样剂量的硫酸镁溶在 5% 葡萄糖 50~100ml 中缓慢输注(5~60min)。

3. 其他药物

（1）阿托品:目前已不再被建议常规用于无脉性电活动(PEA)或心室静止的心脏骤停患者。

（2）碳酸氢钠:目前没有证据支持复苏过程应用碳酸氢钠可提高心脏骤停患者复苏成功率,相反可能带来高血钠、高渗透压及细胞外碱中毒等副作用。

碳酸氢钠目前不推荐常规在心肺复苏过程应用。只有在某些特定情况下如心脏骤停前存在代谢性酸中毒、高钾血症或三环类抗抑郁药过量时考虑应用碳酸氢钠。一般初始剂量为 1mmol/kg,应当尽可能在血气分析监测的指导下应用。

第五节　气道异物阻塞与处理

案例 15-3

患者,男性,5 岁,跟随母亲在水果店买荔枝吃,突然,小孩两眼上翻、四肢抽搐、不省人事。小孩母亲拼命呼救命,恰好一位下班护士经过,当护士知道小孩在吃荔枝时,立即将小孩抓起,双脚朝上头部向下倒置,一手用力拍小孩背部,然后从小孩嘴里扣出荔枝核。急送医院抢救,由于及时解除气道阻塞,大脑缺氧时间较短,经高压氧等治疗,未出现后遗症。

思考:出现气道异物阻塞应如何抢救?

气道异物阻塞(foreign-body airway obstruction,FBAO)是因异物吸入完全性或部分性阻塞气管和/或支气管而引起通气障碍、窒息,严重者甚至死亡。FBAO 多发生于进食时,儿童还可在玩耍时误吞食玩具等引起。FBAO 多在目击情况下发生,现场及时处理十分重要。

一、气道异物阻塞诊断

及时诊断是影响 FBAO 预后的关键因素。FBAO 诊断要点包括:

（一）病史

多数患者有明确的异物吸入史。

（二）临床表现

FBAO 临床表现取决于气道阻塞的程度。

1. 不完全性阻塞　患者神志可保持清醒,出现强烈刺激性咳嗽,咳嗽的间隙出现喘息。

2. 完全性阻塞　患者用拇指和示指抓压颈部,不能说话、呼吸、咳嗽,患儿不能哭出声,并很快出现面色、口唇青紫,意识丧失。

（三）辅助检查

气道异物可通过 X 线检查和支气管纤维镜等辅助检查进一步明确。

正确诊断是处理 FBAO 的第一步,也是最重要的一步。如果吸入异物在目击情况下发生可立即诊断和处理;患者有意识并可以说话,可通过询问诊断,如果患者不能说话,但意识尚存并用手抓压颈部,可询问患者是否吸入异物,如果患者点头表示"是的",即可诊断;不能诉说症状的患儿及丧失意识的成人患者出现不能说话或呼吸困难并伴有面、唇青紫等情况,需考虑 FABO。FBAO 应与昏迷、心脏病发作、癫痫及其他可引起急性呼吸窘迫、发绀或意识障碍的疾病加以鉴别。

二、气道异物阻塞的处理措施

（一）预防措施

1. 将食物切成细块，进食前勿过量饮酒，进食时应细嚼慢咽。

2. 避免咀嚼吞咽时嬉笑、打闹、说话、行走或跑步。

3. 防止儿童将玩具放入口中，食用果冻时尤其应注意。

4. 有义齿者，进食时应防止义齿脱落吞入。

（二）腹部冲击法（海姆利希手法）

海姆利希（Heimlich）手法是美国 Heimlich 教授于 1974 年在情急之中无意间发明的抢救食物、异物卡喉窒息的一种简便、有效的操作手法。第一位获救者是他的妻子。其原理是用双手给膈肌下软组织以突然向上的压力，进而压迫两肺下部，驱使残留肺部的气流进入气管，逐出气管内异物。

1. 立位腹部冲击法

（1）急救人员站在患者的背后，令其弯腰头部前倾，急救人员用双臂围抱患者的腰部。

（2）急救人员将一手握拳，拇指侧顶住患者腹部正中线肚脐略上方，远离剑突尖。另一手紧抱拳快速向内向上冲击，将拳头压向患者腹部，连续 6~10 次。应注意每次冲击都应是独立的、有力的动作。

（3）重复连续推击，直到异物从气道排出或患者出现意识丧失。

2. 卧位腹部冲击法

（1）将患者置于仰卧位。

（2）急救人员跨骑在患者的大腿部，一只手的掌根部置于患者的上腹部正中，另一只手放在前一只手上面，两手重叠，不要触及剑突。然后利用自身的体重突然向前向下快速猛推，压入患者上腹部，连续冲击 6~10 次。

（3）检查异物是否排出到口腔内。若在口腔内，用手取异物法取出；若无，可再冲击腹部 6~10 次，进行检查。

3. 自救腹部冲击法　一手握拳、拇指侧置于腹部脐上、剑突下，另一手握住此拳快速向内向上冲击 4~6 次。或稍弯下腰去，将上腹部压在任何坚硬面上（如桌边、椅背或扶手栏杆等），连续冲击 4~6 次。同时及时向他人求救。

（三）胸部冲击法

1. 站或坐位胸部冲击法

（1）急救人员站在患者后方，双臂由腋下环绕抱其胸部。

（2）一只手握拳并将拇指侧置于患者胸骨中部，注意避开剑突肋骨缘，另一只手抓住拳头，向后冲击 6~10 次，直到把异物排出或患者神志丧失为止。

（3）对于患儿，急救人员可以两手的中指和示指放在患儿胸廓下和脐上的腹部，快速向上冲击压迫，但要很轻柔。重复，直到异物排出。

2. 仰卧位胸部冲击法

（1）将患者置于仰卧位，急救人员骑跨在两大腿上。

（2）胸部冲击手的位置与胸外心脏按压部位相同（即手掌根部置于乳头连线中点），向下冲击 6~10 次。每次冲击均应慢而有节奏地进行，间隔要清楚。冲击时密切注意患者呼吸、心搏。

（四）背部拍击法

1. 多用于婴儿。将患儿翻转为俯卧，并骑跨于急救人员的一侧手臂上，使其头部低于躯干。急救人员用手稳固握住患儿下颌以托住头，并将托住患儿的前臂放在自己的大腿上。

2. 用另一手的掌根用力在婴儿双肩之间拍击背部 5 次。

3. 必要时可将翻转成仰卧位,使头仍低于躯干,用另一手的两手指在婴儿胸前(与胸外心脏按压部位相同)冲击4次。

4. 用一手小指沿婴儿颊内侧探入口中取入异物。

5. 亦可将患儿倒立,头部朝下,叩击其背部,使异物松动排出。

(五)手取异物

使患者面部向上,急救人员用拇指和其他四指握住患者的舌和下颌,掰开患者的口并抬起下颌骨,然后将另一只手的示指沿伤病者口腔的一面颊内侧插入,深达舌根部,用一钩取动作,使异物松动立即抠住取出,注意切勿使异物进入呼吸道的更深部位。

三、气道异物阻塞的处理原则

FBAO急救处理最为重要的是急救人员通过手法迅速、安全地将异物从患者气道取出。FBAO处理原则包括:

1. 立位法适合于救助意识清醒患者,无反应患者应采用卧位法。

2. 成人及大于1岁的儿童可采用腹部冲击法、胸部冲击法或拍背法;小于1岁患儿、过于肥胖患者(急救人员难以用手环抱其腰)、孕妇多采用胸部冲击法。

3. 如果患者咳嗽反应强烈,急救人员不应干扰,静待其旁。如果患者出现咳嗽无力、静默;呼吸困难加重伴有喘鸣;意识丧失等情况,急救人员应立即施救。

4. 有数据表明常需要联合腹部冲击法、胸部冲击法或拍背法等多种方法急救,推荐先采取腹部冲击法,腹部冲击法无效时考虑胸部冲击法。

5. 非急救人员发现FABO触发心脏骤停患者时,可立即进行基础生命支持,立即呼救和开始心肺复苏。单用胸部按压,同样可以使胸膜腔内压明显增高,足以使卡喉的异物移位、排出。专业急救人员应掌握FABO急救手法并在现场先行手法急救。

6. 异物排出后,应继续监测患者生命体征,有必要继续进行心肺复苏。FABO手法急救有引起胃反流误吸和腹内器官损伤的危险,应注意检查并作相应处理。

第六节　特殊情况下的心肺复苏

在一些特殊情况下发生的心跳呼吸骤停病理生理机制具有自身的特点,需要对心肺复苏措施做相应的调整。这些情况包括溺水、低温、电击和雷击、创伤、妊娠等。

一、电击和雷击

电击(electric shock)和雷击(lightning strikes)引起损伤的主要机制是电流对心脏、脑、血管平滑肌及细胞膜的直接作用,以及电能在体内转化为热能产生的热效应。电流作用于心肌导致室颤和心脏骤停是电击和雷击致死的首位原因。部分患者可以出现呼吸停止和缺氧性心脏骤停。出现呼吸停止的原因:①电流经过头部引起延髓呼吸中枢抑制;②触电时膈肌和胸壁肌肉的强直收缩;③长时间的呼吸肌麻痹。

(一)基础生命支持

急救人员施救前应首先确认急救现场环境安全,立即切断电源,确认患者已经没有与电源接触,环境中没有带电或将患者尽快转移到安全的环境。随后立即评估患者呼吸、循环状况。如果患者无自主呼吸和循环立即开始基础生命支持,迅速进行胸外按压和人工通气,启动EMS,如果可能尽早应用AED。电击和雷击患者的预后难以估计,但多数患者没有心肺基础疾病,如果立即提供生命支持,患者存活可能性较大。即使初步评估时患者看似已经死亡,也应进行心肺复苏。

电击和雷击均可导致复合性外伤,包括脊柱损伤、肌肉拉伤、内脏损伤及因肌肉强直收缩引起的骨折。如果患者有头颈部外伤可能,应注意脊柱的保护和制动。患者燃烧的衣服、鞋、皮带应去除以避免进一步的烧伤。

(二)高级生命支持

高级生命支持阶段在进行心肺复苏同时评估患者心律,如果存在室颤、心脏骤停或其他严重心律失常,按标准高级生命支持复苏程序立即予以除颤、心脏复律和药物治疗。面部、口部和前颈部等部位烧伤的患者因为迅速出现软组织肿胀将导致气管插管困难,因此,广泛烧伤患者即使存在自主呼吸,也应尽早气管插管建立高级气道。

对有低血容量性休克和广泛组织损伤的患者,应迅速静脉补液抗休克治疗,维持水、电解质平衡。组织损伤可产生大量肌红蛋白、钾离子等,必须充分补液维持足够的尿量促进其排出。对于组织损伤严重的患者烧伤科、骨科等多个专科联合进行救治是必要的。

二、低温

严重低体温($<30℃$)伴随心输出量和组织灌注下降,机体功能显著降低,表现出临床死亡征象。低温时,心脏对药物、起搏刺激和除颤反应性明显下降,因此低温心脏骤停救治原则是在积极处理低体温同时进行心肺复苏。低温对大脑等脏器功能具有一定的保护作用,患者复苏后可能保存完好的神经功能。

(一)保温和复温

1. 保温　除去患者湿衣,避免将其继续暴露于低温环境以防热量进一步丢失。

2. 复温　措施的选择取决于患者有无灌注节律及体温下降程度。

(1)按患者中心体温可将体温下降程度分为:①轻度低体温($>34℃$);②中度低体温($30\sim34℃$);③重度低体温($<30℃$)。

(2)复温方式:①被动复温,覆盖保暖毯或将患者置于温暖环境;②主动体外复温,通过加热装置包括热辐射、强制性热空气通风和热水袋等进行复温;③主动体内复温,指采用加温加湿给氧($42\sim46℃$)、加温静脉输液($43℃$)、腹腔灌洗、食管复温导管和体外循环等有创性技术复温。

(3)复温方式的选择:有灌注节律的轻度低体温患者采用被动复温;有灌注节律的中度低体温患者采用主动体外复温;重度低体温和无灌注节律心脏骤停患者采用主动体内复温。

(二)基础生命支持

检查、救治和搬运低温患者过程动作应轻柔,以避免诱发室颤。患者还未出现心跳呼吸骤停时,处理重点在于复温,一旦出现心跳呼吸骤停,心肺复苏和复温同样重要。低温患者呼吸和脉搏可能很慢并且难以察觉,急救人员应检查患者呼吸和脉搏$30\sim45s$以确定有无呼吸或心脏骤停及严重心动过缓。人工通气时尽可能给予加温($32\sim34℃$)加湿氧气面罩通气。低温时除颤效能下降,中心体温$<30℃$时,电除颤往往无效。发现患者存在室颤时,可立即给予1次电除颤,如室颤仍存在,则应继续进行心肺复苏和复温治疗,体温达到$30℃$以上考虑再次除颤治疗。基础生命支持治疗阶段应该立即监测患者中心体温,并尽早进行有创性主动体内复温,但在现场急救情况时可能无法进行,此时应积极进行心肺复苏,同时将患者转运至具有相应复温设备和条件的医疗中心进行救治。

(三)高级生命支持

无意识和心脏骤停的低温患者应进行气管插管以提供加温加湿通气和防止误吸。低温心脏骤停高级生命支持阶段更加强调积极的体内复温治疗。低温阶段静脉给予的药物的生物学效应下降或完全无效应,反复给予还可能在体内蓄积形成毒性作用。因此当患者重度低体温时不应进行静脉药物治疗,中度低体温患者可以静脉给药但要增加给药间隔。重度低体温心脏骤停患者院内救治重点在于通过各种有创技术迅速提升中心体温。低温超过$45\sim60min$的患者在复温过程中血管扩张、血管床容量增大,需要及时进行补液治疗。

三、妊娠相关性心脏骤停

急救人员在复苏妊娠妇女的过程要尽力抢救母亲和胎儿两个患者,同时要考虑到孕妇孕产期生理改变的因素。正常妊娠时孕妇心输出量、血容量增加 50%;心率、每分通气量、氧耗增加;肺功能残气量、全身和肺血管阻力、胶体渗透压、胶渗压/肺毛压均下降。这些生理改变使得孕妇对缺血缺氧损伤更为敏感。妊娠 20 周后,孕妇处于仰卧位时,增大的子宫压迫内脏血管减少血液回流,心输出量可下降 25%,心肺复苏时应考虑到这一影响因素。

对危重症孕妇应采取以下措施预防心脏骤停的发生:

1. 左侧卧位。

2. 吸入纯氧。

3. 建立静脉通路并静脉输液。

4. 考虑可能引起孕妇发生心脏骤停的可逆因素,并积极处理。

孕妇可能因妊娠和非妊娠因素发生心脏骤停,通常包括硫酸镁等药物过量、急性冠脉综合征、羊水栓塞、子痫及先兆子痫、肺动脉栓塞、卒中、创伤、主动脉夹层破裂等。

(一)基础生命支持

孕妇体内激素水平的改变可以促使胃食管括约肌松弛,增加反流的发生率。对无意识孕妇进行人工通气时应持续压迫环状软骨以防止误吸。为了减少妊娠子宫对静脉回流和心输出量的影响,可以将一个垫子(如枕头)放在患者右腹部侧方,使其向左侧倾斜 15°~30°,然后实施胸外按压。由于膈肌抬高的影响,胸外按压部位可取胸骨中间稍上部位。

目前没有除颤电流对胎儿造成不良作用的证据,孕妇除颤时按标准能量进行,除颤前应移开胎儿或子宫监测仪等设备。

(二)高级生命支持

气管插管时也应按压环状软骨以防止误吸。因为孕妇可能存在气道水肿,使用的气管导管内径要较非妊娠妇女使用的小 0.5~1.0mm。

患者妊娠期功能残气量减少、耗氧量增多,因此更易形成低氧血症,救治时应积极给氧和通气治疗。在妊娠晚期患者,食管探测装置可能出现较高的假阴性结果,推荐采用临床评估和呼出气 CO_2 监测仪评估气管导管位置。孕妇横膈上抬,因此通气量应适当减少。

药物使用原则遵从标准高级生命支持流程。只有孕母成功复苏才能保障胎儿的安全,因此,尽管血管加压药如肾上腺素可减少子宫血流量,复苏时仍按指南推荐的剂量和方法使用。

一旦孕妇发生心脏骤停,应该考虑是否有必要行急诊剖宫产手术。妊娠 20 周后子宫达到一定大小可产生阻碍静脉回流的作用,而妊娠 24~25 周后胎儿才有存活的可能。因此,妊娠小于 20 周的孕妇不应该考虑急诊剖宫产手术,妊娠 20~23 周的孕妇施行急诊剖宫产手术对复苏孕母有利,但不可能挽救婴儿的生命。妊娠 24~25 周以上实施急诊剖宫产手术对于挽救母亲和胎儿生命均可能有利。急诊剖宫产手术应尽量在孕妇心脏骤停不超过 5min 内实施。

第七节　脑缺血损伤与脑复苏

一、概述

心脏骤停及心肺复苏后的一系列病理生理过程可触发易损区域(海马、皮质、丘脑等)神经细胞的缺血缺氧性损害,大量的神经细胞坏死和凋亡后引起相应的神经功能障碍,包括顺行性记忆缺失,学习困难,情绪和社会行为改变,抑郁,严重的出现昏迷、持续植物状态直至死亡。心脏骤停后全脑缺血损伤具有极高的致死致残率,研究表明自主循环恢复(ROSC)后短期存活者中50%死于神经功能障碍,长期存活者中20%~50%存在神经功能后遗症。

脑复苏(cerebral resuscitation)是指以减轻心脏骤停后全脑缺血损伤,保护患者神经功能为目标的救治措施。100年前,美国学者Guthrie首次提出将脑作为复苏的靶器官,但长期以来更加强调呼吸、循环功能的复苏。直至20世纪70年代,脑复苏治疗才逐步得到重视,心肺复苏目标也由促使心脏骤停患者自主循环恢复和存活逐步转变为维持和恢复患者正常的神经功能。

二、病理生理机制

(一)脑血流与代谢异常

脑的代谢水平很高,虽然只占体重的2%,却消耗20%的氧和25%的糖分,正常脑功能的维持对脑血流量(cerebral blood flow,CBF)的依赖较大。在安静状态下,脑血流量约为750ml/min,占整个心输出量的15%左右。脑血流量取决于脑的动、静脉的压差和脑血管的血流阻力。正常情况下,脑血管可通过自身调节的机制使脑灌注压维持在80~100mmHg,脑血流量保持相对恒定。

脑血流急剧下降和中断是心脏骤停后全脑缺血损伤的原发损害因素。当平均动脉压低于60mmHg时,脑失去自身调节能力,脑血流量开始下降。当脑血流量下降至基础值的35%左右时,脑的氧供和正常功能不能维持,当脑血流量继续下降至基础值的20%以下时,氧供完全中断,脑代谢只有依赖低效的糖无氧酵解而不能满足神经细胞生理需要。持续、严重的脑缺血使神经细胞由于能量代谢障碍触发的一系列损伤级联反应最终出现坏死或凋亡。

自主循环恢复后,缺血脑组织得到再灌注。脑血流恢复的最初几分钟为反应性充血期,脑血流量较正常为高,随后为迟发性低灌注期,此期可持续2~12h,是全脑缺血损伤最重要阶段。此时尽管全脑血流得到一定程度的恢复,但海马、大脑皮质等局部仍处于低灌注状态,甚至出现无复流(no flow)现象,低灌注状态使得相应供血部位的脑组织能量供应明显下降。研究发现缺血24h后脑白质区糖分供应只有正常的70%,在灰质区只有54%。产生延迟性低灌注的原因并未完全清楚,可能与内皮细胞释放内皮素增加引起血管痉挛以及中性粒细胞聚集和微血栓形成等引起的血管阻塞有关。再灌注期,随着氧供恢复脑组织重新产生ATP,但在最初数小时,脑代谢水平只有正常的50%左右,随后才逐步恢复到基础值。再灌注期脑代谢障碍可能与线粒体和细胞呼吸链损伤有关。

(二)脑水肿

脑缺血损伤可形成细胞性和血管源性两种类型脑水肿。细胞性水肿主要表现是细胞肿胀,间隙缩小,颅内压变化较小。缺血期即可发生细胞性水肿,再灌注期由于细胞膜离子通透性增加可进一步进展。血管源性水肿常有颅内压升高,并可并发继发性出血,主要因再灌注期血脑屏障(blood-brain barrier,BBB)破坏引起。血管源性水肿的发展有两个高峰,第一个高峰出现于再灌注后数小时,第二个高峰出现于24~72h。脑水肿的临床表现视发展速度和严重程度而异,轻者无明显症状和体征,重者引起一系列功能紊乱,包括颅内压增高引起的综合征(如头痛、头晕、呕吐、视神经乳头水肿,血压升高、心动过缓及意识障碍等)以及局灶性脑体征(如一过性麻痹、半身轻瘫、单或双侧椎体性体征等),严重者可引起脑疝形成。

(三)神经细胞损伤

脑缺血后经由启动环节、中间环节和最终损伤环节等组成的级联反应最终导致神经细胞出现损伤,继而引起相应的神经功能缺失。能量代谢障碍ATP下降及耗竭是神经细胞损伤最为重要的启动环节。脑缺血发生后由于脑血流量和氧供下降,ATP等高能磷酸代谢产物产生减少,由ATP分解和代偿性的无氧酵解导致的无机磷酸盐和乳酸增加等导致细胞出现酸中毒。由于缺乏ATP,能量依赖的跨膜离子梯度不能维持,当ATP水平下降超过50%时,大量的钠、钙离子通过电压门控通道内流导致细胞去极化。神经细胞去极化后释放大量兴奋性神经递质。谷氨酸是最为主要的兴奋性神经递质,也是神经细胞缺血损伤另一重要的启动环节。谷氨酸通过激活N-甲基-D-天冬氨酸受体(NMDA受体)和α-氨基-3-羧基-5-甲基-4-异唑丙酸受体等门控离子通道进一步促进钙、钠内流,并且通过与代谢型谷氨酸受体作用激活G蛋白等缺血损伤中间环节,最终导致细胞损伤。

神经细胞损伤的中间环节是启动因素所激活的各种细胞间和细胞内损伤信号,各损伤信号相互作用影响,形成瀑布样级联反应,最终导致广泛的神经细胞损伤。主要的中间环节包括:①钙超载。细胞内钙超载是神经细胞损伤最为重要的中间环节。缺血时由于电压门控和配体门控通道异常,细胞外钙离子大量流入细胞内,形成钙超载。缺血损伤时,内质网和线粒体也可释放部分钙进入细胞质。细胞内高浓度的钙通过直接作用或激活各种钙相关酶而启动其他损伤环节或直接导致细胞器损伤、蛋白质降解和DNA断裂。②一氧化氮(NO)合成增加。细胞内钙超载可激活一氧化氮合酶(NOS)而产生大量NO,产生的NO可激活NOS而导致NO进一步增加。NO的损伤效应包括:阻止线粒体摄取钙;与超氧阴离子(O_2^-)形成更具破坏作用的过氧亚硝基阴离子;激活细胞因子和化学介质等致炎因子;直接损伤DNA;促进及早期基因以及细胞凋亡基因转录表达。③蛋白激酶和基因激活。细胞内钙超载可通过磷酸化作用激活丝裂原活化蛋白激酶、蛋白激酶C等蛋白激酶系统而促进基因表达。脑缺血再灌注后数分钟内即有大量基因转录表达,主要包括及早期基因(包括c-fos、c-jun、junB)、热休克蛋白、Bcl-2/Bax基因、生长因子、NOS、环氧酶-2、细胞因子(如IL-1β,肿瘤坏死因子-α)。这些基因表达所引起的具体损伤或保护效应尚未十分清楚。

全脑缺血损伤具有延迟性和选择性的特征。缺血发生只有数分钟,但引起的细胞损伤则可持续数天以上。脑不同的部位及不同细胞类型对缺血敏感性存在差异。缺血易损区域包括海马、皮质、丘脑等部位。各类细胞中,神经元缺血敏感性最高,其次为星形胶质细胞、少突胶质细胞和内皮细胞。

由上可见,心脏骤停后脑血流紊乱引起细胞代谢障碍,并因此触发细胞级联损伤反应,最终导致神经细胞死亡、神经功能缺失是全脑缺血损伤主要的病理生理机制。

三、脑复苏治疗

脑复苏治疗的原则为:尽快恢复脑血流,减少无灌注和低灌注时间;维持合适的脑代谢状态;中断细胞损伤级联反应,减少神经细胞丢失。脑复苏的治疗措施主要包括:

(一)尽快恢复自主循环

心脏骤停后开始心肺复苏以及自主循环恢复时间的长短决定全脑缺血损伤的严重程度。及早进行心肺复苏和及早除颤是成功复苏的关键因素。闭胸胸外按压可至少产生正常心输出量20%~30%的供血,不仅可维持一定冠脉灌注压而提高循环功能恢复概率,还可保持一定的脑血流量,延缓脑缺血损伤的进程。

(二)处理低血压、低灌注和低氧血症

脑复苏治疗需要维持足够高的脑灌注压、足够低的血流阻力和合适的血氧饱和度以保证脑的养分和氧的供应。由于缺血损伤后脑代偿机制丧失,自主循环恢复后脑血流量主要决定于动脉血压。动脉血压降低势必影响脑血流量,因此,应该积极处理低血压,必要时予以补充血容量和缩血管药物治疗。维持血压在一定的高水平状态进一步提高脑血流量可能对脑复苏治疗有利,因此舒张压不高于120mmHg时一般不需要处理。但血压过高可促进血脑屏障损伤、加重脑水肿,应予以避免。

脑血管阻力是影响脑血流量的另一因素。自主循环恢复后脑血管失去自身调节作用,但对氧和二氧化碳浓度变化具有一定的反应性。二氧化碳具有很强的血管活性作用,过度通气时,$PaCO_2$降低可引起脑血管扩张而迅速减少脑血流量。在颅内压增高的情况下,过度通气可降低颅内压暂时性地抑制脑疝形成,但在颅内压不高的情况下,过度通气可明显减少脑血流量而产生有害作用。通常情况下,维持$PaCO_2$在35~40mmHg是安全和合适的。内皮细胞释放内皮素引起血管痉挛以及白细胞聚集和微血栓形成导致的

微血管阻塞可增加脑血管阻力,减少脑血流量。血液稀释、抗凝和抗血小板治疗可能通过改善微血管通畅性对脑复苏有益,但目前未在实验和临床研究中得到证实。

心脏骤停心肺复苏过程应予以纯氧通气,自主循环恢复后则应迅速调低吸入氧浓度,但此时应尽量维持动脉血氧饱和度（$PaCO_2$）在正常或偏高的水平（80~120mmHg）以保证脑组织得到充分的氧供。

（三）体温调节治疗

体温过高和发热可加重脑缺血损伤。体温升高不仅增加脑代谢需求,还可促进谷氨酸释放和氧自由基产生,引起细胞骨架和血脑屏障破坏,加重脑水肿。在复苏过程应该监测患者的中心体温（通常为直肠、膀胱和食管温度）,如果患者出现体温过高或发热,应给予退热剂或通过物理降温方式积极处理。

低温治疗是目前唯一在临床研究中被证实有效的特异性脑保护措施。早在20世纪50年代即有研究者发现将心脏骤停患者体温降至中度低温（28~32℃）具有较好的脑保护效果。随后Safar等研究发现亚低温（32~34℃）更容易诱导,副作用也更小。1996—2001年欧洲进行的多中心临床研究结果表明,通过体表冷空气降温方式将心脏骤停患者体温降至32~34℃并维持24h后,有52%患者存活并且神经功能状况良好,与同中心历史数据对比,神经功能结局改善两倍,并且未发现与低温治疗相关的副作用。低温治疗可改善神经功能预后。2015年AHA指南推荐:所有心脏骤停后恢复自主循环昏迷（即对语言指令缺乏有意义的反应）的成年患者,都应进行目标温度管理,目标温度设定在32~36℃并至少维持24h。

低温治疗的机制并未完全清楚,目前认为可能与以下因素有关:①减少兴奋性氨基酸释放;②抑制NOS的激活,减少NO的产生;③降低组织氧耗,延缓继发性脑能量代谢障碍的发生,减少ATP消耗和防止细胞膜去极化;④抑制钙超载的发生;⑤改善脑血流紊乱和减轻脑水肿;⑥减轻细胞内酸中毒;⑦减弱自由基反应;⑧抑制蛋白激酶C的活性;⑨减轻缺血导致的微管相关蛋白2的丧失,维持正常的神经元细胞骨架。

（四）控制高血糖

自主循环恢复后的高血糖状态可加重脑血流量和脑代谢紊乱,促进脑水肿形成,加重脑缺血损伤。高血糖的这种有害作用可能是通过谷氨酸介导的。在局灶性和全脑缺血损伤的实验研究中发现,正常或稍低的血糖水平对神经功能具有保护作用。现有的证据支持在脑复苏治疗时积极处理低血糖,除非有低血糖发生,应避免输注含糖液体。

（五）抗癫痫治疗

癫痫可因全脑缺血损伤引起,并进一步加重缺血损伤。癫痫发作时,脑代谢水平增加300%~400%,因此而加重氧供/氧需失衡和脑代谢紊乱。尽管预防癫痫治疗并未改善神经功能预后,但通常的共识是癫痫应予以积极、有效处理。常用的抗癫痫治疗药物有苯二氮䓬类、苯妥英钠及巴比妥类。

（六）其他治疗

目前正处于实验阶段可能具有应用前景的脑复苏治疗措施包括:深低温和头部选择性降温治疗及钙通道阻滞剂、谷氨酸拮抗剂、自由基清除剂、钠通道和钾通道拮抗剂、calpain和caspase抑制剂、抗炎等药物治疗等。

（黄子通）

学习小结

1. 心脏骤停是指由不同原因引起的心脏射血功能突然停止,表现为意识丧失,动脉搏动消失,呼吸停止。

2. 非专业施救者成人心肺复苏时,应先开始胸外按压,然后进行人工呼吸,取消"一看二听三感觉呼吸"。

3. 医务人员检查脉搏的时间不应超过10s,如果10s内无法明确触及脉搏,应开始心肺复苏。

4. 高质量心肺复苏的要素　按压频率 100～120 次/min；成人按压幅度为 5～6cm，婴儿和儿童至少为胸廓前后径的 1/3；保证每次按压后胸部回弹；尽可能减少胸外按压中断；避免过度通气。

5. 基础生命支持（basic life support，BLS）包括胸外按压、人工呼吸和早期电除颤等基本抢救技术和方法，其顺序归纳为初级 C、A、B、D。BLS 包含生存链"早期识别和求救；早期心肺复苏；早期电除颤、早期高级生命支持和复苏后综合治疗"中的前三个环节。

6. 脑复苏（cerebral resuscitation）是指以减轻心脏骤停后全脑缺血损伤，保护患者神经功能为目标的救治措施。

复习题

1. 新的成人院外生存链五大环节包括哪些内容？和院内生存链有什么不同？

2. 2015 版心肺复苏指南中提到的"高质量心肺复苏"应包括哪些要素？

3. 小儿心肺复苏与成人心肺复苏比较，有哪些特点？

4. 高级心血管生命支持的要点？

5. 脑复苏的治疗措施有哪些？

第十六章　创　伤　急　救

学习目标	
掌握	常见创伤的一般诊断及治疗。
熟悉	特殊创伤的鉴别诊断及救治原则。
了解	创伤后休克、多器官功能障碍，液体复苏治疗。

第一节　创伤的院前急救

创伤(trauma)是指物理、化学和生物等各种致伤因素作用于机体造成组织结构完整性损害或功能障碍。创伤是人类生活中最常发生的事件，是威胁人类生存的最主要的"杀手"之一。

创伤性死亡的直接因素有严重失血性休克、重要脏器损伤和继发感染。院前创伤急救是创伤救治的第一环节，也是至关重要的环节，对于院前急救主要目的是让患者尽可能地保留功能。严重创伤所致的早期死亡大都发生在伤后 30min 内，若能在伤后 5~10min 内给予救命性措施，伤后 30min 内给予医疗急救，则 18%~25%受害者的生命可获得挽救。因此，及时、正确、科学、合理地处理严重创伤，是院前急救工作的基本要求。院前创伤救治的主要原则以挽救生命为主，在处理复杂伤情，应优先解除危及伤员生命情况，使伤情得到初步控制，然后再进行后续处理，并尽可能稳定伤情，为转运和后续的确定性治疗创造条件。主要任务包括及时准确地对伤员进行现场评估，若为群体伤亡事件，还应对大批伤员进行分类，并对伤员进行必要的初步现场处理，然后将其转运至相应医疗机构继续治疗。

一、院前评分与分检

在创伤的现场救治和临床治疗中，应用创伤评分法评估损伤的严重程度，特别是多发伤的生理紊乱、解剖损伤程度，结合伤员年龄、伤前疾病等因素，使得重伤员能够尽快后送至高级创伤中心或大医院并实施有效的抢救及合理的治疗，以便提高危重伤员的救治率及生存质量。1952 年，De Haven 首先提出损伤评分法后，引起人们的注意，加快了对这一问题的研究。20 世纪 70 年代初陆续提出了各种不同的评分方法，目前，已经有超过 50 个创伤评分系统，广泛应用于急诊室、重症监护室中创伤患者的分类。本章节就院前院内两大评分系统展开阐述。

（一）创伤院前评分系统

院前评分是指在事故现场或到达医院前的转送工具上，由救护人员根据伤员的各种数据（包括解剖、生理、伤因、伤型、基本生命体征等），迅速对伤势作出判断，决定该伤员是否送创伤中心、大医院治疗或送一般医疗单位处理。包括修正创伤指数（RTI）、院前指数（PHI）、修正创伤积分（RTS）、修正 CRAMS 记分法、儿童创伤评分法(PTS)。

(1) 修正创伤指数(revised trauma index, RTI):创伤指数(TI)是1971年由Krikpatrick等以患者生命体征为基础而研究的创伤记分方法,后经评定修,包括受伤部位、损伤类型、循环、呼吸和意识五个方面(表16-1)。据统计,被判定为极重度的伤员(TI评分≥17分)约有50%的死亡率。现场急救人员可根据该指数有选择地将评定总分≥10分的重伤员送创伤中心或大医院。RTI分值<9时为轻度创伤伤;10~16分为中度和单一系统创伤,无生命危险;17~20分为危重和多系统创伤,有死亡危险;>21分为极重度创伤,患者多难于存活;有研究结果显示RTI评分有应用广泛,操作便捷的特点,适用于创伤患者的快速评估,特别是对合理分流创伤患者的应用价值较高。

表16-1 创伤指数评分

指标	1分	3分	4分	6分
部位	皮肤/四肢	背	胸/腹	头/颈
类别	撕裂/挫伤	刺伤	钝伤	子弹伤
循环状态	外出血	收缩压<100mmHg,脉搏>100次/min	收缩压<80mmHg,脉搏>80次/min	脉搏未能摸及
中枢神经系统	嗜睡	迟钝	运动或感觉丧失	昏迷
呼吸状态	胸痛	呼吸困难/咯血	呼吸窘迫	发绀/呼吸停止

(2) 院前指数(prehospital index, PHI):以循环、呼吸和饮食状态为评分参数,并结合损伤类型构成(表16-2)。各参数分值相加的总分(0~20分)为PHI,分值越高代表伤情越重。0~3分为轻伤,死亡率0%,手术率2%;4~20分为重伤,死亡率16.4%,手术率49.1%。伴胸腹穿透伤则另加4分(总分0~24)。此法使用方便。敏感性可达94.4%,特异性94.6%。

表16-2 院前指数评分

指标	0分	1分	2分	3分	4分	5分
收缩压/mmHg	>100	86~100	75~85	<75		
脉搏/(次·min⁻¹)	51~119	刺伤	钝伤	≥120		≤50
呼吸/(次·min⁻¹)	正常			浅或费力		<10或需插管
意识状态	正常			模糊或烦躁		言语不能理解
合并穿通伤				有		

(3) 修正创伤评分(RTS):修正创伤评分(RTS)取消了创伤评分(TS)中夜间难以判断的呼吸幅度和毛细血管充盈度的观察,只用收缩压、呼吸频率和格拉斯哥昏迷量表评分等3个变量相加为RTS值(表16-3)。RTS能使临床医务人员在创伤早期正确地判定患者的损伤程度。RTS分值0~12分,分值越低,伤情越重,RTS>11分为轻伤,<11分为重伤,<12分为送到创伤中心指征。RTS评分用于评估躯干伤,针对性更强,同时保持了简易快速的特点。

表16-3 修正创伤评分

指标	4分	3分	2分	1分	0分
意识状态(格拉斯哥昏迷量表评分)/分	13~15	9~12	6~8	4~5	3
呼吸/(次·min)	10~29	>29	6~9	1~5	0
收缩压/mmHg	>89	76~89	50~75	1~49	0

(4) 修正CRAMS记分法:修正CRAMS记分法(circulation, respiration, abdomen, motor and speech score)在1982年被提出,包括循环、呼吸、胸腹压痛、运动、语言五个参数,此法简单、易行,便于记忆(表16-4)。在现场测试时,其灵敏度为83.0%~91.7%,特异性为49.8%~89.8%。按各自表现评定为0~2分共3级,

相加积分为 CRAMS 值。分值越低,伤情越重,CRAMS≥7 分者,死亡率 0.15%,≤6 者死亡率 62%。CRAMS 分值 9~10 分为轻伤,7~8 分为重伤,6 分为极重伤。此法适用于战场或野外创伤评定,被广泛使用。此外 CRAMS 记分法还可用于院内转运时对患者的评估。

表 16-4　修正 CRAMS 记分法

项目	2 分	1 分	0 分
循环	毛细血管充盈正常和收缩压≥100mmHg	毛细血管充盈迟缓或收缩压 85~90mmHg	无毛细血管充盈或收缩压<85mmHg
呼吸	正常	费力、浅或呼吸>35	无自主呼吸
胸腹	均无触痛	胸或腹有压痛	连枷胸、板状腹或深穿刺伤
运动	正常(能按吩咐动作)	只对疼痛刺激有反应	无反应
言语	正常(对答切题)	言语错乱,语无伦次	发音听不懂或不能发音

(5)儿童创伤评分法(pediatric trauma score,PTS):由于小儿的生理解剖的特点,在评估小儿创伤伤情时,应使用不同于成人的创伤评定方法。于 1988 年提出了儿童创伤评分(PTS)(表 16-5),根据 6 个方面(体重、气道、意识状态、骨骼、收缩压、创面)创建了一种简易的儿童创伤评分方法。PTS 分值越低表明患儿损伤越严重,<2 分者致死率达 100%。

表 16-5　儿童创伤评分法

项目	评分		
	+2	+1	−1
体重/kg	>20	10~20	<10
气道	通畅	可维持	不可维持
收缩压/mmHg	>90	90~50[①]	<50
意识状态	清醒	迟钝[②]	昏迷
创面	无	不严重	中重度/刺伤
骨骼	无损伤	闭合性骨折	开放性/多发骨折

[①] 如收缩压不稳定,即使一过性高于 90 或低于 50,仍计为+1 分。

[②] 患儿出现烦躁、嗜睡、过度机敏等休克前期意识状态改变均计为+1 分。

(二)创伤院内评分系统

包括新损伤严重度积分(NISS)、解剖要点评分(AP)及 ICU 评分系统。ISS 和 AP 是以简明损伤定级法(AIS)为基础,其共同特点是采用根据创伤诊断的解剖部位、器官和范围进行伤势分级,准确的评分必须建立在确立全面准确的诊断的基础上。ICU 评分系统则主要是序贯器官衰竭估计评分(SOFA)及急性生理学及慢性健康状况评分 II 等。下面主要介绍 AIS 和 ISS。

1.简明损伤定级法(AIS)　AIS 由美国医学会于 1974 年公布(表 16-6)。它是一切解剖评分法的基础,是以解剖学为基础的、一致认同的、全球通用的损伤严重度评分方法。它依据损伤的程度,并按照身体区域对每一损伤进行 6 个等级序列的划分。

表 16-6　简明损伤定级法(AIS)-90 的评分标准

分数	意义	举例	标记
1	轻度伤	一般区域皮肤≤10cm 或 100cm²	AIS1
2	中度伤	浅表的挫伤	AIS2
3	较重伤	包膜下脾破裂	AIS3
4	严重伤,但无生命危险	脾段破裂、组织丢失	AIS4
5	危重伤,具有生命危险	脾门破裂,大块毁损	AIS5
6	极重伤,基本无法抢救	头颈离断、躯干横断、肝撕脱	AIS6
9	有伤不详	资料不详无法评者	AIS9

注:简明损伤定级法(AIS)左起第一位数字表示损伤部位代号,共分九个区:①皮肤,包括擦伤与烧伤;②头颅部;③颌面部;④颈部;⑤胸部;⑥腹部及盆腔内脏器;⑦脊柱;⑧上肢;⑨下肢。左起第二、第三位数字代表同一分区不同损伤器官和部位的代号。左起第四、第五位数字是损伤严重程度代码,同一器官或部位数字越大,伤情越重。左起第六位(即小数点后面一位)表示多发伤伤员总的伤情严重性的代码,共分为六级:①轻度伤;②中度伤;③重度伤;④严重伤;⑤危重伤;⑥极重伤。

2. 创伤严重程度评分(ISS)　创伤严重程度评分(injury severity scale,ISS)是在 AIS 的基础上,由 Baker 等于 1974 年推出一种对创伤严重程度的评估方法。ISS 分值等于身体 3 个最严重损伤区域最高 AIS 分值的平方和。分值范围 1~75 分,分值越高,损伤越重。

计算公式:$ISS = max\ AIS^2 + 2rd\ AIS^2 + 3rd\ AIS^2$ 和 AIS 一样,ISS 也为解剖学评价方法。

ISS 法的人体分区(六区):①头颈,包括颅、脑、颈部、颈椎和颈脊髓。②面部,包括五官和颌面部软组织与骨骼。③胸部,包括胸壁软组织和骨性胸廓、胸内脏器、膈肌、胸椎和胸段脊髓。④腹部和盆内脏器,包括腹壁、腹腔和盆腔脏器、腰椎和腰部脊髓与马尾。⑤四肢、骨盆和肩胛带损伤,扭伤、骨折、脱位和断肢;但不包括颅骨、脊柱、肋骨架损伤。⑥体表伤,包括体表任何部位的皮肤撕裂伤、挫伤、擦伤、烧伤等。

轻伤:ISS≤16 分;重伤:ISS>16 分;严重伤:ISS>25 分。ISS>20 分,病死率明显升高,ISS>50 分,存活者少。规定全身任何一个损伤达到 AIS6,则 ISS 自动升值为 75 分,ISS 法侧重于对多发伤的综合评定,评估总的解剖损害,可直接用于与临床。

理论与实践

1. 严重创伤所致的早期死亡大都发生在伤后 30min 内,若能在伤后 5~10min 内给予救命性措施,伤后 30min 内给予医疗急救,则 18%~25% 受害者的生命可获得挽救。因此,及时、正确、科学、合理地处理严重创伤,是院前急救工作的基本要求。

2. 创伤患者院前评估方法主要包括修正创伤指数(RTI)、院前指数(PHI)、修正创伤积分(RTS)、修正 CRAMS 记分法、儿童创伤评分法(PTS)等。有研究证实,上述评分系统的临床运用能有效指导临床工作者正确判断伤员病情,利于伤员的早期处理,从而有助于改善患者的预后。

3. 创伤患者院内评分系统主要包括新损伤严重度积分(NISS),解剖要点评分(AP)及 ICU 评分系统。ISS 和 AP 是以简明损伤定级法(AIS)为基础,其共同特点是采用根据创伤诊断的解剖部位、器官和范围进行伤势分级,但是准确的评分必须建立在确立全面准确的诊断的基础上。

二、创伤基础生命支持

由于创伤伤情机制复杂、形式多种多样,因此,院前急救人员对创伤患者能否作出快速的伤情判断是对患者抢救成功与否的关键。因此,早期、正确的紧急处理是抢救创伤患者的首要原则,可明显降低创伤患者死亡率和并发症的发生率。

在初步处理创伤患者过程中,需特别注意三种可迅速致死而又可逆的严重情况。首先是通气障碍,其中以呼吸道梗阻最为常见。有研究证实,大脑急性缺氧 3~5min,即可出现大脑不可逆地损伤,因此,不优先解决呼吸障碍,任何抢救措施均无济于事。并且通气障碍所致的缺氧往往是引起患者烦躁的主要原因;其次是循环障碍,其主要原因是低血容量、心力衰竭和心脏骤停。然后是创伤引起的活动性大出血。

(一)针对创伤的紧急处置

临床上广泛沿用的是 VIPCO 程序。

V(ventilation):保证患者有通畅的气道及保持正常的通气与给氧。

I(infusion):用输血、输液扩充血容量及功能性细胞外液,以防止休克的发生或恶化。

P(pulsation):监护心脏搏动,维护心泵功能。

C(control bleeding):紧急控制明显或隐匿性活动性出血。

O(operation):救命手术的实施。

1. 呼吸道管理　创伤患者最急迫的症状是窒息,如不及时解除,将迅速致命。在急诊室,建立人工气道最可靠的方法是经鼻或经口气管插管,它能完全控制气道,防止误吸,保证供氧及便于给药。疑有颈椎骨折患者颈部不能过深,或口腔、颅底严重创伤不适于插管者,紧急情况下可行环甲膜穿刺术,然后行气管切开术。

2. 心肺复苏 创伤性心跳呼吸骤停的患者,绝大多数原先为健康者,因此,只要处置恰当,患者救治成功的可能性很大。心肺复苏详见第十五章。

创伤性心脏骤停患者复苏过程应尽量持续无间歇,直至持续时间超过 30min 或患者已恢复自主心律,即除在现场及转运途中施行外,一直持续至急诊室,在急诊室的处置中,一边给予心肺复苏,一边给予心电监护,如有室颤应立即除颤,如有张力性气胸立即行减压(胸腔穿刺或闭式引流术),如为胸腔穿透伤宜紧急行剖腹探查手术。创伤患者如伴有胸椎骨折、多发肋骨骨折、血气胸、心脏压塞、心肌破裂等均应行开胸心肺复苏术,这样便于直接按压心脏,解除心脏压塞,控制胸壁及胸内出血。施救人员应果断考虑紧急手术与心肺复苏之间的相互关系,一般而言,创伤并发心脏骤停,如不早期手术,预后极差。

开胸心肺复苏的指征主要有:

(1) 常规闭胸心肺复苏术 10~15min,最多不超过 20min 无效时。

(2) 舒张压<40mmHg(5.3kPa)。

(3) 体外除颤不成功。

按压方法:单手按压心脏,拇指在前(右室部),其余四指在后(左室部),应避免指尖按压心脏;按压频率为 80 次/min,按压间歇时,术者手应尽量放松,可以暂时阻断胸主动脉,使血流向脑和冠状动脉,可改善复苏效果;按压时观察和体会心肌的色泽与张力,心脏按压同时应注射肾上腺素。经直接按压后,心肌色泽转红,张力改善,室颤变粗时立即除颤,两电极分别置于左右室壁,电极板外敷一层盐水纱布,以利于导电并减少对心肌的灼伤,胸内除颤宜用低能量,先用 10J,必要时增至 20~40J。开胸心肺复苏的经验公式为心脏按压-注药-心脏按压-选择有利时机除颤。一次无效,可重复上述步骤。

3. 抗休克治疗 严重创伤患者到急诊室时多伴有不同程度的休克,主要为失血性低血容量性休克,应根据血压、脉搏、皮温、面色判断休克程度,并控制显性出血。迅速建立两条以上静脉通路,可行深静脉穿刺置管术,便于输血输液和血流动力学监测。早期液体复苏速度比量更重要。早期液体复苏是指受伤到手术止血的一段时间,此期的主要病理生理特点是急性失血失液,治疗原则主张用平衡盐液和浓缩红细胞复苏,比例为(2~3):1,不主张用高渗溶液、全血及过多的胶体溶液复苏。不主张用高渗溶液是因为高渗溶液增加有效循环血量、升高血压是以组织间液、细胞内液降低为代价,这将对组织代谢不利。不主张早期用全血及过多的胶体溶液是为了防止一部分小分子蛋白质在液体复苏的第二阶段进入组织液,引起过多的血管外液体扣留,进而对后期恢复不利。此期由于创伤后交感神经强烈兴奋,血糖水平常升高,且葡萄糖经机体代谢主要生成水,有加重组织水肿可能,故临床上不常规给予葡萄糖液。随着医学技术的快速发展,针对失血性休克患者,部分综合性应用的急诊科引进了微创的急诊血管介入治疗,有文献报道,随着血管介入技术的发展及微导管的临床应用,介入治疗止血的技术成功率为 100%,临床成功率也高达 90%以上,相信随着急诊介入治疗的临床普及,必将使更多的出血患者受益。

(二)快速检查及作出正确的判断

在伤员的致命征象(窒息、休克、大出血等)得到初步控制后,就必须进行进一步的全面检查,包括病史采集、体格检查、实验室检查及特殊检查,以获得尽可能准确的诊断,进行有效的治疗。

1. 病史采集 通过询问患者、护送人员或事故目击者,问清楚患者受伤时间、受伤方式、撞击部位、落地位置、处理经过、四肢出血后上止血带时间、是否有昏迷史等,不要遗漏任何有意义的细节,一份详细的病史可帮助医师作出正确的判断。

2. 体格检查 开放伤容易发现,闭合伤比较隐蔽,易被漏诊。为了不至遗漏重要的伤情,Freeland 等建议急诊医师应牢记"CRASH-PLAN"以指导检查。其意义是:C 代表心脏及循环系统(cardiovascular system);R 代表胸部及呼吸系统(respiratory system);A 代表腹部(abdomen);S 代表脊柱(spine);H 代表头部(head);P 代表盆骨(pelvis);L 代表肢体(limbs);A 代表动脉(arteries);N 代表神经(nerves)。

1. 创伤患者常见的院前、院内评估手段。　　　　意义。
2. 创伤患者常见的院前、院内评估方法的临床

当遇见一位创伤患者，如何对其进行紧急处置?

第二节　特殊创伤急救

一、多发伤急救

多发性创伤(multiple injuries)是指机体在单一致病因素导致两个或两个以上解剖部位同时发生创伤(如头、胸、腹部等)，且至少有一个部位的创伤可能威胁生命。

(一)多发伤的诊断标准(表16-7)

表16-7　多发性创伤的诊断标准

受损部位	损伤脏器
颅脑损伤	颅内血肿、脑挫裂伤及颅底骨折
颈部损伤	颈椎损伤(无论有无神经损伤)
颜面损伤	开放性骨折，伴有大出血
胸部外伤	气胸、血胸、气管和支气管破裂、连枷胸，横膈膜疝、心脏大血管损伤和纵隔气肿(无论有无肋骨骨折)
腹部损伤	腹腔内脏器损伤 伴有后腹膜血肿而致休克
骨盆骨折	肩胛骨或长骨骨折 长骨骨折
上肢	伴有广泛的挫伤，出血
下肢	
软组织损伤	

注: 表中有2项或2项以上合并存在时，即为多发性创伤;但仅有上肢和下肢骨折合并者，为多发性骨折，不诊断为多发伤。

(二)多发伤的评估流程

多发性创伤对全身状态影响较大，病理生理急剧变化，伤员多因严重休克、大出血、呼吸功能衰竭而死亡。及时、准确及全面评估对此类患者的成功救治极为关键。

多发伤应始终遵循评估气道与保护颈椎(A)、维持呼吸(B)和循环功能(C)在内的ABC法来评价及处理，为避免漏诊，病情允许情况下，应按照CRASH-PLAN进行九大系统的检查:

1. 心脏及循环系统(cardiovascular system)
2. 胸部及呼吸系统(respiratory system)
3. 腹部(abdomen)
4. 脊柱(spine)
5. 头部(head)
6. 盆骨(pelvis)
7. 肢体(limbs)
8. 动脉(arteries)
9. 神经(nerves)

该顺序可根据不同的损伤部位及类型适当调整,另外,评估应强调整体观念,不能仅仅参照CT、X线片、彩超等辅助检查结果,一定要重复ABC流程,全面动态了解伤者的生命体征,系统检查。

(三)多发伤损伤严重程度评分

目前常用的评估患者损伤危重程度有简明创伤评分(abbreviated injury scale,AIS)、损伤严重度评分(injury severity scale,ISS)等评分系统。

(四)多发伤诊断的规范书写

多发伤作为独立的诊断,包括三方面:

1. 损伤诊断 "损伤部位+损伤性质"。

2. 损伤并发症诊断 包括失血性休克、感染、间室综合征、水和电解质及酸碱平衡紊乱和器官功能障碍等。

3. 并存疾病诊断 包括心血管系统疾病、肺部疾病、代谢疾病和药物依赖等。

(1) 损伤部位:按ISS 6个部位罗列。

1) 头颈部:包括头皮、脑、颅骨和颈椎。

2) 面部:包括五官和面部骨骼。

3) 胸部:包括胸腔脏器、胸椎、膈肌和胸廓等。

4) 腹部:包括腹腔及盆腔脏器、腰椎。

5) 四肢:包括四肢、骨盆及肩胛骨。

6) 体表:包括机械损伤、烧伤、冷伤和电击损伤等导致的皮肤损伤。

(2) 损伤性质:包括10类。

1) 浅表损伤:包括擦伤、水疱、挫伤(包括血肿)、浅表异物和无毒昆虫咬伤。

2) 开放性伤口:包括动物咬伤、切割伤、撕裂伤、穿刺伤(伴或不伴异物存留)。

3) 骨折:包括各种闭合性、脱位的、移位的和开放性骨折。

4) 脱位、扭伤和劳损:包括关节囊和韧带的撕脱、撕裂、扭伤、劳损伤,以及创伤性关节积血、破裂、不全脱位和撕裂等。

5) 神经和脊髓损伤:包括脊髓的完全性或不完全性损害、神经和脊髓连续性的损害,创伤性神经切断、脊髓出血、短暂性麻痹、截瘫和四肢瘫等。

6) 血管损伤:包括血管的撕脱、切割、撕裂伤,以及创伤性动脉瘤或瘘、动脉血肿和破裂等。

7) 肌肉和肌腱损伤:包括肌肉和肌腱的撕脱、切割、撕裂和创伤性破裂损伤等。

8) 挤压伤:指肌肉丰富的肢体或躯干在受到外部重物(如倒塌的工事或房屋)一定时间以上的挤压或固定体位的自压(如全麻手术患者)而造成的以肌肉伤为主的软组织损伤等。

9) 创伤性切断。

10) 内部脏器损伤:包括各种脏器的冲击伤、青肿、震荡伤、挤压伤、撕裂伤,以及创伤性血肿、穿刺、破裂和撕裂等,根据壁层胸膜、腹膜有无破裂将胸部和腹部分为穿透伤和钝性伤。

(3) 损伤诊断排列遵循的顺序

1) 由上而下:所有诊断按"头颈—面—胸—腹—四肢—体表"的顺序排列。

2) 从内向外:某一部位损伤按"内脏—骨骼—皮肤"的顺序排列。如钝性胸部伤,①双侧肺挫伤;②右侧血气胸;③右侧肋骨骨折;④右胸部皮下气肿。

3) 先重后轻:同一部位同一层次时,先写重伤,后写轻伤,损伤严重度按AIS(2005)确定并注明。如钝性腹部伤:①肝破裂(AIS 4);②回肠挫伤(AIS 2);③第三腰椎横突骨折(AIS 2)。

(4) 左右前后:同时有左右对称器官受伤时,先左后右。

多发伤诊断举例:

1 多发伤(ISS 29)

1.1 钝性胸部伤

1.1.1 左肺挫伤(AIS 3)

1.1.2 左侧大量血胸(AIS 4)

1.1.3 左5、6肋骨骨折(AIS 2)

1.2 钝性腹部伤

1.2.1 胰腺体部挫裂伤(AIS 3)

1.2.2 肝裂伤(AIS 2)

1.3 闭合性肢体损伤

1.3.1 左肱骨干下段骨折(AIS 2)

1.3.2 右第2~5掌骨基底部骨折(AIS 2)

2 损伤并发症

2.1 失血性休克(重度)

2.2 低蛋白血症

2.3 型糖尿病

（五）多发伤的早期救治

患者伤后60min是决定生死的关键时段，属危重症抢救阶段，被称为"黄金时间"，即"黄金1小时"。多发伤的救治应及时而准确全面估计伤情，有全局、整体观念，及时处理危及患者生命的器官损伤，要突出"快、准、及时、高效"的急救原则。处理重点和先后顺序十分重要，应区别轻重缓急，优先处理危及生命的损伤。遵循救治的原则：先治致命性损伤，后治其他伤；先治深部的脏器损伤，缓治表浅伤；先治头胸腹伤，后治四肢脊柱伤；先治软组织伤，后治骨骼伤（或同时进行）。

1. 多发性创伤的现场抢救　多发性创伤患者的有效救治须从受伤现场开始。在救治条件好的城市或郊区，经最初步的紧急处理，如清除阻塞气道的口咽部异物、加压包扎制止外出血、肢体骨折的简单固定、建立静脉通道以便运转途中输液等，以上操作应在10min内完成，随后立即转运至条件好的医疗机构，最好是创伤急救中心。在救治条件较差的边远地区，或同一时间有大批患者不可能全部转运时，则需就地进行较长时间的救护。处置期间应反复行ABC法来评价及紧急处理。

2. 多发伤的急诊抢救　患者抵达医院急诊室后，接诊医师快速进行概要的检查，收集病史及体格检查应与复苏同步进行，尽快查明危及生命的严重损伤。积极的液体复苏，尽快纠正休克、缺氧等病理生理损害，防治感染及脏器功能损害。由于损伤的部位及严重程度不同，各个阶段的处理矛盾不同，因此救治的顺序也不一样。一般来说，完成急诊初期病情评估及复苏后，应行二次评估，明确各部位伤情诊断。

早期复苏阶段，按VIPCO原则进行，即通气（ventilation）、灌注（infusion）和脉搏（pulsation）、控制出血（control bleeding）和手术（operation）。如患者病情危重不能耐受确定性手术治疗，应在救治黄金时机实施损伤控制性手术，防治低体温（hypothermia）、凝血功能障碍（coagulopathy）和代谢性酸中毒（metabolic acidosis）致命三联征。

应强调确定性手术或损害控制处理为严重创伤复苏的重要组成要素，是早期复苏的重要关键环节，在确定性手术前应遵循损害控制原则，予限制性液体复苏，因此，如患者存在活动性出血，调整为VCOIP程序和损害控制策略，可提高救治成功率。

（六）多发性创伤的后期救治

在多发性创伤救治全过程中，早期是抢救生命、复苏，中期是确定性手术、防治多器官功能衰竭和感染，后期是矫正、治疗各种后遗症和畸形，并康复。此三个阶段紧密相连，救治的每一步骤都要想到下一步可能出现的问题并予以预防,如休克期要防止灌注不足导致肾衰竭,因而要快速提升灌注压;大量输液抗休克时应防止输液过多引起肺水肿、ARDS 等。

总之,多发性创伤患者死亡有 3 个高峰期:①伤后数秒至数分钟内,多因颅脑、高位脊髓、心脏或大血管损伤而立即死亡;②伤后数分钟至数小时,多因窒息、呼吸循环功能不全、未能控制的大出血而早期死亡;③伤后数天至数周内,因器官功能衰竭或感染等晚期死亡。因此,完善的院前急救和急救网络系统的快速反应是提高多发性创伤患者生存的首要条件。目前多发伤救治一体化是近十余年来逐步确定的一种新型创伤救治模式,其确保救治的时效性与整体性。其由多学科医师组成的固定团队,全程负责多发伤患者的急诊复苏、紧急手术、ICU 治疗、稳定后的确定性手术,甚至包括早期直接康复重建,显著提高严重多发伤患者的救治水平。

二、复合伤急救

复合伤(combined trauma injuries)是指两种或两种以上致伤因素同时或相继作用于人体所造成的复合损伤,所致机体病理生理紊乱。常较多发伤和多部位伤更加严重而复杂,是引起死亡的重要原因。常见的原因是工矿事故、交通事故、火药爆炸事故、严重核事故等各种意外事故。复合伤是最难急救的伤类,核心问题是难以诊断,难以把握救治时机。临床上多依其主要损伤的特征来命名,如创伤复合伤、烧伤复合伤、放射复合伤、化学复合伤等。

(一)基本特点

1. 致伤因素多,伤情复杂　复合伤是由两种或者两种以上致伤因素作用于人体造成的损伤。它是两种或多种因素之间损害效用的叠加,容易造成机体病理生理紊乱,极易发生严重感染和休克。伤后早期死亡的主要原因是窒息、严重脑干伤和大出血休克等,后期多因严重感染、ARDS 及 MODS 等。大量研究表明"相互加重"是复合伤效应的重要表现。

2. 伤势重,并发症多,病(伤)死亡率较高　大多数伤员死于现场或转运途中,后期并发症严重。伤后早期(6~8h)大多数致死因素是大动脉血管损伤大出血;伤后 5~7d 主要死于休克(感染性休克、失血性休克)等;伤后 7~10d 致死因素多因严重感染、ARDS、MODS 等。导致复合伤并发症多、死亡率高的原因有以下几方面:第一是休克加重,第二是感染途径多样化,第三是局部与全身抵抗力更为低下。

3. 容易漏、误诊　致伤因素复杂多样,受伤史收集困难,临床表现复杂,早期诊断困难。体表烧伤或机械力所造成的组织损伤(如骨折,大出血等)显而易见,忽略了可能存在的闭合性损伤,因此容易造成漏诊、误诊等。不同的损伤器官可表现出相互矛盾的病理生理。例如,失血性休克早期过量补液和过快补液也可能导致加重肺、脑水肿。因此,在治疗时需统筹兼顾。

4. 治疗困难和矛盾　复合伤治疗中最大的难题是难以处理好不同致伤因素带来的治疗困难和矛盾。在烧冲复合伤早期,迅速补液是防止休克的重要原则与措施之一。原则上首先应区别复合伤是以烧伤为主还是以冲击伤为主,除抢救生命外,应少输、慢输液体,其成分最好和丢失的液体相似。对伴放射损失者,原则上一切手术治疗应在放射病极期来临之前施行。

(二)诊断要点

1. 临床特征及诊断

(1)致伤因素:有两种以上致伤因素受伤史,如冲击伤、烧伤、创伤。

(2)创面或伤口:能间接地推测可能发生的伤情,如烧伤、冲击伤、体表创面为轻伤,但内脏损伤多较重。

(3)症状与体征:临床根据损伤的部位体征可出现相应的症状。如肺冲击伤可伴有胸闷、咳嗽或呼吸困难等。

（4）全身性反应：可有不同程度的休克，严重低氧血症，全身免疫能力低下，伤后感染发生较早，而且较严重。

（5）实验室检查及影像学检查：有助于确诊，如各项化验、X线、超声及CT检查等，根据病情需要适当选择。

2. 要求临床医师做到

（1）全面检查：严重外伤患者，不能只着眼于一处而忽略了其他不明显的潜在损伤。必须做到边检查、边诊断、边抢救。

（2）要求严密观察：复合伤患者病情复杂，需要密切观察病情变化，保护重要脏器功能，防止并发症发生。严密观察患者各方面的情况，掌握患者伤情，及时发现、及时处理是使患者获得抢救成功的关键。在受伤初期，有的症状不明显。当观察期内出现的症状不能用已发生的创伤来解释时，应考虑到有其他合并损伤的存在。例如出现休克、昏迷、呼吸困难、腹痛、腹膜刺激症状等。

（3）各科严密配合：机体是一个整体。可能从每个局部来看，创伤都不是十分严重，但对于伤员来说，多处的损伤已很严重，甚至危及患者生命。因此在处理复合伤时，强调各科室密切合作及医护同步配合。切忌互相推诿，或多次邀请会诊，以至丧失及时处理的时机。

（4）处理应分轻重缓急：首先处理对患者威胁最大的病情，例如腹腔内出血伴有肢体骨折者，应先处理前者，颅内血肿伴有尿道断裂者，先处理颅内血肿。

（三）救治措施

1. 救治原则　以"救人第一"为原则加强现场救治工作，重视伤后"黄金1小时"，先救生命后救伤，准确判断伤情，迅速而正确地按轻重缓急处理危急损伤。

（1）迅速而安全地使伤员离开现场，避免再度受伤和继发性损伤。

（2）保持呼吸道通畅，如怀疑有颈部损伤，不宜行仰头抬颈法，采用托颌法，必要时行环甲膜穿刺、气管插管或气管切开术。

（3）心跳呼吸骤停者，立即行心肺复苏。

（4）其他部位或脏器损伤参照多发伤的处理原则。

（5）给予镇痛、镇静剂，有颅脑伤或呼吸抑制者，禁用吗啡、哌替啶。

（6）放射性损伤：①尽早给予抗放射性药物，如胱胺、巯乙胺、雌激素、S-Z-氨基丙基磷酸以及中草药等，同时还可与其他促进造血再生药物合用。②尽早消灭创面或伤口，尤其是清除放射性的污染创面：应注意先将伤口覆盖，以防止带有放射性物质的洗液进入伤口，创口用生理盐水反复冲洗。对于难以冲洗的创口，可采用清创术来消除污染，一般需作延迟缝合。

2. 现场救治

（1）保持气道通畅，及早改善缺氧状态。迅速及时清除口鼻腔及呼吸道痰液、血液及异物，以保证足够的氧气供给。

（2）迅速建立静脉通道，达到早期快速扩容的目的。严重复合伤常伴有不同程度的休克，往往是创伤性休克与失血性休克两者兼有，使有效循环血量减少。为保证重要脏器的血液供给，输液要建立两条或两条以上的静脉通道。必要时加压输液、输血，以保证足够的液体输入。

（3）采取紧急控制出血措施，以减少失血量。紧急控制出血可以减轻休克。对于广泛创面出血可用纱布、明胶海绵填塞后用绷带加压包扎；开放性骨折出血部位可面部加压包扎止血；四肢大出血用止血带。对于腹腔内实质脏器损伤引起的出血应在抗休克的同时，积极做好术前准备，进行急诊手术止血。

（4）监测生命体征、观察病情进展。重症复合伤伤情复杂，必须密切监测患者面色、神态、瞳孔、血压、脉搏、呼吸、尿量变化及肢体活动情况。不能顾此失彼，尤其不能只重视表面伤势，而忽视实质性病情存在。

（5）安全护送确保患者安全离开现场,第一时间对患者展开抢救。

3. 早期救治　早期救治要争分夺秒,以挽救生命第一、保存器官第二的原则,确保患者生命体征维持平稳,尽早纠正休克、防止水和电解质紊乱等。

（1）抢救中确保呼吸道通畅,及早治疗休克,控制感染,维持血氧饱和度以防止急性呼吸窘迫综合征（ARDS）发生。

（2）四肢创伤中应防止骨筋膜室综合征的存在,专科检查后怀疑存在应立即切开减压。

（3）对骨折伤员,在无自带夹板时,可采用木条、竹片等起到临时固定,可减轻软组织损伤和减轻患者的痛楚。脊髓损伤时必须按照要求固定牵引、三人齐平搬运。

（4）烧伤复合伤救治,早期创面清洗、覆盖等,尽早送至专科进行诊治。针对呼吸道烧伤,必要时行气管切开保持呼吸道通畅。

（5）放射性损伤需在专业人员指导下进行现场处置,防止放射污染扩散,尽早给予抗放射性药物,并尽快转送伤员。

4. 手术救治　遵循以“救命”为第一原则,决定伤病轻重的主要因素是呼吸、循环和神经系统损伤程度,严格选择手术适应证,合理安排手术顺序,遵循首先控制对生命威胁最大的创伤的原则来决定手术的先后。一般是按照紧急手术（心脏及大血管破裂）、急性手术（腹内脏器破裂、腹膜外血肿、开放骨折）和择期手术（四肢闭合骨折）的顺序。对多部位严重损伤均需紧急手术时,应由多个手术组同时进行手术。

危重伤员应先维持基本生命体征,先处理危及生命的损伤,一般损伤可平稳后处理。对于长时间休克患者,边输液边输血,提高胶体渗透压,稳定后进行进一步救治。

三、特殊复合伤

（一）烧伤复合伤

烧伤复合伤多见于战争时期,但平时亦不少见。特别是各种意外爆炸（锅炉爆炸、火药爆炸、瓦斯爆炸等）、电击和交通事故时均可发生。战时烧伤复合伤多为烧伤合并冲击伤,而平时则多见合并各种脏器和组织的机械性损伤。

1. 临床特点

（1）全身情况差,症状多样化:在合并冲击伤时,表现为神情淡漠、反应迟钝、乏力、嗜睡、食欲缺乏;合并颅脑伤时,神志意识出现障碍;合并胸腹脏器损伤时,则出现相应的各种症状。

（2）肺功能不全:合并冲击伤时,患者可觉胸闷、憋气,有时很快出现肺水肿。患者心跳常而后加快至200次/min,并可出现先缓慢,40~50次/min,持续2~3h,心律失常。

（3）易发生肾衰竭:合并冲击伤时,即使烧伤不太严重也可出现少尿、血尿、无尿,血尿素氮持续升高,甚至发生急性肾衰竭。

2. 诊断　烧伤复合伤的诊断较为容易,根据受伤史及全面体格检查,不难作出正确诊断。但应注意考虑到复合伤存在的可能性,并且不应满足一种复合伤的诊断。对于合并冲击伤者,主要依据病史。当临床症状与烧伤程度不符合,或精神症状明显时,应考虑到有内脏冲击伤的存在可能,需做进一步详细检查。

3. 治疗

（1）烧伤复合伤的处理原则

1）及早、全面诊断复合伤的部位、类型、程度。

2）对危及生命及肢体存活的重要血管、内脏、颅脑损伤及窒息等，在休克复苏的同时，应优先处理。

3）不危及生命或肢体存活的复合伤待烧伤休克基本被控制，全身情况稳定后再进行处理。

（2）常见几种烧伤复合伤的处理

1）烧伤合并骨关节损伤：这类复合伤的处理较单纯性烧伤或骨折复杂。一方面与骨折造成出血易发生休克有关；另一方面，由于骨关节损伤部位有皮肤烧伤，较易发生感染，给复位和固定带来一定困难。处理方法主要依据烧伤面积的大小及严重程度而定。

①小面积浅度烧伤合并闭合性骨折：可试用手法复位石膏托固定。不能手法复位的骨折如股骨骨折，胫、腓骨不稳定型骨折等，可用骨牵引或髓内针固定。后者有利于骨折的术后护理和烧伤创面的处理。

②大面积深度烧伤合并闭合性骨折：以处理烧伤为主，对骨折只保持肢体对线即可。如发生畸形愈合，可后期手术处理。如初期病情允许，也可行骨牵引治疗。

③小面积深度烧伤合并闭合性骨折：可行早期切痂植皮，同时可行骨折开放复位内固定等。

④烧伤合并开放性骨折：如病情允许应及早彻底清创，简单对合骨折，用软组织覆盖骨折处，一般不行内固定。但如果清创彻底，痂皮切除后可植皮覆盖时，也可酌情使用内固定。

⑤烧伤合并骨折、血管损伤：影响患者生命或危及肢体存活时应在抢救休克的同时，早期实施确定性急救手术处理。

2）烧伤合并颅脑损伤的处理：此种复合伤在诊断上有一定困难。因为肢体和面部的烧伤影响感觉、运动及脑神经的检查。需注意仔细询问病史，注意生命体征即血压、脉搏、呼吸的变化及意识水平的变化。处理上最困难的是抢救烧伤休克与防治脑水肿之间的矛盾。前者需要大量的补液，后者则需要限制补液量并进行脱水处理。一般早期进行补液治疗，但各种抗休克补液指标均应控制在低水平。一旦休克被控制，即适当限制补液并及早使用脱水剂，根据血压、脉搏、呼吸的变化，决定脱水剂的剂量。有关颅脑外伤的其他处理原则与无烧伤者相同。

3）烧伤合并冲击伤的处理：此种复合伤多见于战时，诊断上易延误，但根据前述的临床特点，只要想到此种复合伤发生的可能性，做全面细致检查，一般能及时作出诊断。治疗中应注意以下几点：

①补液量要充足：此种复合伤较单纯烧伤的补液需要量充足。此与冲击伤引起广泛的小血管和淋巴管通透性增加或破裂造成组织间液体潴留有关。

②保护心肺功能：此种复合伤时，心肺功能障碍较为明显。在补液的同时，需密切注意呼吸、心率、心律等的改变；并做相应处理。在补足液体量后，脉搏若在150次/min以上，并且伴有心律失常时，可静脉缓慢注射毛花苷C等强心药物。

③早期给氧：尽量少用镇静镇痛剂。由于心肺功能障碍造成的缺氧，患者常表现为难控制的烦躁不安，镇静药物往往无效。应及早给予吸氧，必要时行气管插管，或机械通气加压给氧。

④及早防治急性肾衰竭：由于损伤引起肾小球和肾小管的病理改变，易产生肾衰竭。防治的主要措施是及早纠正休克和缺氧状态，改善心肺功能，有效地控制感染。

⑤注意发现和及时处理肺水肿、脑水肿和内出血等。

（二）化学性复合伤

各种创伤合并毒剂中毒或伤口直接染毒者，称为化学性复合伤，多见于战时使用化学武器，平时偶可遇见。

1.临床特点

（1）毒剂中毒合并创伤时，中毒程度明显加重。合并其他损伤时可使毒剂的致死剂量减少到未受伤时的1/15～1/10。

（2）创伤伤口染毒后，依据其毒剂种类，各有其特殊表现。如神经性毒剂染毒伤口，一般无特殊感觉，伤口及其周围组织的改变也不明显。但不久即可出现伤口局部持续性肌颤,当全身吸收中毒后则出现流涎、恶心、呕吐、腹痛、胸闷、惊厥、昏迷等。芥子气染毒伤口后局部出现明显的炎症反应,并有水疱发生,继而坏死。路易剂染毒伤口后疼痛剧烈,局部出现青灰色斑点,周围皮肤充血、发红、水肿及有水疱形成。双光气染毒伤口后疼痛较重,出血较多,2~3h后迅速发生水肿。

2. 诊断

(1)中毒史:根据患者受伤时所处环境,可大致作出推断。

(2)体格检查:根据上述各种毒剂染毒伤口的局部特点,并注意患者衣服、伤口和绷带上的毒剂斑点,结合特殊气味,如芥子气有大蒜气味,路易剂有天竺葵气味等,可初步作出诊断。

(3)实验室检查:根据上述初步检查结果做有关毒剂中毒的实验室检查。如神经性毒剂中毒时可检验血液胆碱酯酶活力;路易剂中毒时尿液检查常有砷出现等。

(4)毒剂检验:从伤口分泌物中取样做毒剂鉴定,可准确判断染毒种类。

3. 处理

(1)如伤口位于四肢,急救时应及时使用止血带,以减少毒剂吸收。

(2)及时清洗残余毒物。

(3)如全身情况允许,应及时做清创处理,并注意做好防护,以防交叉染毒和急救人员染毒。

(4)各种创伤处理原则与单纯伤基本相同。

(三)放射性复合伤

放射性复合伤是指人体在遭受放射性损伤的同时,又受到机械性损伤等。在核电站事故、核爆炸时有多种致伤因素同时作用于机体;其中以合并烧伤、冲击伤较为多见。

1. 临床特点

(1)休克发生率高:休克发生率和严重程度均较其他损伤为重,一般放射剂量越大,休克发生率越高,程度也越严重。

(2)感染发生率高:复合伤时患者发生全身感染的概率明显高于其他创伤患者,而且出现越早,死亡率越高。感染是放射性复合烧伤的凶险并发症,并且常为致死的原因,烧伤创面长期存在,感染源主要是外源性的,但也可能从肠道或呼吸道侵入感染。在伴有放射性损伤时,烧伤创面的感染更具有向深部蔓延的倾向,常并发致命的脓毒症。

(3)造血系统功能严重损害:复合伤较单纯放射性损伤出现的骨髓破坏更为严重,并且出现时间较早。

(4)创伤愈合过程延缓:通常中度以下的复合伤对创伤愈合的影响,与单纯伤相比无明显差别,但遭受较大剂量照射时,创伤的愈合速度明显减慢。

2. 诊断

(1)有放射性物质接触史,如曾处放射沾染区或接触过各种形式的放射源。

(2)临床表现为难以解释病因的休克、感染、造血功能损害等。

(3)放射检测装置发现身体放射物质存在。

3. 处理

(1)现场紧急救护:从事故现场抢救患者,关闭辐射区,电话报告防护组及救援中心。

(2)污染伤口处理:现场急救,可用大量清水清洗污染伤口,伤口上方扎一止血带,减少出血量。伤口根据放射性核素种类,以二乙烯三胺五乙酸(DTPA)冲洗,或用生理盐水冲洗。经探测仪表明污染已不明显时,方可进行手术切除污染伤口,切除组织作监测计数或放化分析、放射自显影,记录污染核素类型。

(3)自救互救及初步医疗救护措施:①迅速脱离放射沾染区;②局部洗消皮肤暴露部位的沾染;③用

水洗鼻孔及口腔,并戴上防护面罩;④催吐;⑤用力把痰液咳出。

(四)烧冲复合伤

核武器爆炸时,人员受到光辐射和冲击波两种杀伤因素的作用而造成的复合伤称为烧冲复合伤,是一种非放射性复合伤。

1. 临床特点

(1)既具有烧伤和冲击伤的基本特点,又因两者相互影响使伤情和病程更为复杂和严重。

(2)临床上常出现胸闷、胸痛、心区不适、心律失常、咳嗽、泡沫痰、呼吸困难、缺氧发绀,以致呼吸衰竭和心力衰竭等征象。

(3)心电图检查常见心率增快,P波高尖,ST段下降或上升,T波变平、倒置和低电压等。

2. 诊断

(1)烧伤限于体表,易诊断,而内脏冲击伤伤情却可被烧伤所掩盖。

(2)对于复合头部伤的伤员,应特别注意有无昏迷及其持续的时间和程度,瞳孔的大小和对光的反应,肢体麻痹和反射的变化,以及有无脑膜刺激现象等。

(3)复合胸部损伤的诊断重点是确定有无急性肺水肿,有无连枷胸反常呼吸,有无心脏损伤心脏压塞。复合腹部损伤的诊断重点是确定有无内出血、胃肠穿孔、腹膜炎。

3. 处理

(1)在心电监测下,补液,维持循环稳定。

(2)对于上呼吸道梗阻、胸壁严重塌陷和不能排痰的,宜早期气管切开。

(3)烧冲复合伤合并颅脑损伤处理与烧伤合并颅脑损伤的处理原则相同。

(4)烧伤复合肺部冲击伤时,早期大量输液可加重肺水肿出血,需严格掌握补液。进行性血胸需开胸止血,取出异物,切除不能修补的严重损伤的肺叶。

(5)烧伤复合腹部冲击伤,如确诊内出血、空腔脏器损伤伴腹膜炎,宜早期抗休克同时剖腹探查,止血、控制污染。

(五)创伤复合伤

创伤复合伤是指人员同时或先后受到创伤和其他损伤而发生的复合性损伤。就创伤而言,广义是指人体受到外界某些物理、化学、生物致伤因素作用后所引起组织结构的破坏;狭义指机械力作用于人体所造成的损伤。创伤复合伤主要发生于战时大当量核武器爆炸,但在常规战争,特别是使用多种武器或多性能武器时也较多见;在平时灾害、事故中也有发生,尤其多见于炸药、瓦斯、锅炉、化工厂等爆炸事故。创伤复合伤临床特点如下:

1. 复合加重效应 创伤复合伤属于一种严重复合伤,不同类型创伤复合伤有其自身的特点,但其他伤属于次要损伤;同时,创伤决定着复合伤的基本性质、伤情特点、病程经过、救治重点以及影响着预后与转归。例如创放复合伤、创烧复合伤等,创伤为主要损伤,放射损伤或烧伤为次要伤,就整体和全过程而言,诊治创伤是主要的,但也要考虑放射损伤或烧伤所致机体的损害。

2. 诊治难度大 创伤复合伤中,常以创伤为主要损伤,也决定着其伤情的发生发展过程,但有时随着伤情发展及医疗救治条件的变化,主要和次要损伤可能转化,在病程不同阶段有不同的主要矛盾。在临床表现上,有的伤情常常被易于察见的伤情所掩盖,如重视体表创伤而忽视内脏冲击伤等,由于创伤复合伤具有多种损伤因素,其损伤因素之间又可相互作用,这样可使伤情更严重、伤类更复杂,在诊治中又易出现误诊、漏诊。根据创伤复合伤伤情严重、伤类复杂的特点,造成诊治难度加大。

四、挤压伤急救

挤压伤(crush injury)系指人体肌肉丰富的部位,受重物挤压一段时间后,筋膜间隔内的肌肉缺血、变性、坏死,组织间隙出血、水肿,筋膜腔内压力升高。临床表现为受压部位肿胀、感觉迟钝、运动障碍,以及肌红蛋白血症和一过性肌红蛋白尿,严重的会出现少尿甚至无尿。挤压综合征系由于各种原因导致人体肌肉组织严重被压,出现局部肿胀,并产生高血钾、肌红蛋白血尿及肌红蛋白尿、少尿和无尿等急性肾衰竭临床表现。

（一）诊断要点

1. 挤压伤病史和临床表现。

2. 严重肌红蛋白尿、少尿（<400ml/24h）或尿闭（<100ml/24h）。

3. 脱水、创伤性休克、代谢性酸中毒等全身循环衰竭的临床表现。

4. 高血钾、高血磷、低血钙、氮质血症等急性肾衰竭的临床表现。

5. 血生化检验包括血钾、钠、氯、钙、磷、尿素氮、肌酸及肌酐检查;测定某些肌肉细胞内的酶如谷草转氨酶、肌酸磷酸激酶,血中这些酶含量增长越快,反映肌肉缺血、坏死的程度越严重。

6. 尿液检查即尿常规、尿比重、渗透压及肌红蛋白的测定与鉴别。

7. 其他辅助检查包括肾脏核素检查、超声检查等可协助了解肾脏情况。对脂肪栓塞、DIC、ARDS、MODS 等并发症,应分别进行相应的临床检查与辅助检查,以便确诊。

挤压伤患者出现持续性肌红蛋白尿,以及少尿或尿闭、高血钾、代谢性酸中毒及氮质血症等急性肾衰竭的一系列临床表现,即可诊断为挤压综合征。

（二）救治原则

1. 现场急救 现场急救包括尽早解除外部挤压,搬除或者松解挤压物。在抢救地震、山崩、交通事故、矿井塌方等受伤人员时,尽快将伤员移至安全地带,避免再次受伤。伤员解除压迫后,在无禁忌证的情况下,给予适量镇静、镇痛药物,缓解紧张情绪和受伤部位的疼痛。服用碱性液体,可用碳酸氢钠 8g 溶于 1 000ml 开水中饮用。伤口妥善包扎,怀疑肢体骨折,或者肢体已有明显肿胀时,予以夹板关节固定,临床制动,避免加重损伤,同时便于搬运伤员。患肢严禁抬高、按摩、热敷。

在伤员被困期间,应尽可能在其四肢找到一条可用的静脉,并建立静脉通道以 1L/h 的速度输入等渗盐水[10~15ml/(kg·h)]。通常在 45~90min 之后伤员就可被解救出,而静脉补液应该在整个过程中持续进行。如果救援时间延长(有时达 4~8h),则应对补液量进行相应调整。

2. 抗休克治疗 受伤肢体解除压迫后迅速肿胀,出现“第三间隙异常”。组织大量破坏,代谢产物聚集,毒素吸收,血管扩张,通透性增加,有效循环血量减少,血压下降。应及时补充液体,扩充血容量,纠正低血容量性休克和中毒性休克,保证肾血流量的供应。补液量根据休克程度和尿量来决定,一般先给平衡盐水或生理盐水,后给低分子右旋糖酐等液。右旋糖酐用量不超过 1 000ml/d。必要时输入血浆和新鲜血液(不宜大量库存血,避免增加肾脏负担)。晶体液与胶体液的比例为 1∶1~1∶1.5。输注时进行中心静脉压(有条件时肺动脉楔压)和血气监测,输液速度应根据临床症状、血压、中心静脉压和动脉楔压调整。但应注意,在排除高钾血症及急性肾功衰的可能前,切忌输入含钾液体。

3. 保护肾脏功能

(1)碱化尿液:肌肉坏死、分解代谢释放的大量细胞内成分和代谢产物,比如肌红蛋白、钾离子、肌酸、肌酐以及血管活性物质、组织毒素,对肾脏的损害较为突出。如果患者合并微循环障碍,影响肾脏的血液供应,则进一步加重肾脏的损害,影响肾脏功能。碱化尿液可以减少肌红蛋白在肾小管内的沉积。采用低渗盐水(半等渗:0.45%氯化钠+5%葡萄糖)进行补液。在第二组或第三组低渗盐水中加入 50mmol 碳酸氢钠(通常第一天总量为 200~300mmol),以保持尿液 pH 在 6.5 以上,预防肾小管内肌红蛋白及尿酸的沉积。若尿量超过 20ml/h,可在液体中加入 20%甘露醇 50ml(每日甘露醇 1~2g/kg,总量120g,输入速度控制在 5g/h)。碱性液体的输入量要根据血、尿 pH、血尿素氮水平及时调整。输液过程中进行血气监测,避免导致代谢性碱中毒。

（2）纠正血容量：补充血容量有助于肾脏排出肌红蛋白、代谢产物和组织毒素，有一定的利尿作用。挤压综合征出现明显肌红蛋白尿和少尿症状时，则还需要加用利尿剂。目前常用药物为呋塞米（40~100mg/次，3次/d）、依他尼酸钠（50~100mg，3~4次/d）、利尿合剂（10%葡萄糖溶液加入普鲁卡因2g，氨茶碱250mg，维生素C 1.0g，咖啡因500mg）。已出现少尿或尿闭时，按等比级数递加呋塞米的剂量，可使尿量增加。如利尿作用仍不明显，不应继续盲目加大利尿剂剂量，而应采取积极措施，寻找病因，对症处理并加强支持疗法，必要时及时进行血液净化治疗。其应用指标为：

1）少尿或无尿。

2）有尿毒症症状、体征。

3）有心力衰竭、肺水肿、脑水肿先兆。

4）血钾逐步高或>6.5mmol/L。

5）血尿素氮>22.5mmol/L；肌酐>530mmol/L。

（3）解除肾血管痉挛：保护肾脏功能的必要措施，应早期应用。常用药物有山莨菪碱654-2，60~80mg/次；罂粟碱10~20mg，肌内注射，每2~6h 1次。也可应用多巴胺、酚妥拉明等药物静脉滴注。多巴胺可降低肾血管阻力，一般用低剂量静脉灌注1~5μg/(kg·min)，另外，与利尿剂合用有协同作用。新近的研究显示其他血管扩张剂，如缓激肽、乙酰胆碱和前列腺素均具有利尿和保护肾功能的作用。

（4）纠正代谢性酸中毒：目前推荐预防性透析，即用透析预防急性肾衰竭的并发症。早期透析的指征不受上述指标限制，除非有明显透析禁忌证，均应在急性肾衰竭诊断确立后及早开始预防性透析治疗。近年国内外文献均有报道示腹膜透析和血液透析的疗效相同，而腹透简易，更适用于基层医院和就地抢救。

4. 挤压伤的局部处理　挤压部位肿胀不明显、远端肢体无明显血运障碍和功能影响时，可采取患肢制动、抬高；如果挤压部位迅速肿胀，远端肢体血液循环发生障碍，应早期行筋膜腔切开减压术。如肢体无血运或伴不能控制感染时，建议截肢。

5. 防治感染

（1）严格无菌技术。

（2）尽早应用抗生素。强调创伤患者一到急诊室，医师边检查边抗休克的同时，就应该应用首剂抗生素。

（3）积极行支持疗法，加强患者的营养。

6. 高压氧舱　高压情况下，可以增强血氧溶解能力、组织存活力，促进血管收缩，减少液体流出，从而减轻组织水肿，且有氧环境可以抑制厌氧菌生长，控制感染。高压氧治疗可以采用0.22MPa，加压20min，间断吸氧1h，减压25min，1次/d的治疗方案，治疗起始时间越早效果越好。

（吕传柱）

学习小结

1. 面对一个高能量损伤的患者，应根据致伤机制考虑可能存在的最严重伤情，应始终遵循 ABC 系统来评价和处理伤员。如病情允许情况下，应按照 CRASH-PLAN 进行九大系统的检查。

2. 多发伤作为独立的诊断，包括损伤诊断、损伤并发症诊断及并存疾病诊断三方面。

3. 多发伤早期复苏阶段，按 VIPCO 原则进行，即通气、灌注和脉搏，控制出血和手术。

4. 对于多发伤患者，手术不是紧接复苏后实施的，而是复苏的重要组成部分，包括骨折固定。损伤控制外科包括首次简明外科、ICU 复苏和计划性再次手术 3 阶段。

5. 复合伤难以诊断，难以把握救治时机，因此，重视复合伤的早期救治、早期诊断。

6. 复合伤要掌握其诊断思路、救治流程、处理原则。

7. 特殊复合伤是急诊常见的病症，极易容易误诊、漏诊，因此，掌握特殊复合伤的诊断至关重要。

8. 特殊复合伤的诊断与鉴别诊断决定患者的进一步处理，因此应掌握其诊断思路。

9. 对常见特殊复合伤如烧伤复合伤、创伤复合伤、瓦斯爆炸复合伤等应熟练掌握其处理原则。

复习题

1. 多发伤的概念、诊断标准书写是什么？

2. 多发伤要掌握其救治流程、处理原则有哪些？

3. 复合伤定义、基本特点是什么？

4. 复合伤诊断要点有哪些？

5. 特殊复合伤的种类有哪些？

6. 挤压伤早期救治原则是什么？

第十七章 多器官功能障碍综合征与危重症监护

第一节 全身炎症反应综合征

一、病理生理机制

全身炎症反应综合征(systemic inflammatory response syndrome,SIRS)是指由感染或非感染(如创伤等)致病因素所引起的持续全身炎症反应失控的临床表现。SIRS 发生时,机体多器官微循环内多形核细胞黏附、巨噬细胞活化及补体系统激活,导致 TNF-α、IL-1、IL-6、IL-8 等炎性介质入血形成炎性因子的"瀑布效应",超出机体的代偿能力造成内环境不稳定和器官功能损坏,最终可导致多器官功能障碍综合征(multiple organ dysfunction syndrome,MODS)。SIRS 的概念由美国胸科医师学会和危重病医学会(ACCP/SCCM)于 1991 年提出,目前较为公认的病理生理机制包括:①内毒素的启动作用;②器官缺血/再灌注损伤;③肠屏障功能受损及肠细菌移位。

二、临床特点及诊断

1. SIRS 的临床特征　包括继发于严重打击后的全身高代谢状态、循环功能障碍及过度的炎性反应。机体高代谢状态表现为耗氧量增加、通气量增加、蛋白分解增加、负氮平衡;高动力循环状态表现为高心输出量、低体循环阻力,由于循环功能障碍导致体内乳酸堆积,进而造成高乳酸血症;过度的炎性反应可以导致全身炎症的典型症状,多种炎症介质和细胞因子的失控性释放,最后导致机体缺血缺氧性损伤。

2. SIRS 的诊断标准　符合以下四项条件中两项或两项以上即可诊断:

（1）体温>38.3℃ 或<36℃(中心体温)。

（2）心率>90 次/min。

（3）呼吸频率>20 次/min 或 $PaCO_2$<32mmHg。

（4）白细胞总数>12×10^9/L 或<4×10^9/L,或杆状核>0.10。

符合 SIRS 诊断标准者不一定都有全身炎症反应存在,临床医师不应仅满足于 SIRS 的诊断,更应注意从 SIRS 可能发展为 MODS 的过程。

三、SIRS 的治疗

（一）抗炎症反应的治疗

炎症介质过度释放是 SIRS 的重要病理生理学基础,控制、阻断或干扰机体过度的炎症反应,从而减轻对机体的损伤作用,对阻断 SIRS 恶化及改善患者预后有重要意义。

1. 阻断内毒素　作为炎症级联反应的始动因子,阻断内毒素有助于控制全身炎症反应。动物实验发现,抗核心多糖和类脂 A 的单克隆抗体对治疗大肠埃希菌败血症有效,而细菌通透性增强蛋白可提高大肠埃希菌败血症大鼠生存率,但是临床疗效仍需进一步验证。

2. 阻断炎症级联效应　肿瘤坏死因子-α(TNF-α)和白介素-1(IL-1)被认为是 SIRS 中最重要的关键因子,IL-6 升高亦提示促炎反应占优势,因此对炎性因子的治疗具有潜在的临床应用价值。某些药物如己酮可可碱、氨力农、某些 β 受体阻滞剂(包括多巴酚丁胺)等,可抑制 TNF-α 基因转录、翻译,阻止 TNF-α 的合成;前列腺素 E_2、IL-4、IL-10、IL-13 等抗炎介质可通过抑制 IL-1、IL-6、IL-8 和 TNF-α 释放缓解过度炎性反应;糖皮质激素可抑制中性粒细胞和内皮细胞黏附,减少前炎症细胞因子合成并阻断细胞因子释放,调节超强免疫反应。阻断补体激活系统可减轻由于补体系统活化导致的机体损伤的加重。

3. 连续性血液净化(continuous blood purification,CBP)技术　CBP 在排除炎症介质、重建免疫系统的内稳状态方面具有优势,但受限于滤膜面积和孔径对细胞因子的作用不明确,无法指令定量清除某种介质。且机体细胞因子合成与释放处于动态变化中,而 CBP 治疗的个体差异性较大,利用 CBP 使机体内环境更好的维持稳定状态仍需进一步研究。

4. 核因子(NF-κB)抑制剂　NF-κB 是具有基因转录调节作用的蛋白质因子,参与许多炎症因子的调控(如 TNF-α、IL-6、IL-8 等)。抑制 NF-κB 的激活,可减少促炎基因的表达,减轻组织损伤和炎症反应,改善 SIRS 患者的预后。

（二）改善微循环障碍的措施

微循环障碍既是 SIRS 的始动因子,又是损伤持续加重的原因,早期积极干预对于预后的改善十分重要。

1. 液体疗法　对于休克早期的患者给予液体复苏,及时、快速、足量输入等张晶体液以矫正微循环障碍,维持有效循环和灌注。由于患者病情复杂,补液量及种类需根据临床监测、治疗结果等及时调整。

2. 血管活性药物　在给予液体复苏治疗的基础上,如血压仍不能维持,可用血管活性药物进行治疗。如多巴胺、去甲肾上腺素等血管收缩剂治疗,必要时也可搭配正性肌力药物多巴酚丁胺。

3. DIC 的处理　SIRS 与出凝血功能障碍两者互为因果。DIC 的早期或高凝期给予肝素(低分子肝素)

治疗,可明显减少危重患者的 MODS 发生率、降低死亡率、明显改善病程 1 周后临床症状和体征。活化蛋白 C(APC,抗凝血酶凝血抑制剂)可矫正血液流变、改善血液循环、抑制炎症介质释放,应用于严重全身感染患者,能显著降低 28d 病死率。

（三）抗感染治疗

SIRS 确诊后应尽早查找感染源,去除感染灶并合理使用抗生素进行干预,控制病情的进一步恶化发生 MODS。

1. 应用抗生素　尽早取得病原学证据并针对性使用抗生素,可以减少药物的不良反应和延缓细菌耐药性的产生,从而达到理想的治疗效果。当病原菌不明时,经验性使用抗生素应根据感染部、临床表现、患者状况等进行。重症感染患者在查找病原体的同时,选用抗菌谱覆盖面广、杀菌力强的抗生素以改善预后(降低死亡率、防止器官功能障碍、缩短住院时间);高度怀疑有真菌感染时,可给予经验性抗真菌治疗;当获得最初病原学培养和细菌敏感性试验结果后更换窄谱抗生素或停止治疗以减少耐药发生,提高成本效益比;当临床疗效与实验室检查结果不相符时,应以临床为准。

2. 肠道局部灭菌及其他　胃肠道一直被认为是细菌及毒素的贮库,是内在感染的主要来源,细菌移位即指有活力的细菌经过破损黏膜屏障移行到肠系膜淋巴结或其他远隔脏器。SIRS 发生时,多种原因导致肠道的屏障作用减弱、肠道通透性增高,大量细菌及内毒素持续性移位,造成炎症反应逐渐放大,最终导致 MODS 的发生。口服或鼻饲庆大霉素和甲硝唑等,可预防肠道细菌移位和菌血症的发生。

（四）营养支持疗法

SIRS 时机体处于高分解、高代谢状态,能量消耗增加,蛋白、脂肪分解增加,机体易出现营养不良及免疫力低下,从而抵抗力减弱。给予患者个体化的营养支持方案对于改善预后非常重要。

（五）中医中药治疗

中医认为 SIRS 的病机属于毒血症和瘀血症两大方面,运用中医理论"活血化瘀""清热解毒"的药物及方剂对 SIRS 患者进行免疫调理治疗,能明显改善 SIRS 症状,并阻断 SIRS 向 MODS 的发展。

学习小结

1. SIRS 是由感染或非感染等致病因素引起的持续全身炎症反应失控的临床表现,表现为机体内环境不稳定,器官功能损坏,最终可导致 MODS。

2. 符合 SIRS 诊断标准者不一定都有全身炎症反应存在,临床医师不应仅满足于 SIRS 的诊断,更应注意从 SIRS 可能发展为 MODS 的过程。

复习题

1. 什么是 SIRS?

2. SIRS 的发生机制和诊断标准。

3. SIRS 的治疗手段。

第二节　多器官功能障碍综合征

学习目标

掌握	多器官功能障碍综合征临床表现。
熟悉	多器官功能障碍综合征诊断及鉴别。
了解	多器官功能障碍综合征的治疗。

一、概述

多器官功能障碍综合征（multiple organ dysfunction syndrome，MODS）是指机体遭受严重感染、创伤、休克、大手术等一种或多种严重应激因素24h后，同时或序贯发生两个或两个以上重要器官系统急性功能障碍的临床综合征，往往是多元性和序贯性损伤的结果，最根本的病理变化是细胞水平的损伤。MODS既是SIRS的常见并发症，也是其发展的终末阶段。与慢性疾病终末期的多个器官系统功能障碍不同，MODS发生之后一经治愈则多数不留有永久性的器官损伤。

二、临床表现

为利于指导治疗和评估预后，MODS的病程被分为4期，各个分期内机体器官功能损伤表现也各不相同，目前临床通用的MODS临床分期及临床表现见表17-1。

表17-1　多器官功能障碍综合征临床分期及临床表现

临床表现	1期	2期	3期	4期
一般情况	正常或轻度烦躁	急性病态，烦躁	一般情况差	濒死感
循环系统	需补充容量	容量依赖性高动力学	休克，CO↓，水肿	依赖血管活性药物维持血压，水肿，混合静脉血氧饱和度↑
呼吸系统	轻度呼碱	呼吸急促，呼碱，低氧血症	ARDS，严重低氧血症	呼酸，气压伤，高碳酸血症
肾脏	少尿，利尿剂有效	内生肌酐清除率↓轻度氮质血症	氮质血症，有血液透析指征	少尿，透析时循环不稳定
胃肠道	胃肠道胀气	不能耐受食物	应激性溃疡，肠梗阻	腹泻、缺血性肠炎
肝脏	正常或轻度胆汁淤积	高胆红素血症，凝血酶原时间延长	临床黄疸	转氨酶↑，重度黄疸
代谢	高血糖，胰岛素需求↑	高分解代谢	代酸，血糖升高	骨骼肌萎缩，乳酸中毒
中枢神经系统	意识模糊	嗜睡	昏迷	昏迷
血液系统	正常或轻度异常	血小板↓，白细胞增多或减少	凝血功能异常	不能纠正的凝血功能障碍

三、诊断与鉴别诊断

（一）诊断原则

1. 具有严重创伤、感染、休克等诱因。

2. 存在SIRS或脓毒症临床表现。

3. 发生两个或两个以上器官序贯功能障碍（器官功能障碍评估见表17-2、表17-3）。

表17-2　Fry修订版

器官或系统	诊断标准
循环系统	收缩压<90mmHg，持续1h以上，或循环需要药物支持维持稳定
呼吸系统	急性起病，氧合指数（PaO_2/FiO_2）≤200（已用或未用呼气末正压），X线胸片见双肺浸润，肺动脉楔压≤18mmHg，或无左房压高的证据
肾脏	血肌酐>177μmol/L伴有少尿或多尿，或需要血液透析
肝脏	血清总胆红素>34.2μmol/L，血清转氨酶在正常值上限的2倍以上或有肝性脑病
胃肠道	上消化道出血，24h出血量>400ml，或不能耐受食物，或消化道坏死或穿孔
血液系统	血小板计数<50×10^9/L或减少25%，或出现弥散性血管内凝血
代谢	不能为机体提供所需能量，糖耐量降低，需用胰岛素；或出现骨骼肌萎缩、无力
中枢神经系统	格拉斯哥评分（GCS）<7分

表 17-3　序贯器官衰竭评分（SOFA）

项目	评分				
	0分	1分	2分	3分	4分
氧合指数/mmHg（kPa）	≥400（53.3）	<400（53.3）	<300（40.0）	<200（26.7）需呼吸支持	<100（13.31）需呼吸支持
血小板计数/（×10^9/L）	≥150	<150	<100	<50	<20
血清胆红素浓度/[μmol·L^{-1}（mg·dl^{-1}）]	<20（1.2）	20～32（1.2～1.9）	33～101（2.0～5.9）	102～204（6.0～11.9）	>204（12.0）
心血管功能	平均动脉压≥70mmHg	平均动脉压<70mmHg	多巴胺<5.0或多巴酚丁胺（任意剂量）①	多巴胺5.0～15.0或肾上腺素≤0.1或去甲肾上腺素≤0.1①	多巴胺>15.0或肾上腺素>0.1或去甲肾上腺素>0.1①
GCS/分	15	13～14	10～12	6～9	<6
血清肌酐浓度/[μmol·L^{-1}（mg·dl^{-1}）]	<110（1.2）	1.2～110～170（1.9）	2.0～171～299（3.4）	3.5～300～440（4.9）	>440（5.0）
尿量/（ml·d^{-1}）				<500	<200

①血管活性药物剂量单位为 μg/（kg·min），使用时间≥1h。

（二）鉴别诊断

1. 发病前器官功能基本正常，或器官功能受损但处于相对稳定的生理状态。应排除如恶性肿瘤、系统性红斑狼疮等全身性疾病终末期多器官功能受累。

2. 衰竭的器官往往不是原发致病因素直接损害的器官，而发生在原发损害的远隔器官。器官功能障碍所致的相邻器官并发症应排除。

3. 从初次打击到器官功能障碍有一定间隔时间，常超过 24h，多者为数日。

4. 器官功能障碍的发生呈序贯特点，多种病因作用分别所致多个器官功能障碍的简单相加应排除。

四、急诊处理

治疗 MODS 的方案均为非特异性，主要包括病因治疗和器官功能支持。

1. 积极消除引起 MODS 的诱因和病因　控制原发病是 MODS 治疗的关键。如果患者处于休克状态，需要及时复苏，尽可能缩短休克时间；对于严重感染患者，及时应用有效抗生素，积极引流感染灶；对于 ICU 患者应保护胃肠功能，防止细菌移位，通常选择性肠道去污技术（SDD）对降低感染率可能有一定作用；液体负荷过多可增加 MODS 的病死率，利尿剂、肾脏替代疗法可减少液体负荷。

2. 改善机体氧代谢　提高氧供、降低氧耗、提高组织细胞利用氧的能力均有助于纠正组织缺氧，其中提高氧供是最可行的手段，但需具备三个条件：正常的血红蛋白含量，正常的心功能和有效循环血容量。可通过氧疗使 SaO_2>90%，适当使用血管活性药物保证组织灌注。通过镇静、降低体温等手段实现降低氧耗。

3. 呼吸支持　呼吸支持是提高氧输送和降低氧耗的重要手段之一。临床通常采用肺保护通气策略，如急性呼吸衰竭和 ARDS 的患者应采用 6ml/kg 低潮气量机械通气等。体外膜氧合（ECMO）和体外二氧化碳清除（$ECCO_2R$）有助于肺组织修复，体外气体交换可能是未来的趋势。

4. 代谢支持与调理　MODS 的患者处于高度应激状态，导致机体出现以高分解代谢为特征的代谢紊乱。血糖控制目标为 7.8～10mmol/L，血糖<6.1mmol/L 或>10mmol/L 都是不可接受的。

总之，对 MODS 患者采用综合性集束化治疗方案，包括阻断炎症的激活、抑制炎症反应、增强机体抗炎的反应能力、调节免疫抑制、基因治疗等，是目前 MODS 治疗的研究热点。

1. MODS 是指机体遭受严重感染、创伤、休克、大手术等一种或多种严重应激因素 24h 后,同时或序贯发生两个或两个以上重要器官系统急性功能障碍的临床综合征。 是 SIRS 的常见并发症和发展的终末阶段,发生之后一经治愈则多数不留有永久性的器官损伤。

2. MODS 诊断原则 ①具有严重创伤、感染、休克等诱因;②存在 SIRS 或脓毒症临床表现;③发生两个或两个以上器官序贯功能障碍。

1. MODS 定义。

2. MODS 的诊断与治疗原则。

3. MODS 的分期和临床表现。

第三节　急危重症监护与器官功能支持

掌握	急危重症监护的概念。
熟悉	急危重症监护的范围。
了解	急危重症监护的设置。

一、急危重症监护的概念

重症医学监护是随着医疗护理专业发展、新型医疗设备诞生和医院管理体制改进而出现的一种集现代化医疗护理技术为一体的医疗组织管理形式,通过重症加强护理病房(intensive care unit,ICU)把危重患者集中起来,在人力、物力和技术上给予最佳保障,以期得到良好的救治效果。从 20 世纪 40 年代休克病房建立,50 年代危重病医学崛起,70、80 年代美国和欧洲危重病医学会成立,2005 年 3 月 18 日中华医学会重症医学分会成立,到 2009 年卫生部在《医疗机构诊疗科目名录》中增加一级诊疗科目"重症医学科",重症医学飞速发展,并建立了各种专科 ICU 或重症监护科。而随着 EMS 的发展,院前急救-急诊科(急救中心)-重症监护病房(或专科病房)为一体的发展模式逐渐成形,很多大型综合型医院纷纷成立了急危重症监护室(EICU),急危重症患者急救能力和生命支持技术水平成为体现医疗功能强弱和形成医院之间技术水准差别的最重要因素之一。

二、急危重症监护室的功能定位

EICU 建设涉及多个学科,交叉学科,其收治的对象为急性起病的危重病患者,其中多以可逆性患者为主。收治的患者包括:

1. 心肺复苏术后的患者。

2. MODS 患者。

3. 各种类型休克患者。

4. 各种原因导致呼吸衰竭患者。

5. 致命性的心血管疾病患者。

6. 单一脏器的急性功能不全患者。

7. 各种化学性或神经性毒物急性中毒患者。

8. 严重的创伤患者。

9. 大手术后患者。

10. 致命性症状诊断不清的患者。

11. 各种代谢危象、DKA、糖尿病高渗性昏迷、严重的水、电解质、酸碱平衡紊乱、严重的营养不良合并其他合并症等患者。

进入 EICU 的患者应是危及生命的疾病或者是可能危及生命需要进行多系统管理的患者,在全面细致监测评估的基础上给予综合性的治疗。

三、急危重症监护的基本设置

根据医院的规模及临床需求,通常 ICU 床位数占医院总床位数的 1%~2%,但由于大型综合性医院收治重症患者增多,社会医疗需求的不断增加及人口的日益老龄化,该比例正不断被突破。

(一)监护室的结构

ICU 在设计时应考虑包括监护区、护士站、治疗室、医师工作室、放置各种医疗仪器的房间,供讨论病情和会诊用的小型会议室,以及接待患者家属用房,甚至包括远离病房、相对比较安静的工作人员休息室。监护室病床的放置包括两类:第一类是将病床放于较大空间房间的四周,护士工作站和中央监护系统置于房间中央,此类优点是便于医护人员密切观察患者,及时发现、处理各种异常情况,缺点是患者之间可能相互干扰,如对某一患者施行抢救可能影响其他患者心理,同时容易发生呼吸系统或创面的交叉细菌感染;第二类是将监护室设计成较小空间,每个房间放置1~2张床,每个房间可配置监视装置并与中央监护系统一起引至专门的护士工作站,这样可最大限度减少上述的缺点,但医护工作量明显增加,稍疏忽便可能发生患者自行拔除各种导管等意外。理想的监护室床位设置应是上述两者的结合,即病情危重、变化迅速、需要较长时间占用大量医护力量的患者,可放置于大房间内,而病情相对稳定的患者可放置于小房间内,特殊感染患者和使用免疫抑制剂合并感染的患者也可收治在小房间。监护室内应有洗手池,供医护人员检查、操作前后洗手。专门收住脏器移植后患者的监护室,则要有严格的消毒制度,良好的通风条件,最好配以层流装置。

(二)监护室的人员

监护室工作人员包括医师、护士和勤杂人员,有条件的单位可配一名技术人员负责仪器的保养维护及检测仪的操作。以一个 10 个床位的监护室为例,一般应配置 7 名左右的医师,每位医师都应能全面处理日常工作,比如监护室常见疾病诊治方案的制订,熟练进行人工气道的建立,深静脉导管放置等操作,各种监测、治疗仪器的使用等,而且每位医师应有各自的专业主攻方向。监护室护士是监护室工作的支柱,一般护士人数与床位数比例至少为 2:1。勤杂人员主要负责病区的卫生工作、药物的领取等工作,在一些收住患者相对较轻,而生活护理较多的监护室,可以设置帮助患者日常生活的护工,但要提供严格的岗前培训。

(三)急危重症患者的一般监护原则

1. 一般监护

(1)通过病史询问和体格检查迅速而全面地了解病情,当患者病情复杂时,则要抓住威胁患者生命的主要脏器功能紊乱的情况。

(2)根据疾病种类和病情危重程度决定监测项目和监测频度,包括常规的生命体征象监测和其他特殊监测指标。

(3)危重患者通常只能卧床,应给予特级护理,适当的翻身拍背有助于呼吸功能的维护。

(4)根据病情决定禁食、鼻饲或经口进食,以及每日进食量。长期禁食者应适当补充肠外营养,一般来说,如患者胃肠功能良好,无完整性破坏,鼓励给予胃肠内应用支持。

（5）准确记录单位时间内的出入液体量。

（6）常规进行血、尿、便常规,肝肾功能,血糖、电解质和血气分析等实验室检查。结合病情定期进行心电图和床边 X 线胸片检查。

（7）根据病情决定给氧和静脉输液。

（8）在排除器质性疾病和缺氧、电解质紊乱等因素后,对有精神症状患者可以适当使用镇静催眠药物。

2. 重要器官功能监测

（1）呼吸系统监测:血气分析、床边胸片、通气功能、换气功能、呼吸力学与呼吸兴奋性监测、细菌学检测等。

（2）循环系统监测:体格检查、心电图、血压及中心静脉压监测、尿量等。

（3）肾功能监测:肾功能监测和尿量。

（4）中枢神经系统监测:意识、瞳孔、各种深浅反射、病理反射、血糖等。

（5）消化系统监测:胃潴留、应激性溃疡、肠麻痹,黄疸、腹水、低蛋白血症、凝血功能减退等。

（6）凝血系统监测:针对原发病进行治疗,补充凝血因子、血小板和新鲜血等。

3. 有创性监测　临床实践中最常用的有创监测方法是通过放置深静脉导管监测中心静脉压和放置导管至桡动脉或足背动脉持续监测动脉压力,此外,放置漂浮导管至肺动脉,监测混合静脉血 PaO_2、心输出量和肺动脉楔压,对严重心肺疾患患者的治疗有相当的指导意义。但是有创监测如操作管理不当可出现各种严重并发症,包括穿刺部位血肿、纵隔血肿、张力性气胸、导管感染、DVT 形成等,需要严格掌握其适应证。

学习小结

重症医学监护是随着医疗护理专业发展、新型医疗设备诞生和医院管理体制改进而出现的一种集现代化医疗护理技术为一体的医疗组织管理形式,通过 ICU 把危重患者集中起来, 在人力、物力和技术上给予最佳保障, 以期得到良好的救治效果。

复习题

1. 什么是危重症监护?

2. 危重症患者的监护原则是什么?

第四节　循环系统功能监护与支持

学习目标

掌握	循环系统功能监护的内容。
熟悉	循环系统功能监护的指标。
了解	无创与有创监护方法。

一、心电监护

心电监护是通过心电监护仪显示屏连续观察监测心电、呼吸、心率、血氧饱和度、血压等各种生理参数实施无创监测及计量,对于有心电活动异常的患者,如急性心肌梗死和各种心律失常等有重要使用价值,同时也适用于各类病情危重的患者。包括床旁监护、遥测监护、中央监护及远程监护。

（一）适应证

1. 严重心血管疾病　急性冠脉综合征、心力衰竭、心律失常等。

2. 严重呼吸困难。

3. 各种休克。

4. 术后患者。

5. 不明原因昏迷。

6. 各种中毒性疾病。

7. 危重症。

（二）操作

1. 清洁皮肤。

2. 安放电极　右上（RA）于胸骨右缘锁骨中线第一肋间；右下（RL）于右锁骨中线剑突水平处；中间（C）于胸骨左缘第四肋间；左上（LA）于胸骨左缘锁骨中线第一肋间；左下（RL）于左锁骨中线剑突水平处。

3. 观察指标

（1）心电监测：观测记录心率、心律，是否有 P 波及其形态、高度、宽度改变，测量 PR 间期、QT 间期，观察 QRS 波是否正常，有无漏搏，观察 T 波是否正常，有无异常波形出现。

（2）血压监测：手动、自动、连续监测，血压过高过低报警提示。

（3）呼吸监测：观测记录呼吸频率（12~16 次/min）及血氧饱和度（95%~100%）。

4. 注意事项

（1）影响心电信号的因素：肌电干扰、运动干扰、电极接触干扰、外电设备干扰

（2）引起心率增快与减慢的原因

1）心率正常值：成人 60~100 次/min；2~3 岁小儿 100~120 次/min；1 岁以下小儿 110~130 次/min；新生儿 120~140 次/min。

2）引起心率增快：缺氧、发热、血压早期下降、失血、药物、异位节律等。

3）引起心率减慢：极度缺氧、心肌缺血、心脏抑制药物中毒、电解质紊乱、传导阻滞、室颤-停搏死亡。

（3）血氧饱和度降低的原因：缺氧、肺泡通气不足、弥散功能障碍、肺泡通气/血流比例失调、右向左分流、中枢神经系统疾病、胸廓疾病。

二、血流动力学监测

重症患者在原发疾病影响下，其心脏前、后负荷及心肌收缩力均发生巨大改变且相互影响，需要严密监测循环系统功能变化及准确判断血流动力学改变，以制订并调整治疗措施。血流动力学监测分为有创和无创两种，有创血流动力学监测是监测危重患者血流动力学指标的"金标准"。

（一）适应证

1. 各种原因导致的休克，呼吸心跳骤停、多脏器功能衰竭等危重症。

2. 严重心血管疾病，如心力衰竭、急性心肌梗死、心律失常。

3. 严重呼吸系统疾病，如 ARDS、急性肺栓塞。

4. 严重多发伤。

5. 血液净化治疗。

6. 重大手术围术期治疗。

（二）主要监测指标

1. 上肢动脉血压（AP）　动脉血压受心输出量、全身血管阻力、大动脉壁弹性、循环容量及血液黏度等

影响,正常收缩压 90～140mmHg,舒张压力 60～90mmHg,平均动脉压=1/3 收缩压+2/3 舒张压。

2. 心率(HR)　反映心泵对代谢改变、应激反应、容量改变、心功能改变的代偿能力,正常 60～100/min。

3. 中心静脉压(CVP)　受体循环血容量改变、右心室射血功能或静脉回流阻力、胸腔、腹腔压力等影响,正常 5～12cmH$_2$O。

4. 右心房压(RAP)　反映循环容量负荷或右心室前负荷变化,正常 0～8mmHg。

5. 右心室压(RVP)　反映肺血管阻力及右心室后负荷、右室心肌收缩状态,正常收缩压 15～25mmHg,舒张压 0～8mmHg。

6. 肺动脉压(PAP)　反映右心室后负荷及肺血管阻力的大小,一定程度上反映左心室前负荷,正常收缩压 15～25mmHg,舒张压力 8～14mmHg,平均 10～20mmHg。

7. 肺动脉楔压(PAWP)　反映肺静脉压状况,能较准确地反映左室舒张末期压力(LVEDP),从而反映了左心室前负荷大小,正常 6～12mmHg。

8. 心输出量(CO)　受心肌收缩力、心脏的前负荷、后负荷及心率等因素影响,正常 4～6L/min。

9. 心脏指数(CI)　正常 2.6～4.0L/min。

（三）监测方法

1. 有创监测方法　肺动脉导管(pulmonary arterial catheters,PAC)即 Swan-Ganz 气囊漂浮导管,经外周或中心静脉插入右心系统和肺动脉,进行心脏和肺血管的压力及心输出量(CO)等多项指标的测定,是目前公认的测定心输出量的"金标准"。缺点是通过压力指标间接反映心脏前负荷,不能灵敏、准确地反映心脏的容量负荷状态,且价格昂贵、操作复杂,创伤性较大,易出现心律失常、导管感染、气胸、血栓形成或栓塞等并发症,监测技术要求较高,不推荐在 ICU 患者中常规应用。

2. 微创监测方法

（1）脉搏指示连续心输出量(pulse indicated continuous cardiac output,PICCO)监测:通过留置特殊的股动脉热稀释导管及颈内静脉或锁骨下静脉导管和心肺容量监护仪,利用热稀释法可测得单次心输出量,再采用动脉脉搏波型曲线分析技术可得到连续心输出量、每搏量变异、脉压变异(PVV)、全心射血分数(GEF)、心脏功能指数(CFI)、体循环阻力(SVR)、胸腔内血容量(ITBV)、全心舒张末期容积(GEDV)、血管外肺水(EVLW)和肺血通透性指数(PVPI)等指标。操作置管简便、创伤小、受干扰小、并发症少及可以持续监测。但其测得的数据需定时经过低温盐水校正,在低体温、出血量较大手术中的使用会受到限制,同时股动脉穿刺置管可能会引起血肿或对手术范围造成影响,对主动脉狭窄、主动脉瘤等病变的患者不能准确监测。

（2）FloTrac/Vigileo 系统:通过连接患者桡动脉或股动脉产生的压力信号,输入患者的年龄、性别、身高、体质量等一般资料,衡量患者血管顺应性指标,可连续计算出患者心输出量、每搏输出量、每搏量变异、心脏指数(CI)、混合静脉血氧饱和度、体循环阻力及体循环阻力指数(SVRI)等血流动力学指标。具有微创、操作简便、准确性高、无须人工校准、安全、动态等优势,但监测结果易受诸如患者手臂的移动和放置位置、主动脉瓣膜病变、主动脉内球囊反搏(IABP)、心律失常、血管病变及大剂量应用血管活性药物等因素影响,对右心功能的评价有限且成本较高等。

（3）经食管超声多普勒(TEE):将同时配有 M 型超声和多普勒超声探头的导管放置于食管近降主动脉平行处,连续、实时地测量心输出量及反映心脏前、后负荷的参数。该方法对患者的损伤程度低于有创方法,广泛应用于指导早期目标导向治疗(EGDT)。但超声探头易受手术操作和体位变化的影响,稳定性欠佳,且不适用于食管病变、主动脉病变及神志清醒的患者。此外,TEE 法专业技术要求高,获得的数据易受主观因素的影响,操作中可能出现心律失常、食管损伤或穿孔等并发症,设备比较昂贵。

3. 无创监测方法

（1）胸阻抗法(thoracic electrical bioimpedance,TEB):随着心脏舒缩,血管内血流量发生变化,电流通过胸部的阻抗也产生相应的变化,通过监测电阻抗变化计算得到心输出量、心脏指数、每搏输出量、体循环阻力等参数。胸阻抗法能准确地判断心脏功能,反映心脏血流动力学变化,但易受包括特殊体型(肥胖、消瘦等)、严重心律失常、患者体位、皮肤导电性(环境湿度、温度等)的影响,且与热稀释法等其他监测方法的一致性较差。

(2)部分 CO_2 重复吸入技术:以弥散能力强的 CO_2 为指示剂,通过气动控制阀让气流进入环形管无效腔完成部分 CO_2 重复吸入。采用无创心输出量监测系统将患者身高、体质量等一般情况结合呼吸血气分析结果即可测量并显示心输出量。该技术能更迅速地检测快速血流动力学变化,但需行气管插管机械通气,受肺内分流、胸部外伤、血流动力学不稳定等影响。

(3)连续多普勒超声心输出量监测仪(USCOM):采用连续多普勒超声波技术,通过经胸测量肺动脉血流量、主动脉血流速度,从而监测心输出量、每搏输出量、每搏量变异等血流动力学参数,达到精确监测心输出量目的。技术操作简单,准确性及可重复性较好,无创、方便、连续,可以准确评估血流动力学状态,但易受心律失常、肺部疾患、患者年龄等因素影响。

(四)注意事项

1. 有创或微创监测　可迅速准确监测多种临床价值高的血流动力学指标,但增加创伤和并发症的发生,费用昂贵且不适用于长期监测。

2. 无创监测　避免了损伤,但其测得值与真实值之间仍然存在误差,对于动态变化的反应灵敏度相对较差,临床实用性还有待进一步验证。

三、尿量

详见本章第七节　肾功能监护相关内容。

四、肢体温度

详见本章第六节　脑功能监护相关内容。

学习小结

循环功能的监护包括一般心电监护、血流动力学监测(有创/无创)、尿量和体温的监测,任何一种监测手段都有其优势和局限性,需要根据患者情况和监护内容选择最适合的方法。

复习题

1. 心电监护的内容包括哪些?

2. 血流动力学监测的方法有哪些?

3. 有创和无创血流动力学监测的优缺点都有哪些?

第五节　呼吸功能监护

学习目标

掌握	呼吸功能监护的目的。
熟悉	呼吸功能监护的内容。
了解	影像学的特征性改变。

呼吸功能监测的目的:①评价患者呼吸功能状态;②诊断呼吸功能障碍的类型和程度;③掌握高危患者呼吸功能的动态变化,评估病情和调整治疗方案;④对呼吸治疗有效性作出合理评价。

呼吸频率指每分钟呼吸的次数,随年龄、性别和生理状态的不同而发生改变。平静状态下,成人的呼吸频率为 12~20 次/min,呼吸与脉搏比例为 1:4;儿童为 20 次/min;女性一般比男性快 1~2 次/min;体温每升高 1℃,呼吸大约增加 4 次/min。呼吸深度指呼吸的强弱程度,反映了一次呼吸的气体交换程度。在正常安静状态下,成人的呼吸节律是整齐均匀的,出现异常往往是病理状态的表现。如呼吸过速(tachypnea)、呼吸过缓(bradypnea)、呼吸暂停(apnea)、呼吸变浅(shallow breathing)、过度换气(hyperpnea)、吸气性呼吸困难(inspiratory dyspnea)、呼气性呼吸困难(expiratory dyspnea)、混合性呼吸困难(mixed dyspnea)、叹气样呼吸(sighing respiration)、鼾声呼吸(stertorous respiration)、点头呼吸(nodding respiration)、潮式呼吸(tidal respiration)、间停呼吸(intermittent respiration)、抽泣式呼吸(sobbing respiration)、长吸式呼吸(apneusis)、喘式呼吸(asthmoid respiration)、延髓性呼吸(bulbar respiration)、下颌呼吸(mandibular respiration)、中枢神经元性过度呼吸(central neuronic overrespiration)、Seerwald 征等。

一、脉搏氧饱和度(SPO₂)

脉搏氧饱和度(SPO₂)是利用不同的组织所吸收光线波长的差异,使用分光光度法对每次随心搏进入手指及其他血管组织内的波动性血流中的血红蛋白进行光量和容积测定,以达到无创连续监测动脉氧饱和度、组织氧合功能并反映循环功能的目的。正常成人 SPO₂ 波动于 95%~97%,新生儿波动于 91%~94%。SPO₂< 90% 为缺氧危险界限。影响 SPO₂ 测定的因素包括:肤色、血红蛋白、注射染料、血管收缩和静脉充血、探头放置部位及接触是否良好、使用某些药物等。

二、血气分析

1. 酸碱度　参考值 7.35~7.45,<7.35 为失代偿性酸中毒症,>7.45 为失代偿性碱中毒;pH 正常范围可能存在代偿性酸或碱中毒。

2. $PaCO_2$　参考值 4.65~5.98kPa(35~45mmHg),>50mmHg 有抑制呼吸中枢危险;乘以 0.03 即为 H_2CO_3 含量,超出或低于参考值称高、低碳酸血症。

3. 二氧化碳总量　参考值 24~32mmol/L,代表血中 CO_2 和 H_2CO_3 之和,在体内受呼吸和代谢两方面影响,代谢性酸中毒时明显下降,碱中毒时明显上升。

4. PaO_2　参考值 10.64~13.3kPa(80~100mmHg),<60mmHg 代表呼吸衰竭,<30mmHg 可有生命危险。

5. 氧饱和度　参考值 91.9%~99%。

6. 实际碳酸氢盐(AB)和标准碳酸氢盐(SB)　AB 的参考值为 21.4~27.3mmol/L,SB 的参考值为 21.3~24.8mmol/L;AB 是体内代谢性酸碱失衡重要指标,在特定条件下计算出的 SB 也反映代谢因素,两者正常为酸碱平衡正常,两者皆低为代谢性酸中毒(未代偿),两者皆高为代谢性碱中毒(未代偿),AB>SB 为呼吸性酸中毒,AB<SB 为呼吸性碱中毒。

7. 碱剩余　参考值 -3~+3mmol/L。

8. 阴离子间隙　参考值 8~16mmol/L,是早期发现混合性酸碱中毒重要指标。

三、呼气末二氧化碳测定(ETCO₂)

CO_2 作为代谢产物在细胞内产生,由血液运输,从肺中排出,呼出气 CO_2 的改变可反映机体代谢、循环、呼吸、气道和通气系统功能的变化。气管插管患者通过监测呼气末 CO_2 分压($P_{ET}CO_2$)可以反映通气、循环和肺血流情况,正常值为 35~40mmHg。

四、肺功能监测

肺功能监测包括通气功能监测和换气功能监测:通气功能描述单位时间内随呼吸运动进出肺的气量和流速;换气功能反映气血交换状态。

(一)通气功能

1. 静态肺容量各个项目间关系见图17-1,肺容量改变与不同病因的关系见表17-4。

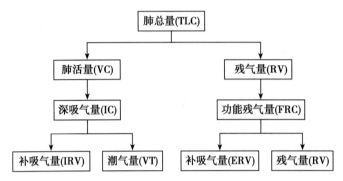

图 17-1 静态肺容量各项目间关系

表 17-4 不同病因下肺容量的变化

肺容量	限制性疾患	阻塞性疾患	神经肌肉性疾患
肺活量	减低	正常或减低	减低
功能残气量	减低	增高	正常
残气量	减低	增高	增高或正常
肺总量	减低	正常或增高	下降或正常
残气量/肺总量	减低	增高	不等

2. 动态肺容量

(1) 每分通气量(MV)和肺泡通气量(VA)(单位:L/min)

$$每分通气量 = (0.12 \sim 0.2) \times kg$$
$$肺泡通气量 = (潮气量 - 无效腔量) \times 呼吸频率$$
$$(正常值 4.2)$$

(2) 最大通气量(MMV)和通气储量百分比:最大通气量是尽力、尽快呼吸时每分钟吸入或呼出的最大气量,反映胸廓、肺组织弹性,气道阻力和呼吸肌力量(成人男性 104L/min,女性 82L/min,小于预计值 80% 为减少)。

通气储量百分比:>93%,正常;<86%,通气储备不佳;<70%,通气功能严重受损,胸科手术应慎重;<50%,不能耐受肺切除术。

(3) 用力呼气量(FEV)/用力肺活量(FVC):正常人在最大吸气后用力作最快速度呼气直至呼完,其第 1、2、3 秒末呼出的气量占肺活量的 83%、96% 和 99%。对于力肺活量,3s 内呼完为正常;1~2s 内呼完为限制性通气障碍;3s 内未呼完为阻塞性通气障碍。对于 FEV_1,<70% 为阻塞性肺病;>83% 为限制性通气障碍。

(4) 最大呼气中段流量(MMEF):反映小气道通畅程度(早期),男性 3.36L/s,女性 2.28L/s。

3. 小气道功能监测 包括闭合容积(CV)、闭合容量(CC)、频率依赖性顺应性(FDC)、用力呼气流速(FEF)25%~75% 和最大呼气流量−容积曲线(MEFV)。

4. 无效腔率(V_D/V_T)反映通气效率,正常值 0.2~0.35。

5. $PaCO_2$ 反映通气状况,>45mmHg 提示 CO_2 生成增加,如高热、寒战、输入碳酸氢钠、呼吸抑制致肺泡通气不足、人工气腹和机械通气问题；<35mmHg 提示过度通气、低温及机体代谢率降低。

（二）换气功能

1. 一氧化碳弥散量（DLco） 用于衡量身体通过肺泡毛细血管膜转移氧气的能力。肺纤维化、肺气肿和肺血管损伤的患者一氧化碳的吸收欠佳。

2. 肺泡动脉血氧分压差[$P(A-a)O_2$] 反映肺换气效率，受通气血流比、肺弥散功能和动静脉分流的影响。

3. 肺内分流量（Q_{Sp}）和分流率（Q_S/Q_T） 肺内分流量（Qsp）包括功能性分流（QvA）和解剖分流（Qs），前者是由于通气/血流（V/Q）比例失调所致，后者系肺动脉血流由于解剖缺陷直接混入肺静脉系所致，也包括通气/血流（V/Q）= 0 时的毛细血管分流；分流率（Q_S/Q_T）是每分钟从右心排出的血中未经肺内氧合直接进入左心的量占心输出量的比率，正常人呼吸空气时 Qs/Qt 为 2%～5%，与年龄呈正相关，Qs/Qt>10% 说明有异常分流。

4. PaO_2 和氧合指数（PaO_2/FiO_2） 是常用的评价肺氧合和换气功能的指标。正常 $PaO_2 = 102 - 0.33 \times$ 年龄；$PaO_2/FiO_2>300mmHg$；$PaO_2/FiO_2<200mmHg$ 是 ARDS 的诊断标准。

5. 脉搏氧饱和度（SPO_2）

五、呼吸力学监测

（一）气道阻力（RAW）

由气体在气道内流动产生的摩擦力和组织黏弹性形成，反映压力与气体流速的关系，主要产生于上呼吸道和肺段以上支气管，直径 2mm 以下小气道对其影响甚小。正常 $1～3cmH_2O/(L \cdot s^{-1})$，呼吸道黏膜水肿、充血、支气管痉挛和分泌物增多可致气道阻力升高。

（二）胸肺顺应性

在单位压力变化下的容积改变称为顺应性，是表示胸廓和肺脏可扩张程度的指标，包括静态顺应性（Cstat）和动态顺应性（Cdyn）。

1. 静态顺应性（Cstat） 指气流消失后单位压力变化引起的潮气量改变，反映肺组织的弹性，正常 $50～100ml/cmH_2O$。降低见于肺不张、肺水肿、气胸及胸腔积液和胸壁受压等，很难实际监测。

2. 动态顺应性（Cdyn） 指气流存在时测定的顺应性，反映肺组织弹性，同时受胸肺阻力和气道阻力变化影响，正常 $40～80ml/cmH_2O$。各种原因所致的气道阻力增加，如支气管痉挛、气道分泌物阻塞、导管打折等可使其降低。

（三）压力-容积环（P-V 环）

指受试者作平静呼吸或接受机械通气时用肺功能测定仪描绘的一次呼吸周期潮气量与相应气道压力相互关系的曲线环，反映呼吸肌克服阻力维持通气量所做的功。任何累及胸壁（膈肌和胸腔）及肺实质或气道，导致肺容积变化的疾病都可能改变肺的顺应性而导致曲线形态和位置上的变化。P-V 环只能反映整个呼吸系统顺应性的变化，不能反映局灶性病变。

六、呼吸机波形监测

现代呼吸机除提供各种有关监测参数外，同时能提供机械通气时压力、流速、容积和各种呼吸环，用于调节呼吸机参数使通气过程中的压力、流速和容积相互的作用而达到以下目的：能维持血气/血 pH 的基本要求（即 $PaCO_2$ 和 pH 正常，PaO_2 达到基本期望值）；无气压伤、容积伤或肺泡伤；患者呼吸不同步情况减低到最少且少用镇静剂；患者呼吸肌得到适当的休息和康复。

七、影像学表现

1. 肺实变 终末细支气管以远的含气腔隙内的空气被病理性液体、细胞或组织所替代，实变范围可以是肺泡、小叶、肺段或肺叶。常见于肺炎、水肿、结核、肺梗死、肺泡癌等。

2. 空洞 由肺病变组织坏死、液化并经引流支气管排出而形成,壁厚>3mm 空洞,常见于肺脓肿、干酪肺炎、肺癌;壁厚<3mm 空洞,常见于慢纤洞(表 17-5)。

表 17-5 引起空洞样病变疾病的比较

项目	急性肺脓肿	肺结核	肺癌
洞内壁	光滑或不整	较光滑或不整	凹凸不平壁上结节
洞外壁	不能分辨或大部不清	毛糙不整	分叶,毛刺
洞内容物	大量液平	少量液平	无
洞周	大片炎性浸润	卫星灶、纤维索条	偶有播散结节
动态变化	形态大小变化快	变化慢(数月数年计)	不会消失,形态大小变化数周计

3. 空腔 肺原有腔隙病理性扩大,形成的含气囊腔,一般壁厚 1~2mm,常见于肺大泡、肺囊肿、支气管扩张等(表 17-6)。

表 17-6 引起空腔样病变疾病的比较

项目	支气管扩张	囊肿	肺大泡
形态	囊状、柱状	环形	长圆形不规则尖圆形
数目	多发	单发	单发也可多发
大小及其变化	1~2cm,变化慢	数厘米,基本不变	数厘米到大半侧胸腔,变化较快
腔壁	腔壁不整	光滑	光滑
壁厚	>1mm	1mm	≤1mm 近胸膜侧常不可见
腔内	常少量液平	偶有液平	一般无液平
腔周	炎性渗出纤维化	无	无

4. 结节 腺泡结节状影指直径 1cm 以下,边缘较清楚,梅花瓣状无融合趋势,常见于肉芽肿、肿瘤、渗出、出血等;粟粒状结节影指直径<4mm,弥散分布,多为肺间质病变,常见于粟粒结核、肺泡癌、硅沉着病(矽肺、硅肺)等。

5. 钙化 高密度影从数毫米到 1~2cm,边缘锐利呈斑点、斑片或球状;结核球钙化呈细斑状,错构瘤钙化呈爆米花样,硅沉着病常见淋巴结呈蛋壳样钙化,肿块内钙化为肺癌反指征。

6. 肺气肿 双肺透明度增加、肋骨呈水平位及肋间隙增宽(桶状胸)、膈低平并活动弱、外周纹理稀疏并中心动脉增粗、肺大泡。

7. 肺不张 肺泡无气,肺叶萎缩,包括阻塞性肺不张、外压性肺不张和瘢痕组织收缩致肺不张。

8. 肿块 圆形、类圆形、分叶状、不规则状块影,一般直径>2cm,边缘较清楚,常见于良恶性肿瘤、结核球、球形肺炎等(表 17-7)。

表 17-7 良、恶性肿块比较

项目	良性	恶性
形态	圆、类圆形	分叶状、不规则状
大小/cm	<3	>3
边缘	光滑锐利,少数有小分叶无毛刺	边缘毛糙有分叶,有毛刺
密度	均匀	均匀或不均匀,肺癌有小泡征空气支气管征
空洞	良性者无空洞,结核球有透光区	偏心/厚壁空洞
钙化	爆米花状钙化,常见于错构瘤	肺癌胸片不见钙化,CT 可见小点状钙化
胸壁改变	良性者无改变,结核球胸膜肥厚	肺癌可见胸膜凹征,侵犯胸及肋骨
病灶周围	良性者无改变,卫星灶常见于结核球	肺癌病灶外侧有阻塞性肺炎
邻近支气管	无改变	肺癌支气管壁增厚、变窄或截断
增强	轻度强化	强化明显

9. 气胸 肺被由外周向心性压缩,边缘见纤细线状影称气胸线,气胸区无肺纹理,透明度增高。张力

性气胸可造成纵隔向健侧移位,严重可形成肺疝;有胸膜粘连可形成包裹性气胸。

10. 胸膜肥厚、粘连及钙化　轻度胸膜增厚表现为肋膈角变浅、变平,膈活动差,膈呈幕状粘连;广泛肥厚表现为肺野密度增高,沿胸廓内缘出现与胸壁平行的条带状、不规则斑片状致密阴影;严重的可致肋间隙变窄,膈升高;叶间胸膜>1mm为肥厚。

11. 肺间质病变　可见磨玻璃样改变(均匀薄雾状透光减低区,肺纹理不被掩盖)、网条-结节状影(反映小叶间隔的增厚、水肿或纤维化)、小结节影、片状实变影(肺泡腔被炎性细胞、炎性分泌物充塞、肺泡壁明显增厚即可构成小结节影,融合则可形成片状影)、囊状影或蜂窝样改变(晚期纤维化的结果)和界面征(指肺间质增厚与含气肺组织对比的界面出现不同表现)等。

学习小结

呼吸由三个基本环节构成:外呼吸、气体在血液中的运输和内呼吸。 呼吸功能监护主要适用于 ARDS、慢性阻塞性肺疾病急性加重期、肺性脑病、心力衰竭和休克并发急性呼吸衰竭、脑梗死及肺栓塞、重症肺炎或休克型肺炎、气管切开或气管插管术后的患者,也适用于心胸外科手术后需用机械通气及心肺监护的患者。

复习题

1. 脉搏氧饱和度的临床意义。

2. 血气分析各指标的应用。

3. 肺实质病变与间质病变的影像学表现。

第六节　脑功能监护

学习目标

掌握	脑功能异常的表现。
熟悉	脑功能监护的手段。
了解	脑功能监护的内容。

脑为机体的重要器官,其结构和功能十分复杂,与全身各脏器、各部位密切相关,脑功能监测对昏迷患者尤为重要。

一、临床表现

（一）意识障碍（图 17-2）

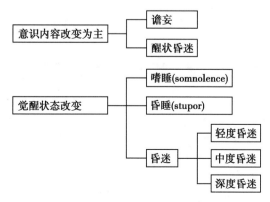

图 17-2　意识障碍分类

（二）精神状态障碍

包括官能、思维、定向力、记忆力、识别力等。

（三）语言能力缺失

包括失语（运动性失语、感觉性失语、混合性失语和命名性失语）、失读和失写。

（四）运动功能

包括肌力、肌张力、肌萎缩、瘫痪、抽搐、震颤等。

1. 肌力　是肌肉主动收缩的能力（表17-8）。

表17-8　肌力分级及表现

分级	表现	分级	表现
0	完全瘫痪	3	肢体能抬离床面，但不能抵抗一般阻力
1	可见肌纤维收缩而无肢体运动	4	能做阻抗力运动，但较正常差
2	肢体能在床面上移动，但不能克服重力抬起	5	正常肌力

2. 肌张力　安静状态下肌肉的紧张度。锥体束损伤时肌张力呈折刀样增高；锥体外系损伤时，为铅管样或齿轮样增高；去大脑强直时，以伸肌为主的全身肌张力增高呈角弓反张；去皮质强直时，呈下肢伸肌张力增高和上肢屈肌肌张力增高。

3. 共济失调　通过指鼻试验、对指试验、轮替试验、跟胫膝试验和昂伯格征观察动作是否稳、准。

（五）感觉功能

浅感觉　针尖轻刺皮肤检查痛觉，清醒者嘱其回答"痛"或"不痛"，意识障碍者观察有无防御反射（移动肢体、表情痛苦等）。

1. 深感觉　轻轻移动手指、足趾，嘱其回答手指、足趾是否移动和移动方向。

2. 复合感觉　如用手触摸物体并说出大小、形状、质料及名称等（皮质觉）。

（六）神经反射

1. 深反射　刺激肌腱、骨膜等引起的一种肌肉收缩反应，包括肱二头肌反射（$C_5 \sim C_6$，肌皮神经）、肱三头肌反射（$C_6 \sim C_7$，桡神经）、桡骨膜反射（$C_5 \sim C_6$，桡神经）、膝反射（$L_2 \sim L_4$，股神经）和踝反射（$S_1 \sim S_2$，胫神经）。

2. 浅反射　刺激皮肤、黏膜引起的一种肌肉收缩反应，包括腹壁反射、提睾反射、趾反射和肛门括约肌反射。

3. 病理反射　包括巴宾斯基征、查多克征、奥本海姆征。

（七）脑膜刺激征

包括颈强直、克尼格征和布鲁津斯基征。

（八）颅神经

包括对嗅神经、视神经、动眼神经、滑车神经、展神经、三叉神经、面神经、前庭蜗神经、舌咽神经、迷走神经、副神经和舌下神经的检查。

（九）格拉斯哥昏迷量表（昏迷指数法）

$3 \sim 6$分患者预后差；$7 \sim 10$分患者预后不良；$11 \sim 15$分患者预后良好（表17-9）。

表17-9　格拉斯哥昏迷量表评分

睁眼反应		言语反应		运动反应	
正常睁眼	4	回答正确	5	遵命动作	6
呼唤睁眼	3	回答错误	4	定位动作	5
刺痛睁眼	2	含混不清	3	肢体回缩	4
无反应	1	唯有声叹	2	肢体屈曲	3
		无反应	1	肢体过伸	2
				无反应	1
总分					

二、脑电图

（一）普通脑电图

大脑皮质内的神经元存在着自发的持续不断的电活动,表现为不同频率、幅度和波形的电位变化,称为脑电波。使用头皮外电极引导出来的电图即脑电图。与脑代谢率密切相关,对早期缺氧-缺血性神经元功能障碍敏感,是监测癫痫发作活动的首选检查,具有脑功能定位的价值。可用于脑缺氧及昏迷患者的监测、麻醉及手术中监测麻醉深度、病灶定位、癫痫的诊断及危重患者预后的评估。脑电图的波形可分为:

α波:皮质处在安静状态的主要脑波;睁眼时,α波减弱或消失。

β波:快波,反映脑兴奋过程,当情绪紧张、激动和服用巴比妥药时增加。

θ波:慢波,见于浅睡眠状态,是脑抑制表现。

δ波:见于麻醉和深睡眠状态,是脑抑制表现。

脑电图改变与脑血流及神经元损伤的关系见表17-10。

表 17-10　脑电图改变与脑血流及神经元损伤的关系

脑电图变化	脑血流量水平[ml/（100g·min）]	神经元损伤程度
正常	$35 \sim 70$	无损伤
快 β 频率消失	$25 \sim <35$	可逆性
背景波率减慢至 θ 节律（$5 \sim 7Hz$）	$18 \sim <25$	可逆性
减速减慢至 δ 节律（$1 \sim 4Hz$）	$12 \sim <18$	可逆性
所有频率受到抑制	<12	神经元死亡

（二）定量脑电图

利用计算机和信号处理技术使脑电分析量化、实时、直观,适用于危重患者连续监测。

1. 脑电双频谱指数（bispectral index,BIS）　将不同镇静水平的各种脑电信号挑选出来,进行标准化和数字化处理,最后转化为一种简单的量化指标。正常状态为85~100;清醒状态为100;无脑电活动状态（皮质抑制）为0;镇静状态为65~85;麻醉状态为40~65;<40可能呈暴发抑制。

2. 脑电分布图（BEAM）　利用计算机技术,将不同频率脑电分布区用彩色图像显示,同时加以分析处理。可用于脑肿瘤、癫痫、脑血管病、精神分裂、代谢脑病、药物反应及睡眠的诊断。

3. 诱发电位（EP）　当神经系统受外界刺激,冲动经特殊神经通路逐级上传到皮质,中枢神经系统在感觉这种外在或内在刺激中产生的生物电活动变化称为诱发电位。观察和分析诱发电位变化,可了解各种感觉通路及皮质各代表区甚至整个皮质功能状态特别是显示脑干功能,监测脑血管疾病、脑外伤及昏迷患者并且判断预后,同时用于术中监测神经损伤。包括体感诱发电位（SEP）、视觉诱发电位（VEP）和听觉诱发电位（AEP）。

三、颅内压监测

（一）颅内压定义

颅腔为没有伸缩性的半封闭性容器,其中的脑组织、血液和脑脊液等内容物形成的压力为颅内压。正常颅内压<15mmHg（200mmH₂O）,>15mmHg 认为是异常增高（15~20mmHg 轻度增高;21~40mmHg 中度增高;>40mmHg 重度增高）,国际采用 20mmHg 作为需降颅内压治疗临界值。

（二）颅内压升高的症状和影响

头痛、呕吐和视神经乳头水肿是颅内压升高的"三主征",其他表现还包括头昏、复视、视力减退、黑矇、猝倒、意识模糊、昏迷、智力减退、情绪淡漠、二便失禁、脉搏徐缓和血压升高等。颅内压明显增高时影响脑血流量,导致继发性脑损伤;高颅压导致脑组织受压、移位,甚至出现脑疝,造成脑结构永久性损伤或死亡。

(三)导致颅内压增高的原因和机制(表17-11)

表17-11　导致颅内压增高的原因和机制

原因	机制
占位效应	血肿、脓肿、肿瘤
脑脊液蓄积	脑积水(梗阻性和交通性)
脑容积增加	
脑水含量增加	脑水肿
血管源性	血管损伤(肿瘤、脓肿、挫裂伤)
细胞毒性	细胞膜泵功能衰竭(低氧、缺血、毒素)
流体静力学	高血管透壁压力(颅内减压后)
低渗性	低钠血症
间质性	高脑脊液压力(脑积水)
血管性(充血性)脑肿胀	
动脉血管扩张	静脉充血/阻塞

(四)颅内压升高指征

CT示中线移位超过0.5cm、视神经乳头水肿、突发头痛、失明、颅内血管瘤、重症头部损伤等。

(五)有创颅内压监测

包括脑室内测压、硬膜外测压、硬膜下测压、腰蛛网膜下腔测压、脑组织压监测等方法,通过有创操作进行颅内压监测,易受多种因素的影响,感染、颅内出血、医源性颅内高压、脑实质损伤为其并发症。

(六)颅内压波形

单个波形表现为由威利斯环和脑实质的搏动所产生的三峰波,可分A、B、C三种类型:A波(高原波)为颅内压增高特有的病理波,见于脑水肿、脑血管麻痹、颅内静脉回流障碍;B波呈较恒定的节律性振荡,提示颅内压可高达20~30mmHg;C波是正常或接近正常压力波型,存在与呼吸、心跳相一致的小的起伏。

(七)无创颅内压监测

1. 经颅多普勒　经颅多普勒搏动指数(pulsatility index,PI)与颅内压水平密切相关,可间接监测颅内压,但测量准确性受多种因素($PaCO_2$,PaO_2,pH,血压,脑血管的自身调节)影响,血流速度增加时,须鉴别是脑血管痉挛还是脑功能损伤后脑过度灌注。

2. 视网膜静脉压　视网膜中央静脉压≥颅内压,颅内压影响视网膜静脉压的部位为视神经基底鞘部,当颅内压增高将导致视神经乳头水肿和视网膜静脉搏动消失。

3. 诱发电位　受生理因素($PaCO_2$、PaO_2、pH、低血压等)、代谢因素(肝性脑病)、神经传导通路病变、颅内局灶性病变压迫损伤的影响,且深度昏迷和脑死亡时EP波形消失难以反映颅内压。

(八)颅内压影响因素

1. $PaCO_2$　是脑血管最强的生理扩张剂,正常范围内每增加7.5mmHg,脑血流增加30%;降至30mmHg则脑血管收缩颅内压下降,但脑血管通过代偿性脑脊液生成增加来减弱$PaCO_2$下降对颅内压的影响。$PaCO_2$<30mmHg时,对颅内压的急性效应较小;$PaCO_2$=20mmHg时脑血管强烈收缩,脑缺血缺氧加重脑损害;$PaCO_2$>75mmHg时颅内压增加不明显。

2. PaO_2　在60~300mmHg范围内脑血流和颅内压基本不变;当PaO_2低于50mmHg时,脑血流明显增加,颅内压增加;低氧血症持续则脑水肿形成,即使PaO_2改善颅内压也未必恢复。缺氧合并$PaCO_2$升高,直接损害血脑屏障,导致脑水肿和颅内压持续升高,致使病情加重。

3. 平均动脉压　在60~140mmHg范围波动时脑自身调节可维持脑血流稳定,颅内压不变;当超出限度,颅内压将随血压升降而平行改变。病理原因导致自身机制障碍时,动脉压升高对颅内压影响较大。

4. 胸腹内压、中心静脉压　二者对颅内压具有直接影响,通过颈静脉、椎静脉、胸椎硬膜外静脉逆向影响脑静脉回流,使颅内压升高;呛咳、憋气、正压通气、腹内压升高,均可使颅内压上升;胸腹压下降,颅内压也下降。

5. 药物影响　挥发性麻醉药、氯安酮使脑血管扩张，脑血流增加、颅内压升高；静脉药如硫喷、乙咪酯、异丙酚、地西泮、镇痛药使脑血流减少，代谢降低、颅内压下降；甘露醇等渗透利尿剂使细胞脱水，为降颅内压的主要用药。

6. 体温　体温每下降 $1℃$，颅内压降低约 $5.5\% \sim 6.7\%$，低温具有脑保护作用。

（九）颅内压增高的控制策略

正常颅内压为 $5 \sim 15mmHg$，病理情况下认为 $5 \sim 20mmHg$ 是颅内压合理范围，个体颅内压的最佳水平因人而异。

1. 头位抬高 $30°$，保持颈部和躯干轴线，增加静脉回流来降低颅内压。

2. 避免脑低灌注引起脑缺血及后续颅内压增高。

3. 在保证脑灌注压的情况下，合理的控制血压，避免过度脑血流灌注增加颅内压、再出血和血肿扩大的风险。

4. 避免过度通气和二氧化碳蓄积，维持 $PaCO_2$ 在 $30 \sim 35mmHg$；避免低氧血症，保障 $PaO_2 > 80mmHg$，$SPO_2 > 95\%$。

5. 控制体温，降低脑代谢率，必要时进行亚低温治疗。

6. 使患者 Ramsay 镇静评分处于 $3 \sim 4$ 分或 Riker 躁动镇静评分 $3 \sim 4$ 分。

7. 行持续性闭式引流术时，压力控制在 $15 \sim 20mmHg$，避免引起脑室塌陷。

8. 对于肾功能好、高颅压不易控制而脑水肿明显者，建议渗透性治疗的目标值为 $300 \sim 320mOsm/L$；老年及肾功能不全的患者，治疗目标可为 $290 \sim 300mOsm/L$；药物选择包括甘露醇、甘油果糖、白蛋白、人工胶体、高渗盐水、利尿剂。

9. 采取上述措施颅内压仍持续增高应及时复查头颅 CT，必要时手术干预。

四、脑血流及代谢监测

（一）脑血流监测

1. 经颅多普勒　是一种利用低频 $1 \sim 2MHz$ 脉冲超声多普勒探头，通过颞骨窗、眼眶、枕骨大孔来检测威利斯环周围脑动脉的血流速度、方向及侧支循环状态的无创伤性方法，可以反映脑血流量变化和脑自动调节能力；受探头位置等多种因素的影响，不能反映脑组织局部病理改变和准确测量脑血流量水平。

2. NIRS　通过监测采样区内氧合血红蛋白与总血红蛋白之比（即脑氧饱和度），定量测定脑血流量和脑血容量的具体数值，能非常敏感地反映大脑的缺氧并精确测定神经损伤。

3. 放射性核素　^{133}氙（^{133}Xe）不参与机体代谢，由呼吸道排出，其随血流进入脑组织，在脑中的扩散及清除取决于脑血流量。利用同位素射线探头探测射线量，可准确计算脑血流量。

4. 正电子发射断层成像　利用 CT 技术和弥散性放射核素测定局部脑血流和脑代谢率的方法。

（二）脑氧监测

1. 颈内静脉血氧饱和度监测（$SjvO_2$）　经颈内静脉穿刺逆向置管至颈静脉球并经导管采血进行血气分析，可间接了解全脑氧供需状态和较精确反映全脑氧供需平衡，颈内动静脉氧差（$AVDO_2$）是比较理想的测定脑氧代谢（$CMRO_2$）的方法。受抽血速度以及温度影响，不能反映某一局部的脑氧代谢的变化，且可有假阴性。

2. 脑血氧饱和度监测　脑氧饱和度是脑缺氧非常敏感的指标，低于 55% 应视为异常。利用近红外线光谱技术连续、无创监测脑组织的氧饱和度，不受低温引起动脉痉挛、无搏动血流、低血压、循环停止的影响，可以反映局部及脑组织氧供需平衡且敏感性高于脑电图。

3. 脑组织氧监测（$PtiO_2$）　在 CT 定位下将极性光谱微导管放置于大脑额叶白质内的有创监测方法，由于正常人脑白质脑组织氧监测数据库尚未建立，因此临床应用有待研究。

（三）脑代谢监测（脑内微透析法）

将模拟毛细血管膜的探头插入脑组织,采用人工脑脊液或生理盐水灌流,提取灌流液,在实验室或床边分析仪进行分析。可测定血糖、乳酸盐、丙酮酸盐含量(反映碳水化合物代谢)、谷氨酸盐含量(反映细胞损伤)、甘油含量(反映细胞膜破坏)及腺苷、尿素、氨基酸、硝酸盐和亚硝酸盐等含量。对微透析绝对数值的解释要谨慎,观察数值变化的趋势更为重要。

五、体温

正常人由大脑皮质和下丘脑体调节中枢通过神经体液调节产热和散热,维持体温相对恒定。危重患者可因循环障碍、内分泌代谢失常和水与电解质平衡紊乱等而发生体温过高或过低。

1. 体温过高　超出37.4℃为发热,是患病时机体的一种病理生理反应,也是生理防御反应。体温过高时,患者可出现谵妄、烦躁不安甚至惊厥、机体氧耗增加,对呼吸、循环及肝肾功能产生不利影响。

2. 体温过低　正常人体温在36.5~37.5℃,低于36℃为体温过低;当体温在34~36℃时称轻度低温,低于34℃为中度低温。体温过低多表现为四肢和躯干发凉、表皮出现花斑、寒战等;体温过低时,机体的应激反应及呼吸、循环、肝功能、肾功能受到抑制。

3. 体温监测　目前监护仪提供的测温电路,可以通过体温探头来监测体表温度及体腔温度,采用红外非接触测温技术测量精度达到0.1℃,监测方法包括持续性脑温、肺动脉内温度(中心温度)、肛温、食管温度、体表温度监测法和间歇性腋下温度测量法。肢体皮肤的温度、色泽可以反映末梢循环的血液供应情况,提示是否末梢血液灌注不良,是判断循环系统功能状态简单可靠的评估手段。

六、镇静评估

镇静与镇痛治疗特指应用药物手段以消除患者疼痛,减轻患者焦虑和躁动,催眠并诱导顺行性遗忘的治疗,有助于减少不良刺激及交感神经系统的过度兴奋,减少或消除患者对其在ICU治疗期间病痛的记忆,防止患者的无意识行为(挣扎等)干扰治疗,降低患者的代谢速率并减少其氧耗氧需,减轻各器官的代谢负担。给予镇静与镇痛治疗时要求可长时间持续并尽可能保留自主呼吸与基本的生理防御反射和感觉运动功能,需要定时唤醒以评估患者神智、感觉与运动功能;必须考虑多种治疗药物彼此间的相互影响,需要经常判断镇痛镇静程度并随时调整药物种类与剂量。

1. 主观评估　对于成年ICU患者维持轻度镇静可以改善临床预后(如缩短机械通气时间及ICU住院日),RASS镇静程度评估表(Richmond agitation-sedation scale)(表17-12)和Riker镇静、躁动评分(sedation-agitation scale,SAS)(表17-13)是评估成年ICU患者镇静质量与深度最为有效和可靠的工具。

表17-12　RASS镇静程度评估表

分数/分		评估内容
+4	有攻击性	有暴力行为
+3	非常躁动	试着拔出呼吸管,胃管或静脉点滴
+2	躁动焦虑	身体激烈移动,无法配合呼吸机
+1	不安焦虑	焦虑紧张但身体只有轻微的移动
0	清醒平静	清醒自然状态
−1	昏昏欲睡	没有完全清醒,但可保持清醒超过10s
−2	轻度镇静	无法维持清醒超过10s
−3	中度镇静	对声音有反应
−4	重度镇静	对身体刺激有反应
−5	昏迷	对声音及身体刺激都无反应

表 17-13　Riker 镇静、躁动评分

分数/分	评估内容
7	危险躁动拉拽气管内插管，试图拔除各种导管，翻越床栏，攻击医护人员，在床上辗转挣扎
6	非常躁动需要保护性束缚并反复语言提示劝阻，咬气管插管
5	躁动焦虑或身体躁动，经言语提示劝阻可安静
4	安静合作安静，容易唤醒，服从指令
3	镇静嗜睡，语言刺激或轻轻摇动可唤醒并能服从简单指令，但又迅即入睡
2	非常镇静对躯体刺激有反应，不能交流及服从指令，有自主运动
1	不能唤醒对恶性刺激无或仅有轻微反应，不能交流及服从指令

恶性刺激：指吸痰或用力按压眼眶、胸骨或甲床 5s。

2. 客观评估　是镇静评估的重要组成部分，常用方法包括脑电双频谱指数（BIS）、心率变异系数及食管下段收缩性等。

总之，目前还没有哪一项技术被证明能满足所有监测标准，目前的神经学监测是多模式神经监测，即多种监测技术的有机结合，才能提供全面的基本生理学信息。

学习小结

根据采用方式，脑功能监测可以分为有创和无创两大类；根据监测内容，又可分为全脑监测和局部脑监测，其中颅内压、脑电活动和静脉氧饱和作用属于全脑监测，而脑血流、脑血流速度、脑组织代谢和氧合作用属于局部脑监测。

复习题

1. 高颅压的临床表现。

2. 重症患者的体温控制目的与实施。

3. 重症患者的镇静。

第七节　肾功能监护

学习目标

掌握	肾功能异常的临床表现。
熟悉	肾功能监护的常用指标。
了解	肾功能监护的其他方法。

一、尿量

健康成人每 24h 产生原尿约 180L，排出体外的尿量 1~2L（平均 1.5L），平均 $1ml/(h \cdot kg)$，昼夜尿量之比（2~4）∶1；24h 尿量大于 2.5L 称为多尿，24h 尿量少于 0.4L 或每小时尿量持续少于 17ml 称为少尿，24h 尿量少于 0.1L 或 12h 内完全无尿称为无尿。

（一）多尿

1. 生理性多尿　饮水过多或饮浓茶、咖啡；精神紧张；失眠；使用利尿剂；静脉输液多。

2. 病理性多尿

（1）内分泌疾病：尿崩症、糖尿病等。

（2）肾脏疾病:慢性肾炎、肾功能不全、慢性肾盂肾炎、多囊肾、肾髓质纤维化或萎缩,肾小管破坏致使尿浓缩功能减退。

（3）精神因素:癔症大量饮水。

（4）药物:噻嗪类;甘露醇;山梨醇等。

（二）少尿/无尿

1. 生理性少尿/无尿　机体缺水或出汗过多但尚未出现脱水的临床症状和体征。

2. 病理性少尿/无尿

（1）肾前性:各种原因引起的脱水;大量失血;休克;心功能不全;重症肝病;低蛋白血症;严重创伤或感染等。

（2）肾性:急性肾小球肾炎;各种慢性肾衰竭;肾移植术后急性排异反应导致肾小球滤过率下降。

（3）肾后性:单侧或双侧上尿路梗阻性疾病,如尿路结石、损伤、肿瘤及尿路先天畸形和机械性下尿路梗阻、膀胱功能障碍;前列腺肥大。

二、尿液常规检查

尿常规检查是临床不可忽视的一项初步检查,常是肾脏或尿路疾病的第一个指征。

（一）尿色

正常尿液的色泽主要由尿色素所致,呈草黄色,外观清晰透明。

1. 浓茶色、红葡萄酒色或酱油色尿　某些疾病导致血管内溶血,血红蛋白超过血浆结合珠蛋白的结合能力,游离的血红蛋白从肾小球滤出,从而形成不同程度的血红蛋白尿。

2. 挤压综合征、缺血性肌坏死等发生时可以导致肌红蛋白尿。

3. 阻塞性黄疸和肝细胞性黄疸时可见胆红素尿。

4. 前列腺炎、精囊炎时尿液白色浑浊。

5. 丝虫病及肾周围淋巴管梗阻时,尿中含有淋巴液呈乳白色,称为乳糜尿。

6. 发生脂肪挤压损伤、骨折和肾病综合征时,尿中出现脂肪小滴称为脂肪尿。

（二）透明度

正常新鲜尿液,除女性的尿可见稍浑浊外,多数是清晰透明的,若放置过久则出现轻度浑浊,这是由于尿液的酸碱度改变,尿内的黏液蛋白、核蛋白等逐渐析出之故。

（三）气味

1. 氨味　慢性膀胱炎及尿潴留。

2. 蒜臭味　有机磷中毒者。

3. 烂苹果味　糖尿病酮症中毒者。

4. 鼠臭味　苯丙酮尿症者。

（四）酸碱度

正常尿 pH 4.5~8.0(平均6.5),反映肾脏调节体液酸碱平衡的能力。

1. pH 降低　酸中毒、高热、痛风、糖尿病等。

2. pH 升高　碱中毒、尿潴留、膀胱炎等。

（五）细胞

1. 红细胞　正常人尿中可偶见红细胞,离心沉淀后每高倍镜视野不超过 3 个。尿中含有一定量的红细胞则称为血尿,外观为淡红色云雾状、洗肉水样、鲜血样;高倍镜视野下见 3 个以上红细胞,为镜下血尿;每升尿含血量超过 1ml 为肉眼血尿。尿中多形性红细胞比例>80%考虑肾小球源性血尿,尿中多形性红细胞比例<50%考虑非肾小球源性血尿。

2. 白细胞　正常人尿中有少数白细胞,离心沉淀后每高倍镜视野不超过 5 个。尿中白细胞主要是中性分叶粒细胞,也可见淋巴细胞和单核细胞。脓细胞指的是在炎症过程中破坏或死亡的中性粒细胞。当尿中含有大量白细胞时,表示泌尿道有化脓性病变。

3. 上皮细胞　正常人尿中可发现少数脂肪变性的小圆形上皮细胞。肾小管病变时尿中出现肾小管上皮细胞;炎症发生时尿中可见源自肾盂、输尿管、膀胱和尿道近膀胱段的移行上皮细胞;大量移行上皮细胞出现时应警惕上皮细胞癌;尿道炎时尿中大量出现源自输尿管下部、膀胱、尿道和阴道的表层的复层扁平上皮细胞。

（六）管型

尿液中的蛋白质、细胞或碎片在肾小管、集合管中凝固而成的圆柱形蛋白聚体。正常尿液中仅含有极微量的白蛋白,没有管型,或偶见少数透明管型,管型构成及病因详见表 17-14。

表 17-14　管型分类、构成特点及临床特点

分类	构成特点与提示	临床特点
透明管型	T-H 蛋白、白蛋白、氯化物	肾病综合征、慢性肾炎时增多
颗粒管型	肾实质病变崩解的细胞碎片、血浆蛋白及其他有形物凝聚于 T-H 蛋白上而成	颗粒总量超过管型的 1/3,分为粗颗粒管型和细颗粒管型
白细胞管型	肾实质有活动性感染	肾盂肾炎、急性间质性肾炎
红细胞管型	常与肾小球血尿同时存在	肾小球病变,如肾小球肾炎
蜡样管型	多提示严重的肾小管变形坏死	预后不良
其他管型	肾上皮细胞管型、脂肪管型、宽幅管型、细菌管型、结晶管型	

（七）蛋白质

分子量大于 7 万的蛋白质不能通过肾小球滤过膜;分子量在 1 万~3 万的低分子蛋白质大都可通过肾小球滤过膜,但又在近曲小管被重吸收;肾小管细胞分泌的蛋白如 T-H 蛋白、SIgA 以及下尿路分泌的黏液蛋白可进入尿中。正常人尿液中每日排出蛋白质量为 40~80mg,常规定性检测为阴性;当尿蛋白定性试验阳性或定量试验超过 150mg/24h 称为蛋白尿。

（八）比重和渗透压

1. 尿比重　反映单位容积的尿中溶质的质量,其高低主要取决于肾脏的浓缩功能正常,成人尿比重在1.015~1.025,受年龄、饮水量、出汗、溶质克分子浓度和克分子量的影响,蛋白质、糖、矿物质、造影剂都可使尿比重升高。

2. 渗透压　反映单位容积尿中溶质分子和离子的颗粒数,仅与溶质克分子浓度相关,以 $mmol/(kg \cdot H_2O)$ 为单位来表示;每 10g/L 尿糖可使尿渗透压增加 $60mmol/(kg \cdot H_2O)$,而蛋白对渗透压影响较小;应用利尿剂可使尿渗透压降低。

（九）尿糖

正常人尿内可有微量葡萄糖,每日尿内含糖量为 0.1~0.3g,最高不超过 0.9g,定性试验为阴性。当血糖浓度超过肾糖阈(8.88mmol/L)时或血糖虽未升高但肾糖阈降低(肾性糖尿),即可出现尿糖,糖尿产生的病因见表 17-15。

（十）酮体

β-羟丁酸、乙酰乙酸和丙酮的总称,是体内脂肪代谢的中间产物。

（十一）尿胆红素、尿胆原和尿胆素

正常人尿胆红素阴性,尿胆原阴性或弱阳性。高浓度维生素 C、亚硝酸盐可引起假阴性,磺胺类、氯丙嗪类药物易出现假阳性。

表 17-15　糖尿产生的病因

分类	病因
血糖增高性糖尿	血糖浓度受内分泌激素的调节，生长激素、甲状腺素、肾上腺素、糖皮质激素、胰高血糖素使血糖浓度升高 糖尿病、甲亢、肢端肥大症、嗜铬细胞瘤、库欣综合征 肝硬化、胰腺炎、胰腺癌
血糖正常性糖尿 （肾性糖尿）	家族性糖尿（先天性近曲小管对糖的重吸收功能障碍） 慢性肾炎或肾病综合征，伴肾小管受损 间质性肾炎
暂时性糖尿	生理性糖尿（大量进食或大量静脉注射葡萄糖） 应激性糖尿（颅脑外伤、脑出血、急性心肌梗死）
假性糖尿	还原性物质如维生素 C、尿酸、葡萄糖醛酸和一些药物可使班氏法（硫酸铜还原为氧化亚铜，颜色从蓝色转变为黄色至砖红色）产生假阳性
其他糖尿	乳糖、半乳糖、果糖、甘露糖及一些戊糖

1. 尿胆红素阳性　急黄肝、阻塞性黄疸；门脉周围炎、纤维化、胆汁淤滞；先天性高胆红素血症。

2. 尿胆原阳性　肝细胞性黄疸；溶血性黄疸。

三、肾功能监测

肾功能损害早期表现为：夜尿量>750ml，昼夜尿量比<3∶1，最高比重<1.018，比重差<0.008；严重损害时，尿比重固定于 1.010~1.012。

（一）肾小球功能

1. 肾小球滤过率（GFR）　单位时间内（每分钟）经肾小球滤出的血浆液体量，用于评估滤过功能。

2. 肾清除率　双肾在单位时间内，能将若干毫升血浆中所含的某物质全部加以清除，即某物质每分钟在尿中排出的总量/某物质在血浆中的浓度。

3. 肌酐　由肌肉中肌酸代谢生成。正常血清或血浆肌酐值：男 53~106μmol/L，女 44~97μmol/L。在外源性肌酐摄入量稳定的情况下，肌酐的浓度取决于肾小球滤过能力，可作为肾小球滤过功能受损的指标。但肌肉疾病导致肌酐产生增多，西咪替丁、磺胺增效药甲氧苄啶（TMP）和螺内酯等使肾小管分泌肌酐减少，果糖、葡萄糖、蛋白质、酮体、尿酸及头孢唑林、血胆红素明显升高等干扰 Jaffe 反应法等均可导致假性升高。此外当肾实质受损害肾小球滤过率下降至正常人的 1/3 时，血中肌酐浓度才会急剧上升，因此敏感性不高，不能作为早期诊断指标。

4. 内生肌酐清除率（Ccr）　在单位时间内把若干毫升血液中的内生肌酐全部清除出去，借此判断肾小球滤过率下降的敏感性和特异性均较血肌酐高。正常成人参考值 80~120ml/min，随年龄增长 Ccr 有自然下降趋势。

计算公式：Ccr＝［（140-年龄）×体重］/（72×血清肌酐）（患者过于肥胖、高度水肿等，则所得 Ccr 高于实际情况）

临床上，常用 Ccr 评估肾功能损害程度：第 1 期（肾衰竭代偿期）Ccr 51~80ml/min；第 2 期（肾衰竭失代偿期）Ccr 20~50ml/min；第 3 期（肾衰竭期）Ccr 10~19ml/min；第 4 期（尿毒症期或终末期肾衰竭）Ccr<10ml/min。另一种分类：轻度损害 Ccr 51~70ml/min；中度损害 Ccr 31~50ml/min；重度损害 Ccr<30ml/min。治疗上：慢性肾衰竭 Ccr<30~40ml/min，应开始限制蛋白质摄入；Ccr<30ml/min 氢氯噻嗪等利尿治疗无效；Ccr<10ml/min 进行肾替代治疗。

5. 尿素（urea）　是蛋白质代谢的主要含氮产物，经肾小球滤过而随尿排出，30%~40%被肾小管重吸收，肾小管也有排泌。当肾实质损害时，肾小球滤过能力降低，致使血中尿素浓度升高，临床上通过测定尿素可粗略观察肾小球的滤过功能，但不能反映肾脏的早期病变。肾前因素引起尿量显著减少或尿闭时，尿素升高，肌酐升高不明显，尿素/肌酐>10∶1，称肾前性氮质血症，扩容后可恢复；体内蛋白质分解或摄入过多时，血清尿素和尿肌酐升高,但血肌酐不相应上升,尿素/肌酐>10:1;溶血或使用肝素时尿素结果均偏高。

6. 尿微量白蛋白(MA)测定　生理状况下,带负电荷、分子量为66kD的白蛋白几乎不能通过肾小球滤过屏障,即使少量滤入原尿,也可被肾小管重吸收。当肾小球受损,即使早期的轻微受损,白蛋白在尿中的漏出量也可增加,出现微量白蛋白尿。糖尿病、高血压、剧烈运动等均可导致蛋白尿的产生。

7. 半胱氨酸蛋白酶抑制剂 C(cystatin C)　是一种小分子蛋白质,是胱氨酸蛋白酶的一种抑制剂,是由机体所有有核细胞产生,产生量恒定。循环血液中半胱氨酸蛋白酶抑制剂 C 几乎仅经肾小球过滤而在近曲小管上皮细胞中被清除,并不回到血液中,尿中仅微量排出,且不受饮食、身高、体重、年龄等的影响,因此是反映肾小球滤过率变化理想的内源性标志物。其敏感性和特异性优于尿素、肌酐和Ccr。

8. β_2-微球蛋白(β_2-MG)　来源于有核细胞膜上的主要组织相容性抗原的一种小分子蛋白(11 800Da),可自由滤入原尿,但99.9%在近端肾小管被重吸收,并在肾小管上皮细胞中分解,仅微量自尿中排出。成人血浆 β_2-MG<2mg/L,尿 β_2-MG 排泄量<370μg/24h。血清 β_2-MG 升高提示肾小球滤过功能受损;血 β_2-MG<5mg/L,尿 β_2-MG 升高反映肾小管损伤。

9. 尿 α_1-微球蛋白(α_1-MG)　肝细胞和淋巴细胞产生的一种糖蛋白(26 000Da),游离的 α_1-MG 可自由滤过肾小球,但99%被近曲小管上皮细胞以胞饮方式重吸收并分解,从尿中微量排泄。尿 α_1-MG 是判断肾近曲小管损害的早期诊断指标,特异度更高。评价肾小球滤过功能比血肌酐和 β_2-MG 检测更灵敏。

10. 尿酸　为核蛋白和核酸中嘌呤的代谢产物,既可来自体内,也可来自食物中嘌呤的分解代谢。尿酸主要在肝脏生成,大部分从肾脏排泄。血尿酸浓度受肾小球滤过、肾小管重吸收功能和排泌功能的影响。

(二)肾小管功能

1. 近段肾单位功能试验　检测肾小管对小分子蛋白的重吸收功能。

2. 远端肾单位功能试验　昼夜尿比重试验、3h 尿比重试验、尿渗量(尿渗透压)测定。

3. 自由水清除率(CH_2O)　反映肾小管浓缩稀释功能,诊断价值高于尿渗透压。发生急性肾小管坏死前数天即可有反映。肾前性少尿时,$CH_2O<-20ml/h$;急性肾小管坏死时,$CH_2O>-1ml/h$。CH_2O = 尿量×(1-尿渗透压/血渗透压)。

学习小结

　　肾脏是人体重要的生命器官,其主要功能是生成尿液,使人体的内环境保持相对稳定。肾功能的检查对于了解肾脏有无疾病、疾病的程度、治疗的选择、患者的预后及对肾脏病的研究都有重要的意义。

复习题

1. 少尿的原因与表现有哪些?

2. 简述肾小球功能监测。

3. 简述肾小管功能监测。

第八节　其他器官系统功能监护

学习目标	
掌握	肝功能、胃肠功能、凝血功能监护的适用范围。
熟悉	肝功能、胃肠功能、凝血功能监护的具体指标。
了解	肝功能、胃肠功能、凝血功能监护的临床应用。

一、肝功能监护

肝脏是人体的重要脏器,具有合成、代谢、凝血及免疫调节等作用,和肾脏共同维持机体水、电解质平衡。

(一)肝脏的血清标记物检测

临床上用于肝脏疾病评估的实验室检查可分为 3 类:肝细胞损伤生物标志物,胆汁淤积的标志物,以及其他各种肝功能(摄取、结合、分泌和排泄)的检测。

1. 肝细胞损伤标志物

(1)丙氨酸转氨酶(alanine aminotransferase,ALT):又称谷丙转氨酶,是反映肝细胞损伤最敏感的指标之一,其在肝细胞损伤后 12h 活性升高,在 24~48h 后达到峰值水平,增高程度大致与损伤程度成正相关,如出现胆红素升高而转氨酶下降的"酶胆分离"现象,则提示肝细胞严重坏死。

(2)天门冬氨酸转氨酶(aspartate aminotransferase,AST):又称谷草转氨酶,血清谷草转氨酶活性随肝细胞损害的程度增高,通常与谷丙转氨酶的升高平行。谷草转氨酶在肌肉损伤、溶血等发生时升高,特异性较谷丙转氨酶低,临床上同时测定谷丙转氨酶和谷草转氨酶并计算两者比值更有意义。

(3)胆碱酯酶(cholinesterase,ChE):血清丁酰胆碱酯酶(BuChE)活性是测定肝细胞蛋白质合成功能的灵敏指标。肝细胞受损时此酶合成减少,且降低的程度与受损程度平行;肝硬化失代偿期、肝炎、肝外胆管梗阻、阿米巴肝脓肿、肝转移癌等情况时此酶会升高。

(4)乳酸脱氢酶(lactate dehydrogenase,LDH):肝脏主要存在 LDH5 和 LDH4。LDH5/LDH4 比值升高见于急性肝炎、肝细胞损伤或坏死后;LDH5 升高见于慢性肝炎;肝昏迷患者的血清 LDH5 和 LDH4 活性极高时提示预后不良;血清 LDH4>LDH5 常见于原发性肝癌。

(5)谷氨酸脱氢酶(glutamate dehydrogenase,GDH):在血清中活性极低,在肝脏受损特别是线粒体损伤时显著升高,可作为肝脏损伤及损伤程度的检测指标。

(6)醇脱氢酶(alcohol dehydrogenase,ADH)和醛脱氢酶(aldehyde dehydrogenase,ALDH):共同构成了醇脱氢酶系,当肝细胞受损时释放入血,活性升高。血清醇脱氢酶活性变化与酒精性肝细胞损伤、肝炎、肝硬化等密切相关,脂肪肝肝硬化、肝癌患者多正常。

(7)腺苷脱氨酶(adenosine deaminase,ADA):是反映肝损伤的敏感指标,临床上用于急、慢性肝炎、肝硬化、黄疸、肝癌等的诊断及鉴别诊断。

2. 胆汁淤积标志物

(1)碱性磷酸酯酶(alkaline phosphatase,ALP):增高的幅度与阻塞性黄疸的程度、持续时间成正比;胆汁淤积性疾病时胆红素与碱性磷酸酯酶多成平行关系,如两者比值增大则说明病情严重且逐渐进展,如比值减小应考虑局限性肝病(肝癌、肝肉芽肿、肝脓肿致肝内胆管闭塞)、胆管炎、不完全性胆道梗阻等。

(2)谷氨酰转肽酶(gamma-glutamyltransferase,GGT):是胆汁淤积、胆道梗阻最敏感的酶,其活性与阻塞的时间和程度相关,可用于诊断及鉴别诊断病毒性肝炎、急慢性酒精性肝炎、肝硬化;谷氨酰转肽酶与碱性磷酸酯酶同时增高常源于肝脏疾患,而谷氨酰转肽酶正常碱性磷酸酯酶升高源于肝外疾患;某些药物可导致谷氨酰转肽酶活性升高。

(3)5'核苷酸酶(5'nucleotidase,5'NT):肝内主要存在于胆小管和窦状间隙内,是诊断肝肿瘤非常灵敏的酶学指标,活性增高与病情严重程度呈正相关,与 AFP 互补诊断肝癌的阳性率可达 94%。

(4)亮氨酸氨基肽酶(leucine aminopeptidase,LAP):肝内分布于肝细胞微粒体,当肝细胞受损时释放入血,因其在胆管、胆小管活性最强,故能更为准确、可靠的反映肝组织的损伤及胆汁的淤积程度。

(5)亮氨酸芳基酰胺酶(leucine arylamidase,LAAD):主要用于胆道阻塞的诊断,酶活性增高能特异地反映肝内外胆汁淤积。

3. 肝脏功能检测

（1）血清胆红素（bilirubin）：血清总胆红素是直接胆红素和间接胆红素之和。当血清总胆红素显著增高时,人的皮肤、眼睛巩膜、尿液和血清呈现黄色,称为黄疸。是反映肝脏排泄功能的重要指标。总胆红素、直接胆红素增高多见于肝内及肝外阻塞性黄疸,胰头癌,毛细胆管型肝炎及其他胆汁瘀滞综合征等;总胆红素、间接胆红素增高多见于溶血性贫血,血型不合输血,恶性疾病,新生儿黄疸等;总胆红素、直接胆红素、间接胆红素都增高多见于急性黄疸型肝炎、慢性活动性肝炎、肝硬化、中毒性肝炎等。

（2）血氨（ammonia）：来自体内氨基酸分解代谢及经肠管吸收,大部分在肝内通过鸟氨酸循环合成尿素,增高见于肝昏迷、重症肝炎、肝肿瘤、休克、尿毒症、有机磷中毒、门静脉高压及消化道出血;降低见于低蛋白饮食、贫血等。

（3）胆汁酸（bile acids）：肝脏是人体内合成及从门静脉内摄取胆汁酸的唯一场所,胆汁酸也是唯一能反映肝脏的合成、分泌及肝细胞损伤三个方面的敏感指标。升高主要见于急慢性肝炎、肝硬化、阻塞性黄疸、原发性肝癌、急性肝内胆汁淤积、原发性胆汁性肝硬化和肝外梗阻性黄疸等。

4. 肝脏合成功能标志物

（1）蛋白质检测:肝脏是人体内蛋白合成的主要场所,有些蛋白(如白蛋白、纤维蛋白原)只在肝脏合成,测定其在血浆中的浓度有助于评价肝脏的合成功能。

（2）凝血因子检测:肝脏是人体内多种凝血因子的主要场所,纤维蛋白原、凝血酶原、凝血因子Ⅱ、凝血因子Ⅶ、凝血因子Ⅸ、凝血因子Ⅹ都是在肝脏内合成的。肝病时可引起凝血因子缺乏,造成凝血时间延长及发生出血倾向。

（二）肝脏的影像学检查

1. 超声检查　是各种肝病的首选检查方法,能观察肝脏形态的变化,并对肝脏血管病变与血流动力学进行检查,敏感性高、实施快捷、方便无损伤。

2. 肝脏 X 线与 CT　CT 和 MRI 等有较高的组织密度分辨率,为肝脏病变的影像诊断提供了客观依据,已成为无创伤性肝脏病变筛选及确诊的首选检查方法。

3. 经皮肝穿刺胆管造影　可显示肝内外胆管病变部位、范围、程度和性质等,有助于对胆道疾病,特别是梗阻性黄疸的诊断和鉴别诊断。

4. 经十二指肠 ERCP　ERCP 可直接观察十二指肠及乳头部的情况和病变,造影可显示胆道系统和胰腺导管的解剖和病变。

5. 肝脏血液灌注及门静脉压力　超声多普勒已广泛应用于于测定门静脉、肝动脉血液流速,增强 CT、放射性核素^{99m}Tc-MIBI 等检查亦可评估肝脏的血液流量及门静脉压力。

（三）肝功能有创检查

1. 肝脏活检　能比较准确地反映出病变的性质和程度,因创伤性大,临床上不作为常规检查。

2. 腹腔镜检查及活检　腹腔镜检查一般不作为诊断工具,但对于特殊病例,腹腔镜能直接观察肝脏的形态、大小、色泽及是否有结节等,并在必要时引导活检,有一定的意义。

3. 肝动脉造影　经皮穿刺选择性腹腔动脉及超选择性肝动脉造影常用于确定肝内占位并提出定性、定位诊断,以及与周围组织器官的关系,了解肝的结构和其他病变,但不作为肝癌的常规检查。

二、胃肠功能监护

胃肠道的主要生理功能是食物的消化及吸收,为机体提供能量。在危重症救治中,应加强对胃肠功能的监测,积极预防治疗胃肠功能障碍。

（一）胃液及胃内容物检测

1. 胃液（gastric juice）　胃内分泌物的总称,包括水、电解质、脂类、蛋白质和多肽激素,其中无机物主

要为 Na^+、K^+、H^+和 Cl^-,有机物有胃蛋白酶原、黏液蛋白和"内因子"。

（1）一般性状检查：纯净胃液为无色透明液体,轻度酸味,含少量黏液,胆汁反流时呈蓝色或草绿色,胃内新鲜出血呈鲜红色,陈旧出血是咖啡色。胃液大于 100ml 为增多,见于十二指肠溃疡、胃泌素瘤、幽门梗阻或胃蠕动功能减退;小于 10ml 为减少,见于胃运动功能增强。晚期胃癌胃液有恶臭味,小肠低位梗阻有粪臭味,尿毒症时有氨味。胃内有炎症时黏液增多,慢性胃炎明显增多。

（2）胃内 pH 测定：胃液 pH 在 0.9～1.5,pH 过高易引起胃内细菌繁殖,继发严重感染;pH 过低则易导致胃黏膜受损。

（3）胃黏膜内 pH 监测（intraumucosal pH,pHi）：pHi 值是危重患者组织氧合与灌注水平的敏感指标,能可靠地反映胃肠缺血和缺氧状况,及胃肠道的损伤情况与功能恢复状况。

2. 胃内容物监测 通过鼻胃管定时抽吸胃内残留物,了解胃内残留的量和胃内残留物的性状,判断是否存在胃内出血、出血的量及速度等。床旁超声对胃窦部检查,可以准确辨别胃内状态和内容物的性状（包括胃排空状态下）。

（二）胃肠动力监测

胃肠动力是指胃肠部肌肉的收缩蠕动力,包括胃肠部肌肉收缩的力量和频率。危重症患者常伴有胃肠道黏膜的结构和功能改变,易出现胃肠功能障碍及衰竭,表现为恶心、呕吐、腹胀、腹痛等。

1. 肠鸣音（bowel sounds） 可客观反映肠运动状态,是临床检测胃肠蠕动的重要生理信号之一。

2. 超声检查 检测包括胃的形态及体积变化、胃排空、胃顺应性、胃窦收缩活动及胃窦幽门十二指肠协调收缩等;彩色超声血流成像还可以观察肠蠕动,得到定性及定量分析,是非侵入性肠动力检查方法。

3. 不透 X 线标志物法 可准确检测不消化固体食物的胃排空,同时观察小肠、结肠运行时间,了解下消化道运动功能,与放射性核素法具有较好的相关性。

4. 放射性核素显像方法 将放射性核素标记的药物与普通的食物混匀,用 γ 照相机在检查区域进行连续照相,根据胃内食物放射性核素的量来评价胃肠动力,获得胃的动态功能图像,计算出胃半排空时间及不同时间的胃排空率。

5. 磁共振成像（MRI） 可用来了解胃排空和胃分泌功能,同时观察胃腔的情况,通过重建三维胃主体结构了解胃的轮廓,研究胃排空和解剖结构的关系,准确性高。但仰卧位检查和生理状态下的立位有所差别,对以重力为主要动力的液体食物检测时有一定误差,检查成本高。

6. 胃电图（electrogastrogram,EGG） 指在上腹部胃体表投影位置记录胃平滑肌电活动,可反映胃肌电频率、正常慢波比例、胃电节律紊乱的比例等。不直接反映胃的运动功能和胃排空情况。

7. 胶囊内镜 全称为"智能胶囊消化道内镜系统",又称"医用无线内镜",可定时测量胃肠道压力、pH和温度变化,从而较准确地测算胃排空、肠转运时间,与作为金标准的核素显像检查有较高的一致性,可作为小肠疾病诊断的首选方法。

8. 测压法 可直接测量食管、胃窦、十二指肠、小肠、结肠及直肠的腔内压力,并可准确记录器官的节段性收缩活动情况,但胃测压记录时间长,分析较复杂。

（三）胃肠激素的测定

胃肠激素主要功能是与神经系统一起,共同调节消化器官的运动、分泌和吸收,其水平可反映胃肠动力情况。

1. 胃泌素（gastrin,G） 是一种重要的胃肠激素,由胃窦部及十二指肠近端黏膜中 G 细胞分泌,主要作用刺激壁细胞分泌盐酸,还能刺激胰液和胆汁的分泌,也有轻微地刺激主细胞分泌胃蛋白酶原等作用。

2. 胃动素（motilin,MTL） 由内分泌 Mo 细胞分泌,呈周期性释放,参与消化期间胃肠活动,诱发胃强力收缩和小肠明显的分节运动,还有增加结肠运动的作用。

3. 胆囊收缩素（cholecystokinin,CCK） 刺激胰酶分泌与合成,增强胰碳酸氢盐分泌,刺激胆囊收缩与奥狄氏括约肌松弛,兴奋肝胆汁分泌,调节小肠、结肠运动,可作为饱感因素调节摄食。

4. 抑胃肽(gastric inhibitory polypeptide,GIP) 由小肠黏膜的 K 细胞产生,空肠中浓度最高,在十二指肠及回肠中也有一定量的分泌。抑制胃酸分泌和胃蛋白酶分泌,抑制胃的蠕动和排空,刺激胰岛素释放,刺激小肠液及胰高血糖素的分泌。

5. 血管活性肠肽(vasoactive intestinal peptide,VIP) 存在于中枢神经和肠神经系统中,在胃肠道主要以神经递质的方式发挥局部作用,具有使平滑肌松弛和舒血管作用,以及促进分泌和吸收功能,可促进肠道水和电解质的分泌,刺激胰液、小肠液的产生。

6. 生长抑素(GHRIH) 在胃肠道内主要由黏膜内的 D 细胞释放,通过旁分泌方式对胃酸分泌产生强烈的抑制作用。胃泌素可促进生长抑素的释放,乙酰胆碱则抑制其释放。

(四)胃肠功能有创检查

1. 胃镜 能直接观察到被检查部位的真实情况,通过对可疑病变部位进行病理活检及细胞学检查,以进一步明确诊断,是上消化道病变的首选检查方法。

2. 结肠镜 用于检查结肠的炎症、溃疡、肿瘤、寄生虫所致的病变以及不明原因的腹泻,发现直肠指检无法摸到的位置较高的肿块,不仅能检视肿瘤大小、形态、部位、活动度甚至发现早期病变,且能行息肉或早期微小癌灶切除,对可疑病灶定向镜取组织进行活检。是目前大肠癌诊断最有效的手段。

3. 小肠镜检查 是常用于病因不明的慢性消化道出血及各种小肠病的检查和诊断方法,不仅可以诊断性检查,还可进行介入治疗,并对病变进行活检,发现出血点时可利用电凝法来止血。

4. 消化道造影 能够显示消化道病变的形态及功能改变,同时也可反映消化道外某些病变的范围与性质,临床应用广泛。常用于诊断各种消化道疾病,如先天畸形、炎症、肿瘤等。

三、凝血功能

生理性止血过程包括血管收缩、血小板聚集及血液凝固三个过程。正常的生理状态下,机体的凝血、抗凝和纤维蛋白溶解过程处于动态平衡,而对于重症患者,由于感染、血液浓缩、肝功能障碍及肾功能障碍等原因,使凝血与抗凝的动态平衡被打破,导致发生出血或血栓形成。凝血功能障碍是重症患者的常见的临床表现,且可影响预后。

(一)凝血机制

1. 血管的作用 口径较大的血管破裂时一般均需要压迫、结扎等治疗方法才能奏效;微、小血管包括毛细血管破裂时需要通过血管本身的止血作用、血小板的止血功能及凝血因子的作用才能止血。具体机制:神经体液影响使血管收缩;受损血管壁所产生的损伤电流使血小板聚集形成微血栓;胶原和微纤维使血小板黏附和聚集形成栓子;受损的血管释放组织因子,启动外源性凝血系统生成凝血酶;纤维蛋白肽 B 及花生四烯酸的产物收缩小血管;血浆外渗,血液浓缩,局部血液黏稠度增高。

2. 血小板的作用 保护血管壁的完整性;黏附功能;多种物质促使血小板聚集;分泌或释放生物活性物质;具有促凝活性;前列腺素 G_2、前列腺素 H_2、血栓素 A_2 的促血小板聚集及缩血管作用;血栓收缩蛋白作用。

3. 凝血因子和凝血系统 凝血因子是指血浆和组织中直接参与凝血过程的各种物质,以发现的顺序用罗马数字命名。凝血系统可分为内源性和外源性凝血系统。内源性凝血过程由因子Ⅻ到因子Ⅹ激活,以 APTT 作为反映凝血功能的指标。外源性凝血系统的激活是由因子Ⅲ(即组织因子,tissue factor,TF)启动,到因子Ⅹ被激活,主要受组织因子途径抑制物(tissue factor pathway inhibitor,TFPI)调节,临床以 PT 作为反映凝血功能的指标。内源性和外源性凝血系统的交合点在因子Ⅹa 的形成。外源性凝血系统的激活在启动凝血过程中起主要作用。

（二）凝血过程

血液凝固是凝血因子按一定顺序激活,最终使纤维蛋白原转变为纤维蛋白的过程,可分为凝血酶原激活物的形成、凝血酶形成、纤维蛋白形成三个基本步骤。

1. 凝血酶原激活物的形成　凝血酶原激活物为 Xa、V、Ca^{2+} 和 PF3(血小板第 3 因子)复合物,需要因子 X 的激活。根据凝血酶原激活物形成始动途径和参与因子的不同,可分为内源性凝血和外源性凝血两条途径。

（1）内源性凝血途径:当血管受损内膜下胶原纤维暴露时,可激活 XII 为 XIIa,进而激活 XI 为 XIa,XIa 在 Ca^{2+} 存在时激活 IXa,IXa 再与激活的 VIIIa、PF3、Ca^{2+} 形成复合物进一步激活 X。因子 VIIIa 的存在可使 IXa 激活 X 的速度加快 20 万倍。

（2）外源性凝血途径:由损伤组织暴露的因子 III 与血浆中的 Ca^{2+}、VII 共同形成复合物进而激活因子 X。

2. 凝血酶形成　在凝血酶原激活物的作用下,血浆中无活性的因子 II(凝血酶原)被激活为有活性的因子 IIa(凝血酶)。

3. 纤维蛋白的形成　在凝血酶(IIa)的作用下,溶于血浆中的纤维蛋白原转变为纤维蛋白单体;同时,凝血酶激活 XIII 为 XIIIa,使纤维蛋白单体相互连接形成不溶于水的纤维蛋白多聚体,并彼此交织成网,将血细胞网罗在内,形成血凝块,完成血凝过程。

（三）抗凝系统的作用

正常人 1ml 血浆含凝血酶原约 300 单位,10ml 血浆在凝血时生成的凝血酶就足以使全身血液凝固,血浆中最重要的抗凝物质是抗凝血酶 III(antithrombin III)和肝素,它们的作用约占血浆全部抗凝血酶活性的 75%。

1. 抗凝血酶 III　是血浆中一种丝氨酸蛋白酶抑制物,与属于丝氨酸蛋白酶的因子 IIa、VII、IXa、Xa、XIIa 结合使之失活。每一分子抗凝血酶 III 可以与一分子凝血酶结合形成复合物使凝血酶失活。

2. 肝素　由肥大细胞和嗜碱性粒细胞产生的一种酸性黏多糖,在体内和体外都具有抗凝作用。

3. 低分子肝素　分子量在 7 000 以下的肝素称为低分子肝素。只与抗凝血酶 II 结合,半衰期较长,抗凝效果好且引起出血倾向少,更适于作为外源性抗凝剂。

4. 辅因子抑制物　通过对凝血辅因子如因子 V 和 VIII 活性的抑制而实现抗凝作用,蛋白质 C 和凝血酶调制素都是属于这类抗凝物质。

5. 体外延缓或阻止血液凝固的因素　包括降低温度、光滑的表面、去 Ca^{2+}。

（四）纤溶系统

当出血停止、血管创伤愈合后,构成血栓的血纤维可逐渐溶解,称为纤维蛋白溶解(纤溶)。纤溶系统包括四种成分:纤溶酶原(plasminogen)(血浆素原)、纤溶酶(plasmin,血浆素)、纤溶原激活物与纤溶抑制物。纤溶的过程包括两个阶段:纤溶酶原的激活、纤维蛋白(或纤维蛋白原)的降解。血液中存在的纤溶抑制物主要是抗纤溶酶,如 α_2-巨球蛋白等,这些抑制物对于将血凝与纤溶局限于创伤部位具有重要意义。

（五）重症患者出凝血功能评估

重症患者常由原发病或医源性因素导致凝血功能障碍。最常见的原因包括肾功能损害、肝衰竭、创伤、出血、输液相关的凝血因子稀释、抗凝药、抗血小板药、主动脉内球囊反搏、体外膜氧合、血液滤过等。多数上述情况都是后天获得的,但是一旦出现,需要警惕是否有血友病的存在。同时,这些疾病的治疗应该是处理原发病和纠正凝血功能障碍同时进行。

1. 血小板

（1）血小板计数:血小板减少增加了出血风险,是 ICU 患者死亡率增加的独立危险因素。临床上可以给予出血或者出血高危的患者输注血小板,但输注血小板导致患者自身血小板产生减少,同时抑制肝脏产生的血小板生成素,增加输血相关性感染及输血相关性急性肺损伤的风险,增加 DVT 的发生率。

（2）血小板功能障碍:由于服用药物、血小板周围环境改变如肾衰竭及血小板本身缺陷所致,这时需要做专门的血小板聚集和血栓形成检查,包括血块收缩试验(CRT)、血小板黏附试验、血小板聚集试验。

2. 肾衰竭患者的血小板功能障碍

3. 凝血功能

（1）PT:衡量的是外源性凝血途径当中的凝血因子,延长意味着凝血因子的不足,但敏感性不高。

（2）APTT:可以反映内源性凝血途径上的凝血因子不足的问题,还用于普通肝素抗凝效果的监测。

4. 纤溶的判断　纤维蛋白降解产物(FDP)是纤维蛋白和纤维蛋白原分解的产物,在血栓性疾病(如静脉血栓栓塞、心肌梗死、DIC)、术后、肿瘤、怀孕及慢性肝脏疾病的人群都会升高。D-二聚体来源于已经形成的血栓上的纤维蛋白降解,结果阴性有助于排除血栓栓塞性疾病。

5. 血栓弹力图　血栓弹力图中的 R 表示外源性凝血因子的多寡,斜率和最大振幅代表着纤维蛋白的水平和血小板数量与功能的综合,因此,可以用于判断凝血功能低下或是否处于高凝状态,从而预测其血栓栓塞性疾病的风险。但血栓弹力图无法判断 vWF 的数目或者功能,还有Ⅷ因子,而这些因子对于稳定纤维蛋白网状结构至关重要。

学习小结

在危重症患者的救治过程中,肝功能、胃肠功能及凝血功能各自都有其重要的生理学意义,必要的监护有助于及时发现病情改变并对症处置。

复习题

1. 不同病因导致肝功能损伤的胆红素表现。

2. 危重患者的胃肠功能特点。

3. 凝血功能异常的临床意义。

第九节　危重症的营养监测与支持

学习目标

掌握	危重症患者营养不良的临床表现。
熟悉	危重症患者营养不良的评估方法。
了解	危重症患者营养支持目标与方式。

一、营养不良的临床表现与评估

营养不良是一个描述健康状况的用语,通常指的是起因于摄入不足、吸收不良或过度损耗营养素所造成的营养不足,但也包含由于暴饮暴食或过度的摄入特定的营养素而造成的营养过剩。疾病状态下,特别是危重症患者,往往由于吸收不良、过度损耗营养或疾病的影响导致营养不良特别是低蛋白性营养不良的发生,影响疾病恢复,损害机体免疫能力,削弱肌肉的力量,导致呼吸困难,减缓伤口愈合,不仅增加住院死亡率,而且显著增加了平均住院时间和医疗费用的支出。

（一）危重症患者代谢状态的改变

1. 急性期反应　氨基酸分布及代谢发生变化、球蛋白合成增加、糖异生增加、血清铁和锌水平的下降、血清铜及血浆铜蛋白水平的增高等,还会出现发热和负氮平衡。

2. 激素变化　包括胰岛素抵抗和低 T_3 综合征(病态甲状腺功能正常综合征)。

3. 蛋白质分解代谢增加　正常成人每日分解和合成的蛋白质平均约 400g,重症患者多呈高代谢状态,且分解代谢高于合成代谢。

4. 维生素缺乏　造成伤口愈合延迟,白细胞数量下降。

5. 肠道是创伤应激反应的中心器官　患者可以出现食欲下降、厌食、腹胀、应激性溃疡等;禁食和使用广谱抗生素导致肠道菌群失调、黏膜屏障损伤和细菌移位;肠黏膜急性损伤产生的细胞因子导致 SIRS 和 MODS。

(二)营养不良的临床表现

体重不增,减轻直至消瘦,皮下脂肪消减的顺序为腹部、胸、背、腰部、上肢、下肢、臀部,最后是面颊部;意识改变初多烦躁,睡眠不安,继之为表情淡漠,或抑郁与烦躁交替出现;食欲减退,常伴呕吐或腹泻,部分可能便秘;体温低于正常,脉搏缓慢,基础代谢减低,伴有各种维生素不足的症状;易患各种感染,各器官系统可有不同程度的功能紊乱。

临床上把营养不良分为三度:第 Ⅰ 度是体重比正常平均体重减少 15%～25%,腹部皮下脂肪厚度为 0.8～0.4cm 之间;第 Ⅱ 度是体重比正常平均体重减少 25%～40%,腹部皮下脂肪层几乎消失,四肢及臀部明显消瘦,面部脂肪已减少,但呼吸及循环器官尚无病征;第 Ⅲ 度是体重比正常平均体重减少 40% 以上,此时面部和臀部皮下脂肪层都已消失,皮肤苍白、干燥,完全失去弹性,体温低于正常,心音低钝,血压偏低,呼吸浅。

(三)危重症患者营养缺乏

1. 蛋白质-热能营养不良(protein energy malnutrition,PEM)　表现为消瘦、虚弱无力、水肿、疲劳、情绪不好等。又可分为三型:水肿型营养不良(下肢明显);消瘦型营养不良("皮包骨""舟状腹""蛙状腹");混合型营养不良。

2. 蛋白质营养不良　以情感淡漠、内脏蛋白合成降低为特征,主要表现为血浆蛋白、转铁蛋白下降、肌体水肿、消瘦及总淋巴细胞数下降。

3. 营养性贫血　包括缺铁性贫血和巨幼红细胞性贫血。

4. 缺乏钙、锌、硒、碘、氟和维生素 A、维生素 D、维生素 C、维生素 B 族等。

(四)危重患者的营养评估

营养评估也称营养评价(nutritional assessment),是对危重患者营养状态的评定,既可判断其营养不良程度,又是营养支持治疗效果的客观指标。

1. 了解饮食史　记录饮食种类、食欲改变、体重改变或者进食困难(倦怠、疲劳、情感淡漠)等,主要方法为膳食调查。

2. 人体测量

(1) 身高(height)/身长:身高/身长测量通常应用于正常人群营养状况评价,一般急性或短期疾病与营养波动不会明显影响身高;临床住院患者,可以通过身高等的测量,间接计算体表面积,从而估算基础代谢率。

(2) 体重(body weight,BW):营养评价中最简单、直接和常用的指标,需考虑机体水肿、肿瘤和肥胖的影响。

(3) 衡量体重的常用指标

1) 标准体重也称理想体重(ideal body weight,IBW)

$$Broca 改良公式:标准体重(kg)= 身高(cm)-105$$

平田公式:标准体重(kg)=［身高(cm)-100］×0.9

2) 实际体重与理想体重比:反映机体肌蛋白消耗的情况,提示疾病对患者营养状况的影响程度。

(实际体重-标准体重)/同身高标准体重×100%

±10%为营养正常

+(10%~20%)为过重,>20%为肥胖

-(10%~20%)为消瘦,<20%为严重消瘦

3) 实际体重与平时体重比:反映机体能量营养状况的改变。

(实际体重/平时体重)×100%

85%~95%为轻度能量营养不良

75%~85%为中度能量营养不良

<75%为严重能量营养不良

4) 体重改变:(平时体重-实际体重)/平时体重×100%(表17-16)。反映机体能量与蛋白质代谢情况,提示是否存在蛋白质能量营养不良。

表17-16　体重改变分类

时间	中度体重丧失/%	重度体重丧失/%
1周	1~2	>2
1个月	5	>5
3个月	7.5	>7.5
6个月	10	>10

5) 体重指数(body mass index,BMI):体重(kg)/［身高(m)］²(表17-17)。反映蛋白质能量营养不良以及肥胖症的可靠指标,可提示疾病的转归。

男性BMI<10、女性BMI<12者很少能够存活。

BMI<20可能高度提示临床转归不佳和死亡。

表17-17　世界卫生组织发布的成人体重指数评定标准

等级	体重指数/(kg·m⁻²)	等级	体重指数/(kg·m⁻²)
营养不良	<18.5	一级肥胖	30~34.9
正常	18.5~24.9	二级肥胖	35.0~39.9
肥胖前状态	25.0~29.9	三级肥胖	≥40

(4) 测量皮褶厚度:可反映全身的脂肪含量,也反映人体皮下脂肪的分布情况。临床常用皮褶厚度估计脂肪消耗情况,并作为评价能量缺乏与肥胖程度的指标。需要注意,短期内无论是否给予营养支持,皮褶厚度变化不明显;营养不良或营养改善状况不能单纯依据皮褶厚度测定值;皮褶厚度的正常值没有统一标准,是人群测定的平均值,只能作为参考。

(五)血清白蛋白测定

血清白蛋白水平可以代表机体和内脏器官蛋白储备情况,是预测营养不良状况最好的指标之一,对急性营养改变不敏感。转铁蛋白较血清白蛋白对营养支持的反应更快,是连续检测的首选。前白蛋白半寿期短(2d)且体内含量极少,在蛋白质和热能摄入不足或体内急需合成蛋白时,其含量于短期内即有变化(表17-18)。

表 17-18　内脏蛋白正常值及营养不良指标　　　　　　　　　　　　　　　　　　　　　　　　　　　　　　　单位：g/L

项目	正常参考值	营养不良		
		轻	中	重
白蛋白	>35	8~34	21~27	<21
转铁蛋白	2.0~2.5	<2.0	<1.8	<1.6

（六）免疫学测定

皮肤迟发性超敏反应可评定细胞免疫功能,常用结核菌素、腮腺炎病毒、念珠菌素为皮试抗原,皮试部位 48h 后,若两个以上皮肤硬结直径>5mm 为免疫功能正常,仅一个硬结>5mm 为免疫功能减弱,三种抗原结节均<5mm 提示无免疫反应,可由营养不良引起。周围血淋巴细胞计数可反映机体免疫状态,计数<1 500 常提示营养不良。

（七）氮平衡试验

是评价蛋白质在体内合成与分解代谢的重要参数。值为零时,肌肉蛋白和内脏蛋白耗损与修复处于动态平衡之中;正值为蛋白合成状态;负值为蛋白分解状态。

（八）判断营养需要

判断患者的营养需要是营养评估的最后阶段,常用基础能量的需要估计对营养的需要。基础能量消耗(basal energy expenditure,BEE)指禁食条件下,维持基础代谢所需要的能量。

男性 BEE(kcal)= 66.5+13.7×W+5.0×H−6.8×A

女性 BEE(kcal)= 655.1+9.56×W+1.8×5H−4.68×A

W—体重(kg);H—身高(cm);A—年龄(岁)

轻度应激及外科小手术:1.3×基础能量消耗

中等应激及外科大手术:1.5×基础能量消耗

癌肿瘤癌症:1.6×基础能量消耗

严重应激:2.0×基础能量消耗

二、营养支持

危重症患者的营养支持总目标是供给细胞代谢所需要的能量与营养底物,维持组织器官结构与功能,通过营养素的药理作用调理代谢紊乱,调节免疫功能,增强机体抗病能力,从而影响疾病的发生发展与转归。

（一）危重患者的每日所需的热量

危重患者急性应激期营养支持应掌握"允许性低热量"原则[20~25kcal/(kg·d)],其目的在于避免营养支持相关的并发症,如高血糖、高碳酸血症、淤胆与脂肪沉积等;在应激与代谢状态稳定后,能量供给量需要适当的增加 30~35kcal/(kg·d);营养不良及高分解代谢时则应达 40~60kcal/(kg·d),以达到较好的正氮平衡。努力使第一周肠内营养能达到目标能量的 50%~65%;如果 7~10d 后单纯胃肠内营养不能满足 100%能量需求,考虑启动胃肠外营养;过早地启动胃肠外营养可能对患者不利。

（二）热量物质的构成

1. 糖类(碳水化合物)　非蛋白质热量合成必需的能量,提供总热量 50%~60%,呼吸商为 1.0。肠内途径供给 1g 可产生 4kcal 热量,肠外营养供给产生 3.4kcal/g。

2. 脂肪　一般为非蛋白质热量的 40%~50%,呼吸商为 0.70~0.71,1g 脂肪可产生 9kcal 热量。脂肪摄入量可达 1~1.5g/(kg·d),应根据血脂清除能力进行调整。

3. 蛋白质　一般不作为供能物质使用,但多余的蛋白质可通过生糖、生酮途径,转化为糖原和甘油三酯为机体提供能量。1g 蛋白质可产生 4kcal 热量,蛋白质呼吸商为 0.80~0.82。足够的蛋白质供给为

$1.2 \sim 2.0g/(kg \cdot d)$,患者热氮比$(100 \sim 150):1$。对于重症肺炎、脓毒症患者可进一步降至$(80 \sim 130):1$。

(三)危重患者营养支持治疗的方式

包括胃肠内营养(enteral nutrition,EN)和胃肠外营养(parenteral nutrition,PN)。

1. 营养支持途径的选择依据

(1)是否能使用胃肠道。

(2)胃肠道的供给量是否可以满足患者的需要。

(3)患者的胃肠功能是否紊乱。

(4)患者有无胃肠外营养支持的禁忌证,如心功能不全、肾衰竭等。

2. 营养支持途径的选择原则

(1)优先选择肠内营养。

(2)优先选用周围静脉营养。

(3)胃肠内营养不足时可用胃肠外营养加强。

(4)若患者的营养需要量较高或期望短期内改善营养状况时,可使用胃肠外营养。

(5)若患者营养支持时间较长时,应设法应用胃肠内营养。

3. 营养支持途径的选择影响因素

(1)患者的胃肠道功能状态。

(2)患者的意识状态。

(3)患者的消化腺功能状态。

(4)患者对拟选营养支持方式的耐受程度。

(5)临床营养支持的目的。

(6)医务人员对拟选营养支持方法的熟悉程度。

(7)医院是否具备实施该方法的条件。

4. 营养支持途径的选择

(1)管饲途径满足需求量的2/3时,可考虑停止静脉营养。

(2)口服途径满足需求量的2/3时,可考虑停止管饲喂养。

5. 胃肠内营养支持的优点

(1)营养物质由门静脉系统吸收,有利于肝脏的蛋白质合成及代谢调节。

(2)避免小肠黏膜细胞和营养酶系的活性退化,改善和维持肠道,黏膜细胞结构与功能的完整性,从而防止肠衰竭和细菌易位的作用,无导管败血症的顾虑。

(3)在同样热量和氮水平供应的情况下,应用肠内营养的患者体重增长和氮潴留均优于胃肠外营养支持。

(4)对技术设备和无菌要求较低,使用简单,易于管理,费用低廉

(四)胃肠内营养支持

1. 胃肠内营养分类　包括要素膳、匀浆膳、不完全膳食、特殊应用膳食等。

2. 胃肠内营养支持途径　包括鼻胃(肠)插管、胃造口(内镜下)、空肠造口等。

3. 肠内营养支持喂养方式　包括分次灌注(每次不超过400ml,每次持续$15 \sim 20min$)、间歇重力输注、输注泵输注。

4. 肠内营养支持的注意事项

(1)喂养前确认喂养管在正确位置。

(2)患者头部抬高30°防止反流误吸。

(3)喂养前检查患者胃潴留量。

（4）无论是否存在肠鸣音以及有无排气/排便证据，无禁忌情况下均应启动肠内营养。

5. 肠内营养的常见并发症及处理

（1）胃潴留：每6h抽空一次。潴留量≤200ml，维持原速度；≤100ml，可增加输注速度；≥200ml，应降低速度或停止；应用胃肠动力药物，必要时可加用辅助治疗；保持肠道通畅，定期灌肠，保证定期排便加快肠内容物排出。

（2）腹胀、腹痛、腹泻便秘：原因包括渗透压、脂肪不耐受；细菌污染；温度不适宜；肠黏膜萎缩；肠道功能紊乱；肠道菌群紊乱（抗生素滥用）等。

（3）误吸：极为严重，重在预防。

（4）水、电解质紊乱：注意液体进出量、定期测定电解质。

（5）血糖紊乱：注意监测。

（6）精神心理并发症。

（7）其他：管路堵塞等。

6. 肠内营养支持的适应证

（1）患者受原发疾病影响，或因诊断与治疗的需要，或无法及不愿经口摄食，或摄入食物不足以满足生理需要，此时适合通过鼻胃管或鼻空肠管，鼻饲进行胃肠内营养。

（2）胃肠道消化功能不足而小肠吸收功能尚可，且可耐受肠内营养此时主要选择预先消化好的要素饮食。

7. 肠内营养支持治疗的禁忌证

（1）肠梗阻、肠道缺血。

（2）严重腹胀或腹腔间室综合征。

（3）严重腹胀、腹泻，经一般处理无改善。

（4）消化道无活动性出血，尽早行 EN。

（5）重症胰腺炎急性期。

（6）肠漏。

（五）胃肠外营养支持

胃肠外营养支持（total parenteral nutrition，TPN）即完全胃肠外营养，亦称为人工胃肠（artificial gut），是经静脉输入以达到营养支持的目的，凡是需要维持或加强营养而又不能从胃肠摄入的患者都是胃肠外营养支持的适应证，包括：肠瘘尤其是高位瘘；肠梗阻；短肠综合征（手术切除70%以上小肠的患者在术后均使用胃肠外营养支持；如果切除达到80%以上者，则要终生应用胃肠外营养支持技术维持生命）；腹腔及腹膜后的化脓感染；炎性肠道疾病（广泛的克罗恩病、严重的放射性肠炎、小肠及大肠炎性疾病）、各种原因引起的严重腹泻、顽固性的呕吐等；严重复合伤、多发性患者、大型手术后、严重烧伤患者；营养不良患者的术前准备及术后支持；恶性肿瘤患者化疗或放疗、有严重胃肠道反应；早产新生儿伴先天性肠道闭锁；中、重型的胰腺炎；急性出血坏死性胰腺炎；不能进食同时伴有 MODS 的患者。

（六）终末期营养治疗

对于救治无望或生命终末期的患者，人工营养不是必需的，是否给予人工营养应该基于研究证据、最佳实践、临床经验和判断，与患者、家属及代理人充分沟通后的意见，并尊重患者本人的意愿和尊严。

（唐子人）

学习小结

危重症患者，往往由于吸收不良、过度损耗或　　　疾病的影响导致营养不良特别是低蛋白性营养不良的发生，影响疾病恢复，损害机体免疫能力，削弱肌肉的力量，导致呼吸困难，减缓伤口愈合，不仅增加住院死亡率，而且显著增加了平均住院时间和医疗费用的支出。虽然营养支持并不能完全阻止和逆转重症患者严重应激的分解代谢状态和人体组成改变，但合理的营养支持，可减少蛋白的分解及增加合成，改善潜在和已发生的营养不良状态，防治其并发症。

复习题

1. 危重患者营养不良的危害。

2. 危重患者营养支持的目标。

3. 胃肠及全胃肠外营养支持如何选择。

第十八章　院前急救与应急救援

学习目标

掌握　院前急救的工作特点、救治目标、重要任务、基本原则及急诊医疗体系的概念与构成，创伤疾病现场急救的基本方法和技巧。

熟悉　院前急救的发展模式、工作程序、基本条件及检伤分类的标识区分；突发公共卫生事件、灾难的定义及分类、灾难医学救援策略及现场救援原则。

了解　安全转运的要素和方法，我国院前急救的发展现状、急诊医疗体系与院前急救的关系。

第一节　院前急救的主要任务

一、院前急救的发展模式和特点

（一）院前急救与急诊医疗体系

院前急救是指急、危、重症伤病员从现场到医院之间的医疗救护,包括就地抢救、维持基础生命体征、途中医疗监护,并快速安全运送到医院的医疗急救过程。它不但是现代急救医疗服务体系和国家公共卫生体系的重要组成部分,也是城市建设的重要部分,更是国家政府形象的主要代表。院前急救直接关系到人民群众的健康,它的水平体现了一个国家或地区的医疗水平、处理突发事件的应急能力。

院前急救作为患者救治过程中最前沿、最基础的重要环节,在提高救治成功率方面发挥着无可替代的决定性作用。近年来,各地120急救中心在其软硬件建设方面都取得了长足的发展,但院前急救学科建设在学科研究、人才培养等方面还仍与发达国家存在不小的差距。如何更快、更好、更多、更省地救治患者是院前急救工作的出发点和落脚点。必须纠正"重转运、轻救治"和"重硬件、轻技能"的错误观念,应切实加强院前急救内涵建设,提升技术水平,加快人才培养,明确诊疗标准,完善质量控制体系,注重科学研究,这些方面对院前急救的发展具有决定性意义。

（二）我国院前急救的起源和发展历程

我国院前急救组织发展过程始于20世纪50年代,基本参照当时前苏联急救站的模式,其中较多的救护站是在解放战争时期的红十字救护站的基础上建立起来的,并明确规定以院前急救为服务目标。直到20世纪70年代末,绝大多数急救站仍处于低资源、少设备、缺医护人员和组织功能不健全的状况,还处于转运患者阶段。此时百姓的急诊开始求助于各个地区的省、市、县级医院的救护车出诊,但在偏远山区、海岛等救护站或医院的院前急救还非常薄弱。自1987年我国成立中华医学会急诊学会以来,经过30余年的快速发展,我国所有省会城市及50%以上的地级市都建立了具有地方特色的医疗急救中心,全国县级以上的公立医院均建立了独立的急诊科,并形成了院前急救-院内急诊-急危重症监护室的生命绿色通道。

我国的院前急救组织发展过程大致可分为以下四个阶段:

1. 20世纪50年代至70年代末期,在我国的大中城市开始建立急救站,主要是依托"红十字会"和大医院,没有完整的组织结构,设备和配置也不齐全,技术力量落后,发展极其缓慢。

2. 20世纪80年代初,我国实行改革开放政策,与意大利政府的合作以及世界银行援华卫生项目都注重发展中国城市急救网络的建设,北京、重庆、杭州等城市相继建立了急救中心,提高了我国部分地区急救工作的效能。卫生部门也扩大和整顿了各医院急诊科(室),增添了急救设备和医院救护车数量,使急救站医院的院前急救部分在原来基础上得到相应改善。

3. 1986—2002年,院前急救这一学科得到了快速发展。1987年成立的"中华医学会急诊医学分会"院前急救专业学组,对我国院前急救规范化发展过程中做了不断地探讨与实践,在一些有条件的城市陆续组建了现代化的医疗急救中心(站),进一步完善了急救网络系统,规定了全国统一急救号码为"120"。推动了我国急救事业的发展,使得院前急救工作范围更加明确,社会效益和经济效益也都明显提高。

4. 2003年初出现的严重急性呼吸综合征(SARS),肆虐了全球34个国家和地区,也引起了我国政府的高度重视。我国政府在2003年出台了《关于突发公共卫生事件医疗救治体系建设规划》的通知,政府建议各地成立"紧急救援中心"以应对突如其来的各种突发公共事件。受SARS的启示,2004年政府出台的《突发公共卫生事件应急条例》,对灾难事件的紧急医疗救援做了详细阐述。2006年初我国政府又及时出台了《全国突发公共事件应急救援总体预案》,加大了全国突发公共事件应急体系建设的力度。

2004年5月,中华医院管理学会全国急救中心(站)管理分会在大连成立。同年9月,在沈阳召开了"全国紧急医疗救援中心高层研讨会",会议主要围绕紧急医疗救援中心建设的不同侧面,结合各地区急救资源现状,提出了各具特色的院前急救建设思路和方法,本次大会使得使院前急救专业更加科学化、规范化、社会化。在充分吸取世界各国及我国几十年来急救事业发展历程的经验与教训,借鉴其他救援部门的组织与运作的基础上,形成了具有中国特色的城市、地区较完善的现代院前急救与应急救援体系。

2011年12月7日,中华医学会灾难医学分会在上海正式成立,标志着灾难医学学科的建立与灾难医学事业的起步,丰富了中国灾难医学发展的内涵和队伍。2013年11月29日,国家卫生计生委正式下发《院前医疗急救管理办法》,意味着我国院前急救发展进入了有法可依的新阶段。2016年9月1日,国家卫生计生委制定下发了《突发事件紧急医学救援"十三五"规划(2016—2020年)》,加强了突发事件紧急医学急救工作,有效减轻各类突发事件对人民群众身心健康和生命安全的危害。随着"一带一路"倡议的实施和全方位开放新格局的构建,对我国参与国际紧急医学救援的能力提出了新的挑战。

(三)院前急救的发展模式

目前,国际上的现代急救模式主要有消防救护模式和医疗急救模式,就是所谓的美英模式和法德模式,两类模式各有优势和特点(表18-1)。

表18-1 国外急救模式基本情况比较

急救模式	急救理念	现场急救时间	现场急救人员数量	急救人员资质
英美模式	简单处理伤员,就近送往医院	以完成规定步骤为限,一般少于30min	救护车配2人,既是驾驶员又是救护员	院前急救人员是经过相关培训的急救士(一般由警察或消防人员组成)
法德模式	急救医师前往现场,稳定病情,然后据病情将患者分配到相关医院	多以伤患者病情初步稳定为准,平均时限多大于30min	救护车一般配备3人:医师或助理医师、护士、驾驶员	院前急救人员是具有相关行医资格的医师

在我国院前救护模式总体上介于美英模式和欧洲模式两者之间,院前急救网络的建设目前还没有形成一个统一、完整的组织模式。由于我国幅员广阔,东西部发展差异很大,要在短期内做到这一点是很难的。一些主要的大中城市,如沈阳、北京、福州、青岛、广州、上海等,已经形成指挥灵活、行动迅速、措施得力、救治有效的区域性急救网络系统。

现阶段我国各地急救中心的发展参差不齐,可以归纳为 6 种(表 18-2)。

表 18-2　国内急救模式基本情况比较

急救模式	代表城市	特点	优点	不足
独立型	北京	设有完善的院前院内急救系统,院外急救由医师护士协同承担	院前急救与院内急救无缝衔接,工作质量易于保证	耗资大,急救半径扩大,延长到达现场的时间
指挥型	广州	急救中心负责院前急救指挥的总调度,无急救人员和车辆,只负责与其他应急系统联系并给予协助,即"统一指挥依托医院,分片负责"模式	急救网络覆盖面大,急救半径相对较小,利于减少到现场的时间	急救中心无直接职权,院前急救质量难以保证
院前型	上海	统一指挥院前急救医疗服务,无院内部分,设有急救分站,以所在区域医院的急救半径派车就近转送,即"统一指挥、就近出车、分散布点、分层救护"	统一指挥调配,尊重患者意愿,易于合理分流转运;急救质量易于保证	急救链易脱节,存在急救车到达医院时,各医院急诊科未做好急救的准备工作的情况
依托型	重庆	附属于一家综合性医院,但其院前急救指挥相对独立,既有院前,又有院内,据急救半径设置急救分站,承担相应的院前急救任务	院前与院内急救有机结合,同时可根据不同的急救情况,派所需的专科急救医务人员出诊,提高伤病员的抢救成功率	出车慢,出车医务人员为非专职院前急救人员,他们既有院内急诊工作又存在院前急救任务,容易顾此失彼
联动型	苏州	119、120、122、110 建立统一的通信网络	有力整合四警资源,避免单警种自行投入浪费;多警种出警,可以快速高效处理公共卫生突发事件;利于资源共享	各警种业务存在区别,在接警出诊的衔接上易于出现缝隙
消防结合型	香港	附属于消防机构,其由消防队兼管,与警察部门密切联系,并共同使用一个报警电话号码	出警速度快	急救人员不专业

目前国内急诊医疗体系已有与当地的紧急救援系统联合的尝试,但仍属卫生行政部门直接管辖,是否把院前急救网络纳入当地紧急救援联合行动系统(城市应急救援系统)有待进一步探讨。我国院前急救人员上岗前必须通过岗前培训和考核,但目前国内并没有统一的岗前培训专用教材和培训师资标准,岗前培训项目与课时欠统一,考核评估系统也没有统一标准。按照我国院前急救大体上分为 120 院前急救独立分科型和依附于急诊科型两种情况,院前急救人员分为专职化院前急救队伍和急诊科兼院前急救队伍。

一个规范的急诊医疗体系,平时除为急危重病伤患者服务外,还应为灾难发生时抢救伤员进行各种训练,定期演习,提高应变能力。加强横向联系,培训协作部门。平时注重培训,加强急救网的组织和联系。遇到意外事故或灾难,就能快速作出有效的反应,组织救险人员迅速有条不紊地投入抢救。

(四)院前急救的工作特点

院前急救与院内急救都是为急危重症患者服务的;院前急救是急危重症患者进入急救中心(站)或医院急诊科(室)前的急救,是院内急救的先导。院前急救是急诊医疗体系的首发环节,主要包括四层含义:患者发病地点在医院以外,急救的时间是在进入医院以前;患者病情紧急、严重,必须进行及时抢救;院前急救是患者进入医院以前的初期救治,而不是救治的全过程;经抢救的患者需要及时、安全地输送到医院进行延续、系统救治。院前急救工作主要有以下几个特点:

1. 社会性及随机性强　院前急救活动涉及社会的各个方面,实际上已跨出了纯粹的医学领域,尤其是突发事件及灾难救援时的表现具有很强的社会性,往往反映了一个国家或地区危机处理能力和医学救援水平。

2. 时间紧迫性　院前急救行为不仅表现在病情急、时间急，而且表现在患者及家属心理上的紧急。急症患者病情紧急、危重，当其发出呼救时，必须充分体现"时间就是生命"理念，快速进行有效的处理，刻不容缓。

3. 病种复杂多样性　呼救的患者涉及的疾病谱广，病情程度差异大、变化多样、复杂。这就要求救护人员掌握全科的知识和技能，在较短时间对患者病情作出初步筛选、诊断，并对危及生命的主要病情给予快速、有效的初步处理。

4. 急救工作流动性大　院外急救一般在本地区域进行，但其流动性很大，主要体现在救护地点可以分散在区域内每个角落，患者流向也不固定。

5. 急救条件差　院前急救现场的条件一般较差，在光线暗淡、空间较小、人群拥杂的家中或马路上，甚至在偏远的山区、仍然存在安全隐患的突发事件或灾难的救援现场，环境恶劣，急救人员、设备仪器均受限制。

6. 身体素质和心理素质要求高　院前急救要求救护人员既要有良好的专业素质，又要有良好的身体和心理素质。在救治患者时，因患者病情危急及救护工作劳动强度大，要求医务人员必须有熟练的技术和健康的体魄才能胜任救护工作。

7. 以对症治疗为主　院前急救因时间紧迫和医疗条件简陋，通常没有足够的时间来给医护人员进行鉴别诊断，因此，院前急救的主要任务是对症急救，是针对生命体征的问题尤其是心、肺、脑功能衰竭进行心肺脑复苏以及对外伤的止血、包扎、固定和搬运等能使患者初步得以救生的各种对症急救。在突发事件或灾难救援现场，还承担着对大批伤员检伤分类、快速救治等任务。

二、院前急救的主要任务

院前急救是急诊医疗体系最前沿的部分，是社会紧急事务安全保障体系和卫生事业的重要组成部分，主要含有通讯、医疗、运输三大要素。院前急救的救治目标就是采取及时有效的急救措施和技术，最大限度地减轻伤病员的疾苦，挽救患者生命，降低致残率，减少死亡率，为进一步的院内救治争取时间。

（一）完成日常院前医疗急救工作

日常的院前医疗急救工作是院前急救的主要任务。根据我国的情况，呼救的患者一般可分为以下三类：第一类为短时间内可能危及生命的危重症患者或急救患者，比如急性心肌梗死、淹溺、猝死、窒息、大出血、严重创伤等。此类患者占呼救总数的10%~15%，其中可能导致心跳呼吸骤停的极危重症患者所占比例低于5%。对此类患者必须立即赶赴现场，对其进行心肺复苏、电除颤、建立人工气道以及药物复苏等抢救措施，直至生命体征趋向稳定方能转运至医院。第二类为病情紧急但短时间内尚不至于危及生命的急诊患者，比如癫痫大发作、急腹症、支气管哮喘发作、烧烫伤等患者，大约占60%，对此类患者采取现场快速有效的处理有助于稳定病情、减轻患者在转运过程中的痛苦和避免并发症的发生。第三类是不需要医务人员现场处理，仅仅需要救护车及担架转运的患者，比如一些慢性病患者、腿部骨折患者转院等，此类患者占10%~15%。

（二）组织并参与各种灾难事故或突发事件的紧急救援

对各类突发事件及灾难受害者进行院前急救，例如水灾、火灾、地震等自然灾难以及战场救护等，由于短时间内出现大批量的伤员且伤情重、病情复杂，应结合实际情况，启动相应的急救预案，对伤员进行检伤分类、指挥现场抢救及分流转送到预定医院，同时设立现场急救中心（小区）或战地医院，对生命体征不稳定或伤情严重而不能转运的危重患者就地抢救或手术，待病情稳定后再安全转送。在现场还要注意与其他救灾队伍如消防、公安、交通等部门密切配合，要具有"大救援"的观念，服从现场指挥部的统一指挥。同时要确保救援人员自身的安全。

（三）大型社会活动或特殊情况下的医疗保障

院前急救还肩负着大型集会、游行、重要会议、国际比赛、外国元首来访、国家领导人视察工作等大型社会活动或特殊情况下的紧急医疗救援保障任务。可在活动或事件现场设立临时急救站,若有意外伤患者时,应及时给予紧急救助。在执行此类任务时,要求院前急救人员要有高度的责任心,认真履行救援职责,圆满完成社会或政府交给的任务。

（四）通信网络的枢纽任务

完善的院前急救通信网络是院前急救的三大要素之一,在整个急救过程中,不仅承担着日常接警、院前指挥调度、院前急救数据的收集整理任务,在突发事件及灾难事件的处置过程中,还承担着伤(灾)情信息的接收、分析和上报,与上级领导、急救指挥中心、急救现场、急救车、医院急诊科的畅通联络,起着承上启下、沟通信息等重要的枢纽作用。

（五）急救知识的普及教育

大力的宣传和普及急救知识及防灾减灾、自救互救的知识和技能,是院前急救的重要工作之一,可以极大程度地提高急救及灾难救援的成功率。院前急救机构可通过编写急救科普书籍,开展急救技能普及培训,借助广播、电视、报刊、网络等手段对公众普及急救知识,开展有关现场急救及心肺复苏知识和技能的教育,以提高民众的急救知识和急救能力。

三、院前急救的基本原则

院前急救的主要目的是"救命"而不是"治病",以维持生命与对症治疗为主,其基本原则必须围绕挽救生命、减少伤残、最大程度地减轻伤病员的痛苦等根本任务而进行,必须始终贯彻优先抢救的原则,把抢救生命、减少伤残放在第一位。由此,又衍生出六项基本原则:

（一）先救命后治伤原则

在院前急救现场,应当对危及患者生存的最紧急情况给予快速、有效的救治,如心跳呼吸骤停、严重的低血容量性休克昏迷等,应首先用心肺复苏术、电除颤、紧急液体复苏等急救手段使患者心肺复苏,直至呼吸、循环趋于稳定后,再对其骨折、创口等进行合理处置并安全转运。

（二）先止血后包扎原则

指遇有大出血又有创口者,首先立即用指压、止血带、药物等方法止血,防止因持续性失血而发生休克,然后再进行消毒、包扎创口等处置。

（三）先重伤后轻伤原则

指遇到突发事件或灾难现场大批量伤员时,应进行快速检伤分类,分清急缓、轻重,优先抢救急、危、重病员,后抢救伤势较轻的病员。

（四）先救治后转送原则

指在遇到生命危急的患者时,应先争取就地抢救患者,并努力使患者病情稳定再行运送。在转送途中,要继续观察和监护患者病情变化,持续给予积极救治。

（五）急救与呼救并重原则

当遇到大批量伤病员时,面对混乱惊恐的现场,要有良好的心理素质和沉着冷静的思维,应做到分工协作、忙而不乱、紧张有序地开展现场的救援,尽可能详尽地收集现场信息,急救和呼救同时进行,以便更快地争取急救外援。

（六）急救与转运的一致性原则

在早期的救护工作中,搬运与救护、监护工作是分离的,搬运通常由交通部门或家属等非医疗工作人员负责,途中救护是由医护人员来协助。急救和转运应在任务要求一致、协调步骤一致、完成任务的指标一致的情况下进行。

四、院前急救的实施

一次完整的院前急救包括以下过程:伤病员或目击者呼救、急救中心接受呼救和调度出车、急救人员上救护车出动、救护车行驶到达现场、急救人员接近伤病员、对伤病员的现场诊治、把伤病员搬运至救护车、转送医院行驶及途中的监护、抵达医院交接、急救人员向调度汇报完成任务及救护车返回。

(一)院前急救的检伤分类

1. 院前急救伤病员分检 院前急救伤员分检的重要性又称院前评分(prehospital score),指灾难现场对伤员进行简单分类,以便将危重伤员及时送到适当的医疗机构进行救治,其目的是判断伤情的严重程度,挑出重伤员,决定是否运送及运送的顺序,选择运送的医疗中心或是否请求上级医疗机构的支援。

院前评分通常以反映伤员的呼吸、循环、神志状态及生理指标为依据,有时参考受伤部位、受伤类型(开放性或闭合性)及受伤机制(高能量或低能量)和年龄等因素。

院前评分并不要求绝对的准确无误,但应避免将重伤员评为轻伤员而延误救治,也就是说,合理的降低院前评分的特异度,保持较高的灵敏度。

2. 分检方法及分检要求

(1)分检方法:又称治疗类选法,指根据紧迫性和救活的可能性等决定哪些人需要治疗的方法,最早用于战场上伤兵的检别分类。一般分为现场分检及急诊分检两部分。目前国际上有不少适合院前伤情评估的程序,如START(simple triage and rapid treatment)检伤分类法、SAVE(secondary assessment of victim endpoint)分类法,此外还有适用于儿童的Jump START法,适用于创伤伤员的创伤指数(trauma index,TI)、CRAMS记分(CRAMS scale)、院前指数(prehospital index,PHI)等。

(2)分检要求:①边抢救边分检;②简单分类,快速处置;③应根据先危后重、先轻后微(伤势微小)的原则进行分类;④快速、准确、无误。

3. 现场伤病员分检的判断与评估 现场伤病员分检是以决定优先急救为前提的。因此,应首先根据伤病员的伤情来评估,对于极度痛苦或病情危重者,一般要求应在短时间内完成(1~2min内);其他则应根据病情、症状、体征进行不同侧重的体格检查。

对生命体征等的测量与观察主要是对神志、气道、呼吸、脉搏、血压、末梢灌注、体温等的观察和测量。

(1)判断神志及瞳孔:看意识状态的变化(清醒、嗜睡、轻度昏迷或深度昏迷),观察瞳孔大小及对光反射是否正常。在院前急救现场,可采用AVPU快速神志评估方法对患者的神志状况作出评估:A为清醒,V为对声音有反应,如睁眼、简单指令等,P为对疼痛刺激有反应,U为对任何刺激均无反应,即为深度昏迷状态。

(2)判断气道:检查患者的气道,及时清除患者口中的异物,包括泥沙、水草、呕吐物,若有气道异物,应采用海默力克法(气道异物清除法)予以排出,若患者处于昏迷状态,应采用仰头抬颏法开放气道,对于昏迷有呕吐的患者,摆放昏迷复苏体位。

(3)判断呼吸:看呼吸是否停止,可通过观察鼻息、呼吸节律、口唇颜色、胸廓的起伏或轮廓外形、活动度、呼吸音等方法。若患者没有呼吸或仅有喘息,应立即开始心肺复苏,若患者存在呼吸次数增快(>30次/min)或减慢(<10次/min),应立即给予不同形式的辅助通气及氧疗,同时对张力性气胸、连枷胸、气道梗阻等危及生命的伤情给予快速处置。

(4)判断脉搏、血压和体温:成人可通过触摸桡动脉或颈动脉判断有无搏动及强弱,并通过对甲床毛细血管充盈时间的观察,评估患者的微循环灌注情况,发现早期休克的存在;婴儿通过触摸颈动脉或腹股沟动脉判断有无搏动及强弱。可通过测量血压判断患者血压是否正常、过高或过低。可直接用手触摸患者皮肤、肢体温度,观察末梢循环情况或用体温计测量体温。

根据以上四点,即可对危及患者生命的呼吸、循环、脑功能衰竭作出快速评估并及采取优先急救措施,尽力使患者生命体征趋于稳定。

（二）全身检查

在尽力使患者呼吸、循环稳定后,根据病情对患者从头到脚全身进行检查,在检查中要充分暴露伤病员身体各部位,迅速检查伤情,尤其要注意不要遗漏对患者背部及脊柱的检查。

1. **体表**　检查患者体表有无出血,如有出血,要立即设法止血。

2. **头颈部**　要触摸患者头皮、颅骨和面部,是否有损伤或骨折。检查耳、鼻有无出血或液体流出。观察眼球及晶状体是否正常,有无结膜出血、角膜异物等。观察口唇有无发绀,口腔内有无出血、异物或牙齿脱落,是否存在口渴、口干。检查颈部有无损伤、出血、僵直、活动抵抗及棘突压痛等。

3. **胸部**　检查胸部有无肋骨骨折和开放性伤口。观察呼吸状态,吸气时两侧胸廓是否对称,听诊肺部。检查有无胸痛及疼痛程度,要及时发现张力性气胸、连枷胸、血胸等危急情况并给以快速处理。

4. **腹部**　检查腹部有无膨隆、包块,有无伤口出血、腹胀;有无疼痛及疼痛性质;是否有腹式呼吸、压痛、反跳痛和肌紧张;腹部外伤时,内脏器官隐蔽性出血常常被漏诊,应根据皮肤外伤痕迹、皮下淤血征象、腹肌紧张等情况综合评估。

5. **脊柱及骨盆**　对于急性创伤的患者,不可盲目搬动患者,应先检查脊柱及两侧软组织有无畸形、压痛、肿胀等体征,尤其要注意颈椎损伤的可能,对于未目击的外伤倒地者都应假定颈椎损伤可能并给予固定保护。骨盆骨折隐蔽性出血可达 3 000ml,故应认真检查骨盆挤压征和分离征,一旦怀疑骨盆骨折,应给予妥善固定并开通两条静脉通道积极补液。观察外生殖器有无损伤并行肛门指诊。

6. **四肢**　要检查有无畸形、肿胀、疼痛,注意关节活动是否正常,触摸动脉搏动情况,观察皮肤颜色、温度、末梢循环情况等,对于骨折患者应在生命体征稳定后给予妥善固定,减轻患者疼痛,方可转运。

（三）大批量伤病员的急救标记和急救区划分

按照国际公认的标准,灾难现场或突发事件的检伤分类分为四个等级:轻伤、中度伤、重伤与死亡,统一使用不同的颜色加以标识,必须遵循下列的救治顺序:第一优先,重伤员(红色标识);其次优先,中度伤员(黄色标识);延期处理,轻伤员(绿色标识);最后处理或期待医疗,死亡或濒死患者(黑色标识)。

1. **轻伤**　据有关资料统计,轻伤在整个突发事件中所占的比例最高,发生率至少为35%~50%。

2. **中度伤**　中度伤的发生率占伤员总数的25%~35%,伤情介于重伤与轻伤之间。伤员的重要部位或脏器有损伤,生命体征不稳定,如果伤情恶化则有潜在的生命危险,但短时间内不会发生心跳呼吸骤停。

3. **重伤**　重伤的发生率占伤亡总数的20%~25%,伤员的重要部位或脏器遭受严重损伤,生命体征出现明显异常,甚至有生命危险,心搏呼吸随时可能骤停;常因严重休克而不能耐受根治性手术,也不适宜立即转院(但可在医疗监护的条件下从灾难现场紧急后送),因此重伤员需要得到优先救治。尽管重伤员属于第一优先的救治对象,但也不是绝对的,重大的灾难事故造成很多人受伤,而医疗急救资源又十分有限的情况下,就不得不放弃救治部分极重度伤员,即对没有希望存活的重伤员采取观望态度,转而优先抢救和运送中度伤,把主要医疗力量放在大多数有希望存活的伤员身上,以节省有限的医疗资源并取得实际救治效果。

4. **死亡或濒死**　死亡约占灾难伤亡总数的5%~20%。创伤造成的第一死亡高峰在伤后 1h 内,严重的重伤员如得不到及时救治就会死亡。死亡的标志为脑死亡和自主循环停止,心电图持续呈一条直线;同时,伤员心脏骤停时间已超过 10min 且现场一直无人进行心肺复苏,或者伤员明显可见的头颈胸腹任一部位粉碎性破裂、断离甚至焚毁,现场即可诊断伤员生物学死亡。生物学死亡意味着人体整个功能的永久性丧失,死亡已不可逆转,心肺脑复苏不可能成功,故而全无抢救价值,以免徒劳地浪费宝贵医疗资源。

（四）实施初步急救措施

作出初步判断后,急救人员应立即对患者实施救护措施,包括人工呼吸、心脏按压、心脏电击除颤、心电监护、气管内插管、气胸减压、止血、骨折固定等。这些救护措施的实施可穿插在评估和体格检查过程中。

（五）安全搬运

搬运是转运患者的重要一环，搬运方法正确，可以减少患者的痛苦，不加重病情；如果搬运方法不得当，可能加重病情，增加患者的痛苦。搬运患者时要注意以下几个问题：

1. 根据患者的病情和搬运经过通道情况决定搬运的方法和体位。

2. 担架搬运时一般患者脚向前，头向后，医务人员应在担架的后侧，以利于观察病情，且不影响抬担架人员的视线。

3. 患者一旦上了担架，不要再轻易更换，以免增加患者不必要的损伤和痛苦。

4. 担架上救护车时，一般患者的头向前，减少行进间对头部的颠簸并利于病情的观察。

5. 在搬运的过程中，要严密观察患者的病情变化，如有意外情况，随时停下来进行处理。

（六）转运至医院

转送阶段是指患者抬上救护车后运到医院的过程。途中应继续对患者进行监护和救治。途中应注意以下问题：

1. 途中应严密观察患者的病情变化。

2. 延续现场急救中的治疗，如给氧、输液给药等。

3. 在转运过程中，如病情突然发生变化，应立即给予处理，为了操作方便，必要时停车处理。

4. 抓紧患者病情稳定时的空隙时间，进行病历书写。

5. 把患者从急救运输工具搬运到医院急诊室后，与值班医师进行交接。

第二节 院前急救的基本条件

院前急救是急诊医疗体系最重要的一环，在抢救急危重症患者生命、应对灾难事故和突发事件中发挥着极为重要的作用。其组织结构可以是一个独立的医疗单位，也可以依附在一所综合性医院之中。主要含有通讯、医疗、运输三大要素。

一、良好的急救信息化系统

随着医疗科学的发展及对信息技术应用的逐步深入，院前急救的重点在于如何布置网络化的急救体系及如何进行现场化的快速抢救。将信息技术引入急救模式与流程之中，构建院前急救系统并实现多种角色的联动，最终以信息化的技术与通信设备实现高效率的院前急救。通过调度指挥平台数字化建设，能从根本上解决录音、定位显示、及时查号等问题。通过实时 GIS 电子地图、GPS 卫星定位平台和车载导航精确导航，急救人员得以在最短的时间内到达急救现场。现场急救人员还可以通过无线网络将现场患者实时情况以图片、视频等方式传输至调度中心及接诊医院，达到高效、快捷、有效、系统的效果。

完善的通信网络，即使用现代化的技术和设备、科学的工作流程、严格的实时监控、完善的抢救预案和先进的数字化管理，应用现代信息、网络、智能技术，建立一套从 120 呼救受理到院前医疗急救、灾难或突发公共事件调度的全程信息化管理的平灾结合的通讯指挥系统，包括：①急救事件受理系统；②急救过程质控系统；③监测预警管理系统；④应急预案管理系统；⑤应急救治管理系统；⑥应急医疗资源系统；⑦领导决策指挥系统；⑧社会联动管理系统；⑨移动智能管理系统；⑩指挥调度维护系统。该系统还应建立适合于本地区平灾结合的医疗指挥调度预案：①平时院前医疗急救的指挥调度预案；②突发事件或灾难事故的指挥调度预案；③120 指挥调度系统本身故障的应急预案等。

二、优良的急救运输工具及急救设备

急救网络应配备有性能良好的急救运输工具、相关的急救设备、监测系统及必备的药物等。我国大部分地区目前的急救工具主要为救护车,而先进的国家或地区已配备了直升机、救生快艇等更先进的运输工具。

救护车是用于紧急医疗服务及突发性公共卫生事件医疗救援的机动车辆。根据我国现阶段实行的救护车装备标准,将救护车分为五类:救护指挥车、运送救护车、急救救护车、卫生防疫救护车和血液运送救护车。

主要类型的救护车装备标准也有相应的规定,以急救救护车为例,车载急救药品及急救设备应包括:①诊箱,内含插管箱、心脏复苏泵、呼吸气嘴,简易呼吸器、便携式吸引器、听诊器、血压计、叩诊锤、体温表、剪刀、镊子、血管钳、颈托、夹板等,必备的口服和静脉药品。②供氧系统,氧气瓶不小于7L,配有氧气压力表、流量表、湿化瓶等,另配有便携式氧气瓶。③药品柜,放置各种抢救药品。④担架,自动上车担架、铲式担架。⑤骨折固定垫(真空固定垫)。⑥外伤包(内有夹板、颈托、上下肢止血带、纱布、三角巾、四头带等)。⑦心电图机。⑧心电监护除颤仪。⑨呼吸机(器)。⑩输液导轨或吊瓶架,照明灯。

三、高素质的院前急救人才队伍

此类人员应有良好的职业道德与业务能力,能熟练掌握急救知识与操作,掌握相关医学知识,具有较强的独立分析问题、解决问题的能力。急救人员包括医疗救护员、急救医师、急救护士和急救驾驶员、紧急医学调度员,可以配备急救担架员。

医疗救护员是运用救护知识和技能,对各种急症、意外事故、创伤和突发公共卫生事件等施行现场初步紧急救护的人员。在救治伤病员的"黄金时间"内,医疗救护员能起到"挽救生命、减轻伤残"的关键作用,也能在一定程度上补充我国急救医师缺乏。医疗救护员还是一个新兴的职业,它不能等同于临床执业医师,目前在国内还没有传呼台及规范的教育与培训体系。

急救医师必须取得执业医师证书和医师资格证书,并完成了2~3年的住院医师规范化培训,具有2年以上临床工作经验,掌握急诊医学的基本理论、基础知识和基本操作技能,具备独立处理内外科常见急诊的基本工作能力和科研能力,经急诊医学知识和技能的专门培训并考核合格,并具备有一定的临床操作和外科手术的基本技术。

急救护士必须取得执业护士证书和护士资格证书,并完成相应的护士规范化培训,具有2年以上临床护理工作经验,经规范化培训考核合格,能掌握急诊、危重症患者的急救护理技能,常见急救操作技术的配合及急诊护理工作内涵与流程,并定期接受急救技能的继续培训(间期以2年为宜)。

急救驾驶员是指驾驶各类紧急医疗救援车辆的专职司机,除具备熟练的驾驶技术外,急救驾驶员还必须掌握一般的急救技术,了解常用急救药品,应负责车载担架和车辆的保养,清洗,充当急救辅助人员的角色。

紧急医学调度员是对院前急救实施指挥调度、信息收集和初级救护指导的人员,是患者和目击者与急诊医疗体系人员的第一联系人,承担着调度员与紧急医疗救援初期指挥员的双重身份。

四、布局合理的急救半径

接到求救信息后,救护人员应能在最短时间内到达现场,这就要求卫生行政管理部门对城市的急救半径有合理布局,根据区域卫生规划,合理安置急救中心下属的急救站,使其具有适当的服务半径,以保证抢救的及时到位,赢得急救时机。

五、医疗物资供应和储备

急救医疗的器械、仪器设备和药品及救护车、通信设施和相应的物资,统一要求,实行规范化管理。紧急救援中心及其下属急救移动单元应根据统一要求,装配齐全。平时准备就绪,放置固定地点,指定专人定期检查更换,做到有备无患。

六、完善的急救预案体系

政府卫生部门根据各类灾难事故制定相应急救预案,各级各类卫生应急机构或急救中心(站)应结合急救预案,制定出适合本地区本专业紧密相关的、可操作的院前急救预案,同时各紧急救援中心必须明确预案启动的条件、临时指挥部门、一线及防疫后勤人员的组成及职责,医疗物资的储备及动用程序等。通过培训、演习使各个环节人员责任明确、技术熟练,一旦启动急救计划或预案,急救各部门人员能有条不紊、各司其职,最大限度降低灾难事故的损失。

七、普及社会急救意识

现实生活中,在院外接触伤患者的第一目击者多是社会人,而非医务人员。对其中的垂危伤患者来说,受伤或发病初的几分钟,十几分钟被称作"救命的黄金时刻"。在此时间内,抢救及时、正确,生命就有可能被挽救。所以,普及"第一目击者"的基本急救知识和技能的重要性也就不言而喻了。

广泛利用公共媒体普及急救知识,使广大群众掌握院前急救基本知识和最基本的急救技术操作,如徒手心肺复苏、窒息的急救和常见伤害的简单处理方法,在专业急救队伍到来之前,正确、及时地进行自救和互救。

第三节　现场急救技术

一、创伤的现场急救技术

在现场实施早期创伤处理直接关系到对伤员治疗全过程的效果,因此不但要求医务人员熟练掌握创伤急救的基本技术,而且也应在人民群众中普及,以减少伤员的死亡。

(一) 止血

成人伤病员在短期内失血 1 500ml,而又没有给以急救,则可危及其生命。

1. 出血的种类

(1) 动脉出血:血色鲜红,血液像喷泉一样射出,短时间内出血量较大,因此,其危险性大于静脉出血和毛细血管出血。

(2) 静脉出血:血色暗红,血液较缓慢地从破损的血管流出。

(3) 毛细血管出血:血色鲜红,血液从创面渗出。

2. 止血的方法　常用的方法有指压止血法、加压包扎止血法、加垫屈肢止血法和止血带止血法 4 种。具体方法见第十九章。

(二) 包扎

包扎是创伤后急救技术中最常用的方法之一。它有保护创面、压迫止血、固定敷料和夹板,扶托住受伤的肢体减轻伤员的痛苦等作用。常用的包扎法:

1. 绷带包扎法

(1) 环形法:是最基本的绷带包扎法,将绷带做环形重叠缠绕,但第一圈的环绕应稍作斜状,第 2~3 圈作环形,并将第一圈斜出的一角压于环形圈内,最后用胶布将绷带尾部固定,也可将绷带尾部剪成两头并打结(图 18-1)。

(2) 蛇形法:此法多用于夹板的固定。将绷带按环形法缠绕数圈后,以绷带的宽度作间隔斜向上缠或下缠。

(3) 螺旋形法:先将绷带按环形法缠绕数圈,随后上缠的每圈均盖住其前一圈的 1/3 或 2/3,即螺旋形上缠(图 18-2)。

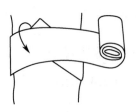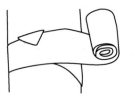

绷带绕过一圈，
再将前端反折

反复绕2~3圈即可

图 18-1　环形包扎法

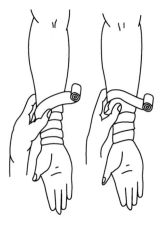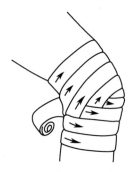

图 18-2　螺旋形包扎法

图 18-3　"8"字形包扎法

（4）螺旋反折法：先将绷带按环形缠绕数圈后，再作螺旋形缠绕，待缠绕到肢体较粗的部位，将每圈绷带反折盖住前圈的 1/3 或 2/3，依此由下而上地缠绕。

（5）"8"字形法：此法用于关节部位。先将绷带由下而上缠绕，再由上而下成"8"字形来回缠绕（图 18-3）。

2. 三角巾包扎法

（1）头部普通包扎法：先将三角巾底边折叠约两横指宽，把底边的中部放在前额，两底角接到头的后方相互交叉，打平结，再绕至前额打结（图 18-4）。

（2）头部风帽式包扎法：在三角巾顶角和底边中央各打一结，形成风帽。把顶角结放在前额，底边结放在头部的后下方，包住头部，两底角往面部拉紧并折成 3~4 个横指宽后包绕下颌，交叉后拉至头部后方打结固定，或两底角直接在下颌处打结（图 18-5）。

（3）面部面具式包扎法：在三角巾的顶角打一结，结头下垂套住下颌，左、右两底角从面侧部提起，形成面具样。拉紧左、右底角并压住底边，两底角交叉后绕至前额打结。包扎完成后可根据需要在眼、口和鼻孔处剪一小洞（图 18-6）。

（4）单眼包扎法：将三角巾折叠成约 4 横指宽的带形，以其 2/3 斜放在伤侧眼睛的下方，三角巾的下端从耳下绕至枕部，经健侧耳的上方至前额，压另端绕行，随后将另一端于健侧眉上向外翻转拉向脑后，与对侧端相遇打结。

（5）头部毛巾包扎法：将毛巾横放在头顶上，前两

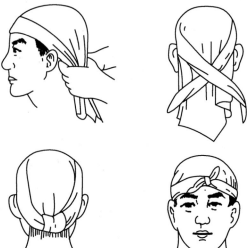

图 18-4　三角巾头部普通包扎法

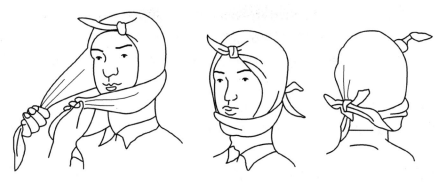

图 18-5　三角巾风帽式包扎法

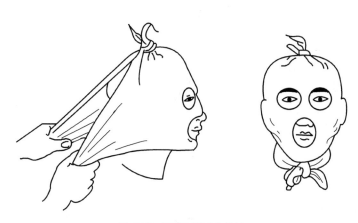

图 18-6　面部面具式包扎法

角反折向后于枕部打结,后两角往下拉至下颌处打结。

　　(6)胸部包扎法:把三角巾底边横放在胸部创伤部位的下方,顶角越过伤侧肩的上方转到背部,使三角巾中央部盖伤侧的胸部。左右底角在背部打结,顶角和左右底角打的结会合在一起并打结(图 18-7)。

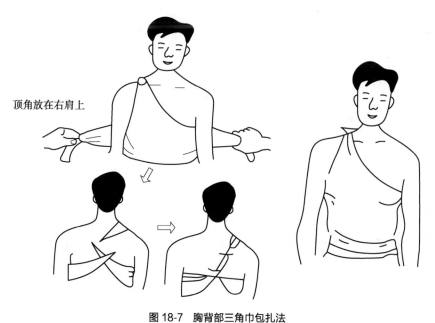

顶角放在右肩上

图 18-7　胸背部三角巾包扎法

　　(7)背部包扎法:与胸部包扎法基本相同,所不同在于三角巾的大部分放在患者的背部,而打结是在胸部。气胸衣襟封闭法:解开上衣,两侧衣襟重叠并拉紧。扎腰带于第 4～5 纽扣之间。衣襟后身反折向上,后身底边对肩胛骨处各剪一孔。在胸前两侧的衣襟角处各剪一孔。用两根小带分别穿左右侧前后孔,拉紧打结于肩部。

（8）腹部包扎法：把三角巾中底边横放在腹部受伤部位的上方，顶角向下。两底角向后绕到腰部打结。顶角由两腿间拉向后与左右两底角打结。此法也可用于包扎臀部，所不同的是顶角和左右底角在腹部打结。

（9）下腹部裤门重合包扎法：解开裤门，左右侧裤片重合并拉紧。平第一纽扣和扣眼各连一根小带，与对侧裤带袢襟打结。取一根小带穿过第5裤扣眼，绕右侧大腿上端后打结固定，再用腰带绕左侧小腿上端后固定于裤管。

（10）四肢包扎法：将三角巾折叠成适当宽度的带状，环绕包扎伤口所在部位的肢体。打结部位应避开伤口（图18-8）。

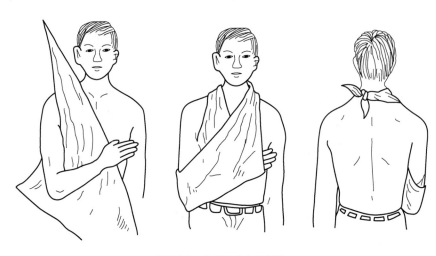

图18-8 上肢三角巾包扎法

（11）肩部包扎法：用两条三角巾，将其中一条三角巾的中央部放在肩部，顶角朝向颈部，将底边折叠约2横指后横放在上臂的上部，两底角交叉，绕上臂后在上臂的外侧打结。用另一条三角巾将患侧前臂悬吊于颈部。将被盖肩部的三角巾的顶角折回，用别针固定于供悬吊前臂的三角巾上（图18-9）。

（12）手部包扎法：将手放在三角巾的中部，手掌或手背向上，手指对向三角巾的顶角，手的腕部横放在底边上。将顶角折回，左右底角在手掌或手背上方交叉并绕腕部一周。在手的掌面或背面打结。

（13）大腿根部包扎法：用两条三角巾，将其中一条三角巾的底边横放于下腹部。两底角一前一后拉到对侧髂骨上缘打结。将另一条三角巾的底边中部和顶角折叠起来，以折叠缘包扎大腿根部，在大腿的内侧打结。

（14）膝部包扎法：根据伤情将三角巾折叠成适当宽度的带形，将带的中段斜放在伤部，其两端分别覆盖呈带形三角巾的上、下缘包绕肢体一周后打结。

（15）脚部包扎法：将脚平放在三角巾的中部，脚趾对向顶角，顶角折回盖住脚背，两底角在脚背交叉并绕脚跟部一周，在脚背的上方打结。

（16）踝部裤袋包扎法：剪下裤袋，并将裤袋剪开使其成为四头带状。足尖套入袋内后上、下交叉打结。

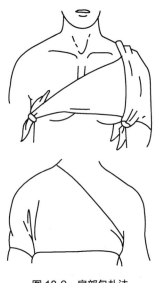

图18-9 肩部包扎法

（三）固定

骨折的临时固定，可减轻患者的疼痛，避免骨折断端刺伤神经、血管和皮肤，而且便于患者的转送。

1. 骨折临时固定应注意的事项

（1）伤员的全身情况,如发现呼吸和/或心搏停止,应率先进行呼吸和心跳复苏。

（2）如有伤口和出血,应先行止血和包扎伤口,随后才固定骨折。

（3）对开放性骨折伴骨折断端明显外露的患者,应尽可能把伤肢摆成正常位置,让骨折断端自然回缩（严禁人为地将断端送回组织内）,随后再行包扎和固定。

（4）上、下肢和脊柱骨折的患者应就地固定,固定时不应过多地移动伤肢和躯干,以免增加患者的疼痛和神经、血管的损伤。原则上凡未经复位固定的骨折患者,不得予以转送。

（5）为使骨折处能稳妥、牢靠地固定,应同时固定骨折部位的上方和下方两个关节。

（6）在夹板或就便器材与皮肤之间应填隔棉花、碎布或毛巾等软衬垫,从而使固定更加牢靠,并可免其皮肤损伤。

（7）绷带缚得松紧要适度,过松不能达到固定的目的,过紧又会影响血液循环,甚至引起肢体的坏死。为了便于检查,必须裸露被固定的肢体的手指或足趾,如发现苍白、青紫、冰冷和麻木等现象,说明缚得太紧,应解开重新固定。

（8）四肢骨折固定时,应先捆绑骨折断端的上端,随后捆绑其下端。若捆绑顺序颠倒,可导致断端的再度错位。

（9）上肢固定时,应呈屈肘位;下肢固定时,肢体要伸（拉）直。

（10）夏天防中暑,冬天应保暖。

（11）为防止疼痛引起休克,可在医师指导下,给伤员镇静剂。

2. 骨折临时固定的材料

（1）固定用料:夹板或其代用品（如木板、竹棍、树皮等）,亦可将骨折的肢体固定在对侧健康的肢体或躯干上。

（2）敷料:在夹板与皮肤之间需用棉花、纱布、毛巾等软物衬垫,然后用三角巾、绷带或绳子绑缠夹板。

3. 临时固定方法

（1）大悬臂带:前臂骨折和前臂损伤时,将前臂屈曲,用三角巾悬吊于胸前,称大悬臂带。顶角对着伤臂的肘部,伤臂放在三角巾中部,三角巾的两底角按在颈后或侧方打结,将顶角折回,用别针固定（图 18-10）。

（2）小悬臂带:适用于肩关节损伤及锁骨、肱骨骨折。将三角巾折叠成带状,悬吊于前臂前部（不要托位肘部）,称小悬臂带。也可就便使用背包进行前臂包扎和悬吊。

4. 常用固定方法　详见第十九章。

（四）搬运

危、重伤病员经现场急救后,要迅速而安全地运送到医院或急救中心,以接受更完善的诊治。由于每位伤员受伤部位、性质、病情不同,因此,应明确搬运的要求,选用相应的搬运方法,以免因搬运不当给伤病员增添痛苦,甚至造成终身残疾乃至丧命。

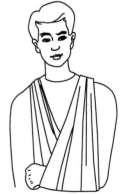

图 18-10　大悬臂带

1. 搬运的方法

（1）小汽车运送法:伤员的身体方位应与汽车前进方向同一方向,为此,患者躺卧的床位,应做相应的安放并固定;在转送过程中,应密切关注患者的意识状况及其呼吸、心跳,并做好心、肺复苏的准备;输液和/或输氧的器材要固定好;要做好防止患者在运送途中摔伤的必要准备。如是癫痫者,则需以衬垫纱布置其上、下牙列间,以保护舌头;上止血带的患者,应按要求松解;注意防暑和保暖;根据需要和可能给患者镇痛药、镇静药或其他药物。

（2）单人徒手搬运法单人背法和掮法（图18-11），一般用于头部和/或背部受伤的患者。抱法一般用于胸部和/或腹部损伤的患者（图18-12）。

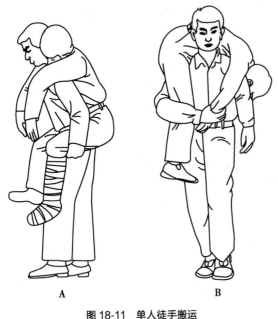 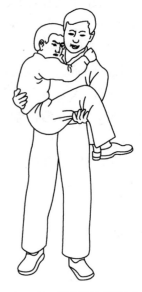

图 18-11　单人徒手搬运
A.背法；B.掮法。

图 18-12　单人搬运（抱法）

（3）双人搬运法椅托式是甲乙两个救护者在患者两侧对立，甲以右膝，乙以左膝跪地，各以一手伸入患者大腿之下而互相紧握，另一手彼此交替支持患者背部（图18-13）。

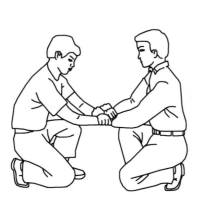 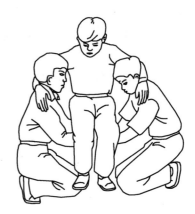

图 18-13　双人徒手搬运法（椅托式）

图 18-14　双人徒手搬运法（坐抬式）

拉车式是两个救护者，一个站在伤员的头部，两手插到腋，将其抱在怀内，一个站在足部，跨在病员两腿中间，两人步调一致慢慢抬起，卧式前行；平抱和平抬法是两人平排将患者平抱，亦可两人一前一后、一左一右将患者平抬；亦可让病伤人员双臂环抱救治人员颈部，救治人员将各人的双手互相握紧，让病伤人员坐在臂上（图18-14）。

（4）三人或多人搬运法可以三人平排，将患者抱起齐步一致前进（图18-15），亦可多人面对站立把患者抱起搬运。

（5）担架搬运法担架种类很多，常用帆布担架、绳络担架、被服担架和四轮担架。担架搬运一般由3~4人合成一组，患者头部向后，足部向前，这样后面担架的人可以随时观察患者的变化。抬担架人脚步、行动要一致，平稳前进。向高处抬时，前面的人要放低，后面的人要抬高，以使患者保持在水平状态；下台阶时相反。

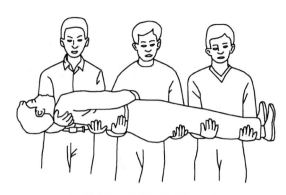

图 18-15　三人搬运法（坐抬式）

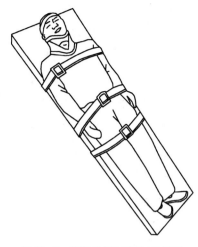

图 18-16　颈椎骨折颈托固定和搬运

2. 搬运的注意事项

（1）搬运过程中,运作要轻巧、敏捷、协调一致。

（2）受伤部位应向上,头部和肩部不得着地。

（3）搬运过程避免震动,不应增加伤病员痛苦。

（4）颈椎（图 18-16）、腰椎伤患者必须三人以上同时搬运,切忌一人抱胸一人搬腿的双人搬运,否则会造成继发脊髓伤。

二、意识障碍时的保护与体位

意识是指人们对自身和周围环境的感知状态,可通过言语及行动来表达。意识障碍系指人们对自身和环境的感知发生障碍,或人们赖以感知环境的精神活动发生障碍的一种状态。

（一）引起意识障碍的病因

1. 颅内疾病

（1）局限性病变:脑血管病,脑出血、脑梗死、暂时性脑缺血发作等。

（2）颅内占位性病变:原发性或转移性颅内肿瘤、脑脓肿、脑肉芽肿、脑寄生虫囊肿等。

（3）颅脑外伤:脑挫裂伤、颅内血肿等。

（4）脑弥漫性病变。

（5）颅内感染性疾病:各种脑炎、脑膜炎、蛛网膜炎、室管膜炎、颅内静脉窦感染等。

（6）弥漫性颅脑损伤。

（7）蛛网膜下腔出血。

（8）脑水肿。

（9）脑变性及脱髓鞘性病变。

（10）癫痫发作。

2. 全身性疾病

（1）急性感染性疾病:各种败血症、感染中毒性脑病等。

（2）内分泌与代谢性疾病:如肝性脑病、肾性脑病、肺性脑病、糖尿病性昏迷、黏液性水肿昏迷、垂体危象、甲状腺危象、肾上腺皮质功能减退性昏迷、乳酸酸中毒等。

（3）外源性中毒:包括工业毒物、药物、农药、植物或动物类中毒。

（4）缺乏正常代谢物质:缺氧、缺血、低血糖。

（5）水、电解质平衡紊乱。

（6）物理性损害：如日射病、热射病、电击伤、溺水等。

（二）意识障碍的临床表现

1. 嗜睡（lethargy） 是程度最浅的一种意识障碍，患者经常处于睡眠状态，给予较轻微的刺激即可被唤醒，醒后意识活动接近正常，但对周围环境的鉴别能力较差，反应迟钝，刺激停止又复入睡。

2. 昏睡 较嗜睡更深的意识障碍，表现为意识范围明显缩小，精神活动极迟钝，对较强刺激有反应。不易唤醒，醒时睁眼，但缺乏表情，对反复问话仅作简单回答，回答时含混不清，常答非所问，各种反射活动存在。

3. 昏迷（coma） 意识活动丧失，对外界各种刺激或自身内部的需要不能感知。可有无意识的活动，任何刺激均不能被唤醒。按刺激反应及反射活动等可分三度：

（1）轻度昏迷：随意活动消失，对疼痛刺激有反应，各种生理反射（吞咽、咳嗽、角膜反射、瞳孔对光反射等）存在，体温、脉搏、呼吸多无明显改变，可伴谵妄或躁动。

（2）深度昏迷：随意活动完全消失，对各种刺激皆无反应，各种生理反射消失，可有呼吸不规则、血压下降、大小便失禁、全身肌肉松弛、去皮质强直等。

（3）过度昏迷：又称"不可逆昏迷"是脑死亡的临床表现。患者处于濒死状态，无自主呼吸，各种反射消失，体温低而不稳，脑干反射功能丧失，瞳孔散大固定，脑电图呈病理性电静息，脑功能丧失持续在 24h以上，排除了药物因素的影响。

4. 去大脑皮质状态 为一种特殊类型的意识障碍。它与昏迷不同，是大脑皮质受到严重的广泛损害，功能丧失，而大脑皮质下及脑干功能仍然保存在一种特殊状态。有觉醒和睡眠周期。觉醒时睁开眼睛，各种生理反射如瞳孔对光反射、角膜反射、吞咽反射、咳嗽反射存在，喂之能吃，貌似清醒，但缺乏意识活动，故有"睁目昏迷""醒状昏迷"之称。患者常可较长期存活。常见于各种急性缺氧、缺血性脑病、癫痫大发作持续状态、各种脑炎、严重颅脑外伤后等。

5. 谵妄（delirium） 系一种特殊类型意识障碍。在意识模糊的同时，伴有明显的精神运动兴奋，如躁动不安、喃喃自语、抗拒喊叫等。有丰富的视幻觉和错觉。夜间较重，多持续数日。见于感染中毒性脑病、颅脑外伤等。事后可部分回忆而有如梦境，或完全不能回忆。

（三）意识障碍患者的体位和保护措施

意识障碍患者选择体位的原则是保证其呼吸道畅通，防止呕吐物误吸，避免进一步损伤的发生。首先确定患者有无意识障碍及其程度，并判断有无呼吸。

1. 心肺复苏体位 若患者无自主呼吸，取仰卧位，平卧于硬质地面或平板，并开始心肺复苏术。

2. 安全侧卧位 若患者自主呼吸存在，将仰卧患者靠近抢救者一侧的腿弯曲，并将患者此侧手臂置于其臀部下方，轻柔将患者转向抢救者（使患者按纵轴整体翻转，防止颈椎损伤加重），使患者头后仰，保持脸面向下，将位于其上方的另一只手置于脸颊下方以维持头部后仰及防止脸朝下，下方的手臂置于背后以防止患者向后翻转。此体位使患者下颌向前方突出，躯干前倾，便于口腔异物流出，防止舌根后坠窒息。

3. 颈托的使用 是外伤致意识障碍患者的首要保护措施。任何未能目击的外伤并意识障碍患者都应假设其存在脊柱损伤可能，尤其是颈椎损伤将导致患者严重后果，因此，对这类患者应及时给予颈托固定。

4. Guedel 口咽导气管 是临时开放气道的措施，具有防止口唇、牙齿、舌根下垂和鼻腔阻塞气道的作用，禁用于喉头水肿、气管内异物、哮喘、咽反射亢进和咽部出血，一般不用于神志尚存在的患者。

5. 对癫痫发作患者的保护 将压舌板、衬垫纱布、手绢、小布卷等置于患者口腔一侧上下臼齿之间，防止舌、口唇和颊部咬伤；切勿用力按压患者的肢体，防止骨折、脱臼；应将患者放置于地面，防止跌落造成外伤。

第四节　途中转运的监护与救治

医疗救护安全转运(safe transfer)是院前急救的重要内容,是一门专业性、技术性和道德性很强的科学。危重症患者在现场首次救护后病情相对稳定,如在转运途中得不到良好的医疗救护保证,再加上运送途中的颠簸,可使病情恶化甚至丧失生命。因此,迅速安全地运送患者是成功的院前急救的重要环节。

一、急救转运过程中的不安全因素

(一)患者本身存在的不安全因素

1. 病情不稳定　病情危重的患者,多有复合伤,或多脏器功能衰竭,造成病情极不稳定,在转运过程中随时发生病情恶化,影响安全转运。

2. 患者有特殊的治疗措施所带来的不安全因素　危重患者有多种特殊治疗措施,如携带氧气,气管插管,使用呼吸机,留置静脉通道等,在转运过程中管道容易扭曲、滑脱和移位,给患者的治疗带来不良的后果,影响安全转运。

(二)转运环境条件的限制对安全转运的影响

1. 转运现场急救条件的限制　院外呼救的患者涉及各专科的疾病,病种多样,病情复杂,时刻都有病情变化,即使按要求备用了各种急救物品和设备,也难真对病情变化的需要,使急救人员在现场不能很好地控制病情,给转运带来困难。

2. 转运途中急救条件的限制　在转运途中,由于担架、推车和急救车的颠簸及患者无意识的不配合等,实施急救监护措施非常困难,脉搏数不清,血压测不准,抽吸药液困难等直接影响监护治疗效果,从而影响了安全转运。

(三)急救转运技术对安全转运的影响

熟练的抢救搬运技术、转运人员高度的责任感和对病情密切观察及应急的能力是安全转运成功的关键,抢救技术不熟练,搬运措施不得当直接造成抢救失败和二次损伤等异常情况,影响了安全转运。

(四)急救转运制度不完善对安全转运的影响

1. 搬运和监护不同步进行　由于急救搬运人员配备的不合理,在转运的过程中抢救人员既忙于急救护理又忙于搬运,使急救和转运不能连续地同步进行,削弱了对患者的监护,当病情发生变化时没有及时发现,有可能失去抢救时机,影响安全转运。

2. 急救转运物品准备不完善　各项物品准备不充分,备用不齐全是影响安全转运的重要因素。

3. 转运工具准备不完善,没有及时维修,功能不良等影响安全转运。

4. 与接收科室配合不协调　转运时,医护人员和接收科室协调欠妥当,接收科的床单位,监护设备和吸氧装置等准备不完善,当患者转到时不能及时顺利地接受治疗和监护而影响安全转运。

5. 交接班制度不完善　运送医护人员将患者转到后,和接收科的医护人员床边交接不严密细致,使接收科的医护人员不能详细地了解患者的病情和治疗护理措施,使下一步的治疗护理措施缺乏依据信息,措施欠合理,从而影响了安全转运。

二、安全转运要素

(一)加强急救搬运技术人员的组织管理,保证急救搬运的同步性

制定转运预案,明确转运流程,一旦有较大的成批病员抢救时,待班人员接通知后立即投入抢救转运,同时增加了随车医护人员的配备,加强医护搬运密切配合,随时发现病情变化及时处理,保证了患者安全转运。

（二）加强急救物品和转运设备的管理

加强随车急救物品的管理,按要求做到用物齐全,定点放置专人管理,用后及时补充。加强转运设备和设施的维护保养,安排专人,定期对设备进行全面的检查和维护,使其随时处在完好状态。

（三）提高急救搬运技术

院前急救人员要定期进行急救搬运技术培训,通过业务讲座,外出参观学习,模拟人操作示范训练,考核,竞赛等,从而熟练掌握各项急救搬运技术,为抢救转运急危重患者打下良好的基础,使患者在急救现场及时得到正确有效的初步急救,维持患者生命体征平稳,安全转运到医院或相应的专科病房进行进一步的后续治疗。

（四）迅速综合评估病情,稳定病情后转运

转运前对患者综合情况的评估是转运安全的基础。急救现场评估病情时,首先对危及患者生命的具体情况及时迅速作出评估,如心脏骤停者立即清理呼吸道行心肺复苏,建立静脉通路吸氧等先抢救生命,待抢救初步的成功后,病情许可的情况下再进行全身性评估,如肢体的活动,有无骨折及其性质等并给简单有效的包扎固定,尽量缩短现场急救时间,迅速转运。

（五）转运前做好各项准备工作

院内转运患者时,转运前要认真检查患者携带的各种治疗管道连接是否紧密,静脉用药有无渗漏,途中是否够用,留置气管插管者要标明深度的刻数,必要时记录,防止移位等。转运人员要熟悉途中所进行的治疗护理措施,认真核对转送患者药品和物品,了解患者的心理状态,与接收科室密切合作联系,做好接收准备,使患者安全的转送到接收科室顺利地接受治疗。

（六）加强途中急救监护,维持生命体征平稳

当确定转运患者时,搬运要求动作准确,并做到轻、稳、快,避免震动,病情危重或颈腰椎骨折的患者要3~4人同时搬运,保持头部躯干成直线位置。推车搬运时保持头部在大轮端,可因大轮转速慢、稳而减轻震动。上下坡时头部始终在高处端,以免引起患者不适。体位安置据病情和伤情而定:一般轻伤员取仰卧位,颅脑损伤者要侧卧位或头偏向一侧,以防舌后坠或分泌物阻塞呼吸道;胸部伤取半卧位或伤侧向下的低斜坡位,减轻呼吸困难;腹部伤取仰卧位膝下垫高,使腹部松弛;休克患者取仰卧中凹位等。转运过程中医护人员始终守护在患者上身靠近头端位置,便于观察患者的面色、瞳孔、呼吸的变化等。昏迷躁动的患者要用约束带防止坠伤,酌情盖好被服。途中应做的治疗护理措施不漏掉,保持各种治疗措施有效,如途中发现病情恶化和意外伤要立即进行处理,并及时与有关科室联系呼救,以便得到及时的抢救。

（七）建立交接流程记录,完善交接班制度

转运患者时,护送人员将患者运送到目的地后,与接收科的医护人员共同安置患者,包括卧位、固定管道、吸氧等,然后进行详细的床边交接,包括病历的交接,转运前后和途中的病情,生命体征,用药情况,特殊治疗措施,患者的心理状态等,接收科的医护人员了解交接内容无误后,进行接班记录,最后由双方医护人员签全名,即完成交接流程。

三、转运途中监护

院前急救的主要工作是对症而不是对病,所以,转运途中最关键的就是运用车载救护和监测设备持续监测、评估和稳定患者生命体征,积极抗休克和持续气道管理等。评估患者可能出现的问题,确定护理的重点,及早采取有效措施,最大限度地减少患者痛苦,实现真正意义上的主动救治。及时清理口鼻腔分泌物保持呼吸道通畅;舌后坠者给予口咽管通气;呼吸肌麻痹或重度呼吸困难面罩吸氧不能缓解者,及早给予气管插管,呼吸机辅助呼吸。密切观察患者生命体征和意识变化;时刻注意患者瞳孔变化;躁动的患者可以使用约束带,或遵医嘱使用相应镇静药物。应对骨折患者骨折部位充分固定,防止二次损伤。颈椎损伤时及时应用颈托,腰椎损伤时应用脊柱板,保证躯体固定稳妥。及时做好监护和处置记录,可通过车载

通信系统与接收医院急诊科通报患者病情,及时做好接收准备。

危重患者的长途转运是目前危重病和急救医学的研究热点,因此院前移动ICU应运而生。院前移动ICU是将重要器官监测系统、生命支持系统、急危重病快速诊断系统、搬动转移固定系统和信息传输通信系统等集成化、模块化、便携化配置在专用车辆、飞机和舰船的医疗救护舱内,并配备急危重病专业医护人员的可移动单元,其作用是支持现场医疗,将医院的ICU前移到现场或边缘地区,使危重患者从现场到医院的整个过程得到不间断救治和监护,也使重症患者的远程转运成为可能。

四、常用的安全转运方式

目前,常见的转运方式为空中转运和陆上转运,具体的转运工具有汽车、火车、飞行器(固定翼飞机和直升机)等。

1. 陆路转运　我国紧急医疗救援服务体系在相当的一段时期内,仍以救护车为主要转运交通工具,发挥其主要的救护作用。救护车运行途中,求稳比求快更主要,避免颠簸使病情加重或出现严重并发症。在灾害事件发生时,由于大量伤员需要长途转运、分流,火车转运不失为一种安全、平稳、快速的转运方式。对于承担转运任务的火车车厢,应根据转运伤员的要求,进行部分的改装,以便于部分危重伤员的安置和担架固定。

2. 空中转运　对复合伤、危重伤患者,应以空运为首选。空运伤员所用飞行器包括直升机和固定翼飞机两种,两者各有利弊。两者的选择主要根据空运距离,距离在500km以内宜用直升机,超过500km宜用固定翼飞机。空中转运条件包括:①地面运输到创伤中心15min;②无可用的救护车;③接送患者有困难;④野外救援和批量伤员等。

3. 水上转运　海事及水上互动、作业等出现的海难伤员,可以用快船、轮渡(冲锋舟)、医院船等进行转运。

第五节　突发公共卫生事件与灾难的医学救援

一、突发公共卫生事件

20世纪下半叶以来,随着社会生活和社会变革的节奏加快,人类的活动领域和范围不断扩展,城市人口高度集聚,灾难因素增加;环境因素多变,自然灾难频发;群体伤害性安全事故中生命损失惨重;新的、突发的传染病及中毒事件,对社会造成不良影响;国际社会反对和遏制恐怖主义任重道远等因素,突发公共卫生事件(sudden public health events)及灾难的医学救助日益凸现其重要性。全球灾难频发中,发展中国家灾难损失尤为惨重。资料表明,1900—2011年,中国是世界上发生地震最多的国家。

（一）突发事件

2007年11月1日实施的《中华人民共和国突发事件应对法》将突发事件定义为:突然发生,造成或者可能造成严重社会危害,需要采取应急处置措施予以应对的自然灾害、事故灾难、公共卫生事件和社会安全事件。

突发事件的特点:①突发性。事件发生的真实时间、地点、危害难以预料,往往超乎人们的心理惯性和社会的常态秩序。②危险性。事件给人民的生命财产或者给国家、社会带来严重危害。③紧迫性。事件发展迅速,需要采取非常态措施、非程序化作出决定,才有可能避免局势恶化。④不确定性。事件的发展和可能的影响往往根据既有经验和措施难以判断、掌控,处理不当就可能导致事态迅速扩大。

根据突发事件发生的原因、机制、过程、性质和危害对象,突发事件应对法将突发事件分为自然灾害、事故灾难、公共卫生事件和社会安全事件四类。

突发事件预警级别:一般依据突发事件可能造成的危害程度、波及范围、影响力大小、人员及财产损失等情况,由高到低划分为特别重大(Ⅰ级)、重大(Ⅱ级)、较大(Ⅲ级)、一般(Ⅳ级)四个级别,并依次采用红色、橙色、黄色、蓝色来加以表示。

(二)突发公共卫生事件

突发公共卫生事件是指突然发生、造成或可能造成社会公众健康严重损害的重大传染病疫情、群体性不明原因疾病、重大食物和职业中毒及其他影响公众健康的事件。根据事件的成因和性质,突发公共卫生事件分为:重大传染病疫情、群体性不明原因疾病、重大食物中毒和职业中毒、新发传染性疾病、群体性预防接种反应和群体性药物反应,重大环境污染事故,核事故和放射事故,生物、化学、核辐射恐怖事件,自然灾害(如水灾、旱灾、地震、火灾、泥石流)导致的人员伤亡和疾病流行,以及其他影响公众健康的事件。

二、突发灾难医学救援概况

灾难伴随人类历史,是人类社会的基本元素。世界卫生组织认为:任何引起设施破坏、经济严重受损、人员伤亡、健康状况及卫生服务条件恶化的事件,如其规模已超出事件发生社区的承受能力而不得不向社区外部寻求专门援助,就可称其为灾难。我国目前的灾难救援水平还不是十分高,与世界先进水平相比还有距离,亟须研究和发展,以适应社会进步、改革开放的需要。

2006年11月,中国中西结合学会灾害医学专业委员会在北京成立;2006年12月,中国人道救援医学学会筹委会在广州成立;2008年11月,中国医学救援协会在北京成立;2011年12月7日,中华医学会灾难医学分会在上海成立,标志着灾难医学学科的建立与灾难医学事业的起步,丰富了中国灾难医学发展的内涵。

(一)灾难的分类

灾难约有数百种之多,但一般可概括为两大类:自然灾难和人为灾难。

1. 自然灾难　属于自然灾难即"天灾"的主要有地震、海啸、飓风、火山爆发、水灾、山体滑坡、泥石流、饥荒、旱灾、雪灾、虫灾、寒潮、酷热及浓雾等。

2. 人为灾难　人为灾难即"人祸"。如战争、空难、海难、火灾、爆炸、骚乱、道路交通事故、列车相撞或出轨、毒气或核泄漏、恐怖暴力、邪教徒集体自杀及其他个别意外事故等。有些灾难如近年我国发生的多起矿井瓦斯、油井、化工仓库、烟花爆竹厂爆炸事故造成的群死群伤,均与劳动环境安全条件和防范意识差或未严格遵守规章制度、缺乏基本安全保障措施有关。至于发生频率很高的车祸,其中人为因素所占的成分更大。

如何将损害减少到最低限度,如何对损害采取积极的应急措施和知识准备是目前对灾难医学研究提出的重大课题。

(二)灾难的分级

1990年前后,国家科委和中国国际减灾十年委员会全国重大自然灾祸调研组曾建议,采用"灾度"这一概念来表述灾难的程度或等级。其主要内涵是,把灾难(或事故)造成的人员死伤数量,作为衡量灾情的第一要素;把灾难造成的经济损失和社会影响折合为金额,作为衡量灾情的第二要素,以此综合衡量灾情的程度。据此,把灾难分为5级:

1. 微灾　死亡人数十人以下,或直接经济损失10万元以下。

2. 小灾　死亡人数十至百人,或直接经济损失10万~100万元。

3. 中灾　死亡人数百至千人,或直接经济损失100万~1 000万元。

4. 大灾　死亡人数千至万人,或直接经济损失1 000万~1亿元。

5. 巨灾　死亡人数逾万人,或直接经济损失1亿元以上。

目前我国,不同行业职能管理系统对不同灾种、灾难程度的分级并不统一。没有科学统一的灾难分级标准,不仅给"灾难事故医疗卫生救援"信息交流造成困难,而且直接影响医疗卫生救援的决策、实施与效率。

(三)灾难医学及其特点

灾难具有突发性、群体性、破坏性、复杂性等特点,但是给灾难下一个精确定义却十分困难。相同的破坏性事件对某些区域可以构成灾难,但对另外一些区域则不足以构成灾难,大灾并不一定带来大难。

1. 灾难医学的定义 灾难医学是研究在各种自然灾难和人为事故所造成的灾难性损伤条件下实施紧急医学救治、疾病防治和卫生保障的科学。作为医学的一个重要分支,灾难医学拓展了灾难现场紧急救援的范围,研究灾前、灾中、灾后长期的医学、社会、人文系统的防控与干预等相关内容。相对于院内的临床诊治与急诊抢救,灾难医学始于灾前的公众防灾知识普及、专业救援队伍建设;重于灾中的现场救治、分级转运;延于灾后的防病防疫、心理疏导。

灾难医学与急诊医学密切相关,涉及大灾时,又与人道救援医学发生关联。国际医学界公认的观点是,急诊医学、灾难医学、人道救援医学在灾难的应对准备和救援工作等方面三位一体,各有侧重,相辅相成。

2. 作为一门新兴学科,灾难医学有其自身独特性。

(1)学科交叉性:灾难医学是一项系统工程,是一门需要由政府主导发展、全社会参与的实践性强的综合性学科,以灾难医学、临床医学、预防医学、护理学、心理学为基础,涉及社会学、管理学、工程学、通信、运输、建筑和消防等多门学科。

(2)社会协作性:我国灾难医学救援具有一定的国家职能,承担着相当的社会责任。它需要依靠强有力的组织体系和多部门协作。

(3)国际合作性:灾难医学是一个全球性的社会医学问题。"灾难医学"的概念最早提出于1955年,经历半个多世纪的发展,现已逐渐形成一门专门研究和解决灾难中的医学技术实施及其管理等问题的学科。

(四)我国灾难救援存在的问题

我国作为一个自然灾害多发的国家,面临严峻的国家安全形势。"5·12汶川地震"就是典型的重特大自然灾害事件。虽然我国部分城市建立了急救中心,以不同形式参与灾难事件医学紧急救援工作,但是多数地区"120"系统或医院急救医疗组织均只能应付日常、散在的急救医疗病例,甚至部分急救医疗机构连日常急救医疗都难于应付,几乎没有建立常规24h运作的灾难医学紧急救援体系(包括组织机构、救援队伍、应急物资储备库等)。

从以往历次重大的灾难救援工作中可以看出,目前我国灾难医学救援在灾情评估、指挥管理、现场救治、分级转运、民众自救互救等环节中都存在许多不足,主要包括:

1. 全国各省、市、自治区尚未形成统一的灾难医学紧急救援组织常设机构和主要灾难医学紧急救援动员体系,现场紧急救援指挥协调机制有待完善。

2. 医疗卫生应急工作基础薄弱,有待加强。应对重大突发事件和恐怖事件应急反应和处置机制有待完善。

3. 未完全建立相应的实质性专业灾难应急队伍。目前我国共有4类37支国家级卫生应急队伍,但专业灾难医学救援人员依旧严重短缺。

4. 缺乏灾难医学紧急救援物资与设备储备,后勤保障体系不配套,紧急医学救援队伍的装备保障和远程投送能力不强,造成灾难医学救援效率不高。

5. 全国区域布局的专业化紧急医学救援网络还没有形成,基层紧急医学救援能力亟待加强。

6. 缺乏灾难医学紧急救援移动医院。大量伤患的出现和伤情的复杂性极大增加了灾难现场救援的难度和强度,而专业医疗救援力量的匮乏,加之囿于电力、检诊设备、治疗条件及恶劣生态环境。

7. 缺乏灾难发生时应急指挥系统和统一的信息平台系统。

8. 防灾抗灾知识的宣传教育不足,民众自救互救灾难医学普及范围有限。在我国,灾难以往多被归为社会救援的范畴,并未引起医务人员的高度重视。实际上,灾难发生时,广大群众是第一目击者、受害者,也是应该成为最快施救(包括自救互救)的人员。目前,国内公众的自救与互救意识还非常淡漠、社会广泛参与应对的机制还不够健全,这些因素都成为转化为灾难的诱因。

9. 航空医疗救援和水上医疗救援尚处于起步探索阶段。

三、我国灾难医学救援的策略

(一)灾难救援的主要任务和措施

2016 年 9 月,国家卫生计生委制定了《突发事件紧急医学救援"十三五"规划(2016—2020 年)》,根据规划的目标,到 2020 年末,需建立健全紧急医学救援管理机制,全面提升现场紧急医学救援处置能力,有效推进陆海空立体化协同救援,初步构建全国紧急医学救援网络,基本建立我国专业化、规范化、信息化、现代化、国际化的突发事件紧急医学救援体系,有效满足国内突发事件应对需要,同时发挥我国在全球紧急医学救援中的作用。因此,需从加强现场紧急医疗救援、推进陆海空立体医疗转运与救治、完善医学救援区域网络和夯实医学救援基础实力等以下方面着手来完成目标。

(二)灾难现场医学救援原则

在紧急情况下,事发现场的灾难医学急救必须根据突发事件现场的特点与条件,实施快速、准确、高效救援,应当遵循以下基本原则:

1. 分级救治　因其灾情发生突然、伤亡人数众多、伤情重而复杂、救治难度较大、次生灾害源伤害严重而复杂等特点,灾害创伤救治技术体系可划分为:现场急救、紧急救治、早期治疗、专科治疗和康复治疗五个环节。

2. 分期救治　灾难的发生、发展,一般都有阶段性特点:如地震的救援工作一般也可以分为特急期、紧急期和重建期。重特大地震的特急救援期一般为 3d,紧急救援期一般为 10d。特急期救援重点是现场搜救、大批量伤员的检伤分类、紧急救治和早期救治。

3. 分类救治　在灾难发生后,伤病员数量大,救治力量有限,救治需求矛盾突出,妥善处理重伤员与轻伤员之间、部分伤病员与全体伤病员之间的矛盾,必须对伤病员线进行检伤分类救治,进行检伤分类,区分轻重缓急,确定伤病员的救治与后送的优先顺序,合理使用救援力量,提高工作效率和救援质量。

4. 时效救治　灾难急救中,必须强调伤病员在最佳的时间内获得最佳的救治效果。如:地震伤员的最佳黄金时间是震后 72h,救治时间延迟,救治的成功率将大大降低。

5. 治送结合　在伤病员到达专科救治医院之前,所有的救治措施都是为了抢救伤病员的生命,维持生命体征,为后续治疗奠定基础。

(三)灾难现场医学救援的程序

1. 现场检伤分类的原则与程序　创伤的检伤分类是灾难医学的重要组成部分,是灾害现场医疗急救的首要环节。当医疗救护人员面对现场大批伤员,第一步救援措施就是快速检伤分类,尽快将重伤员从伤亡人群中筛选出来;然后再分别按照伤情的轻重,依先后顺序给予医疗急救和转运送医院。

(1)现场检伤分类的目的

1)检伤分类就是要尽快把重伤从一批伤亡人群中筛查出来,争取在救援的黄金时间内时间给予救治,从而避免重伤员因得不到及时救治而死于现场。

2)面对重大的灾害事故,检伤分类可以将众多的伤员分为不同等级,按伤势的轻重缓急有条不紊地展开现场医疗急救和梯队顺序后送,从而提高灾害救援效率,合理救治伤员,积极改善预后。

3)对于每一位伤员,在灾害现场都应该进行院前检伤分类,确定其个人在伤亡群体中的伤情等级,决定是否给予优先救治和转送。当伤员抵达医院后,仍应逐个进行院内检伤分类完成分诊,并且动态地对照比较创伤评分,有助于准确判断伤情的严重程度。

(2)检伤分类的四个等级、标识与救治顺序:按照国际公认的标准,灾害现场的检伤分类分为四个等级:轻伤、中度伤、重伤与死亡,统一使用不同颜色的伤情识别卡加以标识。①红色标识:表示伤病情十分严重,随时可致生命危险,急需进行抢救,也称"第一优先"(立即治疗/T1)。如呼吸心跳骤停,气道阻塞,中毒窒息,活动性大出血,严重多发性创伤,重度休克、昏迷、神志不清、开放性胸腔创伤、开放性腹腔创伤、腹部或骨盆压伤、颈椎受伤、远端脉搏消失的骨折、股骨骨折、50%皮肤二或三度烧伤。应维持和/或恢复患者生命功能,包括基本的创伤 ABC 复苏措施和生命功能检查,维持患者呼吸、循环功能的稳定。②黄色标识:伤病情严重,应尽早抢救,也称"第二优先"(延后治疗/T2)。如各种创伤,复杂、多处的骨折,急性中毒,中度烧烫伤、颈椎以下的脊柱受创、中度失血或失血量少于 1 000ml、头部严重受创但仍然清醒、背部受伤、服用药物过量但情况还稳定等。应迅速明确并控制创伤后病理生理紊乱,包括有针对性地进行检查和实施各种确定性的救治措施。③绿色标识:伤患者神志清醒,身体受到外伤但不严重,疾病发作已有所缓解等。可稍后处理,等待转送。也称"第三优先"(期待治疗/T3),如不造成休克的软组织创伤、<20%的<Ⅱ度烧伤并不涉及外生殖器、不造成远端脉搏消失的肌肉或骨骼损伤、轻微出血。应及时确定并处理一些隐匿的病理生理性变化,如低氧血症、代谢性酸中毒等。④黑色标识:确认已经死亡或无法救治的创伤(T4)。有明却死亡特征存在(呼吸停止、颈动脉搏动消失、心音消失、心电图显示无心电活动)。

(3)检伤分类的方法:检伤分类是开始急救的第一步,所以,所有参与急救的医护人员必须掌握检伤分类的原则与方法,无论是谁到达急救现场首先要做的工作就是检伤分类,不能等待指定人员完成此项工作。

1)检伤分类的责任人:①第一位到达急救现场的医护人员。无论职称如何,不要急于对某一个伤员进行救治,而是要首先进行模糊检伤分类,争取将重伤员尽快检出,直至指定检伤官到达现场,交接后再开始接受指挥官分配的工作。②指定检伤官。一般由急救分队事先指定的、资深的、高年资急救医师担任。

2)检伤人员的责任:对急救现场每一位伤患者的伤情进行等分级鉴定,确定救治顺序,并不断巡视鉴定后的伤员,根据伤情变化,修订伤情等级,直到现场所有患者都被处理完毕。

3)检伤:ABCDEF 程序,见表 18-3。

表 18-3 ABCDEF 检伤程序

程序	具体内容	程序	具体内容
A（airway）	呼吸道是否通畅	D（disability）	颅脑损伤和脊柱、脊髓损伤
B（breathing）	有无影响呼吸功能的严重创伤	E（exposure）	充分暴露伤员,全面检查各重要脏器
C（circulation）	循环血容量及心泵是否健全	F（fracture）	四肢骨折

4)检伤分类的方法:简明检伤分类法(START 法)是目前国际通用的一种快速、简单的检伤分类方法,START 是取五个英文字首而成;即简单地(simple)分类(triage)和(and)快速地(rapid)治疗(treatment)。使用这种方法评估每一个患者时间不超过 1min。其评估顺序按 ABCD 顺序进行,见表 18-4。

表 18-4 检伤分类 ABCD 评估法

项目	具体内容
A 行动能力检查（ambulation）	自动行走能力→自如→延迟处理→轻伤或重伤?（绿标/或黄标） →不能→开始 B 步骤→检查呼吸
B 呼吸检查（breathing）	自主呼吸→没有或极微弱→打开气道→呼吸停止→死亡（黑标） →呼吸微弱→危重（红标） →有→>30 或<6 次/min→危重（红标） <30 或>10 次/min→开始 C 步骤→循环检查
C 循环检查（circulation）	血液循环→桡动脉搏动无→毛细血管复充盈>2s→危重伤病员（红标） →桡动脉搏动存在→毛细血管复充盈<2s→开始 D 步骤
D 意识状态检查（disability）	意识状态→不能回答问题→不能按指令动作→危重伤（红标） →能正确回答问题→能按指令动作→轻伤或重伤（绿标/或黄标）

2. 现场急救技术　灾难现场医学救援人员应掌握心肺复苏术、止血、包扎、固定、搬运、静脉通道建立等外伤处置技能,请参考本书相关章节。

3. 伤员后送原则与程序　经过现场救护后,要将现场伤员后送到后一级医疗救护机构进一步救治,并在后送途中监护患者情况,随时对患者突发情况给予医疗干预。

4. 临时急救小区与后方医院链接程序　在现场有大批伤病员时,根据伤情的不同,相应地将急救区域分为四个区,以便有条不紊地进行救护。①危重急救区(红区):用来接受红色标志的危重患者,做进一步抢救工作,如对休克、呼吸、心脏骤停者等进行复苏;②中伤处置区(黄区):这个区内接受如骨折、出血、外伤但未危及呼吸循环及神志清醒的伤病员;③轻伤收容区(绿区):伤病员集中区,在此区挂上分类标签,并提供必要的抢救工作;④太平区(黑区):停放已死亡者。

(四)灾难心理救援

自然灾难对人的生活环境和财产的破坏力极其强大,更为值得关注的是灾难中幸存者不得不面对的身体和心灵无法抵御的极大创伤和危机。灾难和灾难导致的房屋被毁、财产毁失、亲人死亡等对灾难幸存者来说,是一个非常大且无法承受的社会心理应激源。在如此大的应激源面前,绝大多数幸存者会出现情绪麻木、无助、绝望、抑郁、内疚、变得胆小害怕、恐惧、睡不踏实或整夜不眠等痛苦体验以及出现急性应激障碍、创伤后应激障碍、抑郁症、酒和药物依赖、自杀或诱发其他严重的精神疾病。

灾难后早期进行心理援助可以减轻他们恐惧、麻木、惊跳、回避等急性应激反应的程度,帮助他们提高应对灾难后各种内外应激的能力,对那些反应比较严重的幸存者进行早期心理干预能够阻止或减轻远期心理伤害和心理障碍的发生(如创伤后应激障碍),对已经出现远期严重心理障碍的受害者进行心理治疗可以降低他们的痛苦水平、帮助他们适应社会和工作环境、提高他们的社会功能和生活质量。

同时,对所有参与地震后救援工作的工作人员,包括军队、警察、消防队员、救护车司机、医师、护士、志愿者及精神卫生专业人员、心理学专业人员、救灾工作的各级指挥者也要做好心理疏导工作。

(五)灾后防疫

1. 灾害事故或突发事件卫生救援的职责　灾害事故地区的卫生防疫防病工作必须坚持"预防为主"的方针,分阶段分层次重点做好疾病监测与报告、食品卫生、饮水卫生、环境卫生、消毒杀虫灭鼠、免疫预防、心理-精神卫生、卫生知识的宣传教育,预防控制肠道传染病、呼吸道传染病、人畜共患传染病及自然疫源、虫媒传染病、饮水污染事故、各种中毒和放射污染等事故的发生,把各种疫情和公共卫生事故扑灭在暴发、流行之前或防止其扩大、蔓延。

2. 灾期与灾后公共卫生管理程序(图18-17)

(1)迅速恢复、健全或重建灾区各级卫生防疫防病网络,加强疾病监测和疫情报告,及时掌握疫情动态。对甲类传染病和重大公共卫生事故实行日报和"零"报告制度,其他实行周报。采用电话报告等快速报告形式逐级上报,深入灾区基层开展疫情监测工作,在重灾区或重点人群中建立检测点。

(2)重点抓好水源保护和饮水消毒,根据具体情况,划分临时饮水水源区域,做好水源的消毒和水质检测,严防二次污染。在分散或集中供水设施修复后要加强消毒处理和水质检测。

(3)加强对病媒生物(蚊、蝇、虫)及鼠害的监测和综合性杀灭措施,重点做好受灾群众临时聚集地的消毒工作,对暂时无法运送的垃圾进行药物喷洒消毒。重视人、畜尸体的消毒和清运,烈性传染患者、畜的尸体可用石灰深埋法处理。

(4)做好灾区食品卫生监督管理工作,加强宣传教育,严防食用腐败变质食品,严防误食被农药或其他非食用品污染的食品。

(5)强化健康教育,利用一切宣传手段和传播媒介增强灾区群众的自我防病意识。

(6)做好突发事件的应急处理的人、材、物的准备,接到灾害事故报告或上级指示后迅速赶赴现场,快速调查、检测、分析、判断已发生或将可能发生的公共卫生危害,将疫情、毒情伤亡控制在最低限度。

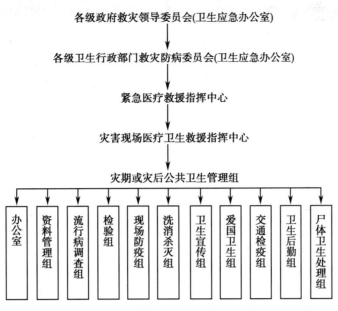

图 18-17　灾期与灾后公共卫生管理程序

（7）必要时做好参加医疗救护人员的自身防护和对伤病员救治方案的建议和意见。

（8）灾区卫生救援与疫（毒）区的隔离与警戒：灾害现场卫生救援应急指挥中心及灾害发生地区的县以上政府可根据疫情控制需要，报经上一级政府批准，采取《中华人民共和国传染病防治法》第二十五条紧急措施，实行疫（毒）区隔离与警戒。

特别控制措施的内容包括：

①宣布疫区：根据流行病学调查明确范围，以小而严为原则，有效落实各项控制措施。②实施卫生检疫：对人员、物资、交通工具等检查、处理，限制出入疫区。③疫区封锁：必要时严格限制疫区人员和交通工具的流动。④经县级以上地方政府报经上一级地方政府决定和宣布；涉及大中城市、跨省（市、自治区）疫区、导致干线交通中断和封锁国境的，必须由国务院决定。撤销也需原决定机关宣布。

发展灾难医学事业需要庞大社会力量的推动，未来建立具有中国特色的灾难医学发展道路将贯穿于灾前、灾中、灾后整个过程。救援三分功力在现场，七分功力在平时防灾、减灾知识的普及。只有在灾难发生前，医学救援专家将相关救援常识从容地告之公众，灾难发生后，公众的自我救援能力才能有效降低专业救援者的工作和心理压力，进而真正形成立体化的救援体系。首届中华医学会灾难医学分会主任委员刘中民教授指出："了解的人越多，参与的人越多，推动的就越快，社会对灾难的准备越充分，对灾难救援的支持就越有效"。

（李培武）

学习小结

1. 院前急救是急诊医疗体系的重要组成部分，主要含有通讯、医疗、运输三大要素。

2. 院前急救的救治目标就是采取及时有效的急救措施和技术，最大限度地减轻伤病员的疾苦，挽救患者生命，降低致残率，减少死亡率，为进一步的院内救治争取时间。

3. 创伤、心肺复苏、窒息、意识障碍等是院前急救的基本技术。

4. 应对突发的灾难，通常都包含以下四个阶段的工作：灾难前预防阶段、灾难前准备阶段、灾难爆发期应对和灾难结束期恢复。

5. 我国灾难医学的现状决定了具有中国特色的灾难医学发展方向。

1. 简述急诊医疗体系的概念。

2. 简述院前急救的基本原则。

3. 简述现场伤病员分检的要求和判断的基本内容。

4. 简述基本的创伤的现场急救技术。

5. 简述突发公共卫生事件的概念。

6. 简述灾难医学的概念及灾难现场医学救援的基本原则。

第十九章　常用急救技术

学习目标	
掌握	气管插管术、电击除颤、洗胃术、止血包扎术、组织切开与缝合术。
熟悉	胸腔、腹腔穿刺术、深静脉穿刺术、骨折固定术。
了解	气管切开术、机械通气、后穹窿穿刺术、临时心脏起搏术、床旁血液透析、血液灌流、床旁超声和床旁检验。

第一节　气管插管术

气管插管术(endotracheal intubation)是将一特制的气管导管(软塑料管)经口或鼻置入气管的技术。通常运用于重症创伤、危重疾病或者麻醉患者,以解除上呼吸道阻塞,保证呼吸道通畅和进行人工呼吸。

一、适应证

1. 心跳、呼吸骤停。
2. 严重呼吸衰竭。
3. 不能自主清除上呼吸道分泌物,胃内容物反流或气道出血,随时有误吸者。
4. 存在上呼吸道损伤、狭窄、阻塞、气管食管瘘等影响正常通气者。
5. 麻醉手术的需要。

二、插管进路

(一)经鼻气管插管

1. **优点**　①插管不致过粗,损伤喉的机会小;②观察鼻黏膜可了解对插管的反应;③较好固定;④患者咬不到插管,不妨碍吞咽;⑤张口困难者必须经鼻插管。

2. **缺点**　①操作较费时和不易成功;②管长和内腔小,无效腔大,易被分泌物阻塞,增加呼吸阻力;③易将鼻腔之感染带入下呼吸道。

(二)经口气管插管

1. **优点**　①操作简易、方便;②不损伤鼻腔;③便于抽吸下呼吸道分泌物;④换插管较易。

2. **缺点**　①插管不易固定,由于管的滑动易引起喉损伤;②患者甚感不适,妨碍咀嚼和吞咽。

三、插管方法

（一）气管插管前的准备

喉镜、气管插管、其他设备衔接管、导管芯、牙垫、开口器、胶布、吸引管、简易呼吸器、注射器、插管弯钳、局麻药、喷雾器和吸氧设备。

（二）麻醉

小儿可不用麻醉，成年人用1%丁卡因喷咽部及喉部作表面麻醉。

（三）体位

多取仰卧位，头部略抬高及后仰，使口、咽、喉轴线尽量成一直线。

（四）方法

1. 经口气管插管　用纱布垫于患者上门齿处。以右手拇指、示指和中指提起下颌并使患者张口，以左手持麻醉喉镜或直接喉镜沿口角右侧置入口腔，将舌体推向左侧，沿着正中线缓慢轻柔通过悬雍垂，至舌根见会厌。如果用弯喉镜片，则推进镜片，使其顶端抵达会厌谷处，然后上提喉镜间接提起会厌暴露声门。如果用直喉镜片则直接用喉镜片挑起会厌暴露声门。当看见声带时，右手持内有金属导芯（一般用较粗钢丝）之气管导管，斜口端对准声门裂，当吸气声门张开时，沿喉镜走向立即将导管插入，通过声门进入气管。看见充气套囊通过声带，喉镜即可退出，拔出金属导芯，再将导管插入1cm或更多一点，注意并记录在门齿上的导管标记的厘米数。导管插入后立即塞入牙垫。用注射器向气管导管套囊充气约5ml。立即检查气管导管的位置，确定其是否在气管内。将导管与牙垫用胶布固定于颊部，并与患者面部固定。

2. 经鼻气管插管　选用适当型号之鼻插管，管外涂润滑油，管经鼻腔进入，经鼻咽部和口咽部，调整头部位置后，将管经喉插入气管。插管有困难时，可用麻醉喉镜如上述方法将插管经声门插入。

3. 纤维内镜引导下的气管插管　因张口困难、小颌畸形等原因麻醉喉镜下暴露声门困难，或经口、经鼻插管失败，可用此法。方法：口咽、喉、鼻腔黏膜表面麻醉（1%丁卡因）后，选用纤维喉镜或纤维气管镜穿过插管，经口或经鼻将纤维内镜插入喉或气管，再顺势将麻醉插管在纤维内镜的引导下推入气管内。

（五）确定气管导管在气管内的方法

1. 气管导管内持续有凝集的水蒸气。

2. 按压胸部有气体自导管逸出。

3. 接简易呼吸器人工通气可见胸廓抬起。

4. 双肺听诊可闻及对称的呼吸音。

5. 上腹部听诊无气过水音。

四、注意事项

1. 选用的插管应刺激性小，大小合适和固定好。

2. 无菌操作，避免感染。

3. 操作轻巧准确，每次操作时，中断呼吸时间不应超过30~45s，如一次操作不成功，应立即给予面罩纯氧通气，然后重复上述操作。

4. 不要插入过浅或过深，儿童以进入声门下2.5~3cm，成年人以4~5cm为宜。

5. 小儿不宜用带套囊插管。成年人套囊不宜充气过多，每小时放气5~10min，以防引起局部压迫性坏死。

6. 插管后用人工呼吸机时，应随时注意呼吸机的压力或气量的调整。无人工呼吸机时，以压气囊施行人工呼吸最为简易。加压给氧人工呼吸，小儿压力不宜超过30cmH$_2$O。速度40次/min。每次气量20ml。压囊（吸气）与放囊（呼气）时间比应是1∶2。行血气分析，以了解人工呼吸效果。

五、并发症

1. 口腔、舌、咽喉部的损伤及出血,牙齿脱落和喉水肿。

2. 误吸。

3. 缺氧。

4. 喉痉挛。

5. 插管位置不当。

6. 插管过深。

第二节　气管切开术

气管切开术(tracheotomy)是切开颈段气管前壁、使患者可以经过新建立的通道进行呼吸的一种手术,通常用于已行气管插管或环甲膜切开等气道保护措施后。

一、解剖结构

颈段气管位于颈部正中,前面有皮肤、筋膜、胸骨舌骨肌及胸骨甲状肌等组织覆盖。两侧带状肌的内侧缘在颈中线互相衔接,形成白线,施行气管切开术时循此线向深部分离,较易暴露气管。颈段气管有7~8个气管环,甲状腺峡部,一般位于第2~4气管环处,气管切口宜在峡部下缘处进行,避免损伤甲状腺引起出血。无名动脉、静脉位于第7~8气管环前壁,故切口不宜太低。气管后壁无软骨,与食管前壁相接,切开气管时,不可切入过深,以免损伤食管壁。

颈总动脉、颈内静脉位于两侧胸锁乳突肌的深部,在环状软骨水平上述血管距离中线位置较远,向下逐渐移向中线,于胸骨上窝处与气管靠近,有人将胸骨上窝为顶,胸锁乳突肌前缘为边的三角形区域称为安全三角区,气管切开水平在此三角区内沿中线进行,可避免损伤颈部大血管。

二、适应证

1. 喉阻塞　任何原因引起的Ⅲ~Ⅳ度喉阻塞,尤其是病因不能很快解除时。

2. 下呼吸道分泌物潴留　昏迷,颅脑病变,神经麻痹,严重的脑、胸、腹部外伤及呼吸道烧伤等引起的下呼吸道分泌物潴留。为了吸出痰液,亦可行气管切开。

3. 预防性气管切开　在某些口腔、颌面、咽、喉部手术时,为了保持术后呼吸道通畅,可以先期施行气管切开术。

4. 长时间辅助呼吸时　气管切开术亦为装置辅助呼吸器提供了方便。

三、术前准备

1. 备好吸引器、简易呼吸器、面罩、照明设备和气管切开手术器械包括手术刀、剪刀、气管切开拉钩、血管钳、镊子等。

2. 按年龄、性别备好气管套管。成年男性一般采用10mm管径,成年女性采用9mm管径套管。

四、麻醉

采用局麻。沿颈前正中上自甲状软骨下缘,下至胸骨上窝,以1%利多卡因浸润注射,如情况紧急或昏迷患者也可不予麻醉。

五、手术方法

（一）体位

一般取仰卧位,肩下垫枕,头后仰,使气管接近皮肤,便于手术,助手坐于头侧,固定头部,保持正中位。但后仰不宜过度,以免加重呼吸困难。

（二）消毒

按外科方法消毒颈部皮肤,病情十分危急时,可不予消毒而立即作紧急气管切开。

（三）手术步骤

1. 切口 多采用直切口,自甲状软骨下缘至接近胸骨上窝处,沿颈前正中线切开皮肤及皮下组织。

2. 分离颈前肌层 用止血钳沿颈中线作钝性分离,以拉钩将胸骨舌骨肌、胸骨甲状肌用相等力量向两侧牵拉。使手术视野始终保持在中线,并常以手指触摸环状软骨及气管,以保持气管的正中位置。

3. 暴露气管 若甲状腺峡部不宽,在其下缘稍行分离,向上牵拉,以便能暴露气管;若峡部过宽,可在其下缘稍加分离,用拉钩将峡部向上牵引,必要时也可将峡部切断,缝扎止血以便暴露气管。

4. 确认气管 分离甲状腺后,可透过气管前筋膜隐约看到气管环,并可用手指摸到环形的软骨结构。可用注射器穿刺,视有无气体抽出,以免在紧急时把颈侧大血管误认为气管。必要时也可先找到环状软骨,然后向下解剖,寻找并确认气管。

5. 切开气管 确定气管后,气管内注入0.5%丁卡因2ml或1%利多卡因。于第2~4气管环处,用尖刀片自下向上挑开2个气管环。或∩形切开气管前壁,形成一个舌形气管前壁瓣。将该瓣与皮下组织缝合固定一针,以防以后气管套管脱出后,或换管时不易找到气管切开的位置,从而造成窒息。

6. 插入气管套管 用气管切口扩张器或弯止血钳撑开气管切口,插入大小合适、带管芯的气管套管,立即取出管芯,放入内管。如发现套管不在气管内,应拔出套管,套入管芯,重新插入。

7. 固定套管 套管板的两外缘,以布带将其牢固地缚于颈部,以防脱出;系带松紧要适度。

8. 缝合 若颈部皮肤切口较长,可在切口上端缝合1~2针,缝合不宜过密,以免加剧术后皮下气肿。此外,导管下端切口不缝合以免发生皮下气肿。最后用一块开口纱布垫于切口与套管之间。

9. 术后检查 手术结束后,术者应仔细做术后检查包括切口有无出血,导管是否通畅,呼吸情况如何,颈胸部有无皮下气肿,心肺听诊心律、心音及双肺呼吸音是否正常,有无气胸及纵隔气肿。

六、术后护理

1. 保持套管通畅 气管切开后,必须时刻保持套管通畅,有分泌物咳出时,应立即用纱布擦去。内管应定时取出清洗,消毒。然后及时重新插入,以防分泌物干结堵塞外管。一般每隔4~6h清洗内套管1次。如分泌物较多,应增加清洗次数。

2. 维持下呼吸道通畅 室内应保持适当的温度和湿度,用蒸气吸入治疗,或定时通过气管套管滴入少许生理盐水、0.05%糜蛋白酶溶液、1%碘化钾或抗生素溶液等,以稀释痰液,便于咳出。必要时可用吸引器吸出下呼吸道痰液。

3. 防止伤口感染 由于痰液污染,术后伤口易感染,应每日换药1次。消毒切口周围皮肤,必要时,可酌情应用抗生素药物,控制感染。

4. 防止套管脱出 套管过短或固定套管的带子过松,均可导致外管脱出。应经常检查套管是否在气管内。如发现套管脱出,应立即重新插入,以免发生窒息。术后1周内,不宜调换外管,以免因气管前组织尚未形成窦道,插管困难而造成意外。如必须调换时应准备好拉钩、血管钳等器械。

5. 拔管 若喉阻塞及下呼吸道分泌物堵塞症状已经消除,可考虑拔管。拔管前先连续堵管24~48h。如患者在活动、睡眠时呼吸平稳,可拔除套管,创口不必缝合,用蝶形胶布将创缘拉拢,数天后多可自行愈合。拔管后1~2d内应严密观察,如有呼吸困难应及时处理。

七、并发症

1. 皮下气肿　是术后最常见的并发症,皮下气肿的原因主要为:①暴露气管时,周围软组织剥离过多;②气管切口过长,或气管前筋膜切口小于气管切口,空气易由切口两端漏出;③切开气管或插入套管后,发生剧咳,促使气肿形成;④缝合皮肤切口过于紧密。多发生于颈部,有时扩展至头和胸腹部。皮下气肿大多数于数日后可自行吸收,不需作特殊处理。

2. 纵隔气肿或气胸　暴露气管时,过于向下分离,损伤胸膜后,可引起气胸。亦有因喉阻塞严重,胸内负压过高,剧烈咳嗽导致肺泡破裂,形成自发性气胸。轻度的气胸一般可自行吸收。气胸明显,引起呼吸困难者,则应行胸腔穿刺或行闭式引流排出积气。

3. 伤口出血　术后伤口少量出血,可于气管套管周围填入碘仿纱条,压迫止血,或酌情加用止血药物。若出血较多,应在充分准备下,检查伤口,结扎出血点。

4. 拔管困难　原因主要为:①若切开气管部位过高,损伤环状软骨,造成喉狭窄;②气管切口处肉芽增生或气管软骨环切除过多,造成气管狭窄;③原发疾病未治愈,拔管易造成呼吸困难者;④气管套管型号偏大,堵管试验时呼吸不畅。应根据不同的原因,酌情处理。

5. 气管切开后呼吸仍然不通畅　主要原因为:①选用的气管导管过细或导管内不通畅;②气管导管内黏稠分泌物或脓痂阻塞;③气管内膜状物或异物可能在气管导管以下阻塞;④肺部疾病,呼吸肌瘫痪或中枢麻痹。

6. 创口感染。

7. 气管切开后的呼吸骤停。

8. 脱管。

第三节　机械通气

机械通气是指患者正常通气和换气功能出现障碍时,运用机械装置(主要是通气机),使患者恢复有效通气并改善氧合的一种呼吸支持措施。它不是一种病因治疗,而是一种功能替代支持疗法,为针对呼吸衰竭的各种病因治疗争取时间和创造条件。机械通气的目的是保证患者充分的通气和氧合,稳定的血流动力学,并尽量减少和防止肺损伤。

一、机械通气的目的

1. 纠正急性呼吸性酸中毒。

2. 纠正低氧血症。

3. 降低呼吸功消耗。

4. 预防和治疗肺不张。

5. 为安全使用镇静剂和肌松剂提供通气保障。

6. 稳定胸壁。

二、机械通气的应用时机和适应证

在出现较为严重的呼吸功能障碍时,应使用机械通气。如果延迟实施机械通气,患者因严重缺氧和二氧化碳潴留而出现多器官功能受损,机械通气的疗效显著降低。因此,机械通气宜早实施。

符合下述条件应实施机械通气:

1. 经积极治疗后病情仍继续恶化。

2. 意识障碍　呼吸形式严重异常,如呼吸频率>35~40 次/min 或<6~8 次/min,节律异常,自主呼吸微弱或消失。

3. 血气分析提示严重通气和氧合障碍　PaO_2<50mmHg,尤其是充分氧疗后仍<50mmHg;$PaCO_2$进行性升高,pH 动态下降。

三、机械通气的相对禁忌证

在出现危及生命的通气和氧合障碍时,机械通气无绝对禁忌证,但在下列情况时需谨慎使用机械通气。

1. 气胸及纵隔气肿未经胸腔闭式引流者。

2. 巨大肺大泡和肺囊肿的患者需机械通气时可调整通气参数,如采取低潮气量、低气道压力、低吸气平台压等肺保护策略。

3. 大咯血所致的窒息。

4. 严重的左心功能不全伴难以纠正的低循环状态,宜采取低气道压力、较高的吸氧浓度。

5. 低血容量性休克未补充血容量者。

6. 大量胸腔积液未经引流者。

7. 严重肺出血。

8. 气管-食管瘘。

四、人和呼吸机的连接

无创性通气通过面(鼻)罩连接。有创性通气通过气管插管(经口或经鼻)和气管切开连接。近年倡导用无创性通气:可减少并发症,可减少住院时间和费用;即使昏迷患者也可试用。无创性通气疗效与操作者经验和床旁及时调节相关,需加强监护。应用后血流动力学不稳定,呼吸困难加重,意识状态恶化,分泌物不能有效清除,或不能耐受面罩者应及时改用有创通气。

五、通气模式的选择

通气模式分为完全通气支持模式和部分通气支持模式。

(一)完全通气支持模式

是指呼吸机提供维持有效肺泡通气所需的全部工作量,不需要患者进行自主呼吸。主要模式有:控制通气(CMV)、辅助/控制通气(A/C)、间歇强制通气(IMV)、同步间歇强制通气(SIMV)、压力控制通气(PCV)和压力调节容量控制通气(PRVC)。临床上主要用于:①呼吸停止;②急性呼吸衰竭;③呼吸肌麻痹;④中枢神经系统疾病所致呼吸衰竭;⑤需全身麻醉的手术呼吸支持;⑥颅内压高需给予控制性高通气量时;⑦呼吸功增加会导致血流动力学不稳定时。

(二)部分通气支持模式

是指患者和呼吸机共同维持有效的肺泡通气,即患者有自主呼吸,呼吸机只提供所需要通气量的一部分。主要模式有:低频率的 SIMV、压力支持(PSV)、SIMV+PSV、容积支持通气(VSV)、双水平正压通气(BI-PAP)、压力释放通气(APRV)、比例通气(PAV)、适应性支持通气(ASV)和持续气道正压通气(CPAP)。临床上主要用于:①呼吸中枢正常,呼吸肌疲劳以致不能完全满足身体所需通气量;②呼吸中枢正常,身体所需呼吸功增加;③呼吸肌锻炼,准备撤离呼吸机;④减轻肺不张,改善氧合。

临床上需根据不同的治疗目的、不同的模式、患者对初始参数的反应调整呼吸机参数。

1. 潮气量　成人潮气量一般为 6~12ml/kg;气道平台压不超过 35~40cmH_2O;一般情况下初始吸气压

力在 $15\sim20cmH_2O$。

2. 通气频率　成人通气频率一般为 $8\sim20$ 次/min。

3. 吸气流速　一般吸气流速为 $40\sim100L/min$。

4. 吸呼比　有自主呼吸的患者,吸气时间为 $0.8\sim1.2s$,吸呼比为 $1:(1.5\sim2)$;阻塞性通气功能障碍者为 $1:(2.5\sim3)$;限制性通气功能障碍者为 $1:(1\sim1.5)$。

5. 送气方式容量　控制通气模式时常见的有减速波、加速波、方波和正弦波,初始设置以方波和减速波最为常用。PCV 模式时呼吸机均提供减速气流。

6. 吸入氧浓度　在无氧合资料的情况下,初始应从 100% 开始,以后尽快调到 50% 以下,以防发生氧中毒。一般要求 60% 不超过 24h,80% 不超过 12h,使 $SaO_2>88\%$。

7. 触发灵敏度　初始状态时,压力触发的灵敏度设置在 $-2\sim-0.5cmH_2O$,流量触发的灵敏度设置在 $1\sim3L/min$。

8. 吸气末停顿　又称吸气屏气或吸气平台。吸气末停顿占吸气时间 $5\%\sim15\%$,或占整个呼吸周期的 30% 作用。

9. 呼气末正压　可根据临床经验,一般在最低 FiO_2 下能维持 $SaO_2>88\%$,且对循环影响最小的呼气末正压水平。一般在 $3\sim15cmH_2O$。

六、无创通气

无创机械通气(NIV)可避免气管插管和气管切开引起的并发症,近年来得到了广泛的推广应用。

(一)适应证

无创通气可应用于多种疾病引起的呼吸衰竭,特别是呼吸肌疲劳所致的呼吸衰竭,如慢性阻塞性肺疾病合并急性呼吸衰竭、I 型呼吸衰竭、哮喘、心源性肺水肿、急性肺损伤/ARDS、手术后呼吸衰竭、辅助脱机或拔管后的呼吸衰竭加重、呼吸康复治疗、肥胖低通气综合征等。临床上应根据患者病情轻重、接受和配合情况、使用者的技术操作程度等因素灵活判断。

(二)绝对禁忌证

1. 心跳呼吸停止,或需要立即气管插管的紧急情况。

2. 自主呼吸微弱,躁动或昏迷,血流动力学状况不稳定。

3. 大量气道分泌物,误吸可能性高。

4. 合并其他器官功能衰竭,例如消化道大出血/穿孔,严重脑部疾病等。

5. 颌面部创伤/术后/畸形,面罩封闭不良。

6. 患者不配合,拒绝治疗。

7. 颅脑损伤,呼吸中枢功能不稳定。

(三)相对禁忌证

1. 气道分泌物多/排痰障碍。

2. 严重感染。

3. 极度紧张。

4. 严重低氧血症($PaO_2<45mmHg$),严重酸中毒($pH\leq7.20$)。

5. 近期上腹部手术后,尤其是需要严格胃肠减压的患者。

6. 严重肥胖。

7. 上气道机械性梗阻。

(四)无创通气的操作

1. 患者准备　患者取坐位,详细解释无创通气的必要性、过程及可能出现的不适,消除患者的恐惧心理。并选择合适的面罩。

2. 呼吸机准备 开机并检查呼吸机运转是否正常,检查呼吸机回路连接管是否漏气;设定初始参数:mode=S/T,吸气压力(IPAP)=10~30cmH$_2$O,呼气压力(EPAP)=4cmH$_2$O,rate=6次/min,time inspiration=1.5s;连接氧源及面罩。

3. 临时将面罩固定于面部,寻找最舒适的位置。开始试通气,鼓励患者体会深浅不同呼吸时的感觉。

4. 监测血氧饱和度,调节氧浓度,维持氧饱和度大于90%。

5. 固定面罩,固定带松紧适度。

6. 调整IPAP和EPAP,使患者感觉舒适,并到达一定的呼出潮气量,患者与呼吸机同步,气道峰压(PIP)<20cmH$_2$O。

7. 检查通气回路是否漏气。

8. 监测呼吸频率,心率,血氧饱和度,每分通气量,呼出潮气量。观察呼吸困难程度是否减轻。

9. 复查动脉血气分析。

（五）若出现以下情况，应考虑有创通气

1. 因疼痛或不适不能耐受面罩。

2. 血气指标无改善或呼吸困难加重。

3. 呼吸道分泌物多不能有效清除。

4. 血流动力学不稳定,血压下降,心动过速。

5. 意识水平无改善或下降,或因缺氧烦躁不安者。

第四节　电击除颤及电复律

一、定义

心脏电复律是指在严重快速心律失常时,用外加的高能量脉冲电流通过心脏,使全部或大部分心肌细胞在瞬间同时除极,造成心脏短暂的电活动停止,然后由最高自律性的起搏点(通常为窦房结)重新主导心脏节律的治疗过程。在室颤时的电复律治疗称为电击除颤。

二、适应证

1. 紧急适应证

（1）室颤和室扑是电击除颤的绝对指征,采用非同步电击除颤。

（2）药物治疗无效的室速伴有些流动力学不稳定者。

2. 选择性适应证 均用同步电复律。

（1）房颤:下列情况时可考虑选用。

1）风湿性二尖瓣病变伴房颤时间在1年以内或二尖瓣手术后仍持续房颤超过1月或术后发生房颤者。

2）甲亢、肺炎、肺梗死等病因或诱因已控制或去除,房颤仍持续者。

3）有反复栓塞病史,但距栓塞已三个月者。

4）由于房颤存在使心力衰竭、心绞痛难以用药物控制或由于心室率快而感到明显心慌、焦虑者。

（2）房扑,药物治疗无效者。

1）室上速,兴奋迷走神经措施及药物治疗无效者。

2）预激综合征伴心动过速。

3）心电图一时难以辨明的快速异位心律,病情危重者。

三、同步电复律禁忌证

1. 洋地黄过量。
2. 电解质紊乱,特别是低钾血症。
3. 伴有病态窦房结综合征或高度房室传导阻滞者。
4. 3 个月内有栓塞史者。
5. 甲亢引起的心律失常,原发病尚未控制或伴有急性感染。

四、放电方式

电复律有同步复律和非同步复律两种,两者的区别在于它们的放电的时间。所谓的"同步"是指除颤器的放电时间与心脏搏动的某个固定时期(R 波时段)同时进行,它的放电方式是由 R 波触发放电,也就是说,操作者按下放电按钮后除颤器并不立即放电,其放电控制权由患者心室除极时产生的 R 波掌握,只要 R 波达到一定的阈值时就可以促使除颤器放电。这种放电方式的好处在于:由于同步除颤的时间(R 波波峰或 R 波的降支)是心脏电活动的绝对不应期,这个时间肯定不在心脏的易损期,即 T 波升支的后 2/3 和顶峰,这样正好可以避免易损期受刺激而发生室颤。同步电复律用于房颤、室上速和室速的转复。"非同步"电复律是指除颤器的放电时间是任意的,与患者心脏电活动的时间毫不相干。也就是说操作者在任何时间按下放电按钮,除颤器就会立即放电,非同步复律只用于室扑和室颤,由于室颤已经发生,避开易损期与否已无任何意义,此外由于室扑和室颤波型较小,达不到除颤阈值,故无法触发除颤器放电。注意:院前急救时对除颤器的放电方式一定要认真确认,切勿轻易用非同步除颤来转复室上速和室速,否则如果非同步的放电时间恰恰落在易损期,就有可能导致室颤的发生。但是有时室速的 R 波峰值较低或患者心率过快,无法触发同步放电,此时可以采用非同步放电的方式。

五、电击除颤操作步骤

室颤和室扑患者须按照心脏骤停复苏流程进行抢救。国际指南规定,对于当场目击的成人心脏骤停,电击除颤越早越好,只要除颤仪一到达患者身边,就应尽快开始实施电击除颤,无论 30∶2(30 次胸外按压,2 次人工呼吸)做了几个周期、无论胸外按压是否做够 30 次都不管,此时电击除颤是第一优先。但对于非目击的成人心脏骤停或者儿童发生猝死,不要急于电击除颤,必须严格遵循 C、A、B→D 的操作程序,先做够 5 个周期的心肺复苏,然后再考虑是否需要进行除颤。

按使用的除颤设备不同,电击除颤分为自动体外电除颤(AED)和人工手动电除颤。

(一)自动体外电除颤

自动体外除颤器(AED)的适应证为室颤(或室扑)和无脉性室速。AED 是一种便携式、易于操作,稍加培训既能熟练使用,专为现场自动体外除颤设计的急救设备。AED 经内置电脑分析和确定发病者是否需要予以电除颤。除颤过程中,AED 的语音提示和屏幕显示使操作简便易行。AED 通常配置于有大量人群聚集的地方。

AED 操作步骤:

A. 开启 AED,打开 AED 的盖子,依据视觉和声音的提示操作(有些型号需要先按下电源)。如果使用多功能监护仪则将旋转钮转至 AED 档。

B. 将电极板插头插入 AED 主机插孔和贴电极,患者一般取平卧位,清除胸部可能导电的液体和金属,清洁放置电极位置的皮肤。在患者胸部适当的位置上,紧密地贴上电极。电极粘贴采用前侧位,即一块电极板贴在右胸上部和另一块电极板贴在左胸左乳头外侧。

C. 分析心律,插入电极板后 AED 会发出语音提示,并自动开始分析心率,在此过程中请不要接触患者,即使是轻微的触动都有可能影响 AED 的分析。分析完毕后,AED 将会发出是否进行除颤的建议,当有除颤指征时,不要与患者接触,同时告诉附近的其他任何人远离患者,由操作者按下"放电"键除颤。

D. 一次除颤后未恢复有效灌注心律,进行 5 个周期心肺复苏。除颤结束后,AED 会再次分析心律,如未恢复有效灌注心律,操作者应进行 5 个周期心肺复苏,然后再次分析心律、除颤、心肺复苏,反复至急救人员到来。

(二)人工手动电除颤

人工手动除颤使用多功能除颤监护仪进行。多功能除颤监护仪一般同时具备 AED、手动除颤、心脏起搏和多种监护功能。

人工手动电除颤操作步骤:

A. 患者平卧位,充分暴露胸壁。

B. 打开除颤仪开关,将旋转钮转至除颤挡。

C. 连接电极:可用一次性粘贴电极也可用手动除颤电极板。使用手动除颤电极板前须均匀涂导电膏于电极板表面,放置在胸部时须用力将电极压紧,防止接触不良。电极安放位置同 AED。观察心电监护显示,操作者须自行判断是否有除颤指征,要注意排除电干扰。

D. 如需电除颤,选择电击能量:成人单向波 360J,双向波 120~200J(不同厂家的电除颤能量设置不同,须按仪器说明使用),儿童首次 2J/kg,随后用 2~4J/kg,并充电。使用粘贴电极时按下机器上的充电按钮,使用手动电极板时可双手拇指同时按手柄上的充电按钮,也可由助手按下机器上的充电按钮(charge)。

E. 放电前再次观察心电示波确需除颤,大声喊"你离开,我离开,大家都离开"(提示操作者及其他人员,切记勿碰到病床或任何连接到患者身上的设备),环视四周,放电。放电时,使用粘贴电极时按下机器上的放电按钮(shock)放电,使用手动电极板时用双手拇指同时按下手柄上的放电按钮放电,也可由助手按下机器上的放电按钮放电。

F. 放电完毕后立即进行 5 个循环的心肺复苏(口述)。观察心电图波形、判断除颤结果,必要时重复上述步骤。

六、同步电复律

同步电复律操作和人工手动电除颤操作方法类似。但两者的主要不同是:同步电复律操作须严格选择患者,掌握好电复律的适应证和禁忌证。充分做好术前准备,电击前可用地西泮(安定)10~40mg 静脉注射镇静,备好各种抢救器械和药品。根据心律失常的不同选择不同的放电能量。同步电复律的能量水平:常选用 100J,最高为 200J。房颤 100~150J;房扑 50~100J;室上性心动过速 100~150J;室速 100~200J。应选用最适宜的能量水平,能量越大,成功率越高,术后并发心律失常的概率也愈高,心肌损伤也愈严重。转复过程中与转复成功后,均须严密监测并记录心律/心率、呼吸、血压、神志等病情变化,一般须持续 1d。

七、操作注意事项

1. 使用前检查除颤器各项功能是否完好,电源有无故障,充电是否充足,各种导线有无断裂和接触不良。

2. 两个电极板之间要保持干燥,避免因导电糊或盐水相连而造成短路。也应保持电极板把手的干燥。不能被导电糊或盐水污染,以免伤及操作者。

3. 安放电极处的皮肤应涂导电糊,也可用盐水纱布,紧急时甚至可用清水,但绝对禁用酒精,否则可引起皮肤灼伤。消瘦而肋间隙明显凹陷而致电极与皮肤接触不良者宜用盐水纱布,并可多用几层,可改善皮肤与电极的接触。

第五节　临时心脏起搏术

人工心脏起搏术是由起搏器发出电脉冲流刺激心脏,使之激动和收缩,即模拟正常的心脏冲动形成和传导,以治疗缓慢性心律失常的方法。临时心脏起搏的情形一般用于各种原因导致的一过性可逆性缓慢心律失常伴血流动力学不稳定,经阿托品治疗不能纠正者。临时性人工心脏起搏属短时应用,通常使用双极起搏导管电极,起搏器放置在体外,起搏电极放置时间一般不超过4周。

常用临时心脏起搏的方法有以下几种:无创性经胸部皮肤起搏、经静脉心脏起搏、经食管心脏起搏。

一、无创性经胸部皮肤心脏起搏

(一)原理

体外无创心脏起搏是起搏器发放特定的脉冲电流通过一对被粘贴于胸壁皮肤的电极穿过胸壁抵达心脏,刺激心脏,引起心室收缩,并逆向传导至心房收缩,又称经皮心脏起搏,体外胸壁心脏起搏,为紧急心脏起搏中最快捷的起搏方法。但在体外无脏心脏起搏时心房、心室收缩为非序惯同步性,其房室同步功能消失,可使心输出量降低20%左右。此方法操作简单方便;无须消毒和X线下操作,且无创伤。适用于心率<40次/min,伴有血流动力学不稳定的短时间的心脏起搏过度,时间一般不超过1d。

(二)起搏系统组成及参数

1. 组成　脉冲发生器现在多使用多功能体外监护除颤起搏器,一次性粘贴大电极及连接电缆。目前多将脉冲发生器与除颤器搏和心电监测仪置于同一机内,即为双相波除颤起搏器。

2. 起搏方式　分为同步和非同步模式,一般采用同步模式,对于R波很小,不能触发同步者可用非同步模式。

3. 起搏参数调节　多功能体外监护除颤起搏器的只需要调整起搏电流强度(可调节范围0~140mA)和起搏频率(可调节范围为30~180次/min)。起搏器脉宽(电脉冲刺激持续时间)固定为40ms,无须手动调整。一般设定起搏频率为60~80次/min,或高于自身心率10~20次/min。起搏电流阈值因人而异,一般在10mA以上,调节电流到刚好夺获心室搏动再增加1~2mA,进行连续性心脏起搏,以保持起搏稳定。

4. 操作方法

(1)术前向患者及家属解释,体外无创心脏起搏的目的、方法和安全性。

(2)局部皮肤处理:75%酒精清洁皮肤,多毛者要备皮。

(3)电极放置位置和AED粘贴除颤电极位置一样,负极放在左前胸部相当于V_3或左侧腋下相当于V_6处。正极在右侧前胸部锁骨下方。粘贴电极时要用力压紧以防松脱。起搏前起搏器必须连接胸部监护导联电极才能进行同步起搏。

(4)电极线连接体外起搏器,先设置预期起搏频率,逐渐增加电流强度直至心脏夺获,维持起搏心律和终止心动过速。

(5)起搏效果的判定标准

1)起搏成功:电脉冲刺激能夺获心室,心电图示脉冲信号后紧跟一个相关的QRS波形,表示此时心脏有电活动。

2)临床有效:电脉冲刺激能夺获心室,起搏成功,可触及大动脉搏动或测得血压(60/40mmHg)。

(6)注意事项

1)体外无创起搏阈值与胸壁电阻、心肌应激性和电极安置位置有关,因此,如果高强度电流不能夺获心脏时,移动电极位置、清洁局部皮肤及增加电极与皮肤弥合程度可使起搏成功。

2)起搏阈值高会使患者皮肤疼痛,甚至不能耐受,会成为体外无创起搏的应用障碍,此时可适当使用小剂量地西泮或吗啡类镇痛剂。

3）心脏骤停患者实施心脏起搏时，起搏不能代替胸外按压和电除颤。

二、经静脉心脏起搏

临时心脏起搏95%以上采用经静脉途径。通常采用单腔起搏器，常见的有 VVI 起搏器（电极导线放置在右室心尖部）和 AAI 起搏器（电极导线放置在右心耳）。在体表心电图指引下应用漂浮导管电极，不需 X 线指导。

（一）术前准备

一般准备：心电图、起搏器、除颤器、急救药品。

插管器械：无菌敷料包、穿刺针、导引钢丝、扩张管、静脉鞘管、起搏电极等。

（二）静脉途径

包括锁骨下静脉，颈内静脉，股静脉及肱静脉。

（三）穿刺方法

用穿刺针穿刺静脉，进入静脉后回血通畅，将导引钢丝送入血管腔内，撤除穿刺针。经导引钢丝送入扩张管和静脉鞘管，退出扩张管和导引钢丝后，起搏电极导管经鞘管推送，进入15~20cm 或右心房后，气囊充气1.0~1.5ml，电极导管可顺血流导向通过三尖瓣进入右心室。

（四）电极导管定位与固定

心腔内心电图可指导电极导管的定位。导管到达右房时呈现巨大 P 波，记录到巨大 QRS 波时表示导管穿过三尖瓣进入右心室，导管接触到心内膜时显示 ST 段呈弓背向上抬高1.5~3.0mV 是重要的电极定位指标。依起搏图形 QRS 波方向调整电极位置直至出现稳定的起搏图形。

（五）起搏电参数调节

1. 起搏频率　起搏器连续发放脉冲的频率。一般为40~120次/min，通常取60~80次/min 为基本频率。

2. 起搏阈值　引起心脏有效收缩的最低电脉冲强度。心室起搏要求电流3~5mA，电压3~6V。

3. 感知灵敏度　起搏器感知 P 波或 R 波的能力。心室感知灵敏度值一般为1~3mV。

三、并发症

常见并发症有导管移位、心肌穿孔、导管断裂、膈肌刺激、心律失常、感染及穿刺损伤等。

四、注意事项

对于置入临时心脏起搏器的患者，在围术期中应注意。

1. 搬动患者要小心，防止电极脱开或刺破右心室。

2. 琥珀胆碱、高钾血症、代谢性酸中毒可提高心肌起搏阈值，从而减弱起搏效果；另一方面，缺氧和低钾血症可降低心肌起搏阈值，从而可诱发室颤。

第六节　深静脉穿刺术

深静脉穿刺术是指用 Seldinger 法经皮肤穿刺，将导管置留于深静脉腔内（股静脉、锁骨下静脉、颈内静脉等），进行输液，放置导管或起搏电极等的方法。

一、适应证

1. 多发伤、休克等急危重症患者的抢救。

2. 快速输液、输血及需长期输液、肠外营养支持而周围静脉无法利用者。

3. 需经深静脉输注不宜从外周静脉给药的特殊药物(高渗、刺激性液体),如化疗药物、胺碘酮等。

4. 用于监测中心静脉压,Swan-Ganz 导管监测肺动脉压、肺动脉楔压。

5. 临时血液透析、血浆置换术和经静脉安置心脏临时起搏器等。

二、禁忌证

1. 广泛上腔静脉系统血栓形成、上腔静脉综合征。

2. 穿刺部位皮肤组织感染。

3. 有出血倾向者。

三、穿刺部位解剖,进针方法及操作体位

(一)锁骨下静脉

锁骨下静脉由腋静脉延续而来,起始于第一肋骨外侧缘,成人长度 3~4cm;前方为锁骨内侧 1/3 段下后侧缘、下方为第一肋骨上表面、后方为前斜角肌,后上方为锁骨下动脉。因左侧锁骨下静脉穿刺易损伤胸导管,故一般选择右侧锁骨下静脉进行穿刺。锁骨下静脉穿刺有两种不同的途径,即锁骨上路及锁骨下路穿刺途径。锁骨下路穿刺点位于锁骨中点下缘下方 1~2cm 处。因胸膜顶部位于锁骨中点后方,应避免在锁骨中外 1/3 段交界下方进针,此处进针容易穿刺到胸膜顶部刺伤肺脏引起气胸。穿刺时针尖方向指向喉结与胸骨上窝之间,穿刺针与皮肤夹角 15°~30°,锁骨下动脉位于锁骨下静脉的下后方,进针应尽量紧贴锁骨下后缘,以避免因穿刺到锁骨下动脉。通常进针 3~5cm 左右即可达静脉。锁骨上穿刺点位于胸锁乳突肌锁骨头的外侧缘,锁骨上约 1cm 处。穿刺时针尖方向指向胸锁关节,进针角度 30°~40°,通常进针 2.5~4cm 即可进入静脉。操作时患者取仰卧位,头可转向对侧。

(二)颈内静脉

颈内静脉起始于颅底颈静脉孔,形成颈动脉鞘,全程由胸锁乳突肌(SCM)覆盖。颈内静脉上段位于 SCM 内侧,颈内动脉后方,中段位于 SCM 前缘下面,颈总动脉后外侧,下段位于 SCM 胸骨头与锁骨头之间的三角间隙内,颈总动脉前外方,在胸锁关节处与锁骨下静脉汇合成无名静脉。因右侧颈内静脉较左侧颈内静脉粗,且右侧胸膜顶较左侧低,无胸导管,穿刺并发症较左侧少,故一般选择右侧颈内静脉穿刺。依据穿刺点与胸锁乳突肌关系,有前路、中路、后路三种路径,其中以中路路径较不易损伤胸膜及颈总动脉。①前路穿刺点位于胸锁乳突肌前缘中点,穿刺时针尖方向指向同侧乳头,穿刺针与皮肤夹角 30°~50°。②中路穿刺点位于胸锁乳突肌的锁骨头、胸骨头及锁骨所组成的三角顶点。穿刺时针尖方向指向同侧乳头,穿刺针与皮肤夹角约 30°。③后路穿刺点位于胸锁乳突肌外缘中下 1/3 交界处,穿刺时针尖方向指向胸骨柄上窝,穿刺不宜过深,以免损伤颈动脉。因颈静脉位于颈动脉外侧,为免损伤颈动脉,可用手指摸及颈动脉搏动并在其外侧 1cm 进行穿刺。操作时患者取仰卧位,对合并有颈静脉压力增高者也可取半卧位,头可转向对侧。

(三)股静脉

股静脉位于腹股沟韧带中点下方,股动脉内侧。操作时患者取仰卧位,双下肢伸直,穿刺侧肢体稍外旋、外展,一般选择右侧股静脉进行穿刺。穿刺点位于股动脉搏动处内侧 1cm,腹股沟韧带下方约 3cm 处。穿刺时进针方向与股动脉走行方向一致,穿刺针与皮肤夹角 30°~45°。

四、操作方法

1. **物品准备** 深静脉穿刺置管包(包括深静脉导管、穿刺针、导丝、扩张器、皮外固定器、缝合针、洞巾等)、碘伏、手套、局麻药物(1%利多卡因或 1%普鲁卡因)、纱布、肝素盐水(100ml 生理盐水加 12 500IU 肝

素钠）。

2. 操作前向患者及患者家属告知置管目的、方法及注意事项,取得患者的合作,同时签署深静脉穿刺置管知情同意书。

3. 根据选择的穿刺部位常规消毒、戴无菌手套、铺巾,穿刺点做皮下浸润麻醉,穿刺针抽取 2~3ml 生理盐水,以上述穿刺部位及穿刺方向、角度进针,保持针尖斜面向上,边进针边回抽,或进针时使穿刺针内保持一定负压,至吸出暗红色血液后,示穿刺针已达静脉。固定穿刺针,置入导丝后拔出穿刺针。在导丝引导下,以扩张器扩张皮肤及皮下组织,退出扩张器,在导丝引导下置入深静脉导管,拔出导丝。对可能的困难穿刺者,也可在超声引导下进行穿刺,可以明显提高穿刺成功率和防止并发症。

4. 抽净深静脉导管内的空气,以肝素盐水封管备用或连接测压或输液装置。静脉导管用固定器、缝针固定,无菌敷料包扎。

五、并发症

1. 气胸、血胸、胸腔积液或血气胸　颈内静脉或锁骨下静脉穿刺时,如穿刺部位、角度及深度出现偏差,穿刺针可刺破胸膜及肺,导致气胸,若同时损伤锁骨下动脉,则可能导致血胸或血气胸。如导管误入胸腔或纵隔,液体注入上述部位,则可导致胸腔积液或纵隔积液。一旦发现气胸、血胸或血气胸,应积极处理,发现胸腔积液或纵隔积液则应立即停止补液,拔出深静脉导管,必要时放置胸腔闭式引流或手术治疗。

2. 局部血肿　为深静脉穿刺常见并发症,多为反复穿刺导致血管损伤所致,一旦出现,应及时压迫,压迫时间要充分。

3. 空气栓塞　多在经穿刺针置入导丝或置入导管时,空气由穿刺针或导管进入血管内。为避免此种意外,可采取头低穿刺位或使用密闭式穿刺针。

4. 感染　深静脉穿刺过程中消毒不严格,反复多次穿刺、血肿可增加感染率,术后护理不当、深静脉导管留置时间过长均为导致感染的因素。

5. 心律失常　一般为颈内静脉穿刺及锁骨下静脉穿刺时,导丝或导管置入过深所致,一旦发生,适当后退导丝或导管后心律失常可消失。

六、注意事项

1. 穿刺前应准确掌握适应证和禁忌证,严格无菌操作。

2. 穿刺时应掌握好穿刺点、进针方向,尽量避免反复穿刺,以减少气胸、血气胸、血肿、感染等发生。锁骨下静脉位于锁骨内侧 1/3 段下后侧缘,而胸膜顶部位于锁骨中点后方,因此,锁骨下方进针点不宜超过锁骨中线外侧。如果在锁骨中外 1/3 段交界下方进针则容易穿刺到胸膜顶部刺伤肺脏引发气胸。

3. 颈内静脉及锁骨下静脉穿刺置管后应严密观察患者呼吸及肺部症状体征变化,必要时应行胸部 X线片或胸部 CT 检查,以明确有无气胸、血气胸、胸腔积液等并发症发生。

4. 导丝及深静脉导管避免置入过深,避免引起心律失常。

5. 导管留置时间不宜超过 6~8 周。患者病情好转,不再需要留置深静脉导管时,应及时拔除,以避免出现感染。

6. 穿刺过程中应严格无菌操作。在导管留置期间,如导管周围皮肤出现红肿、压痛或怀疑导管源性血行感染时,应及时拔除深静脉导管,并行导管尖端培养及血培养,同时予以抗感染治疗。

第七节　胸腔穿刺术

胸腔穿刺术是指用穿刺针穿刺进入胸腔以抽取气体、液体和组织或注射药物,以进行诊断或治疗的方法。穿刺可置入引流导管,以减少反复穿刺带来的不便。

一、适应证

1. 胸膜腔内的积液和积气 穿刺抽出或引流液体和气体,以减轻对肺组织的压迫,使肺组织复张,缓解症状。

2. 抽出液体进行检测 明确积液的性质,寻找引起积液的病因,或者获取胸膜或肺组织进行病理检查。

3. 进行胸腔冲洗或胸膜腔内注射药物(抗肿瘤药、抗生素或促进胸膜粘连药物等)。

二、禁忌证

1. 凝血功能障碍,严重出血倾向,患者在凝血功能障碍未纠正前不宜穿刺。
2. 不能合作者,对麻醉药过敏。
3. 疑为胸腔棘球蚴病患者,穿刺可引起感染扩散,不宜穿刺。
4. 相对禁忌证有机械通气,肺大泡疾病,穿刺部位及周围皮肤感染等。

三、术前准备

1. 患者方面准备 向患者告知胸腔穿刺的目的、操作过程及可能的风险,同时告知须配合事项(操作过程中避免剧烈咳嗽,保持体位,如果有头晕、心悸、气促等不适及时反应)。患者或家属签署手术同意书。

2. 操作者准备 手术前洗手,佩戴帽子和口罩。通过影像学检查明确胸腔积液或积气的前提下,术前还需要通过体格检查确定有无积液或积气及部位,必要时用超声进一步穿刺前定位,并预估穿刺深度。

3. 器械准备 胸腔穿刺针、导引钢丝、扩张管、引流管和其他手术器械及洞巾、注射器、纱布、消毒剂和设备、麻醉药等。无菌胸腔引流管及引流袋/瓶(胸腔积液时用)或水封瓶(气胸时用)。现在大部分使用打包成套的胸腔穿刺包,或者用中心静脉穿刺包代替胸腔穿刺包作为穿刺引流器械。

四、操作步骤

1. 患者体位 气胸患者一般采用半坐卧位,胸腔积液患者可坐位面向背椅,两前臂置于椅背上,前额伏于前臂上,不能起床患者可取半坐卧位,患者前臂上举或外展。

2. 选择穿刺点 气胸一般选用胸前锁骨中线第2或3肋间隙进行穿刺。胸腔积液一般选在胸部叩诊实音最明显部位进行,胸液较多时常取肩胛线或腋后线第7~8肋间;有时也选腋中线第6~7肋间或腋前线第5肋间为穿刺点。包裹性积液或气胸可结合超声、X线或CT等确定穿刺点。有条件的可使用床边超声选定最佳穿刺点或者在超声引导下进行穿刺。肺组织穿刺活检须在CT引导下进行。

3. 常规消毒皮肤和铺巾 在穿刺部位由表皮至胸膜壁层用利多卡因或者普鲁卡因局部浸润麻醉。肋间沿下位肋骨上缘进麻醉针,局麻注药时应先进行回抽,如无血液吸出才可注射药物。如抽到有胸腔积液或气体时,表明针尖已经进入胸腔,记录进针深度。

4. 手持穿刺针沿局麻进针点进针穿过皮肤后,注射器保持负压进针,当针锋抵抗感突感消失时或见有胸腔积液/气体抽出时,表明针头已经进入胸腔,应立即停止进针。如果没有胸腔积液/气体抽口,应改变进针角度和深度,直到有液体/气体抽出为止。

5. 如果需要放置引流管,可用Seldinger法经穿刺注射器置入导引钢丝,拔出注射器,用扩张管扩张皮肤隧道后,顺导引钢丝置入引流管,拔出导引钢丝,引流管接注射器进行回抽以确认导管通畅后,连接注射器进行抽吸,或连接引流袋/瓶进行液体或气体持续引流。用外固定器固定导管在胸壁皮肤上,引流时间较长者可用缝线固定在胸壁上防止滑脱。局部消毒,覆盖透明敷贴或无菌纱布并标注日期时间。

五、注意事项

1. 操作前　应向患者说明穿刺目的,消除顾虑,同时签好知情同意书。

2. 操作中　应密切观察患者有无胸膜反应的发生并作出对症处理。因抽液可至胸腔压力快速下降,且操作时间较长,现多主张缓慢放液,可以减少胸膜反应的发生。

3. 操作时　各个连接点注意紧密连接,防止漏气造成气胸。

4. 对于大量胸腔积液患者,胸腔积液引流速度不宜过快,首次引流不大于 1 000ml,夹管,第 2 天再引流;直至无胸液流出。当肺复张至胸壁时,患者可能感觉到胸痛。如果出现剧烈胸痛或出现呼吸困难等症状,应立即停止引流,即使胸腔内仍有大量液体。

5. 穿刺后观察　注意有无胸痛、气促、头晕等症状。注意引流积液的量和性质,气胸患者须注意水封瓶有无持续气体溢出,水柱波动情况。必要时可行胸部 X 线或 CT 等检查评估术后胸腔积液或积气情况,排除穿刺引起的气胸等并发症。注意防止导管意外脱出。

6. 用硬针穿刺和抽液时,当肺复张时容易引起肺脏损伤,抽液或气过快容易出现胸膜反应,现多主张用软管或中心静脉导管代替前者,可大大减少并发症。

六、并发症和处理原则

1. 气胸　常见产生原因为穿刺过程中误伤脏层胸膜和肺脏所致。无症状者应严密观察,摄片随访。如有症状,则需行胸腔闭式引流术。

2. 出血,血胸　穿刺针刺伤可引起肺内、胸腔内或胸壁出血。少量出血多见于胸壁皮下出血,一般无须处理。如损伤肋间动脉可引起较大量出血,形成胸膜腔积血,需立即止血,抽出胸腔内积血。肺损伤可引起咯血,小量咯血可自止,较严重者按咯血常规处理。

3. 腹腔脏器损伤　穿刺部位过低可引起膈肌损伤,肝脏等腹腔脏器损伤。

4. 胸膜反应　部分患者穿刺过程中出现头昏、面色苍白、出汗、心悸、胸部压迫感或剧痛、昏厥等症状,称为胸膜反应。多见于精神紧张患者,为血管迷走神经反射增强所致。此时应停止穿刺,嘱患者平卧、吸氧,必要时肌内注射肾上腺素 0.5mg。

5. 胸腔内感染　是一种严重的并发症,主要见于反复多次胸腔穿刺者。为操作者无菌观念不强,操作过程中引起胸膜腔感染所致。一旦发生应全身使用抗菌药物,并进行胸腔局部处理,形成脓胸者应行胸腔闭式引流术,必要时外科处理。

6. 复张性肺水肿　多见于较长时间胸腔积液者经大量抽液或气胸患者。由于抽气过快,肺组织快速复张引起单侧肺水肿,患者出现不同程度的低氧血症和低血压。大多发生于肺复张后即刻或 1h 内,一般不超过 24h。患者表现为剧烈咳嗽、呼吸困难、胸痛、烦躁、心悸等,继而出现咳大量白色或粉红色泡沫痰,有时伴发热、恶心及呕吐,甚至出现休克及昏迷。处理措施包括吸氧、快速输液,必要时给予机械通气。

第八节　腹腔穿刺术

腹腔穿刺术目的是检查腹水性质、局部给药、抽取或引流积液降低腹内压以进行诊断和治疗的方法。

一、适应证

1. 腹水原因不明,或疑有腹腔内出血者。

2. 大量腹水引起难以忍受的呼吸困难及腹胀者。

3. 需腹腔内注药或腹水浓缩再输入者。

二、禁忌证

1. 广泛腹膜粘连者。
2. 有肝性脑病先兆、棘球蚴病及巨大卵巢囊肿者。
3. 大量腹水伴有严重电解质紊乱者禁忌大量放腹水。
4. 精神异常或不能配合者。
5. 妊娠中后期。
6. 有明显出血倾向者。
7. 巨大卵巢囊肿者。

三、术前准备

1. 穿刺前排空尿液,以免穿刺时损伤膀胱。腹穿一般无特殊不良反应。
2. 穿刺时根据患者情况采取适当体位,如半坐卧位、平卧位、侧卧位。
3. 向患者解释一次放液量过多可导致水、电解质代谢紊乱,肝硬化者可诱发肝昏迷,因此要慎重。大量放液后需束以多头腹带,以防腹压骤降,内脏血管扩张而引起休克。放液前后遵医嘱测体重、量腹围,以便观察病情变化。

四、穿刺点选择

腹腔穿刺点应尽量选择在腹水积聚的部位,如半卧位时多选择下腹部,平卧位或侧卧位时多选择脐平面与腋前线或腋中线交点处,同时要避开重要的器官,如肿大的肝脏、胆囊、脾脏、膀胱、子宫和囊肿等,同时避开腹壁血管。包裹性积液可用超声协助明确定位。常用的穿刺点有:

1. 脐与耻骨联合上缘间连线的中点上方 1cm、偏左或右 1~2cm 此处无重要器官,穿刺较安全。此处无重要脏器且容易愈合。
2. 左下腹部穿刺点 脐与左髂前上棘连线的中 1/3 与外 1/3 交界处,此处可避免损伤腹壁下动脉,肠管较游离不易损伤。放腹水时通常选用左侧穿刺点,此处不易损伤腹壁动脉。
3. 侧卧位穿刺点 脐平面与腋前线或腋中线交点处。此处穿刺多适于腹膜腔内少量积液的诊断性穿刺。

五、操作步骤

1. 根据病情和需要患者可取坐位、半卧位、平卧位,常规消毒、铺巾、戴无菌手套。
2. 用 2% 利多卡因自皮肤至腹壁各层进行局部浸润麻醉,当针尖进入腹腔时,可试抽有无腹水并观察其性质。
3. 术者左手固定穿刺皮肤,右手持针沿麻醉路径穿刺腹壁各层进入腹腔,诊断性穿刺可用 10ml 以上无菌注射器。
4. 如需大量放腹水或冲洗引流者,可用 Seldinger 法经穿刺注射器置入导引钢丝,拔出注射器,用扩张管扩张皮肤隧道后,顺导引钢丝置入引流管,拔出导引钢丝,引流管接注射器进行回抽有腹水以确认导管通畅后,连接注射器进行抽吸,或连接引流袋/瓶进行腹水持续引流,记录引流量。
5. 用外固定器固定导管在腹壁皮肤上,引流时间较长者可用缝线固定在腹壁上防止滑脱。局部消毒,覆盖透明敷贴或无菌纱布并标注日期时间。

六、注意事项

1. 放腹水速度不宜过快,量不宜过大。肝硬化患者一次放液一般不超过 3 000ml(但有腹水浓缩回输设备者不限此量），并在 2h 以上的时间内缓慢放出。过多放液可诱发肝性脑病和电解质紊乱。放液过程中要注意腹水的颜色变化。

2. 注意观察患者的面色、呼吸、脉搏及血压变化，如出现腹膜反应或休克，应立即停止操作，必要时停止放液并及时处理。

3. 术后卧床休息 24h，以免引起穿刺伤口腹水外渗。

4. 严格无菌操作，以防止腹腔感染，必要时使用抗生素。

5. 放液前后均应测量腹围、脉搏、血压、检查腹部体征，以观察病情变化。

第九节　洗胃术

洗胃术是将胃管插入患者胃内，利用虹吸、负压或重力的作用，反复注入和吸出一定量的溶液，以冲洗并排除胃内容物，减轻或避免吸收中毒的胃灌洗方法。

一、目的

1. 清除胃内毒物或刺激物，减少毒物的吸收或利用不同的灌洗液进行毒物的中和解毒，一般来说，急性服毒或食物中毒的患者，服毒后 6h 内洗胃最有效，特殊毒物中毒，需反复多次洗胃，才能达到彻底清除毒物的作用。

2. 幽门梗阻的患者，饭后常有食物滞留现象，通过洗胃，将胃内潴留食物洗出，可减少滞留物对胃黏膜的刺激，从而减轻胃黏膜水肿与炎症。

3. 手术或某些检查前的准备。

二、适应证

1. 经口服用非腐蚀性毒物中毒，如农药、镇静催眠药、重金属类和生物碱等及食物中毒的患者。

2. 需留取胃液标本送毒物分析者。

三、禁忌证

1. 强酸、碱及其他对消化道有明显腐蚀作用的毒物中毒。

2. 伴有上消化道出血、肝硬化伴食管胃底静脉曲张，胸主动脉瘤，食管贲门狭窄或梗阻，严重心脏疾病等患者。上消化道溃疡、消化道肿瘤患者慎用洗胃。

3. 中毒诱发惊厥未控制者。

四、操作步骤

（一）患者评估和解释

评估意识、中毒情况（询问所服毒物名称、剂量、时间）、有无洗胃禁忌证，鼻黏膜无破损、红肿充血，鼻中隔无偏曲；口腔黏膜无破损无活动义齿。向患者解释洗胃的作用，及插胃管和洗胃所带来的不适，并指导患者配合洗胃。

（二）体位

清醒患者可以取半卧位，如果有假牙应取出，铺好治疗巾，碗盘放于患者口角旁，床旁放置污物桶。病情重者应对患者进行心电、血压、呼吸和血氧饱和度监测。

（三）物品准备

一次性洗胃管、消毒洗胃连接管、50ml 注射器、液状石蜡、牙垫、胶布、手套、治疗碗和弯盘、护理垫、洗胃机、水桶2个(分别装洗胃液和洗出液)、据病情备洗胃溶液。

(四)插胃管

选择与患者鼻腔大小适宜又尽可能大口径的胃管,经鼻腔或口腔插入,长度50~55cm。插入胃管后,可先用注射器抽吸,如吸出为胃内容物,证明胃管在胃内。如果不能确定,可将胃管的尾端置入水中,如果有气泡逸出,提示胃管插入气道内,应立即拔出重插,也可用注射器向胃管内注入空气,同时用听诊器听患者胃部,有气过水声证明胃管在胃内,可进行洗胃。

(五)人工洗胃法(现在多已经被全自动洗胃机代替,很少使用)

将胃管外端接高过头部30~50cm,装洗胃液的容器,将洗胃液缓慢倒入容器内,200~300ml/次,不宜过多,停留5~10min后,用注射器将液体抽出来,或按摩腹部,将洗胃液排出,最好进入多少流出多少。如此反复灌洗直至洗出液澄清无味为止。

(六)全自动洗胃机洗胃

1. 接通电源,检查洗胃机性能良好,连接洗胃机管路,胃管与洗胃机连接,入液管放入洗胃液桶,出液管放入洗出液(污物)桶内。

2. 调节洗胃液流量为300~500ml,按"手吸"键,吸出胃内容物,再按"自动"键,机器开始对胃进行自动冲洗,直至洗出液澄清无味为止。

3. 持续监测洗胃过程,观察患者的意识、脉搏、呼吸和血压的变化,有无洗胃并发症的发生。注意洗出液的颜色、性状、气味、出入量及出入量是否平衡。洗胃过程中如发现进出胃的液量不平衡,或患者腹部膨隆但水流缓慢、不流或发生故障等,则显示有食物堵塞管道的可能,要停机,可用灌洗针筒(注射器)连接胃管进行手工冲或吸,重复数次直至管道通畅(也可直接反折胃管,利用压力将食物残渣冲出,使管道通畅)后再洗胃。

4. 洗毕,将胃管与洗胃机断开,将胃管末端反折拔出。若还需要再次洗胃可保留胃管。

五、注意事项

1. 只有在患者生命体征平稳,呼吸循环稳定的情况下才能洗胃,否则先抢救生命,稳定生命体征为主。呼吸不稳定的,可先进行气管插管机械通气,必要时先进行心肺复苏。

2. 插入胃管时,动作要轻柔准确,防止误入气管,要确保胃管在胃内才能进行洗胃。

3. 急性中毒者要尽快洗胃,如毒物不明时要留取标本送检。

4. 洗胃过程密切观察病情,随时配合抢救并详细记录。

六、并发症

急性胃扩张、胃穿孔、急性水中毒、窒息、上消化道出血、吸入性肺炎和呼吸心跳骤停等,要根据病情作出及时的抢救和处理。

第十节   组织切开与缝合术

一、目的

1. 通过外科手术的方法,对伤口进行清洗,去除血块、异物,切除已失去活力的组织,缝合伤口,尽量减少创面污染,利于伤口的功能和形态恢复。

2. 根据伤口的情况,可分为三类:清洁、污染、感染。

3. 对于清洁和污染伤口可清创后早期缝合;而对感染伤口,需根据情况敞开引流。

二、适应证

1. 8h 以内的开放性伤口。

2. 8h 以上但无明显感染的伤口,伤员一般情况好。

3. 头面部伤口血运良好,12h 内可按污染伤口处理。

三、禁忌证

1. 污染严重或已化脓感染的伤口不宜一期缝合,仅将伤口周围皮肤擦净,消毒周围皮肤后,敞开引流。

2. 创面大而深,伤员合并严重的休克和水、电解质紊乱,全身情况不稳定。

3. 合并内脏器官损伤,应行紧急手术探查。

四、操作步骤

(一)患者评估和解释

全面检查、询问、评估患者,优先处理休克、合并脏器损伤、骨折等情况;给予镇痛及镇静药物;如可能存在污染,可预防性应用抗生素;给予破伤风抗毒素 1 500~3 000IU 预防破伤风感染。

(二)体位

依据损伤部位,采取不同体位。

(三)物品准备

毛刷、生理盐水、过氧化氢溶液、消毒肥皂水、碘酊、酒精、无菌纱布、手套、清创缝合包、2%利多卡因、3-0缝合线、5ml 注射器、凡士林纱布。

(四)麻醉

上肢伤口可选用臂丛麻醉,下肢伤口可选用腰麻或硬膜外麻醉,局部小伤口可采用局部麻醉,伤口较大且复杂者可选用全身麻醉。

(五)清洗去污

1. 清洗皮肤　用无菌纱布覆盖伤口,再用汽油或乙醚擦去伤口周围皮肤的油污。术者常规戴口罩、帽子,洗手、戴手套,更换覆盖伤口的纱布,用软毛刷蘸消毒皂水刷洗皮肤,并用冷开水冲净。然后换另一毛刷再刷洗一遍,用消毒纱布擦干皮肤。两遍刷洗共约 10min。

2. 清洗伤口　去掉覆盖伤口的纱布,以生理盐水冲洗伤口,如伤口较深,可用过氧化氢溶液冲洗。用消毒镊子或纱布球轻轻除去伤口内的污物、血凝块和异物。

(六)清理伤口

1. 施行麻醉,擦干皮肤,用碘酊、酒精消毒皮肤,铺盖消毒手术巾准备手术。术者重新用酒精或新洁尔灭液泡手,穿手术衣、戴手套后即可清理伤口。

2. 对浅层伤口,可将伤口周围不整皮肤缘切除 0.2~0.5cm,切面止血,消除血凝块和异物。切除失活组织和明显挫伤的创缘组织(包括皮肤和皮下组织等),并随时用无菌盐水冲洗。

3. 对深层伤口,应彻底切除失活的筋膜和肌肉(肌肉切面不出血,或用镊子夹镊不收缩者表示已坏死),但不应将有活力的肌肉切除。有时可适当扩大切口和切开筋膜,处理较深部切口,直至比较清洁和显露血循环较好的组织。

4. 如同时有粉碎性骨折,应尽量保留骨折片。已与骨膜分离的小骨片应予清除。

5. 浅部贯通伤的出入口较近者,可切开组织桥,变两个切口为一个。如伤道过深,不应从入口处清理深部,而应从侧面切开处清理伤道。

6. 伤口有活动性出血,在清创前可先用止血钳钳夹,或临时结扎止血。待清理伤口时重新结扎,除去污染线头。渗血可用温盐水纱布压迫止血,或用凝血酶局部止血剂。

(七)缝合伤口

1. 清创后再次用生理盐水清洗创口。再根据污染程度、大小和深度决定是开放还是缝合,是一期还是延期缝合。未超过12h的清洁伤可一期缝合;大而深伤口,在一期缝合时应置引流条;污染重的或特殊部位不能彻底清创的伤口,应延期缝合,即在清创后先于伤口内放置凡士林纱布引流条,待4~7d后,如伤口组织红润,无感染或水肿时,再缝合。

2. 头、面部血运丰富,愈合力强,损伤时间虽长,只要无明显感染,仍应争取一期缝合。

3. 缝合时,不应留有无效腔,张力不能太大;对重要血管损伤应修补或吻合;对断裂的肌腱和神经干应修整缝合;暴露的神经和肌腱应以皮肤覆盖;开放性关节腔损伤应彻底清洁后再缝合;胸、腹腔的开放损伤应彻底清创后,放置引流管或引流条。

五、注意事项

1. 伤口清洗是清创术的重要步骤,必须反复大量生理盐水冲洗。选择局麻时,只能在清洗伤口后麻醉。

2. 伤口清理时应彻底切除已失去活力的组织,又要尽量爱护和保留存活的组织。

3. 缝合时避免张力太大,以免造成缺血或坏死。

六、术后处理

1. 观察创伤和术后反应,根据全身情况输液或输血。

2. 合理应用抗生素,注射破伤风抗毒素。

3. 注意患肢感觉、运动及血运,抬高患肢,促使血液回流。

4. 术后24~48h拔除伤口引流条。

5. 伤口出血或发生感染时,应即拆除缝线,检查原因,进行处理。

6. 定时换药,按时拆线:一般手术,于术后5~7d拆线;下腹部、会阴部手术的拆线时间适当延长;上腹、胸、背及臀部术后7~9d拆线;四肢术后10~12d拆线,关节及其附近的手术,于术后14d拆线较为适宜;全层皮肤移植术,应于术后12~14d拆线;年老、体弱、贫血或有并发症者,应适当延长拆线时间。

第十一节 后穹窿穿刺术

一、目的

1. 怀疑盆腔有液体、积血或积脓时,可做穿刺抽液检查,明确直肠子宫陷凹积液性质。必要时穿刺液需送检验。

2. 异位妊娠、滤泡破裂、黄体破裂或脾破裂等内脏器官出血后,可在后穹窿抽出腹腔血液明确诊断。

3. 盆腔囊肿、脓肿的穿刺引流及局部注射药物。

4. 辅助生殖技术中,超声介导下可经后穹窿穿刺取卵。

二、适应证

1. 怀疑腹腔内出血。

2. 了解直肠子宫陷凹内积液性质。

3. 了解紧贴直肠子宫陷凹肿块的性质,吸取组织作涂片镜检或病检。

4. 后穹窿切开术前的穿刺定位。

三、禁忌证

1. 未婚或无性生活女性,禁忌穿刺。
2. 临床高度怀疑恶性肿瘤者,禁忌穿刺。
3. 盆腔粘连严重、直肠子宫陷凹被较大肿块完全占据并已突向直肠者,穿刺可能损伤肠道,禁忌穿刺。

四、操作步骤

(一)患者评估和解释

向患者询问病史、月经史、生活史,相关影像学检查结果,腹部检查是否有明显压痛、是否存在移动性浊音。向患者解释穿刺的作用及相关不适,嘱患者放松配合穿刺操作。

(二)体位

患者排尿后取膀胱截石位。外阴、阴道常规消毒,铺无菌巾,盆腔检查了解子宫、附件情况,注意后穹窿是否膨隆。

(三)物品准备

窥阴器、宫颈钳、18号腰穿针或7-9号针头、5ml或10ml注射器一个,2%利多卡因凝胶,干净玻管一支。

(四)穿刺

1. 放阴道窥器暴露宫颈及阴道后穹窿,再次消毒阴道及宫颈。以宫颈钳钳夹宫颈后唇,向前提拉,充分暴露后穹窿。
2. 2%利多卡因凝胶浸润后穹窿麻醉数分钟。
3. 用18号腰椎穿刺针或7~9号针头接入注射器,于宫颈后唇与阴道后壁之间,取与宫颈平行稍向后的方向刺入2~3cm。有落空感后开始抽吸,做到边抽吸边拔出针头。穿刺时针头进入直肠子宫陷凹不可过深,以免超过液平面吸不出积液。若为肿物,则选择最突出或囊性感最明显部位穿刺。
4. 抽吸完毕,拔针。将吸出的液体置于干燥、洁净的玻管中观察。若穿刺点渗血,用无菌纱布填塞压迫止血,待血止后连同阴道窥器取出。

五、注意事项

1. 后穹窿穿刺不宜过深,穿刺方向不应过分向前或向后。
2. 抽吸时不宜快速晃动装有穿刺液的针筒,以免影响结果判断。
3. 穿刺中不易抽出内容物时,可以在穿刺前向后穹窿先注入生理盐水少许,再抽吸。
4. 疑肠管与子宫后壁有粘连,禁忌穿刺。
5. 若穿刺针抽出粪便液体,穿刺后应仔细观察患者肠道症状,可给予预防性抗生素治疗。

六、并发症

阴道后穹窿穿刺需要注意对肠道的损伤,以免造成腹腔内感染。如穿刺针误入血管,可直接拔出,忌摇晃针头。

第十二节　骨折固定术

骨折是指各种原因导致骨结构的连续性完全或部分中断,根据有无皮肤或黏膜破裂和骨折断端是否与外界相通可分为闭合性骨折和开放性骨折;按骨折的程度又可分为完全骨折和不完全骨折。用石膏、绷带、夹板等物品将骨折处临时固定起来措施为外固定术,是急救时多采用的措施。

一、目的

1. 及时正确的骨折固定,可以防止骨折部位移动,可减轻疼痛,减少出血,防止休克,避免单纯骨折恶化变成开放性骨折。

2. 有效防止因骨折断端的移动而损伤血管、神经等组织造成的严重并发症。

3. 便于抢救运输和搬运。

二、骨折主要症状

1. 疼痛剧烈。

2. 肿胀。

3. 骨折局部畸形。

4. 骨摩擦音。

5. 功能障碍。

三、骨折外固定材料

1. 木质、铁质、塑料制作的夹板或固定架。

2. 事故发生现场采取就地取材,选用适合的木板、木棍、竹竿、树枝、纸板等简便材料。

四、骨折外固定的常用现场急救方法

(一)颈椎骨、骨折固定术

伤员仰卧使用颈托固定,限制头部前后左右屈伸和旋转活动(图 19-1)。

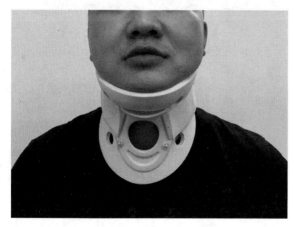

图 19-1 颈椎骨、骨折固定术

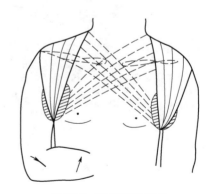

图 19-2 锁骨骨折固定术

(二)锁骨骨折固定术

将两条指宽的带状三角巾分别环绕两个肩关节,于肩部打结。再分别将三角巾的底角拉紧,在两肩过度后张的情况下,在背部将底角拉紧打结(图 19-2)。

(三)胸椎、腰椎骨折固定术

使伤员平直仰卧在硬质木板或其他板上,在伤处垫一薄枕,使脊柱稍向上突,然后用几条带子把伤员固定,使伤员不能左右转动。胸椎、腰椎骨折固定和脊柱固定板如图 19-3。

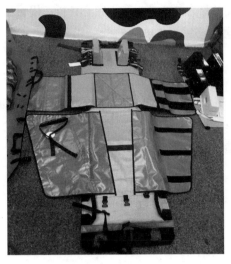

图 19-3　胸椎、腰椎骨折固定术

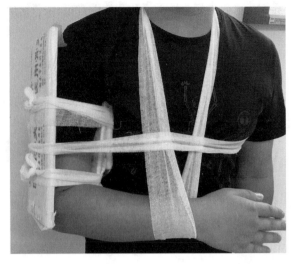

图 19-4　肱骨骨折固定术

（四）上肢骨折

1. 肱骨骨折固定术　用两条三角巾和二块夹板将伤肢固定,然后用一块燕尾式三角巾中间悬吊前臂,使两底角向上绕颈部后打结,最后用一条带状三角巾分别经胸背于健侧腋下打结(图 19-4)。

2. 肘关节骨折固定术　当肘关节骨折弯曲时,用两带状三角巾和一块夹板把关节固定或专用的固定用具固定;当肘关节伸直时,可用一卷绷带和一块三角巾把肘关节固定(图 19-5)。

3. 桡、尺骨骨折固定术　用一块合适的夹板置于伤肢下面,用两块带状三角巾或绷带把伤肢和夹板固定,再用一块燕尾三角巾悬吊伤肢(图 19-6)。

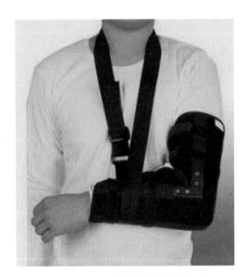

图 19-5　肘关节骨折固定术

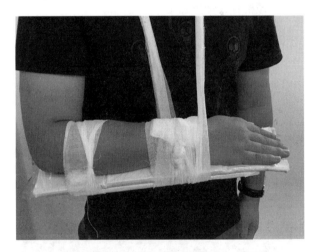

图 19-6　桡、尺骨骨折固定术

4. 手指骨骨折固定术　利用冰棒棍或短筷子作小夹板,另用两片胶布作黏合固定。若无固定棒棍,可以把伤肢黏合固定在健肢上(图 19-7)。

（五）下肢骨折固定术

1. 骨盆骨折固定　将一条带状三角巾的中段放于腰骶部,绕髋前至小腹部打结固定,再用另一条带状三角巾中段放于小腹正中,绕髋后至腰骶部打结固定(图 19-8)。

2. 股骨骨折固定术　用一块长夹板放在伤肢侧,另用一块短夹板放在伤肢内侧,用 4 条带状三角巾,分别在腋下、腰部、大腿根部及膝部分环绕伤肢包扎固定,注意在关节突出部位要放软垫。若无夹板时,可

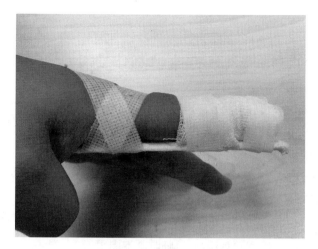

图 19-7　手指骨骨折固定术

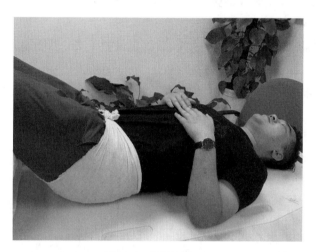

图 19-8　骨盆骨折固定

以用带状三角巾或绷带把伤肢固定在健侧肢体上。

　　3. 小腿骨折固定术　用长度由脚跟至大腿中部的四块夹板,分别置于小腿内外侧及上下,再用三角巾或绷带固定。亦可用三角巾将患肢固定于健肢(图 19-9)。

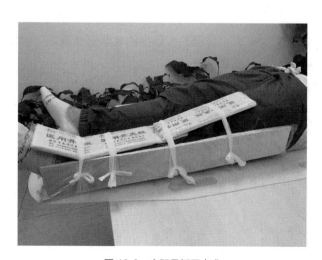

图 19-9　小腿骨折固定术

五、注意事项

1. 本着先救命后治伤的原则,呼吸、心跳停止者立即进行心肺复苏。

2. 有创口者应先止血、包扎,再固定骨折部位,固定中避免不必要的搬动。

3. 开放性骨折进行固定时,外露的骨折端不要还纳伤口内,以免造成感染扩散。

4. 固定的夹板不可与皮肤直接接触,应先用布料、棉花、毛巾等软物,铺垫在夹板上,以免损伤皮肤,尤其骨突出部和夹板两头更要垫好。

5. 用绷带(现场用布条)固定夹板时,应先从骨折的下部缠起,以减少患肢充血水肿。

6. 夹板应放在骨折部位的下方或两侧,应固定上下各两关节。

7. 夹板要扶托整个伤肢,将骨干的上、下两个关节固定住。绷带和三角巾不要直接绑在骨折处。

8. 大腿、小腿及脊柱骨折者,不宜随意搬动,应临时就地固定。

9. 固定时动作要轻巧,松紧适宜,以免影响血液循环。

10. 固定时应将指/趾外露便于观察。

11. 对四肢骨折断端固定时,先固定骨折上端,后固定骨折下端。若固定顺序颠倒,可导致断端再度错位。

12. 固定四肢时应露出指/趾,随时观察血循环,如有苍白青紫、发冷、麻木等情况,立即松开重新固定。

13. 肢体固定时,上肢屈肘,下肢伸直。

14. 开放性骨折禁用水冲,不涂药物,保持伤口清洁。外露的断骨严禁送回伤口内。

15. 疼痛严重者,可服用镇痛剂和镇静剂。固定后迅速送往医院。

六、并发症

1. 神经血管损伤　若出现肢体苍白、发紫、麻木、疼痛可能为外固定过紧所致,需要及时重新固定。

2. 骨筋膜隔室综合征　有时骨折的血肿和组织水肿或外包扎过紧可导致骨筋膜室内容物体积增加,压力增高,使骨筋膜室内肌肉和神经缺血、缺氧,一旦出现应及时手术。

第十三节　止血术

血液是维持生命的重要物质,成年人血容量约占体重的 8%,即 4 000~5 000ml,如出血量为总血量的 20%(800~1 000ml)时,会出现头晕、脉搏增快、血压下降、出冷汗、肤色苍白、少尿等症状,如出血量达总血量的 40%(1 600~2 000ml)时会出现生命危险。因此,外伤出血是最需要急救的危重症之一,止血术是外伤急救技术之首。

一、目的

稳定生命体征,为下一步治疗争取时间和条件。

二、止血方法

(一)指压动脉止血法

适用于头部和四肢某些部位的大出血。方法为用手指压迫伤口近心端动脉,将动脉压向深部的骨头,阻断血液流通。这是一种不要任何器械、简便、有效的止血方法,但因为止血时间短暂,常需要与其他方法结合进行。

1. 头面部指压动脉止血法

（1）指压颞浅动脉：适用于一侧头顶、额部的外伤大出血。在伤侧耳前，一只手的拇指对准下颌关节压迫颞浅动脉，另一只手固定伤员头部(图 19-10)。

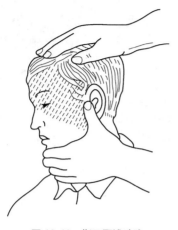

图 19-10　指压颞浅动脉

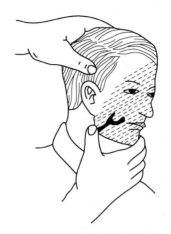

图 19-11　指压面动脉

（2）指压面动脉：适用于颜面部外伤大出血(图 19-11)，用一只手的拇指和示指或拇指和中指分别压迫双侧下额角前约 1cm 的凹陷处，阻断面动脉血流。因为面动脉在颜面部有许多小支相互吻合，所以必须压迫双侧。

（3）一指压耳后动脉：适用于一侧耳后外伤大出血。用一只手的拇指压迫伤侧耳后乳突下凹陷处，阻断耳后动脉血流，另一只手固定伤员头部。

（4）指压枕动脉：适用于一侧头后枕骨附近外伤大出血(图 19-12)，用一只手的四指压迫耳后与枕骨粗隆之间的凹陷处，阻断枕动脉的血流，另一只手固定伤员头部。

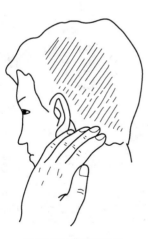

图 19-12　指压枕动脉

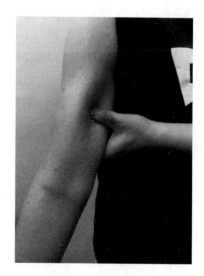

图 19-13　指压肱动脉

2. 四肢指压动脉止血法

（1）指压肱动脉：适用于一侧肘关节以下部位的外伤大出血(图 19-13)，用一只手的拇指压迫上臂中段内侧，阻断肱动脉血流，另一只手固定伤员手臂。

（2）指压桡、尺动脉：适用于手部大出血(图 19-14)，用两手的拇指和示指分别压迫伤侧手腕两侧的桡动脉和尺动脉，阻断血流。因为桡动脉和尺动脉在手掌部有广泛吻合支，所以必须同时压迫双侧。

（3）指压指/趾动脉：适用于指/趾大出血，用拇指和示指分别压迫指/趾两侧的指/趾动脉，阻断血流。

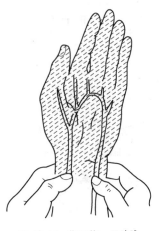

图 19-14 指压桡、尺动脉

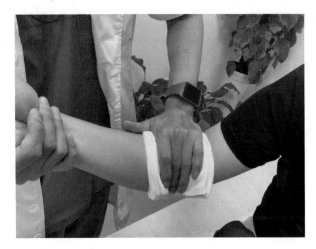

图 19-15 直接压迫止血法

（4）指压股动脉：适用于一侧下肢的大出血，用两手的拇指用力压迫伤肢腹股沟中点稍下方的股动脉，阻断股动脉血流。伤员应该处于坐位或卧位。

（5）指压胫前、后动脉：适用于一侧脚的大出血，用两手的拇指和示指分别压迫伤脚足背中部搏动的胫前动脉及足跟与内踝之间的胫后动脉。

（二）直接压迫止血法

适用于较小伤口的出血，用无菌纱布直接压迫伤口处，压迫约 10min（图 19-15）。

（三）加压包扎止血法

加压包扎止血法适用于各种伤口，是一种比较可靠的非手术止血法。一般限于无明显动脉性出血为宜。伤口内有碎骨片时，禁用此法，以免加重损伤。包扎过程中注意事项：包扎的压力应适度，以达到止血而又不影响肢体远端血运为度；扎后若远端动脉还可触到搏动，皮色无明显变化即为适度。严禁用泥土、面粉等不洁物撒在伤口上，造成伤口进一步污染，而且给下一步清创带来困难（图 19-16）。

（四）填塞止血法

填塞止血法适用于颈部和臀部较大而深的伤口，先用镊子夹住无菌纱布塞入伤口内，如一块纱布止不住出血，可再加纱布，最后用绷带或三角巾绕颈部至对侧臂根部包扎固定。

（五）止血带止血法

止血带止血法只适用于四肢大出血，当其他止血法不能止血时才用此法。止血带有橡皮止血带（橡皮条和橡皮带）、气性止血带（如血压计袖带）和布制止血带。

1. 橡皮条管止血带　左手在离带端约 10cm 处由拇指、示指和中指紧握，使手背向下

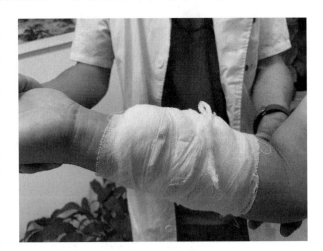

图 19-16 加压包扎止血法

放在扎止血带的部位，右手持带中段绕伤肢一圈半，然后把带塞入左手的示指与中指之间，左手的示指与中指紧夹一段止血带向下牵拉，使之成为一个活结，外观呈 A 形（图 19-17）。

2. 气性止血带　常用血压计袖带，操作方法比较简单，只要把袖带绕在扎止血带的部位，然后打气至伤口停止出血。

3. 布制止血带　将三角巾折成带状或将其他布带绕伤股一圈，打个蝴蝶结；取一根小棒穿在布带圈内，提起小棒拉紧，将小棒依顺时针方向绞紧，将绞棒一端插入蝴蝶结环内，最后拉紧活结并与另一头打结

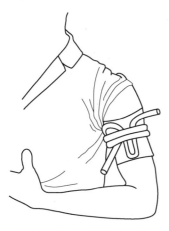

图 19-17　橡皮条管止血带

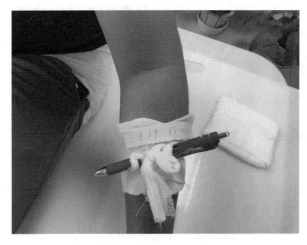

图 19-18　绞棒止血法

固定(图 19-18)。

三、止血的注意事项

(一)徒手直接压迫止血法

由于用手直接压迫,易造成伤口感染,故可作为应急下的首选,但不推荐使用。

(二)指压动脉止血法

1. 动脉被压迫后,远端血供中断,可能会造成缺血坏死。

2. 压迫时由于要以周边的骨骼为受力点,故应防止神经损伤及骨折。

3. 指压止血法是一种临时性的止血方法,一般可分为自救和互救两种,建议勿要超过 10min,避免长时间压迫。应及时根据情况换用其他止血方法。

(三)填塞止血法

对于颅脑开放性损伤、胸部开放性损伤、腹部开放性损伤是禁用的。

(四)使用止血带的注意事项

1. 部位　上臂外伤大出血应扎在上臂上 1/3 处,前臂或手大出血应扎在上臂下 1/3 处;下肢外伤大出血应扎在股骨中下 1/3 交界处。

2. 衬垫　使用止血带的部位应该有衬垫。

3. 松紧度　应以出血停止、远端摸不到脉搏为合适。

4. 时间　一般不应超过 5h,原则上每小时要放松 1 次,放松时间为 1~2min。

5. 标记　使用止血带者应有明显时间标记于易发现部位,当面向值班人员说明扎止血带的时间和部位。

四、止血并发症

1. 伤口感染　尽量减少伤口污染机会,避免徒手接触伤口,但是有时止血的时间紧迫,抢救生命第一位。

2. 神经血管损伤　多观察止血的效果,当发现皮肤出现苍白、肢体麻木时,应查看止血方法是否得当,及时更改,避免组织再次损伤。

第十四节　床旁血液透析

血液透析(hemodialysis,HD)是指把血液引出体外,在透析器内利用半透膜原理,通过扩散、对流等方式与透析液进行物质交换,把体内多余的代谢废物和过多的电解质移出体外,然后再把血液回输体内,达到净化血液、纠正水和电解质及酸碱平衡的目的。

一、目的

清除体内多余的代谢废物,平衡水、电解质。

二、适应证

(一)急性肾损伤

急性肾损伤是一类病因各异的疾病,不同病因患者的预后截然不同。早期干预,及时祛除病因,肾功能可完全恢复,故急性肾损伤透析指征较宽泛。

1. 透析指征　出现以下任何一种情况即可进行血液透析:

(1) 血清肌酐≥354μmol/L(4mg/dl),或尿量<0.3ml/(kg·h)持续24h以上。

(2) 高钾血症,血清钾≥6.5mmol/L。

(3) 血 HCO_3^- <15mmol/L。

(4) 体液过多,如球结膜水肿、胸腔积液、心包积液、心音呈奔马律或中心静脉压升高。

(5) 持续呕吐;烦躁或嗜睡,对利尿剂应差。

(6) 脓毒症休克、多脏器衰竭患者提倡肾脏支持治疗,即早期开始透析。

2. 紧急透析指征

(1) 严重高钾血症,血钾≥7.0mmol/L或有严重心律失常。

(2) 急性肺水肿,对利尿剂无反应。

(3) 严重代谢性酸中毒,血 HCO_3^- <13mmol/L。

(二)慢性肾衰竭

1. 当内生肌酐清除率降至10ml/h时,即可有尿毒症的临床表现,患者可进行血液透析治疗。

2. 尿毒症综合征　双下肢水肿,或胸腔积液、腹腔积液;高血压;疲倦,精神萎靡;口中有尿臭味;食欲下降、恶心、呕吐、腹泻;皮肤瘙痒、萎黄;消瘦;记忆力减退、失眠。

3. 体液负荷过重且对利尿剂无效。

(三)中毒及药物过量

1. 镇静、催眠及麻醉药;醇类;解热镇痛药;抗生素;内源性毒素;氨、尿酸、胆红素等中毒危及生命,药物治疗无效。

2. 严重的中毒出现生命体征异常。

3. 血药浓度达到致死量。

4. 中毒严重,或患有慢性疾病,药物正常排泄障碍。

5. 药物代谢后产生毒性更大的物质或发生延迟性中毒的物质。

6. 可能致死的药物存留在消化道而继续被吸收。

7. 昏迷时间较长者。

8. 中毒患者原有慢性支气管炎,肺气肿加重了昏迷的风险。

(四)其他

溶血、难治性充血性心力衰竭,急性肺水肿,严重水、电解质代谢紊乱及酸碱失衡,常规疗法难以纠正者;急性重症胰腺炎,肝性脑病,高胆红素血症等。

三、禁忌证

无绝对禁忌证,但下列情况应慎用:

1. 老年高危,患有精神疾病不能合作者,不合作的婴幼儿。

2. 由严重心肌病变导致的严重心力衰竭或肺水肿。

3. 大手术后 3d 内,胃肠道严重活动性出血。

4. 恶性肿瘤晚期导致肾衰竭。

5. 肾病患者存在低血压或严重感染性休克。

6. 非容量依赖性高血压。

7. 颅内出血或高颅压。

8. 肾病患者同时并发有心功能不全或严重心律失常而不能耐受体外循环。

9. 患者本身存有未经控制的严重糖尿病。

10. 脑血管意外。

四、操作步骤

(一)物品准备

血液透析器、血液透析管路、安全导管(补液装置)、穿刺针、无菌治疗巾、生理盐水、一次性冲洗管、消毒物品、止血带、一次性手套、透析液等。

(二)开机自检

1. 检查透析机电源线连接是否正常。

2. 打开机器电源总开关。

3. 按照要求进行机器自检。

(三)血液透析器和管路的安装

1. 检查血液透析器及管路有无破损,外包装是否完好。

2. 查看有效日期、型号。

3. 按照无菌原则进行操作。

4. 安装管路顺序按照体外循环的血流方向依次安装。

5. 置换液连接管安装按照置换液流向顺序安装。

(四)密闭式预冲

1. 启动透析机血泵 80~100ml/min,用生理盐水先排净管路,当水流流入到动脉壶时倒置动脉壶,排空空气后再正立过来,继续排净血液透析器血室(膜内)气体。生理盐水流向为动脉端→透析器→静脉端,不得逆向预冲。

2. 将泵速调至 200~300ml/min,连接透析液接头与血液透析器旁路,排净透析器透析液室(膜外)气体。

3. 生理盐水预冲量应进行闭式循环或肝素生理盐水预冲,应在生理盐水预冲量达到后再进行。

4. 推荐预冲生理盐水直接流入废液收集袋中,并且废液收集袋放于机器液体架上,不得低于操作者腰部以下。

5. 冲洗完毕后根据医嘱设置治疗参数。

(五)建立体外循环(上机)

1. 动静脉内瘘穿刺。

2. 中心静脉留置导管连接。

3. 建立体外循环。

4. 血液透析中的监测。

（六）回血（下机）

1. 消毒用于回血的生理盐水瓶塞和瓶口。

2. 分离动脉穿刺针与动脉引血端，夹闭动脉穿刺针和动脉端夹子，用生理盐水回冲净动脉穿刺针的余血，同时用肝素帽封闭动脉穿刺末端。动脉端连接到生理盐水。

3. 调整血液流量至 50~100ml/min。

4. 拧下穿刺针，将动脉管路与生理盐水上的无菌大针头连接。

5. 打开血泵，用生理盐水全程回血。回血过程中，可使用双手揉搓血液滤过器，但不得用手挤压静脉端管路；当生理盐水回输至静脉壶、安全夹自动关闭后，停止继续回血；不宜将管路从安全夹中强制取出，将管路液体完全回输至患者体内(否则易发生凝血块入血或空气栓塞)。

6. 关闭血泵。分离静脉端和静脉穿刺针，分别拔出动静脉穿刺针，按压穿刺部位。

7. 整理用物。测量生命体征，记录治疗单，签名。

8. 治疗结束嘱患者平卧 10~20min，生命体征平稳，穿刺部位无出血，听诊内瘘杂音良好。

9. 向患者交代注意事项，送患者离开血液净化中心。

五、注意事项

1. 签署血液透析治疗知情同意书及深静脉置管同意书。

2. 检测凝血五项，为透析抗凝方案的决定作准备。

3. 检测乙肝两对半、术前四项等传染性疾病指标。

六、并发症

（一）首次使用综合征

多发生于使用新透析器开始后数分钟至 30min，临床分型及表现按表现不同分为 A 型和 B 型。

A 型表现为呼吸困难、全身发热感、低血压、烦躁不安、有窒息感。轻者表现为瘙痒、荨麻疹、咳嗽、流泪、流涕、肌肉痉挛、腹泻等；重者可有濒死感、心脏骤停，甚至死亡。

B 型是非特异性的，比 A 型常见，但症状轻。主要表现为胸背痛，可以在透析开始几分钟到 1h 左右发病。发现此反应立即停止透析，给予抗过敏常规处理，勿将管道及透析器内血液回输体内。B 型处理原则：加强观察，可继续行血液透析，给予吸氧及对症治疗。

（二）失衡综合征

失衡综合征是由于透析过程中血液中的溶质浓度极速降低，使血液和脑组织间产生渗透压差所致。高效能透析器的使用、超滤量过大、过快等都是促成失衡综合征的因素。失衡综合征轻者有头痛、烦躁不安、恶心呕吐和肌肉痉挛，重者可发生定向障碍，癫痫及昏迷，常伴有脑电图改变。这些症状可在 30min 内消失，也有致死的报道。对轻者可采用高渗盐水或高渗葡萄糖液静脉注射。对长期透析患者则应适当提高透析液钠浓度进行预防。

（三）透析低血压

多发生于超滤量过度，血容量不足，应用降压药物，使用醋酸盐透析，透析过程进食等情况。临时处理可停止超滤或降低超滤速度，将患者放置于头低脚高位，减慢血流速度，静脉注射生理盐水。

（四）透析中高血压

多由于水钠潴留、容量控制不当或肾素血管紧张素升高等因素引起，严重时可静脉滴注硝普钠等药物治疗。

（五）心律失常

发生原因主要有冠心病、心力衰竭、电解质紊乱、尿毒症心肌病、贫血和低氧血症。多由于血清钾、钙的变化所致。部分患者是由于透析血压下降，冠脉循环血量减少所致。

（六）发热

多由于致热源反应或感染所引起。透析开始后立即出现为管道污染,1h 出现为致热源反应,可给予地塞米松 5mg 静脉滴注,异丙嗪 25mg 肌内注射。

（七）肌肉痉挛

多由于低血压、超滤过度、患者透析后体重低于干体重或低钠透析所引起。

（八）溶血

与透析液温度过高、因浓缩透析液与透析用水配比不当导致电导度过低而引起低渗血症。表现为静脉血路中血液呈葡萄酒色,患者出现胸痛,气短,背痛,血细胞比容下降,血浆变为粉红色。一旦发生应立即停止透析夹闭管路,不回血,以免发生高血钾。

七、慢性血液透析患者并发症

1. 电解质酸碱代谢紊乱。
2. 心血管系统并发症
（1）透析低血压。
（2）透析高血压。
（3）心律失常。
（4）心力衰竭、肾衰竭。
3. 血液系统并发症
（1）出凝血异常。
（2）贫血。
（3）免疫力低下。
4. 神经系统并发症　常见的包括尿毒症脑病、脑卒中、睡眠障碍、失衡综合征、多发神经病、运动障碍、瘙痒和肌病等。
5. 代谢异常和营养不良。
6. 透析相关淀粉样变（DRA）。
7. 肝炎及其他并发症。

第十五节　血液灌流

血液灌流（hemoperfusion,HP）血液灌流是将患者血液从体内引到体外循环系统内,通过灌流器吸附毒物、药物、代谢产物,达到清除这些物质的一种血液净化治疗方法或手段。

一、目的

清除毒物,维持内环境稳定。

二、适应证

1. 急性药物或毒物中毒　药物或毒物为亲脂性或带多芳香环、较长的烷基碳链分子的,适宜进行血液灌流治疗。非脂溶性、伴酸中毒的药物或毒物,可与血液透析联合治疗。
2. 尿毒症　尿毒症患者体内多种物质均高于正常机体,血液灌流可清除大部分有害物质,但不能清除尿素氮、钾钠氯等电解质及水,故不提倡单独应用血液灌流治疗尿毒症。尿毒症合并心包炎、皮肤瘙痒及金属过量综合征等适用血液灌流。
3. 重症肝病　血液灌流可清除胆红素、血氨、假性神经传导递质、游离脂肪酸、酚类、硫醇、芳香族氨基酸,并可提高支链氨基酸与芳香族氨基酸的比例,使脑脊液中的 cAMP 含量增高,对高胆红素血症及重度肝性脑病治疗效果较好。

4. 全身炎症反应综合征(SIRS)/脓毒症　血液灌流能清除 IL-1、IL-6、TNF-α 等炎性因子,可用于急性重症胰腺炎、脓毒症等治疗。

5. 风湿免疫性疾病　银屑病、系统性红斑狼疮、类风湿关节炎等。

6. 其他　如重症肌无力、吉兰-巴雷综合征等神经系统疾病,紫癜、血友病、多发性骨髓瘤等血液病,顽固性高血压,精神分裂,肿瘤化疗、甲状腺危象等疾病亦有血液灌流应用指征。

三、禁忌证

血液灌流无绝对禁忌证,相对禁忌证为血小板减少症、白细胞减少症及其他凝血障碍,对灌流器及相关器材过敏等。

四、操作步骤

(一)装管

1. 打开泵门浆泵上的小夹子拉出,将动脉端血管装入泵内(将盐水端向下,肝素管端在上),顺手关闭小夹子(肝素夹子、小短管),用5%葡萄糖500ml靠重力预冲动脉端泵前管路,然后夹闭动脉端大夹子,挂于架上,开泵(流速调至100ml/min),把动脉端管路预冲满后停泵。

2. 检查灌流器有效期,包装是否完好,以静脉端向上、动脉端向下的方向固定于固定支架上,于是将灌流器动脉端与管路动脉端相连接,同时静脉端管路连接于灌流器的静脉端口上。

3. 动、静脉壶用胶布固定于支撑架上。

(二)预冲

1. 将盐水夹子打开,开泵,先用5%葡萄糖500ml,以100ml/min预冲。将静脉端卡于合适位置,末端放入收集袋内,预冲满静脉壶,并不断拍打灌流器将空气排出,务必将气泡排尽,以免增加凝血,降低灌流效果。

2. 预冲盐水总量2 000ml为宜,如果在预冲过程中看到游离的颗粒冲出,提示已经破膜,必须更换灌流器。

3. 最后用肝素盐水500ml(内含一支肝素)预冲,当肝素盐水剩余少量时,可将血路管动、静脉端连接,闭路循环10min(注意打开动脉端大夹子)。

(三)上机

1. 上机前确保各管路接头的末端都有小帽,并且确保管路和灌流器无气泡。抽患者静脉导管顺利后,再用生理盐水500ml将肝素盐水冲出(具体方法:分离动静脉端,动脉连接患者,静脉连接收集袋。然后夹闭患者动脉端夹子,静脉端管路夹子是开放状态,打开盐水夹子,同时启动血泵200ml/min冲盐水约200ml夹闭盐水端夹子直接打开患者动脉端夹子引血上机)。

2. 当血液到达静脉壶下端管路时,停泵,连接患者静脉端,开泵调至血流量180ml/min,因灌流器缺少检测系统,应密切观察血路及灌流器凝血情况。下机将血流量调至100ml/min,关泵靠重力回动脉端一侧管路血液,关闭患者动脉端夹子,开泵用100～200ml盐水回血,后用空气回血,将灌流器倒转动脉端向上,静脉端向下,勿揉搓拍打,注意要防止空气进入患者体内,下机后测血压,将患者通路包裹好后可离开。(卸下的管路要放到双层的黄色医疗垃圾袋内)。

五、注意事项

1. 治疗前应评估患者的凝血状况,合理选用抗凝方法。

2. 血液灌流不宜使用单针系统。

3. 血液灌流的血流量一般以 100~200ml/min 为宜,每隔 2h 更换一个灌流器,但一次灌流治疗的时间不宜超过 6h。

4. 低体温者或血液灌流时间较长者,可在血液管道上加一恒温器,保持体温。

5. 根据病情需要,血液灌流可与血液透析或血液滤过进行串联。

6. 每只灌流器的吸附达饱和状态后,如需继续治疗则应更换灌流器。

7. 血液灌流只能清除血液内毒物,不能纠正已经造成的生理改变,所以在灌流同时应根据病情采取相应措施,如吸氧、给予呼吸兴奋剂、强心、升压,纠正酸中毒,使用对该毒物有特异性的解毒药,甚至使用呼吸机等对症支持治疗。

六、并发症

1. 生物不相容 开始灌流后 0.5~1.0h,如果患者出现寒战、发热、胸闷、呼吸困难,可能是发生吸附剂生物不相容,可适当给予地塞米松、吸氧等处理,无缓解者停止治疗。

2. 微粒栓塞 吸附剂微粒脱落随血液进入体内循环,可出现胸闷、气短、呼吸困难、口唇发绀甚至休克,应采取有效措施避免微粒栓塞,一旦出现微粒栓塞,必须立即停止治疗,迅速给予吸氧、高压氧及相应的对症支持治疗。

3. 空气栓塞 少量空气入血,可溶解在血液中或经肺泡呼出而不出现临床症状;大量空气入血,一次 5ml 以上者出现空气栓塞症状,如胸闷、呼吸困难、咳嗽,严重者可出现发绀、心律失常、血压下降,甚至呼吸心跳骤停。一旦发现空气入血,应立即停止灌流治疗,使患者左侧卧位及头低足高位,使空气聚于右心房内,不断轻扣背部,有可能将吸入的其他震荡成碎泡或泡沫状,防止出现发面积肺栓塞,并及时给高浓度吸氧,必要时给予地塞米松及高压氧等其他相关治疗。

4. 凝血 血液灌流治疗时可出现灌流器内及体外凝血,防治凝血应合理选用抗凝剂,治疗中控制血液流速不低于 100ml/h,严密观察管路、动脉压及静脉压的变化,如体外循环全部凝固,则需停止治疗。

5. 血小板减少 血小板减少是血液灌流常见的并发症,选用经包膜且血液相容性好的灌流器,治疗前应用抗血小板药物可阻止血小板与吸附剂聚合。如血小板下降到出血倾向的临界值,应停止血液灌流治疗并适当补充血小板。

6. 出血 血液灌流治疗中不仅血小板受到破坏,一些凝血因子也被吸附及破坏,进一步增加了出血风险。如有活动性出血则应避免进行血液灌流治疗,治疗合理应用抗凝剂,治疗结束后鱼精蛋白中和肝素、血小板输注及补充凝血因子可有效避免出血。

7. 血压降低 血压下降的主要原因有:有效循环血容量减少;白细胞及血小板吸附破坏,释放血管活性物质可使外周血管扩张,引起血压下降;肝衰竭合并多器官损伤,如心功能不全、血管顺应性降低可导致血压下降。

第十六节 急诊床旁超声

一、定义

是将超声技术应用到急诊医师日常工作中,运用超声技术及时对急危重症患者的机体情况进行评估,得到急性病患者、危重患者或创伤患者更准确的评估和诊断信息,以指导临床处置及高风险手术或困难手术的实施。急诊医师运用超声还可以对患者病情变化状态进行实时可视化监测,以及作为临床治疗的辅助手段。

二、适用范围

1. 针对创伤的超声快速评估法(FAST) 扫查部位包括右上腹(肝周切面、莫里森窝切面或右上 1/4 切面)、左上腹(脾肾间隙)、耻骨上/盆腔切面、剑突下切面、肺部。

2. 心脏急诊床旁超声　用于评估心包积液情况;评价相对心室腔大小;评价整体心脏功能;评价患者血容量状态等。

3. 妇产科急诊床旁超声　通过经腹和经阴道超声检查,有助于妊娠早期病症特别是异位妊娠的诊断,妇科盆腔急症的诊断。

4. 腹部急诊床旁超声　有助于腹主动脉瘤、胆囊疾病(结石)、肾输尿管结石、急性阑尾炎、肠梗阻和肠套叠等的诊断。

5. 外周血管急诊床旁超声　主要用于评估下肢深静脉血栓(DVT)。

6. 肺急诊床旁超声　有助于诊断气胸、胸腔积液、肺水肿、肺实变等病变。

7. 其他部位急诊床旁超声　包括气道超声评估、眼睛超声评估、睾丸急诊超声、软组织及肌肉骨骼急诊超声等。

8. 危重症超声引导操作技术　超声引导可视化经外周插入人中心静脉置管(PICC)及中心静脉置管(CVC)以其操作便捷、早期并发症发生率低已经越来越得到普及。

三、急诊床旁超声操作流程（图 19-19）

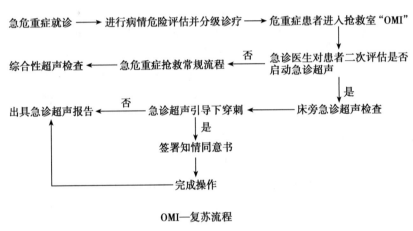

OMI—复苏流程

图 19-19　急诊床旁超声操作流程

四、临床应用

1. 急诊创伤(FAST)　通过对胸腔、心包、腹腔及骨盆等部位检查,判断是否存在积液。FAST 可识别由于脏器损伤而溢出的游离液体,而游离液体往往是器官损伤的标志(图 19-20)。

2. 急性呼吸困难　急性呼吸困难的病因复杂,心肺疾患所致的呼吸困难占到了绝大多数。(图 19-21)

3. 休克容量评估　休克通常分为 4 种:低血容量性休克、分布性休克、心源性休克、梗阻性休克。急诊医师需要立即判断出休克类型并给予正确的处理。急诊床旁超声在休克诊断中的应用(图 19-22)。

4. 心肺复苏　急诊床旁超声技术不仅可探及心脏运动,还能探测导致无脉电活动的常见原因,不仅能够评估心肺复苏的效果,更重要的是鉴别导致心脏骤停的可逆性病因(图 19-23)。

5. 急性胸痛　胸痛病因繁杂,常涉及多个系统及器官,且程度轻重不一,与之相关的致死性疾病主要包括急性冠脉综合征、肺栓塞、主动脉夹层和气胸等。急诊床旁超声的广泛应用为急性胸痛患者的早期诊断和干预提供帮助(图 19-24)。

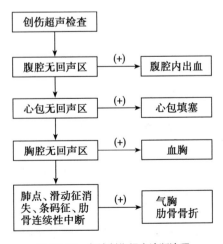

图 19-20　急诊创伤超声诊断流程

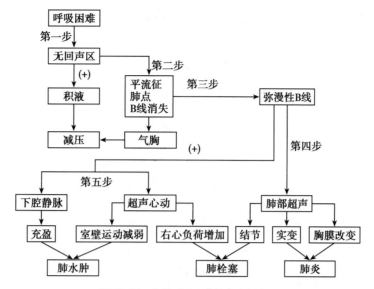

图 19-21 急诊呼吸困难超声诊断流程

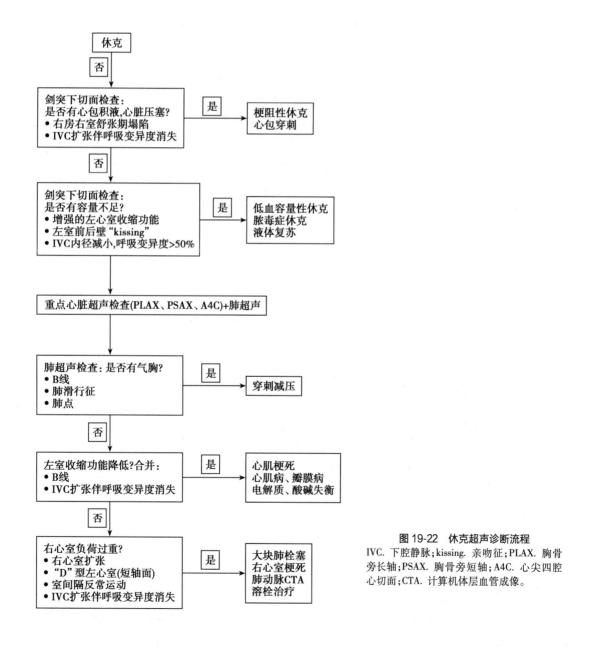

图 19-22 休克超声诊断流程
IVC. 下腔静脉；kissing. 亲吻征；PLAX. 胸骨旁长轴；PSAX. 胸骨旁短轴；A4C. 心尖四腔心切面；CTA. 计算机体层血管成像。

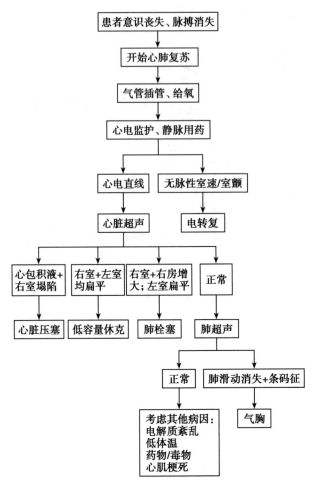

图 19-23　心脏骤停超声诊断流程

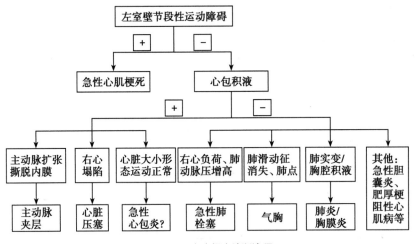

图 19-24　胸痛超声诊断流程

五、禁忌证

急诊床旁超声一般无绝对禁忌,但仍需注意患者体位等情况是否能配合检查。

六、注意事项

急诊床旁超声不是超声科传统超声的简单模仿,而是急诊医师运用其独有的临床思维模式,借助超声影像技术,选择性地针对急危重症的快速评估,指导早期诊断和干预,是传统超声的补充和延伸。

第十七节　现场快速检验

现场快速检验(point-of-care testing,POCT)由中国医学装备协会 POCT 装备技术专业委员会在多次专家论证基础上统一命名,并将其定义为:在采样现场进行的、利用便携式分析仪器及配套试剂快速得到检测结果的一种检测方式。POCT 含义可从两方面进行理解:空间上,在患者身边进行的检验,即"床旁检验";时间上,可进行"即时检验"。

一、目的

POCT 的主要目的就是更快的得到实验结果。诊断和辅助技术的进步,对疾病的认识及治疗水平的提高是 POCT 逐渐受人关注的主要原因(财政方面的压力是次要因素)。这些进步使一些疾病接近根除,使另外一些疾病得到尽早诊断和更好治疗。

二、主要应用范围

几乎所有的常规检测项目均有与之相应的 POCT 设备。应用较多的领域包括血糖的检测、凝血的检测、血气的检测以及生化检验。

三、POCT 的质量控制

1. POCT 有时是一个宽泛的概念,泛指小型的可以在病房或者小型试验室使用的检验设备。

2. 专门为医师护士使用设计的 POCT 设备,其质控多由设备自动完成,每个实验都会有内设的质控单元或者预先检验好的质控数据,医师或护士可以很容易地进行质控,或者说感受到质控的存在。

3. 对于一些针对小型实验室设计的小型检验设备,通常需要人工进行质控。

4. 如果病房内采用此类设备,最好由专人负责质控工作,以保证最终数据的可靠性。

5. 除日常质控外,POCT 设备也应参加上级主管单位组织的室间质控。

四、操作步骤

操作步骤依照各个实验设备所规定的操作步骤进行。尤其应该注意其质控的相关步骤。

五、注意事项

1. 尽可能选择专门为医护人员使用设计的 POCT 设备,尽可能避免采用需要手工质控的设备。

2. 对于需要手工质控设备,尽量专人维护,并进行相应培训。

3. 对于竞品较多的检验项目,应对不同竞品进行质控,比较其品质综合选择试剂。

4. 对检验质控不熟悉的机构,切忌选择价格明显过低的试剂,因为你可能并不具有实验质量失控时及时发现的能力。

5. 尽可能参加主管部门组织的室间质控,来保证实验的准确性。

(黄子通　唐子人)

推荐阅读

<<<<<< [1] 黄子通,于学忠.急诊医学.2 版.北京:人民卫生出版社,2014.

<<<<<< [2] 黄子通.急诊医学.3 版.北京:人民卫生出版社,2013.

<<<<<< [3] 沈洪,刘中民.急诊与灾难医学.2 版.北京:人民卫生出版社,2016.

<<<<<< [4] 心律失常紧急处理专家共识专家工作组.心律失常紧急处理专家共识.中华心血管病杂志,2013,41（5）: 363-376.

<<<<<< [5] 张文武.急诊内科学.3 版.北京:人民卫生出版社,2012.

<<<<<< [6] 张在其,黄子通.急危重病临床救治.武汉:湖北科学技术出版社,2010.

<<<<<< [7] 中国医师协会急诊医师分会.急性上消化道出血急诊诊治流程专家共识.中国急救医学,2015,35（10）: 865-873.

<<<<<< [8] 中国医师协会急诊医师分会.中国急诊高血压诊疗专家共识.中国急救医学,2010,30（10）:865-876.

<<<<<< [9] 中国医师协会急诊医学分会.中国急诊重症肺炎临床实践专家共识.中国急救医学杂志,2016,36（2）: 97-107.

<<<<<< [10] 中华医学会呼吸病学分会哮喘学组.支气管哮喘防治指南（2016 年版）.中华结核和呼吸杂志,2016,39 （9）:675-697.

<<<<<< [11] 中华医学会心血管病学分会肺血管病学组.急性肺栓塞诊断与治疗中国专家共识（2015）.中华心血管病 杂志,2016,44（3）:197-211.

<<<<<< [12] 中华医学会重症医学分会.中国重症加强治疗病房建设与管理指南（2006）.中华外科杂志,2006,44 （17）:1156-1157.

<<<<<< [13] ATKINS D L,BERGER S,DUFF J P,et al.Part 11:pediatric basic life support and cardiopulmonary resuscitation quality.Circulation,2015,132（18 Suppl 2）:S519-S525.

<<<<<< [14] CALLAWAY C W,SOAR J,AIBIKI M,et al.Part 4:advanced life support.Circulation,2015,132（16 Suppl 1）:S84-S145.

<<<<<< [15] GANS S L,POLS M A,STOKER J,et al.Guideline for the diagnostic pathway in patients with acute abdominal pain.Dig Surg,2015,32（1）:23-31.

<<<<<< [16] GREENBERG J A,HSU J,BAWAZEER M,et al.Clinical practice guideline:management of acute pancreatitis.Can J Surg,2016,59（2）:128-140.

<<<<<< [17] HORECZKO T,GREEN J P,PANACEK E A.Epidemiology of the systemic inflammatory response syndrome（SIRS）in the emergency department.West J Emerg Med,2014,15（3）:329-336.

<<<<<< [18] PETROSYAN M,GUNER Y S,WILLIAMS M,et al.Current concepts regarding the pathogenesis of necrotizing enterocolitis.Pediatr Surg Int,2009,25（4）:309-318.

<<<<<< [19] PONIKOWSKI P,VOORS A A,ANKER S D,et al.2016 ESC guidelines for the diagnosis and treat-ment of acute and chronic heart failure.Eur J Heart Fail,2016,18（8）:891-975.

<<<<<< [20] RIDDLE M S,DUPONT H L,CONNOR B A.ACG clinical guideline:diagnosis,treatment,and preven-
tion of acute diarrheal infections in adults.Am J Gastroenterol,2016,111（5）:602-622.

<<<<<< [21] SINGER M,DEUTSCHMAN C S,SEYMOUR C W,et al.The third international consensus defini-
tions for sepsis and septic shock（Sepsis-3）.JAMA,2016,315（8）:801-810.

索 引

and chronic health evaluation, APACHE Ⅱ）215

急性心力衰竭（acute heart failure, AHF）56

急性有机磷杀虫药中毒（acute organophosphorus pesticide poisoning, AOPP）166

急诊脓毒症病死率评分（mortality in emergency department sepsis, MEDS）215

急诊医学（emergency medicine）1

挤压伤（crush injury）300

静脉血栓栓塞症（venous thromboembolism, VTE）62

K

咯血（hemoptysis）120

L

颅内压增高（increased intracranial pressure）90

N

脑复苏（cerebral resuscitation）283

脑血流量（cerebral blood flow, CBF）283

尿道炎（urethritis）225

尿路感染（urinary tract infection, UTI）222

脓毒症（sepsis）213

P

皮肤软组织感染（skin soft-tissue infection）226

偏头痛（migraine）95

Q

气管插管术（endotracheal intubation）369

气胸（pneumothorax）51

全身炎症反应综合征（systemic inflammatory response syndrome, SIRS）304

缺血性卒中（cerebral ischemic stroke）23

R

乳酸脱氢酶（lactate dehydrogenase, LDH）330

S

上呼吸道感染（acute upper respiration infection, AURTI）218

社区获得性肺炎（community acquired pneumonia, CAP）219

肾周围脓肿（perinephretic abscess）224

肾周围炎（perinephritis）224

肾综合征出血热（hemorrhagic fever with renal syndrome, HFRS）227

生命体征（vital signs）236

食管胃底静脉曲张破裂出血（esophageal gastric variceal bleeding, EGVB）127

室颤（ventricle fibrillation）80

室扑（ventricular flutter）80

室上性心动过速（supraventricular tachycardia, SVT）81

室性心动过速（ventricular tachycardia, VT）79

酸中毒（acidosis）259

T

糖尿病酮症酸中毒（diabetic ketoacidosis, DKA）31

体外膜氧合（extracorporeal membrane oxygenation, ECMO）45

天门冬氨酸转氨酶（aspartate aminotransferase, AST）330

头痛（head ache）87

突发公共卫生事件（sudden public health events）361

X

心肺复苏（cardiopulmonary resuscitation, CPR）264

心脏性猝死（sudden cardiac death, SCD）264

胸痛（chest pain）97

休克（shock）233

序贯器官衰竭评分系统（sequential organ failure assessment, SOFA）215

血尿（hematuria）134